KB267616

최신 환경보건학

Environmental Health

최신 **환경보건학**

초판 1쇄 펴낸날 | 2026년 2월 28일

지은이 | (사)한국환경보건학회
펴낸이 | 고성환
펴낸곳 | (사)한국방송통신대학교출판문화원
　　　　(03088) 서울특별시 종로구 이화장길 54
　　　　전화 1644-1232
　　　　팩스 02-741-4570
　　　　홈페이지 press.knou.ac.kr
　　　　출판등록 1982년 6월 7일 제1-491호

출판위원장 | 박지호
책임편집 | 이두희
문장손질 | 김수미
본문디자인 | (주)동국문화
표지디자인 | 이하나

© 한국환경보건학회, 2026
ISBN 978-89-20-05482-2 93510

값 35,000원

■ 이 책은 기후에너지환경부와 한국환경보건학회 환경보건센터의 "2025년 환경보건 전문 인력 육성사업(한국환경보건학회)"의 지원을 받아 출간되었습니다.

Environmental Health

최신 환경보건학

(사) 한국환경보건학회 지음

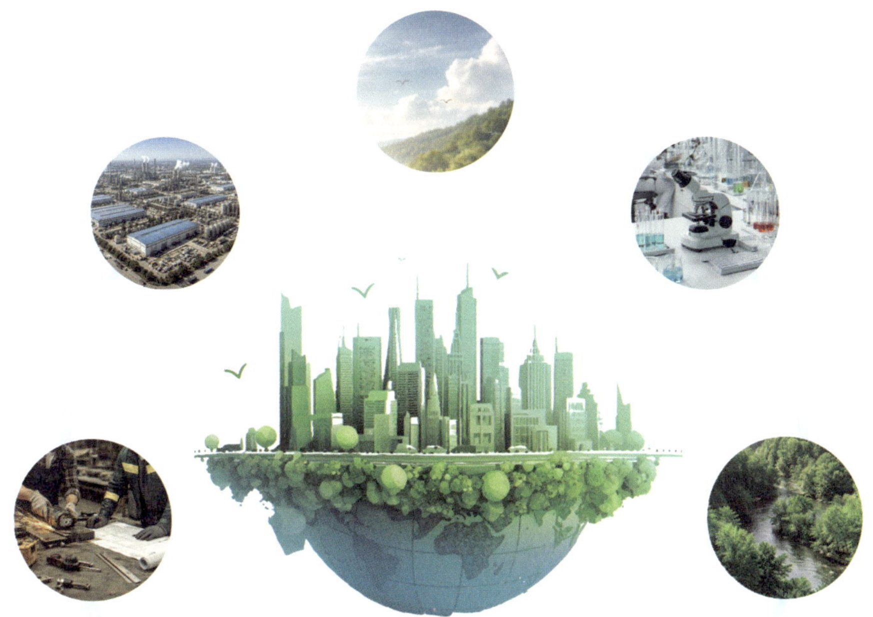

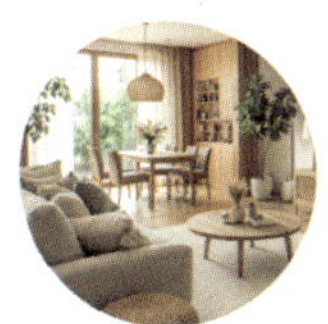

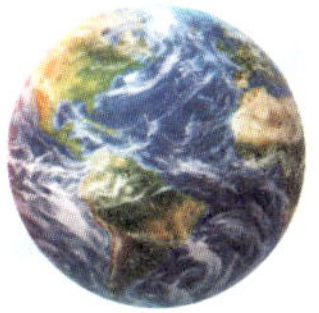

에피스테메
EPISTEME

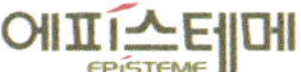

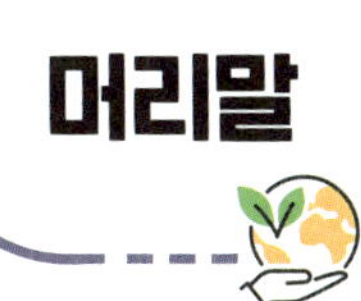

　인류의 역사는 환경의 제약을 극복하며 생존을 도모해 온 도전의 연속이자, 그 과정에서 발생한 환경의 반작용에 대응해 온 기록이라 할 수 있다. 인류는 농경과 산업혁명을 거치며 환경의 제약을 효과적으로 극복하였고 이로써 번영을 이루어 왔다. 그러나 20세기 중반 이후 인류는 환경에 전례 없는 수준의 압력을 가하였고, 그 결과 금세기 들어 인류와 지구는 심각한 위기에 직면해 있다.

　최근 스톡홀름 복원력센터는 지구 시스템의 아홉 가지 핵심 지표 중 여섯 가지가 이미 안전 범위를 초과했다고 발표하였다. 그중 기후변화, 신규 화학물질, 생태계 완전성 위협 등이 위험 한계선을 넘어선 대표적인 지표이다. 80억 인구가 전례 없이 빠른 속도로 에너지와 식량을 소비하면서 지구 시스템의 안정성과 복원력이 심각하게 훼손된 것이다. 서로 긴밀하게 연결된 지구 시스템 요소들이 연쇄적으로 영향을 받으며 인류는 새로운 차원의 위험에 놓여 있다.

　전 지구적 기후변화는 새로운 환경보건 문제를 촉발하면서 미래를 위협하고 있다. 감염병의 발병·전파 양상 변화, 대기오염 악화, 물환경의 유해녹조 확산, 식품 안전 문제 등이 그 사례이다. 탄소중립, 탈플라스틱, 순환경제와 같은 기후 대응 전략 또한 본질적으로 환경보건 문제와 긴밀히 연결되어 있다.

금세기 들어 우리 사회 역시 환경오염, 생활화학물질, 화학사고 등 여러 환경보건 문제로 큰 고통을 겪어 왔다. 수많은 생명을 앗아간 가습기살균제 참사는 현대 사회 최악의 화학물질 중독 사건으로 기록되었으며, 화학물질 안전관리 체계의 변화를 이끌었지만 그 피해는 여전히 현재진행형이다. 미세먼지, 화학사고, 유해녹조 등 전통적 환경오염 문제도 반복적으로 발생하며 심각한 사회적 손실을 초래하고 있다.

이러한 모든 사실은 환경보건학과 환경보건 전문가의 역할이 과거 어느 때보다 중요해졌음을 보여준다. 환경보건학은 환경, 건강, 생태, 공학, 위생, 정책, 교육 등 다양한 분야의 전문성을 요구하는 융합학문이며, 사회가 직면한 문제를 진단하고 해결 전략을 제시하는 실용학문이다.

우리 한국환경보건학회는 대학 수준의 환경보건학 교육 기반을 구축하기 위해 지속적으로 교재를 편찬해 왔다. 2008년과 2016년에 발간된 《환경보건학》은 대학 교육과 국가시험 준비에 큰 도움을 주었다. 이번에 발간한 《최신 환경보건학》은 지난 10년간 축적된 새로운 지식과 변화된 현실을 반영함과 동시에 환경보건의 개념과 역사, 전통적 영역과 핵심 지식을 체계적으로 담았다. 아울러 미래 지구와 우리 사회가 직면할 환경보건 문제를 바라보는 시각과 대응 전략도 균형 있게 다루었다.

한국환경보건학회는 1971년 창립된 우리나라 최초이자 대표적인 환경보건 학술단체로, 지난 55년 동안 우리 사회의 환경보건과 지속가능한 미래를 위해 헌신해 왔다. 《최신 환경보건학》의 출간 또한 우리 학회가 우리 사회의 건강한 미래를 위해 이어가는 노력의 일환이다.

이 책은 한국방송통신대학교 이경무 교수(교재위원장)의 주도로 기후에너지환경부 지정 환경보건센터(센터장 김호현 교수)의 지원과 학계와 우리 학회를 대표하는 중견 학자들의 노력으로 완성되었다. 또한 우리 학회 백도명 고문(서울대 명예교수)과 이종화 부회장(순천향대 교수)의 세심한 감수는 교재의 완성도를 높이는 데 크게 기여하였다. 모든 분의 노고에 깊이 감사드린다.

이 책을 공부하는 학생들이 환경보건 전문가로 성장하여 장차 우리 사회와 지구를 건강하고 지속가능하게 만드는 데 크게 기여할 것을 기대하며 응원한다.

2026년 2월

사단법인 한국환경보건학회 회장

최경호

환경보건 개요

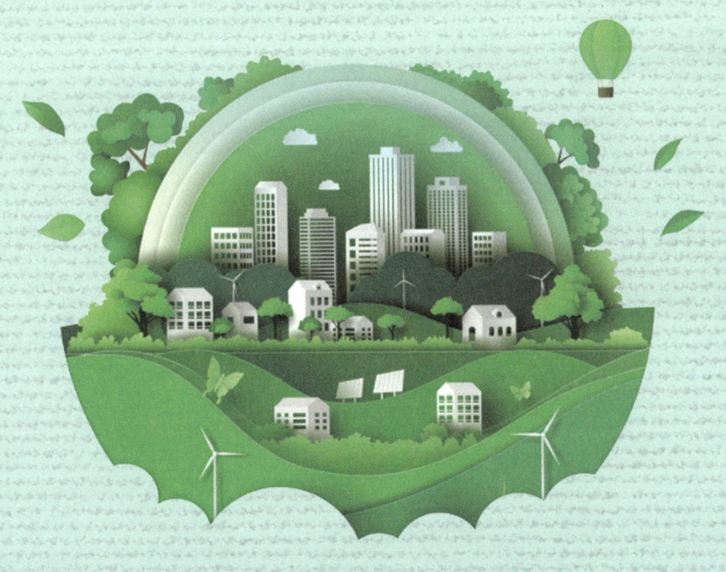

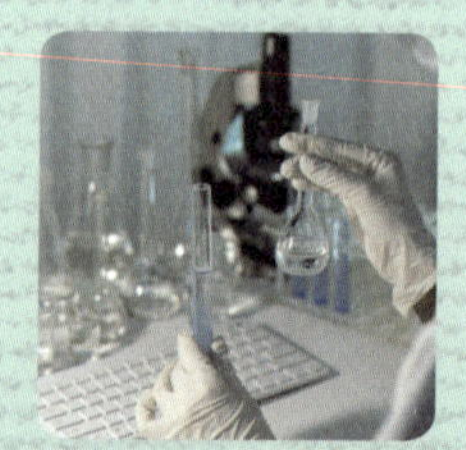
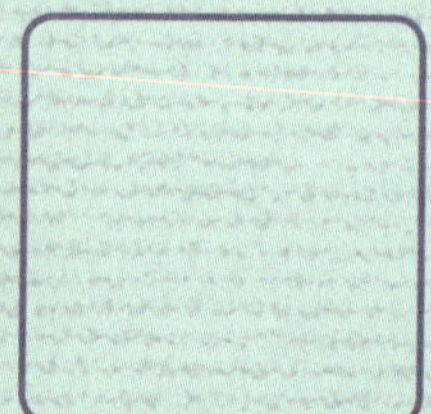
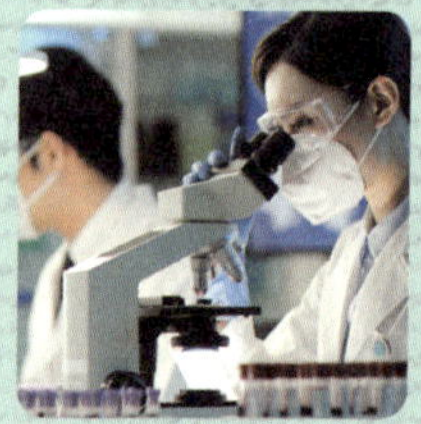
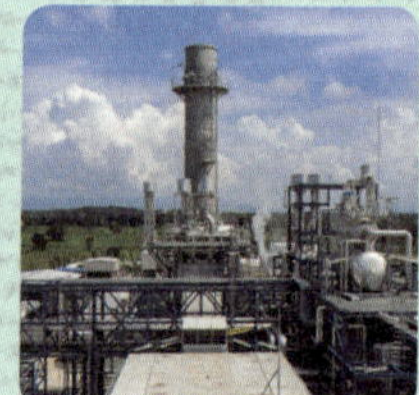
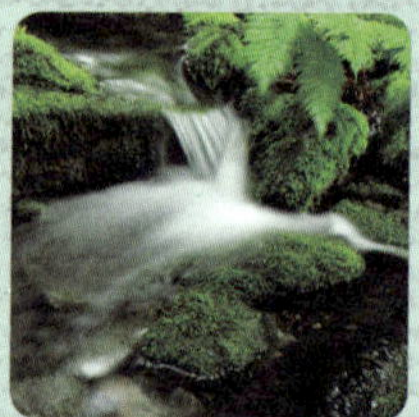
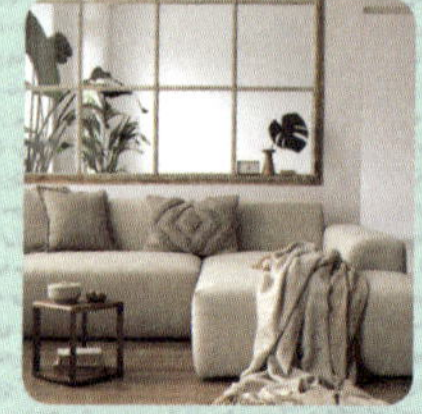

Environmental Health

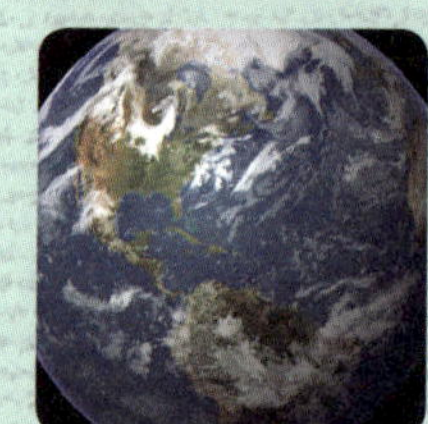
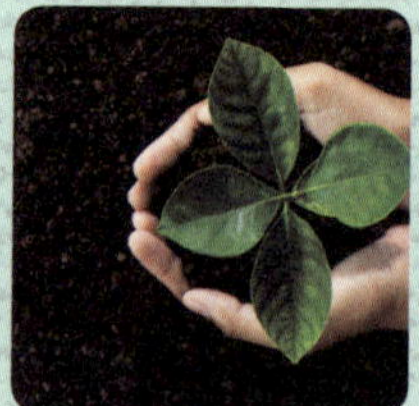

제 1 장

환경보건의 정의 및 범위

개 관

이 장에서는 환경보건의 정의 및 범위에 대해서 알아본다. 다양한 의미로 사용하고 있는 환경의 의미와 그 특성을 살펴본 다음, 환경보건의 정의와 기본 원칙 그리고 환경보건이 어떤 범위까지를 포괄하는지, 어떠한 다양한 주제를 다루는지 구체적으로 살펴보기로 한다.

학습목표

1. 환경보건을 정의할 수 있다.
2. 환경문제의 특성을 설명할 수 있다.
3. 환경보건의 원칙을 설명할 수 있다.
4. 환경보건의 범위를 설명할 수 있다.

주요용어

환경 | 환경위생 | 환경보건 | 환경유해인자 | 환경매체
사전주의 원칙 | 수용체 중심 접근의 원칙
취약·민감계층 보호 우선의 원칙 | 참여와 알 권리 보장의 원칙
환경보건정책 | 환경성질환

1.1. 환경

    환경이라는 용어는 일상생활에서 다양한 의미로 사용되고 있다. 흔히 환경은 인간을 포함한 모든 생물을 둘러싸고 있으면서, 생명을 가진 존재에 영향을 미치는 외부의 계(system)로 정의된다. 대기, 바다, 호수, 강, 산 등을 자연적 환경이라고 지칭하며, 전 지구적 차원에서는 지구환경에 속한다고 할 수 있다. 생물은 생명을 유지하기 위하여 주위 환경에 맞추어 적응하며, 생명 유지에 적합하지 않은 환경은 적극적으로 개선하여 생활에 알맞게 만드려는 특성이 있다. 인간은 스스로가 지구환경을 구성하고 있는 일원이기도 하면서, 주변의 많은 환경에 직간접적으로 영향을 준다.

    자연적 환경과 대비하여 인간의 개입으로 만들어진 환경을 인위적 환경으로 구분할 수 있다. 주택환경, 생활환경, 직업환경 등은 인위적 환경의 예라고 할 수 있다. 인간의 건강에 영향을 미치는 정치, 경제, 사회, 문화, 종교, 교육 등도 인위적 환경으로 볼 수 있으나, 보통 '환경오염'의 대상이 되는 환경의 범주에 포함되지는 않으며, 별도로 사회적 환경으로 구분할 수 있다. 〈표 1.1〉은 환경을 자연적 환경과 인위적 환경으로 구분하고 있다. 인위적 환경은 인공적

표 1.1. 환경의 구분

자연적 환경(1차적 환경)			인위적 환경(2차적 환경)	
물리화학적 환경		생물학적 환경	인공적 환경	사회적 환경
(환경매체) 대기 물 토양	(환경유해인자) 방사선 소리 온도 압력 화학물질	설치류: 쥐 등 위생해충: 위생곤충, 진드기 등 기생충 미생물(곰팡이, 세균, 바이러스)	실내환경: 주택, 공공시설 등 작업환경 식품	정치 경제 사회 교육 종교 등

환경과 사회적 환경으로 구분할 수 있으며, 환경문제의 대상이 되는 환경은 자연적 환경과 인위적 환경 중 사회적 환경을 제외한 인공적 환경까지를 포함하는 범위라고 할 수 있다.

한편, 기후에너지환경부의 「환경정책기본법」에서는 환경을 자연환경과 생활환경으로 구분한다. 자연환경(natural environment)은 지하, 지표, 해양 및 지상의 모든 생물과 이들을 둘러싸고 있는 비생물적인 것을 포함한 자연을 총칭한다. 생활환경(living environment)은 대기, 물, 폐기물, 소음, 진동, 악취, 일조 등 일상생활과 관계되는 환경을 말한다.

1.2. 환경 및 환경문제의 특성

1 | 상호관련성

환경문제는 하나의 원인에 의해 발생하기보다는 여러 변수가 서로 상호작용함으로써 일어난다. 따라서 특정 환경문제에 대한 원인을 명확히 규명하기는 쉽지 않으며, 이는 문제의 해결을 더욱 어렵게 한다. 또한 다양한 원인이 상승작용을 일으켜 문제의 심각성을 더하기도 한다. 그러므로 환경문제의 해결은 부분적이고 단편적인 시야에서 벗어나 전체적이고 종합적인 관점에서 이루어져야 한다. 특히 21세기인 현대사회에서 발생할 수 있는 환경보건 문제는 이러한 상호관련성의 특성이 문제를 파악하는 단계뿐 아니라 문제의 원인을 규명하는 부분에서도 혼란요인으로 작용하여 인과관계를 명확하게 파악하기 쉽지 않다.

2 | 광역성

오늘날의 환경문제는 어느 한 지역이나 국가만의 문제로 끝나지 않고 범지구적, 국제적으로 광범위하게 영향을 미칠 수 있다. 지구온난화, 오존층 파괴,

황사문제를 비롯한 아시아 대륙에서의 대기오염물질 이동 현상 등이 이러한 사례로 꼽히고 있다. 지구환경 문제는 한 국가의 노력만으로는 해결이나 관리가 어렵기 때문에 국제협약 등 국가 간의 협력이 반드시 필요하다.

3 | 시차성

환경문제는 그 피해가 즉각적으로 나타나기도 하지만 문제가 발생한 뒤 그 영향을 발견하기까지 상당한 시차가 존재하는 경우가 많다. 특히 최근 발생하는 환경보건 문제들은 이러한 시차성으로 인해 원인을 규명하는 데 어려움을 겪을 수 있다. 또한 일단 환경문제가 표면화되면 규제를 하더라도 원래대로 복구하는 데 시간이 오래 걸리며, 어떤 경우에는 해결이 거의 불가능한 경우도 있다. 따라서 가능한 한 환경문제가 발생하지 않도록 사전에 예방하는 것이 중요하다.

4 | 유한성

자연환경에서 우리가 사용할 수 있는 자원이나 에너지에는 한계가 있다. 우주의 법칙에서 볼 때 모든 에너지는 무질서도(엔트로피)가 증가하는 쪽으로 흐르고, 이는 곧 환경자원과 에너지가 재생 불가능하다는 것을 뜻한다. 즉 한 번 훼손된 자원이나 에너지는 사용하기 전의 모습이나 상태로 완벽하게 되돌릴 수 없음을 의미한다. 따라서 현 세대의 발전뿐만 아니라 미래의 지속가능한 개발을 위해서도 자원의 적절한 배분과 효율적 사용에 대해 적극적으로 고민해야 한다.

1 | 환경보건

위생(hygiene)이란 말은 그리스 신화에 나오는 건강의 여신인 히기에이아 (Hygieia)에서 유래된 것이다. 로마시대 의학자 갈렌(Galenos, 129?~199?)이 인간의 건강유지 증진에 관한 학문을 'hygiene'이라 칭한 것이 최초라고 하며, 한자어인 위생(衛生)은 중국의 장자(BC 369~289?)가 처음 사용하였다. 환경위생 (environmental sanitation 또는 environmental hygiene)은 인간의 안녕(well-being)에 영향을 주는 환경의 상태를 유지하거나 개선하기 위한 활동으로 정의될 수 있으며, 유지 또는 개선해야 할 대상이 되는 환경과 활동은 ① 깨끗하고 안전한 식수, ② 깨끗하고 안전한 공기, ③ 동물, 인간, 산업활동으로부터 나오는 쓰레기의 효과적이고 안전한 처분, ④ 생물학적 및 화학적 오염원으로부터 식품을 보호하는 것, ⑤ 깨끗하고 안전한 곳에 충분한 주거지를 마련하는 것 등이다.

최근에는 위생보다는 보건이라는 용어를 사용하여 '환경보건(environmental health)'을 더 많이 사용하고 있는데, 환경위생이 우리 주위를 둘러싸고 있는 모든 환경조건을 과학적으로 측정하고 연구하여 합리적이고 쾌적한 생활을 영위할 수 있도록 부적합한 환경을 개선하는 것이라고 한다면, 환경보건은 환경위생의 범위를 넘어 모든 자연적 및 인공적 환경과 관련된 분야의 과학과 기술로써 인간의 건강을 증진하고자 하는 노력을 포괄하는 것이라고 할 수 있다. 환경보건의 목표는 지역사회의 공중보건 문제를 인식하고 관련된 환경요인에 대한 관리를 통하여 지역주민의 건강보호 및 건강증진에 기여하는 것이다. 이때 '환경'은 좁은 의미의 개념으로 대기, 수질, 토양 및 식품을 매개로 하는 물리적, 생물학적, 화학적 요인을 포괄한다고 할 수 있다.

대기, 수질, 토양 및 식품과 같이 환경유해인자가 최종적으로 영향을 받는 사람이나 생태계는 수용체에 전달하는 매개체를 환경매체라고 하며, 환경유해인자로 인해 발생하는 건강영향을 환경성질환(environmental disease), 수용체에 전달되는 것을 노출(exposure)이라고 한다. 다양한 환경유해인자는 환경매

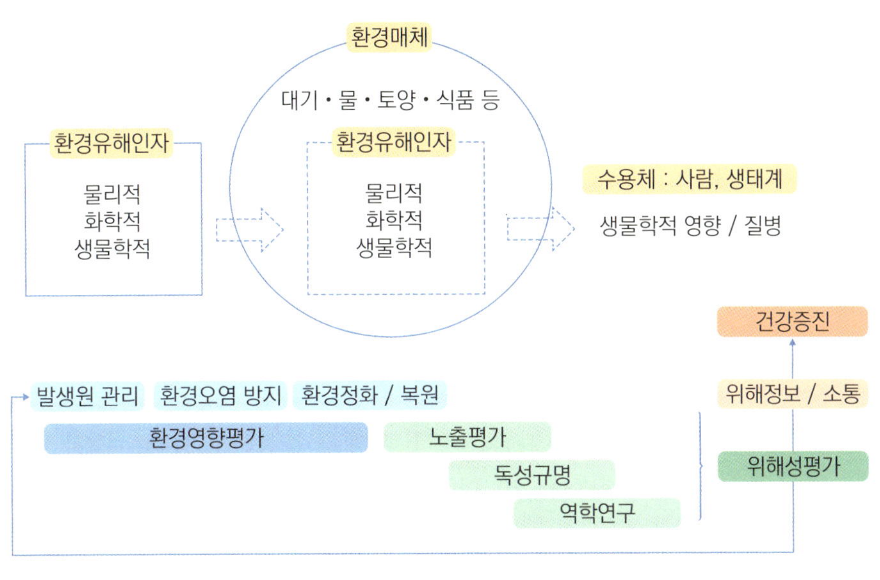

그림 1.1. 환경보건 분야의 시각적 표현

체를 오염시켜, 수용체에 전달되고 결국 환경성질환과 같은 건강영향이 발생하게 된다. 환경위생과 환경보건은 환경유해인자의 발생원을 관리하고, 환경매체가 환경유해인자에 의해 오염되는 것을 방지 및 복원하며, 수용체에 전해지는 정도와 양상을 조사·평가하고, 어떤 기전으로 얼마만한 건강영향을 야기하는지 탐구하며, 밝혀진 위험을 사람들에게 알림으로써 행동변화를 통해 건강을 증진하는 활동까지 넓은 스펙트럼을 가지고 있다. 이를 시각적으로 표현하면 〈그림 1.1〉과 같다.

환경보건은 학문적 방법론의 특수성에 기인하기보다는 환경보건을 통하여 실현하고자 하는 목적과 목적을 달성하는 수단의 특수성으로 규정될 수 있다. 즉, 환경보건의 특수성은 지향하고 있는 궁극적인 목적이 지역사회 또는 특정 인구집단의 보건수준을 개선하거나 향상시키는 것이며, 이를 실현하기 위한 일차적 수단으로서 환경관리를 활용한다는 측면에서 규정되고 있다. 세계보건기구(World Health Organization, 이하 WHO)의 정의에서는 환경보건을 다음과 같이 기술하고 있다.

WHO가 건강을 단순히 질병이 없는 상태가 아닌 육체적, 정신적, 사회적
웰빙(well-being) 상태로 정의하고 있다는 점을 고려할 때, 환경보건에 대한
WHO의 정의가 "삶의 질을 포함하는 보건"문제로 규정하고 있다는 점은 당연
한 것이다. 그러나 최근 '환경적(environmental)' 측면을 좀 더 부각하여 자연생
태계 보존을 비롯한 환경의 질 자체에 대한 관심이 추가적으로 고려되고
있다.

따라서 환경보건의 정의는 현재와 미래 세대의 건강과 지구생태계 보존을
비롯한 환경의 질에 부정적인 영향을 미칠 수 있는 환경요소(물리적, 화학적, 생
물학적, 사회적, 사회심리적)에 대한 평가와 관리를 포괄하는 것으로 볼 수 있다.
따라서 환경요소에서 고려되고 있는 대상은 인간을 둘러싼 외적 요소로서 건
강과 생태환경에 직간접적으로 영향을 미칠 수 있는 물리적·화학적·생물학
적·사회적·사회심리적 요인들을 모두 포함하는 것으로 확장할 수 있다.

2 | 환경보건의 학문적 특성

환경보건의 주목적은 다양한 규제조치를 통해 환경유해인자로부터 사람의
건강을 보호하고 증진하는 것이다. 이러한 환경보건의 목표를 이루려면 전통
적인 공중보건적 접근 방식과 유사한 절차적 단계가 필요하다(표 1.2). 환경보
건적 접근방식과 공중보건적 접근방식은 서로 유사하나, 환경보건적 접근이
이른바 '문제중심의 접근'을 강조하고 있다는 점에서 차별성이 있다고 할 수
있다. 즉, 지역사회에서 환경유해인자로부터 기인되는 공중보건적 문제를 일

표 1.2. 환경보건적과 공중보건적 접근의 유사성

절차적 과정	전통적 공중보건적 접근방식	환경보건적 접근방식

위해성
평가[1]
	• 지역 또는 대상 인구집단에 대한 공중보
	건 문제 파악
	  – 주요한 보건요소 파악
	  – 파악된 보건요소에 영향을 주는 문제
	    의 규명
		• 지역 또는 대상 인구집단에 대한 환경
		보건 문제 파악
		  – 문제 확인
		  – 문제 규모

	• 파악된 공중보건 문제와 관련된 요소들을 규명하고 특성 파악	• 주요한 결정요소(원인)로서의 환경위해 특성 파악
위해관리[2]	• 적절한 공중보건 중재방안을 설계 • 제시된 중재방안의 적용과 사후 모니터링	• 효과적인 중재 / 예방 방안 수립 • 환경보건정책 및 우선순위 도출 • 정책 적용과 사후 모니터링

차적으로 고려한다는 점에서 기존의 전통적인 공중보건적 차원에서의 접근법
과 차별되는 것이다. 이러한 까닭에 중재의 대상 역시 '건강한 환경'을 만들고
유지하도록 하는 수단으로 한정된다.

〈표 1.2〉에서 제시하고 있는 바와 같이 이러한 절차적 과정은 크게 '평가'와
'관리'로 구분될 수 있다. 특정 지역사회 또는 인구집단에서 환경보건 문제를
파악하고 문제를 야기하는 요인을 파악하기 위해서는 본질적으로 과학적 절
차에 입각하여 수행되는 엄밀한 평가와 분석 과정이 요구되며 이 부분에서는
역학(epidemiology)이나 독성학(toxicology)과 같은 학문 분야의 역할이 기대된
다. 한편 이렇게 수행된 평가의 결과를 바탕으로 문제해결을 위한 관리수단
및 방안을 마련하기 위해서는 사회학이나 경제학 또는 행정학 등의 학문적 방
법론이 필요하다. 이러한 까닭에 환경보건은 학문적 방법론의 특수성보다는
오히려 다양한 여러 분야의 학문적 노력이 종합적으로 이루어져야 한다는 특
성이 있다. 즉, 환경보건은 학문적 협업의 과정 없이는 성공적인 성과를 거두
기 어려운 분야이다.

---

1   위해성평가의 개념은 제15장 위해성평가·관리·소통에서 자세히 살펴본다.
2   위해관리의 개념은 제15장 위해성평가·관리·소통에서 자세히 살펴본다.

특히 최근의 환경보건 문제들은 문제의 규모와 발생시점, 관련 요소 간의 복잡성 등을 고려할 때 과거에 비하여 각 분야의 전문적인 지식과 방법론을 적용해야 하는 경우가 많다. 즉, 과거와 다르게 저농도 장기노출 상황, 질병발생을 비롯한 환경보건 문제 발생의 시차성, 도시화의 심화로 인한 사회적 요인과 생태계 요소 간의 상호연관성과 복잡성 심화로 특징지어질 수 있는 21세기 환경보건 문제에 대한 인식과 해결방안 모색은 서로 다른 다양한 분야에서 전문가들이 각자의 학문적 지식을 바탕으로 다양한 색으로 무지개를 이루듯 공동의 노력을 경주하는 다학제 간 접근을 통해 비로소 가능하다.

3 | 환경보건의 이념

우리나라 「환경보건법」은 환경오염으로 건강을 위협받는 인구를 최소화하고 궁극적으로 환경성질환의 위협이 없는 건강한 사회를 보장하도록 하는 것을 비전으로 제시하고, 이를 위하여 〈표 1.3〉과 같이 네 가지 기본 원칙을 설명하고 있다.

첫 번째 원칙으로 제시되는 것은 사전주의 원칙이다. 국제연합(UN)은 1972년 스톡홀름에서 개최되었던 UN인간환경회의의 20주년 기념사업으로 브라질의 리우데자네이루에서 1992년 유엔환경개발회의를 개최하고, 그 회의에서 정리된 내용을 토대로 총 27개 원칙을 선언하는데, 이 선언의 15번째 원칙이 바로 사전주의 원칙과 직접적인 관련이 있다.

표 1.3. 환경보건의 네 가지 기본 원칙

구분	내용
사전주의 원칙	무해성 입증 시까지 유해한 것으로 간주하여 예방정책 추진
수용체 중심 접근의 원칙	최종 수요자인 사람의 건강 및 생태계 안전성 확보 중심
취약·민감계층 보호 우선의 원칙	어린이 등 취약, 민감계층 눈높이 정책(엄격한 기준)
참여와 알 권리 보장의 원칙	유해물질 및 환경보건 정보가 국민들에게 쉽게 전달될 수 있는 소통(risk communication)체계 구축으로 민간의 정책참여 촉진

사전주의 원칙은 환경보건정책 수단을 결정하는 데 고려되는 것으로서, 환경오염으로 인한 심대한 위협이 의심되는 경우, 과학적 불확실성에도 불구하고 즉각적인 저감조치를 취해야 한다는 것이다. 이는 예방의학적 관점의 소위 '예방적 조치'와는 구분되는데, 우리나라의 경우 초기에 이 원칙, 즉 precautionary principle을 '사전예방적'이라는 말로 표현하기도 하였다. 사전주의 원칙은 과학적 입증 책임이 원인자에게 주어지고 있다는 점에서 매우 적극적인 환경보건관리 의지를 표명하는 것이다. 사전주의 원칙은 본래 1970년대 독일의 환경법에서 처음 언급된 이른바 '예측원칙(Vorsorgeprinzip)'으로부터 유래되었다는 견해가 유력하다. 이 원칙의 핵심사항은 사회 전체는 위해 가능성이 있는 조치나 활동을 차단하기 위한 조심스럽고 전향적인 기획에 의하여 환경위해를 피할 방도를 찾도록 하여야 한다는 것으로 산성비, 지구온난화 및 북해오염 등과 관련된 다양한 정책을 수립하는 근거로 활용되고 있다. 이와 같이 사전주의 원칙은 환경보건정책을 수립하고 집행하는 데 매우 강력한 지원근거를 제공한다.

두 번째 원칙은 수용체 중심 접근의 원칙이다. 이는 기존 발생원 중심의 사고로부터 수용체인 인간 또는 생태계에 대한 영향을 고려하는 환경관리를 강조하는 패러다임의 전환이라고 할 수 있다. 환경보건의 틀에서 제시되는 환경관리란 기존의 환경오염 관리와 형식적인 면에서는 차이가 없으나 환경오염으로 인한 최종적인 건강 또는 생태계 피해를 파악하고 이를 저감 또는 통제하기 위한 수단으로 환경오염 관리를 시행한다는 점에서 차이가 있다. 즉 그

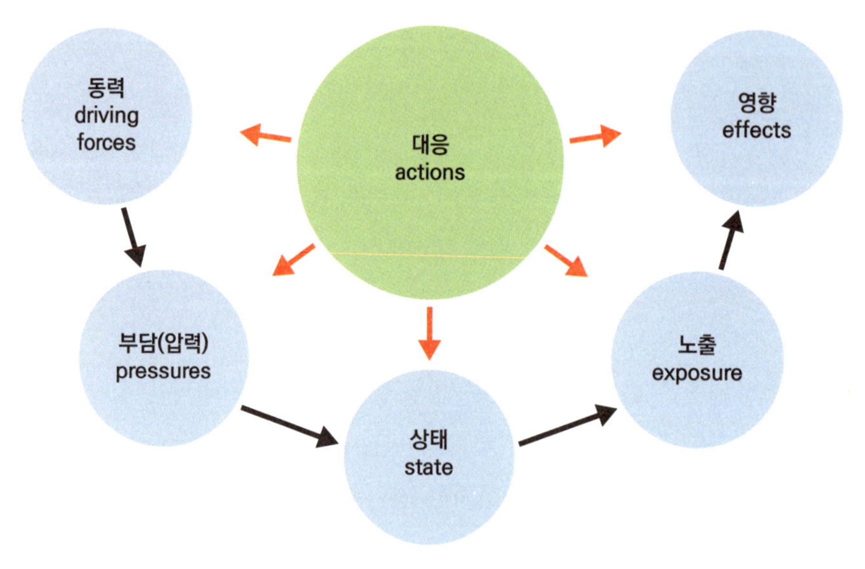

그림 1.2. DPSEEA 모형을 통한 환경보건지표 및 정책적용 지점

배경에 국민 건강보호를 우선한다는 명제, 즉 수용체 중심 접근의 원칙이 있다는 점이 과거 환경관리와 대별되는 특징이 된다. 이러한 수용체 중심 접근의 원칙에 입각하여 제시되는 것이 이른바 환경보건지표(environmental health indicators)이다. 〈그림 1.2〉에서와 같이 환경오염 발생부터 건강영향까지의 과정을 몇 가지 단계로 나누어 볼 수 있는데, 각 과정은 하나의 날줄로 연결되어 있다는 통합적 사고가 필요하다. 〈그림 1.2〉에 표현된 DPSEEA 모델은 환경보건 분야에서 원인-결과 관계를 분석하는 틀로서, 동력으로부터 압력, 상태, 노출, 영향에 이르기까지의 각 단계에 대해 대응할 수 있음을 나타내고 있다. 이 틀을 통해 각 단계를 나타내는 환경보건지표를 도출할 수 있으며, 또한 각 단계에 맞는 정책을 개발하고 적용할 수 있다.

세 번째 원칙인 취약·민감계층 보호 우선의 원칙은 기존의 환경정책에서 소외되었던 인구집단에 대한 우선 관리를 제시하고 있다는 점에서 매우 적극적인 정책적 의지를 반영하는 것이라 할 수 있다. 동일한 수준으로 환경유해인자에 노출되더라도 어린이, 임신부, 노인, 저소득층 등의 취약 그룹[3]은 건강영향이 더 크게 나타나는 경향이 있다. 그러므로 환경보건 문제를 파악하고 해결하는 데에 있어 취약 그룹을 우선적으로 관리할 필요가 있다.

그러나 이러한 원칙은 대상으로 삼고 있는 환경오염의 특성을 고려하여 유연하게 적용해야 한다. 예를 들어 '환경오염 위험인구의 최소화(혹은 10년 후 절반 수준으로의 감소)'라는 정책이 현재 위험 혹은 취약집단에 속한 인구집단을 대상으로 하는 관리를 의미하는 것이라면 대기 중 미세먼지와 같은 특정한 환경오염의 관리에서는 오히려 비효율적인 결과를 초래할 수도 있다. 미세먼지의 경우 건강영향과의 관계에서 문턱값(역치, threshold)이 존재하지 않는 것으로 가정되고 있는데, 특정 위험인구(위험지역)를 대상으로 한 미세먼지 저감정책으로 인한 효과는 오염수준이 낮은 곳부터 높은 곳까지 모두 포함하여 전체적으로 적용하는 저감정책에 비하여 비용-효과 측면에서 비효과적일 수 있다. 일반적으로 고위험집단에 집중한 선택적 관리정책(high risk strategies)은 취약 혹은 고위험집단에는 효과적인 반면 발생률이나 사망률이 급격히 증가하는 유행병 등의 대처에는 지역사회나 인구집단 전체를 대상으로 하는 정책(population wide strategies)이 더 효과적이다. 따라서 이러한 점을 고려하여 선별적인 전략과 과제설정이 이루어져야 한다.

마지막으로 네 번째는 지역사회의 참여와 알 권리 보장의 원칙이다. 대부분의 환경정책에서 성패를 좌우하는 것이 지역사회의 참여도인데 이는 정책수립의 초기 단계에서부터 실행 단계에 이르는 기간까지 지역사회 참여를 권장함으로써 증대시킬 수 있다.

이상으로 우리나라 환경보건정책의 근간을 이루는 네 가지 원칙에 대해 간략하게 소개하였다. 이러한 원칙의 천명에도 불구하고 실질적인 환경정책 수립 시 이러한 원칙이 간과되지 않도록, 그래서 단순히 선언적 원칙이 되지 않도록 해야 한다.

---

3 건강의 형평성 측면, 환경정의의 개념과도 연계되며, 이에 대해서는 제16장 환경보건정책에서 좀 더 자세히 소개한다.

2. 환경보건의 영역 및 범위

2.1. 환경보건의 기본 목표

환경보건의 궁극적인 목표는 환경적인 요인으로부터 국민(인구집단)의 건강을 보호하고, 증진시키는 것이다. 일반적으로 관리목표로서 이른바 '건강한 환경'은 구체적으로 〈표 1.4〉에 제시된 환경에 한정된다. 건강한 삶을 영위하려면 깨끗하고 쾌적한 공기, 안전하고 충분한 물, 안전하고 적정한 식품, 안전하고 평화로운 거주환경, 그리고 지속가능한 지구환경이 필요하다.

표 1.4. 국민건강증진을 위한 건강한 환경

구분	내용
공기	깨끗하고 쾌적한 공기
물	안전하고 충분한 물
식품	안전하고 적정한 식품
거주환경	안전하고 평화로운 거주환경
지구환경	지속가능한 지구환경

2.2. 환경보건의 범위

환경보건은 수질, 대기, 토양, 식품, 생물 등을 매개로 하는 물리적, 화학적, 생물학적 요인을 포괄한다(그림 1.3). 환경유해인자(environmental factor)는 크게 세 가지로 구분하는데, 물리적 유해인자로 방사선, 전자기파, 화학적 유해인자로 미세먼지나 중금속, 생물학적 유해인자로 병원성 미생물 등을 예로 들 수 있다.

건강을 위협하는 환경유해인자는 시대에 따라 변화하고 있다. 예전에는 감

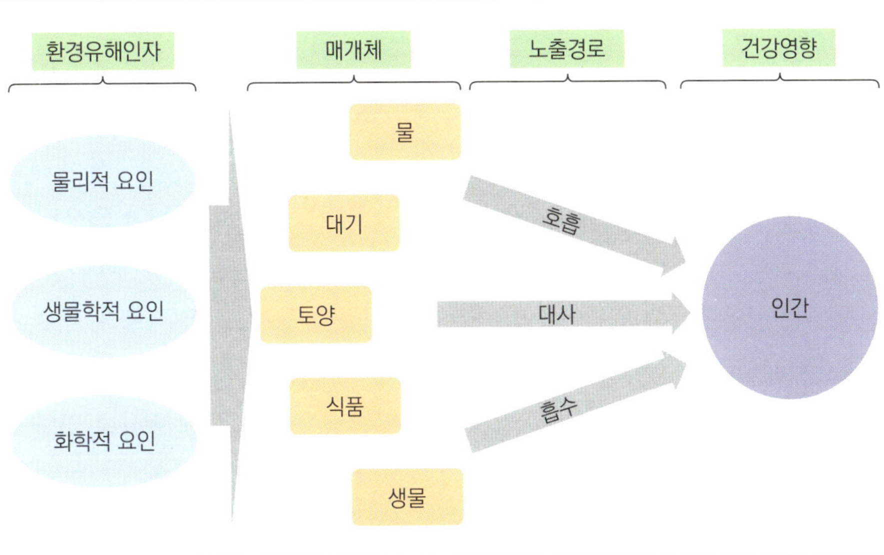

그림 1.3. 환경유해인자로부터 건강영향까지의 과정

염성 질환이 문제였다면 지금은 만성질환이 문제가 되고 있다. 환경 중 유해인자는 특별한 경우를 제외하고는 저농도로 장기간 노출되는 특성이 있다. 이는 곧 유해인자에 노출되는 시기와 질병의 발병시기 간 시간차가 크다는 것을 의미하며, 그만큼 환경문제의 원인이 되는 유해인자를 규명하기 쉽지 않음을 의미하는 것이기도 하다.

화학물질은 전 세계적으로 약 12만 종이 사용되고 있으며, 생산, 사용, 처리 과정에서 배출하는 부산물도 무수히 많다. 이러한 유기화학물질의 생산은 과거 1935년 15만 톤, 1995년 1억 5,000만 톤에서, 2024년 18억 6,000만 톤으로 급격하게 증가하였다. 그럼에도 불구하고 일상생활에서 노출되기 쉬운 이러한 화학물질에 대한 건강영향평가는 부족한 실정이다. 가장 큰 이유는 매년 약 2,000종의 새로운 화학물질이 생산되고 있기 때문이며, 하나의 화학물질에 대한 발암성 평가를 수행하는 데 수백만 달러가 필요하고 발암성 검사를 하는 데 걸리는 시간이 2년에 달한다는 이유 또한 무시할 수 없다. 병원성 미생물 등의 생물학적 요인은 개발도상국에서는 아직까지도 주요한 관심사이다. 방사능 등으로 대표할 수 있는 물리적 유해인자는 2011년 일본 후쿠시마 원전사고 등으로 인해 재조명받고 있다.

환경유해인자에 노출되는 경로로는, 크게 호흡기계를 통한 노출경로인 호흡, 소화기계를 통한 섭취, 피부 접촉을 통한 흡수로 나눌 수 있다.

환경유해인자를 매개하는 '환경매체' 중 물은 수인성 질병의 매개체 역할을 하며 주로 병원균에 오염된 물을 섭취하는 노출경로를 통해 질병을 일으킨다. 대기는 화학물질이나 미세먼지 등을 호흡과 같은 노출경로를 통해 매개하여 인체에 건강영향을 끼친다. 오염된 토양은 접촉을 통해, 식품은 물과 마찬가지로 주로 섭취를 통해 건강영향을 일으킨다. 매개곤충 등 생물은 다양한 노출경로를 통해 흡혈, 자교(물림), 기생 등의 방법으로 질병을 매개할 수 있다.

환경보건은 그 범위가 넓고 다양하기 때문에 환경매체 관리, 독성, 역학, 통계 등 각 분야 전문가가 모여서 환경보건 문제를 바라보고 협력하여 해결해야 한다. 그러므로 '포괄적인' 환경보건 전문가가 아니라 한 분야의 전문가이면서 동시에 전체적인 환경보건의 특성을 파악할 수 있어야 한다.

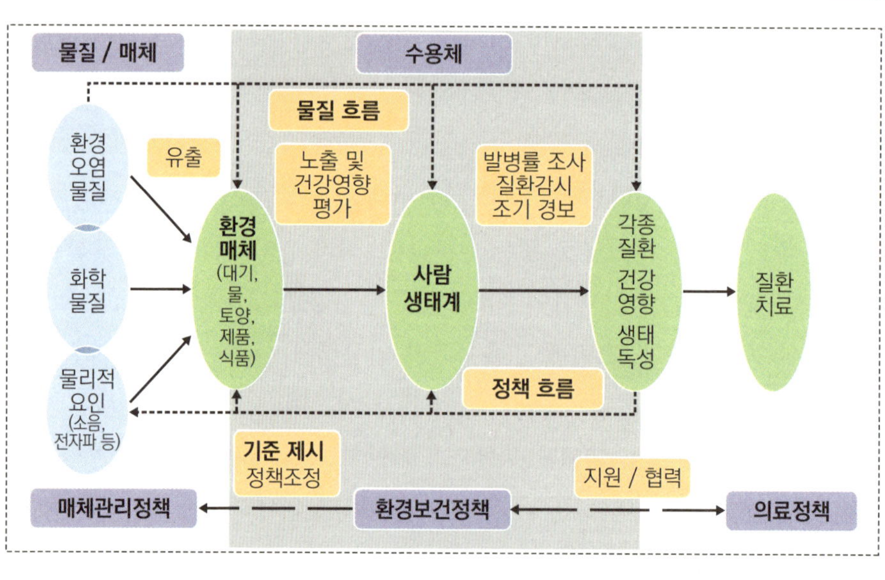

그림 1.4. 환경보건의 범위: 환경보건정책의 영역 및 흐름

자료: 환경부. 〈환경보건정책 10개년 종합계획〉. 2006.

우리나라 환경보건정책적 측면에서 환경보건의 범위를 살펴보면 〈그림 1.4〉와 같다. 환경보건정책 영역은 수용체인 사람과 생태계를 중심으로 사전 단계로는 원인이 되는 환경매체로부터 사후 단계로는 질환발생까지, 매체관리정책과 의료정책의 중간영역에 놓여 있다고 할 수 있다. 환경보건정책의 흐름은 기존 매체관리정책이 접근해 온 물질 흐름과는 정반대로 수용체인 사람과 질환으로부터 원인인 매체와 오염물질까지 역으로 접근하는 구조라고 할 수 있다.

환경성질환은 최종적으로 그 영향을 받는 수용체인 인간 중심의 개념이다. 넓은 의미의 환경성질환은, '자연환경이나 인공환경 중 환경유해인자에 의해 발생하는 질환'으로 유전되지 않는 질병을 말한다. 질병은 생물학적인 요인에 의해 기인하는 전염병과 그렇지 않은 만성병으로 구분할 수 있다. 미국 국립환경보건과학연구소, WHO 등의 국제적 기관에서도 환경성질환으로 'environmental disease', 'environmental burden of disease' 또는 'environment related disease'와 같은 개념을 적용하고 있다. 환경성질환의 예를 들어 보면, 흡연이나 대기오염에 의해 유발되는 폐기종, 음식물의 오염에 기인한 콜레라, 각종 유해물질에 기인한 암 등이 있다. 또 흔히 말하는 직업병도 넓은 의미로는 환경성질환의 범주에 포함시킬 수 있다.

요약

1. 환경은 자연적 환경과 인위적 환경으로 구분할 수 있으며, 환경 및 환경문제의 특성으로는 상호관련성, 광역성, 시차성, 유한성이 있다.

2. 환경보건은 지역사회의 공중보건 문제를 인식하고 관련된 환경요인에 대한 관리를 통하여 지역주민의 건강보호 및 건강증진에 기여하는 것을 일차적인 목표로 하고 있는 분야이며, 사전주의 원칙, 수용체 중심 접근의 원칙, 취약·민감계층 보호 우선의 원칙, 참여와 알권리 보장의 원칙을 주요 이념으로 하고 있다.

3. 환경보건의 영역 및 범위는 WHO와 같은 국제기구에서 제시하고 있는 범위와 관련 법에서 다루고 있는 범위를 근거로 할 때, 수용체인 사람과 생태계를 중심으로 사전 단계로는 원인이 되는 환경매체로부터 사후 단계로는 질환발생까지, 매체관리정책과 의료정책의 중간영역에 놓여 있다고 할 수 있다.

4. 환경성질환이란 '자연환경이나 인공환경 중 환경유해인자에 의해 발생하는 질환'으로 유전되지 않는 질병을 말한다.

연습문제

1. 인공적 환경에 속하는 것으로 적절하지 <u>않은</u> 것은?

① 대기 ② 의복

③ 주택 ④ 직업환경

2. 환경의 특성으로 적절하지 <u>않은</u> 것은?

① 상호관련성 ② 시차성

③ 광역성 ④ 무한성

3. 환경보건의 네 가지 기본 원칙에 속하지 <u>않는</u> 것은?

① 사전주의 원칙

② 수용체 중심 접근의 원칙

③ 취약·민감계층 보호 우선의 원칙

④ 피해보상의 원칙

4. 다음 중 사전주의 원칙이 적용된 사례로 적절하지 <u>못한</u> 것은?

① 1854년 영국 런던에서의 콜레라 유행병 통제

② 백신접종으로 인한 수두예방

③ 가장 안전한 대안의 검토

④ 국민 홍보 및 정보교류 확대

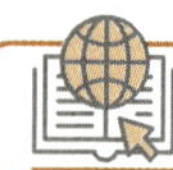

더 생각해 보기

1. 환경보건학의 범주에 포함될 수 있는 다양한 학문 분야에는 어떤 것이 있는지, 그리고, 각각의 학문은 환경보건에 어떻게 기여하는지 알아보자.

2. 최근에 이슈가 된 환경성질환 또는 직업성 질환의 예를 조사해 보고, 원인이 된 유해인자의 종류와 노출 수준, 그리고, 건강피해의 정도는 어떠한지 알아보자.

참고문헌

강인구. 《환경보건과 건강》. 하늘출판사. 2009.

권수열·박동욱·윤병준·한선기·박지호·이경무. 《환경보건학개론》. 한국방송통신대학교출판부. 2012.

서울대학교 보건대학원. 《서울대학교 보건대학원 50년사》. 2009.

한국환경보건학회. 《환경보건학》. 신광출판사. 2008.

환경부. 《환경백서》. 2013.

환경부. 〈환경보건정책 10개년 종합계획〉. 2006.

환경부. 《환경30년사》. 2010.

Commission of the European Communities. *Communication from the Commission on the precautionary principle*. 2000.

Wingspread Conference. "Wingspread Statement on the Precautionary Principle." 1998.

제 2 장

환경보건의 역사

개 관

이 장에서는 환경보건의 역사에 대해 알아본다. 환경보건은 물리, 화학, 생물 등 기초과학은 물론 의학, 보건학과 같은 실용적인 학문과 유기적인 관계를 가지며 그 나라의 정치, 경제, 사회, 문화의 역사적 발전과 궤를 같이하면서 발달해 왔다. 따라서 현 시점의 환경보건을 바로 이해하려면 과거의 환경보건과 관련된 역사를 이해하는 것이 중요하다.

학습목표

1. 장기설의 의미와 환경보건의 발전에 기여한 바를 설명할 수 있다.
2. 서양의 각 시대별 환경보건의 발전상을 설명할 수 있다.
3. 우리나라 환경보건의 발전과정을 설명할 수 있다.

주요용어

위생 | 장기설 | 미생물 병인설 | 환경재난사건
유엔환경개발회의 | 환경보건법 | 환경성질환

1. 외국의 역사

1.1. 고대

인간의 환경을 개선하고 질병을 피하여 건강을 유지하고자 하는 노력은 인류역사와 함께 시작되었다고 할 수 있다. 그러나 고대의 인간사회에서는 주로 질병이 신의 노여움에 기인한 것이라고 믿었으며, 이러한 미신적 태도는 현대까지도 일부 남아 있다.

의학의 아버지라 불리는 그리스 시대의 히포크라테스(Hippocrates, BC 460~BC 370)는 의학을 인간과학이라 하였으며, 제자들에 의하여 저술된 《히포크라테스 전집(*Corpus Hipocraticum*)》에는 모든 질병은 나쁜 공기에 의해 전파·전염된다는 장기설(瘴氣設, miasma theory)과 기타 생활위생·공기·물·토양과 건강의 관계도 수록되어 있다. 이것이 환경보건학의 시초라고 할 수 있다. 장기설은 19세기 후반이 되어서야 미생물 병인설(germ theory)로 완전히 대체되

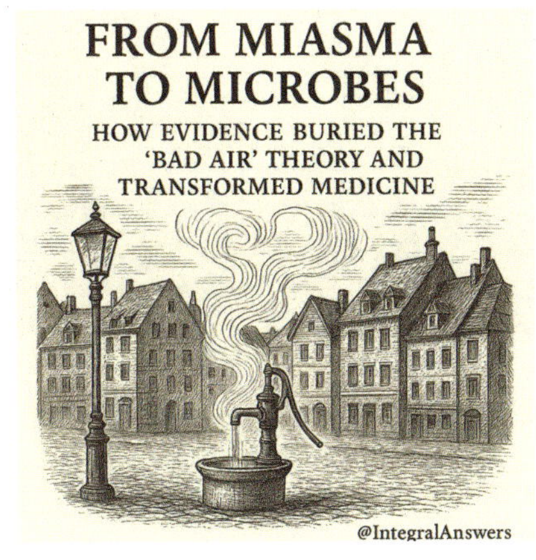

장기설에 따르면 질병은 악취를 풍기는 썩는 물질의 입자가 부유하고 있는 유독한 증기인 미아즈마 때문에 발생한다. 급격한 산업화와 도시화로 인한 주거공간 주위의 역겨운 냄새 발생 등의 환경오염은 질병과 전염병 발생의 원인으로 여겨졌다.

그림 2.1. 장기설과 미생물 병인설

었다(그림 2.1).

로마 시대에는 육체에 국한되던 건강이란 개념이 정신적인 건강까지 확대
될 정도로 보건학이라는 학문이 발전을 이룬 시기였다. 의사이자 해부학자였
던 갈렌은 장기설을 공고히 하였으며, 인간의 건강유지와 증진에 관한 학문을
'위생학(hygiene)'이라고 칭하였다. 환경위생 측면에서도 정교한 수준으로 수
도교와 지하수로를 포함한 상수도 및 하수도를 건설하여 도시에 물을 공급하
였다. 이 시기는 말라리아, 페스트 등 여러 풍토병과 전염병이 도시의 몰락에
중요한 영향을 미쳤기 때문에 환경위생에 대한 관심도 높았다.

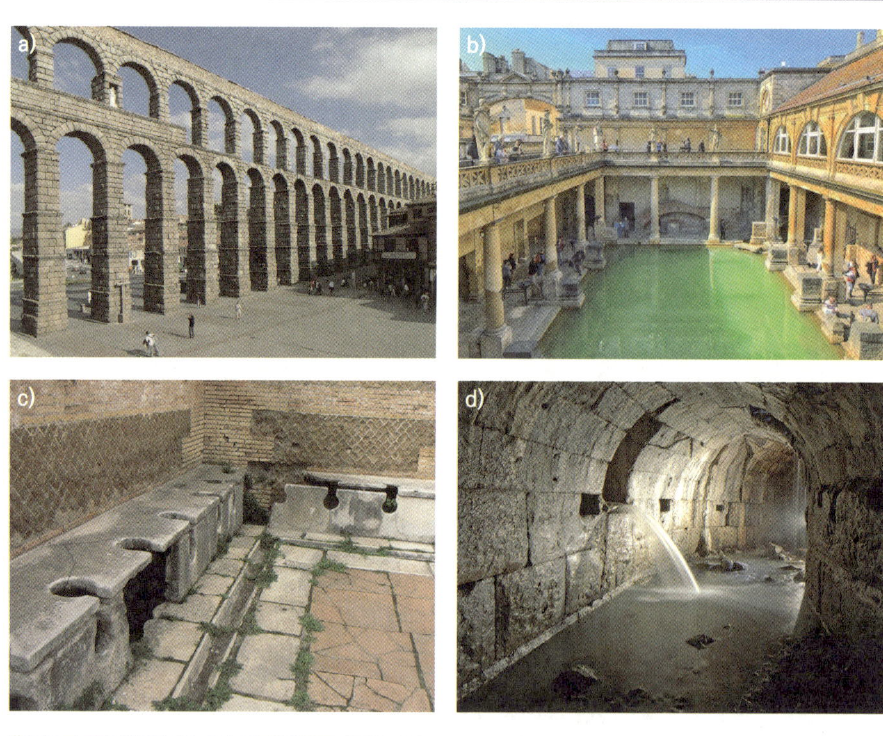

그림 2.2. 로마 시대의 위생시설: a) 수도교[1], b) 공중목욕탕, c) 공중화장실(포리카), d) 하수도

---

1 높은 수원지에서 낮은 도시까지 중력에 의해 물을 운반하는 구조물로 로마 전역의 도시
   를 연결하는 급수 시설이었다.

중세는 신학이 모든 학문의 우위에 있었기 때문에, 환경보건 측면에서도 큰 발전이 없었다고 할 수 있다. 그러나 교회가 위생적 요소를 받아들이기 시작하여 각 도시마다 공중목욕탕을 설치·운영하였고, 큰 건물에는 급수시설, 위생시설, 난방시설 등을 설치하였다는 기록이 남아 있다. 아랍의 아비센나(980~1036)[2]가 저술한 의학백과사전인 《의학정전(*Al-Qanun al-Tibb, The Canon of Medicine*)》에는 질병예방과 관련된 여러 개념과 식습관, 운동, 청결 등 건강한 생활습관이 필수적이라는 점이 제시되어 있다. 아비센나는 페스트, 천연두, 홍역 등의 질병이 모두 눈에 보이지 않는 병원체가 일으키며, 물과 토양이 매개체가 되어 전염될 수 있다고 보고 위생과 검역의 중요성을 강조하였다.

14세기 중반의 페스트 대유행과 14세기 후반 콜레라 대유행은 위생행정 및 환경보건의 중요성을 인식하는 계기가 되었다. 또한, 병이 환자나 병원체에

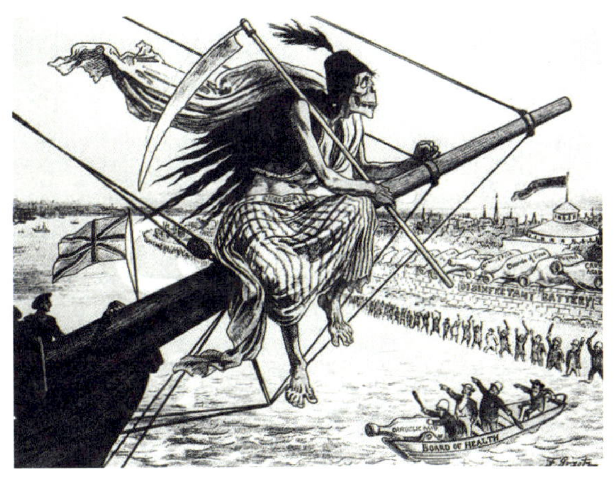

그림 2.3. 항구검역제도를 시사하는 그림

---

2 10세기와 11세기 이슬람 황금기의 가장 중요한 의사이며, 천문학자, 사상가 및 작가이다. 초기 현대의학의 아버지로 여겨진다.

오염된 물건과 직접 접촉함으로써 퍼쳐 나간다는 접촉전염설이 대두되었다. 베네치아, 라구사(현 크로아티아 두브로브니크), 마르세유는 중세 페스트 대유행 당시 전염병 확산을 막기 위해 최초로 검역(quarantine)[3]이라는 개념을 도입하고 적용한 대표적인 도시들이다. 특히 1377년 라구사에서 감염지역으로부터 온 배를 격리한 것이 유럽 최초의 검역조치로 여겨지며, 이후 베네치아와 마르세유 등 다른 해상도시에서도 유사한 격리조치가 시행되었다(그림 2.3 참조).

1.3. 근세 및 근대

중세 봉건사회가 붕괴된 15세기 중반 이후에는 환경보건 측면에서 많은 발전이 이루어졌는데, 먼저 이탈리아를 중심으로 산업위생의 기초가 다져졌다. 파라셀수스(Paracelsus, 1493~1541)는 광부들에게 발생하는 호흡기 질환인 광산병은 작업장의 독성물질과 먼지가 원인이라고 하였다. 라마치니(B. Ramazzini, 1633~1714)는 의사가 환자의 직업을 물어보는 것이 중요하다고 강조하였으며, 그의 저서인 《직업인의 질병》은 노동환경과 직업이 질병의 원인이 된다는 것을 명확하게 밝혔다. 수록된 직업별 질병의 예로는 학자들이 앓았던 위장병과 시력이상, 화가의 안면창백과 후각상실, 의사의 정맥류, 성직자의 탈장, 구두 수선공의 피부병, 조산원의 허리병 등이 있다.

18세기 산업혁명 이후 영국에서는 직업병이 많이 생겨나면서 직업보건 분야에 상당한 발전이 이루어졌다. 병원 및 환경위생 개선을 통해 각종 질병의 발생과 영아 사망률이 현저히 감소하였으며, 각종 직업병 관리를 위한 「공장법」(1893), 공장의사, 공장감독관제도 등이 시행되었다(그림 2.5). 스미스(S. Smith, 1788~1861)의 저서 《건강철학》(1835)은 개인위생의 지침이 되었으며, 위생학자인 채드윅(E. Chadwick, 1800~1875)은 구민법 개혁, 근로자 보건, 묘지위생

---

3 quarantine의 어원은 40일이라는 뜻의 라틴어이며, 처음에는 격리조치를 30일간 취하다가 이후 기간이 40일로 늘어났던 것에 기인한다.

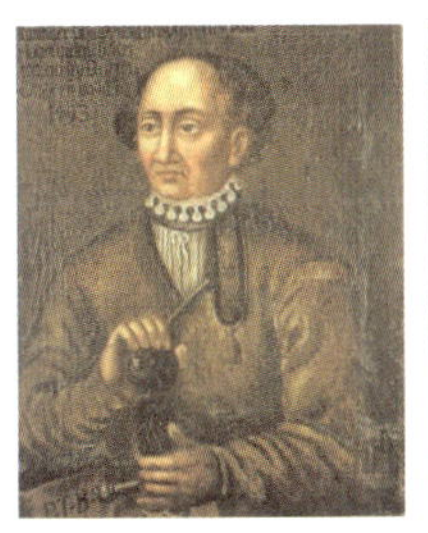
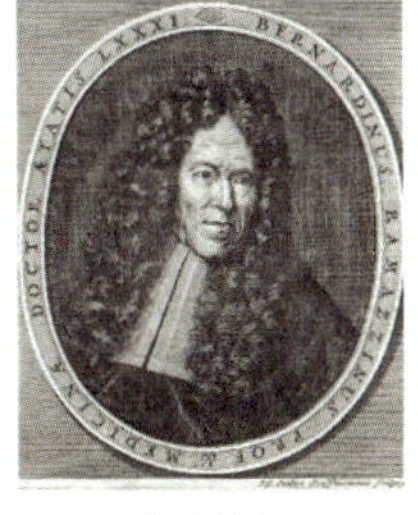
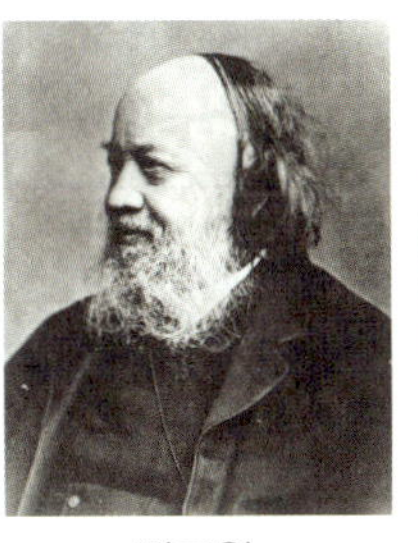
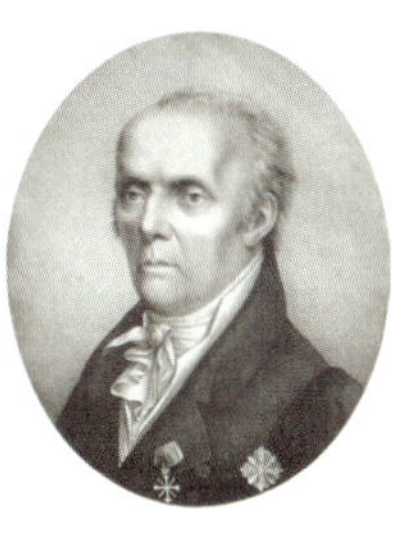
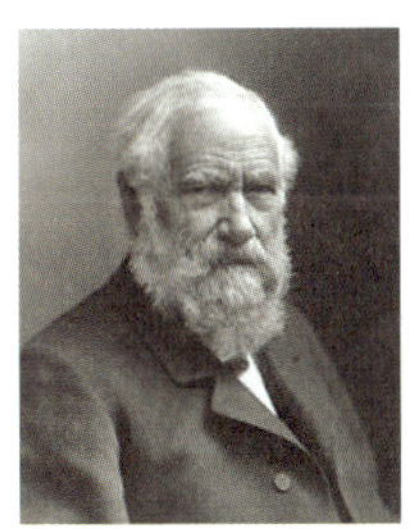

<table>
<tr><td>파라셀수스</td><td>라마치니</td><td>채드윅</td><td>프랑크</td><td>페텐코퍼</td></tr>
</table>

그림 2.4. 근세 및 근대의 환경보건 발전에 기여한 인물

등 다양한 공중보건 분야의 개혁을 주도하여 위생행정 발전에 크게 기여하였다.

독일에서 태어나 수학한 프랑크(J. P. Frank, 1745~1821)는 유럽의 여러 지역에서 국민의 건강에 대한 국가(법, 경찰)의 책임 및 역할을 강조하여, 오늘날의 공중보건제도 및 보건행정제도의 틀을 제시하였다. 한편, 페텐코퍼(Max von Pettenkofer, 1818~1901)는 뮌헨대학에 주택환경(환기, 난방), 상하수, 의복 등 환경보건 각 분야에 대하여 실험을 통해 연구하는 위생학 실험실을 설립함으로

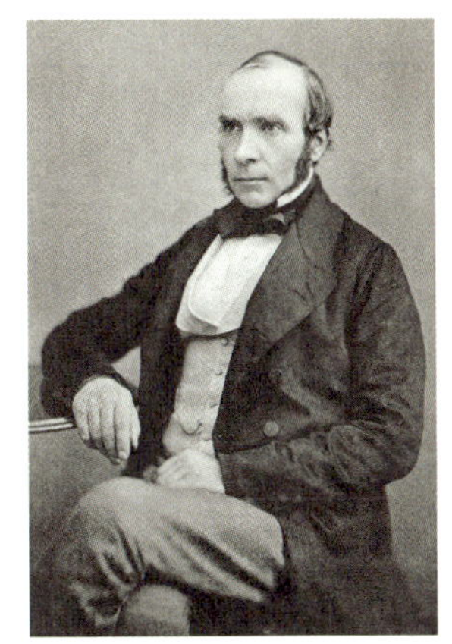

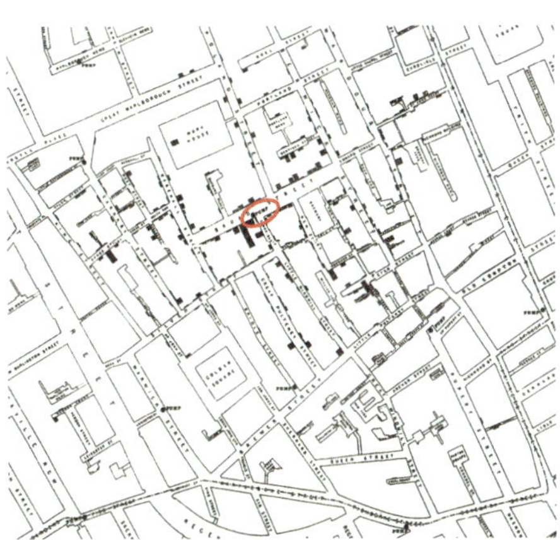
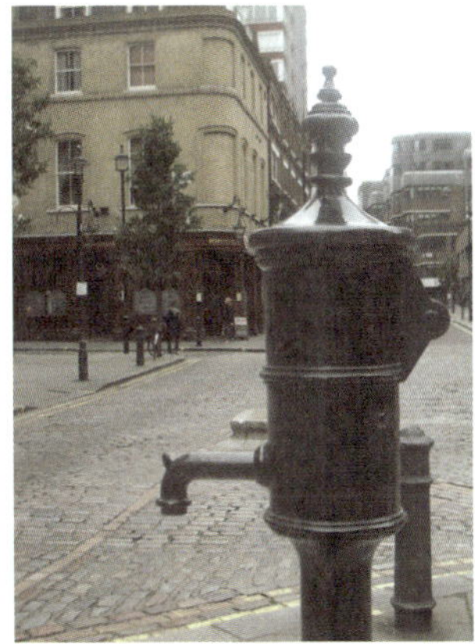

<table>
<tr><td>스노</td><td>스노가 작성한 콜레라 발생 지도</td><td>브로드 스트리트의 펌프</td></tr>
</table>

그림 2.5. 19세기 런던 콜레라 대유행과 환경보건

써 환경위생학이 학문으로서 체계를 갖추는 데 크게 기여하였다.

19세기는 그때까지 우위를 차지했던 나쁜 공기를 통해 질병이 전염된다는 장기설 대신 미생물 병인설이 확립된 시기였다. 스노(J. Snow, 1813~1858)는 19세기 중반 런던에서 발생한 콜레라의 역학조사를 통해 콜레라의 유행이 공기가 아닌 물과 밀접한 관련이 있음을 입증하였다(그림 2.5). 실제로 콜레라균은 수십 년 후 코흐(Koch, 1843~1910)와 파스퇴르(Pasteur, 1822~1895) 등에 의해 발견되었다. 또한, 영국 리스터(J. Lister, 1827~1927)의 페놀살균법, 독일 코흐의 건열멸균법, 고압증기멸균법, 저온소독법 등의 다양한 소독법을 통해 환경에 대한 소독과 멸균이 질병발생을 억제한다는 사실이 입증되었다. 이로써 미생물이 질병발생의 원인이며 전염병은 전염원과의 접촉으로 발생한다는 사실이 확립되었다.

1.4. 현대

20세기에 접어들어서는 미국을 중심으로 많은 발전이 이루어지기 시작하였다. 즉, 미국 연방 차원에서 위생연구소, 공중보건국을 설치하여 다양한 질병 및 위생 상태를 연구·조사하도록 하는 한편, 각 대학에 환경보건 관련 학과 및 연구실을 설립하기 시작하였다.

20세기는 많은 대형 환경오염사건이 발생한 시기이다(표 2.1). 영국의 스모그 사건, 미국의 도노라 사건 등 각종 환경오염으로 인한 공해문제가 세계 각지에서 발생하면서 환경오염이 인간의 건강에 매우 심각한 악영향을 끼친다는 사실이 널리 인식되기 시작하였다. 1962년 레이첼 카슨의 《침묵의 봄》은 일반인들에게도 환경오염의 경각심과 위험성을 일깨워 주었으며 유기염소계 살충제인 DDT 등의 무서움을 과학적으로 묘사하여 자연보호와 환경보건의 중요성을 인류에게 널리 인식시켰다. 이 책의 영향으로 유기염소계 농약 사용의 규제가 결의되기도 하였다.

20세기 중반에는 WHO(세계보건기구), FAO(식량농업기구), ILO(국제노동기

표 2.1. 20세기 환경재난 사건의 주요 사례

번호	사건	장소	연도	원인물질	과정 및 원인	피해상황
1	뮤즈계곡 사건	벨기에 뮤즈 지방	1930년	공장에서 배출된 이산화황(SO_2)과 입자상 물질[일산화탄소(CO), 불화수소(FH), 먼지 등]	• 밀집된 공장에서 배출된 가스가 5일 동안의 기온역전현상으로 확산되지 못함 • 안개 발생 4일째에는 대기 중 이산화황 농도가 $100mg/m^3$까지 상승했을 것으로 추정	• 후두염, 흉골통증, 기침발작, 천식과 유사한 호흡곤란 등 수백 명의 호흡기 질환자가 발생하고 급성폐렴과 심장병으로 60명 이상 사망 • 심장병, 폐질환 등 기저질환을 지니고 있던 노인들의 사망이 많았음
2	로스앤젤레스 스모그	로스앤젤레스시	1940년~	광화학스모그	• 로스앤젤레스 지역은 여름과 가을에 침강성 역전층이 형성되어 오염물질이 확산되지 못하고 축적됨 • 강한 햇빛에 의해 광화학스모그를 생성하며, 심각해진 1940년대부터 피해가 발생하기 시작	• 광화학반응으로 생성된 오존으로 인해 시민들은 눈, 호흡기의 점막 자극 및 불쾌감 호소 • 1979년 가을, 주민의 83%가 육체적으로 불쾌감과 건강에 대한 불안 호소, 57%가 눈 통증과 자극, 25%가 두통, 호흡기 자극, 인후염증 호소
3	러브커낼 사건	미국 뉴욕주	1942~1952년	유독성 폐기물	• 미국의 한 화학회사가 나이아가라폭포 인근 운하 부지에 유독성 화학물질을 매립 • 인근 주민들에게 만성 천식, 신장 및 간질환, 선천성 기형 등의 영향이 나타나기 시작함	• 1973~1978년에 태어난 16명의 어린이 중 9명이 심장 및 신장 질환, 정신지체를 가진 아이였음 • 암발생 및 조산과 저체중아 출산 위험이 더 높은 것으로 나타남
4	도노라 사건	미국 펜실베이니아주 도노라	1948년	불화수소(HF) 등	• 공장(철강, 황산제조, 아연공장 등)과 가정에서 발생한 오염물질과 기온역전현상 그리고 지형적인 조건이 결합하여 발생 • 불화수소, 황산화물, 이산화질소 등 다양한 오염물질 중 불화수소가 주요 원인이라는 주장이 제기됨	• 도노라 및 주변 지역에서 약 27명 사망 • 도노라 주민 약 1만 4,000명 중 40%인 약 6,000명이 경증 또는 중증 질환 증상을 보였으며, 400여 명이 입원치료

번호	사건	장소	연도	원인물질	과정 및 원인	피해상황
5	포자리카 중독사고	멕시코 포자리카	1950년	황화수소	• 기온역전층이 형성되었으며, 황을 회수하는 공정에서 황화수소 누출사고 발생 • 사고 당시 황화수소 농도는 1,500~3,000 mg/m^3(1,000~2,000 ppm)으로 추정	• 누출 후 3시간 안에 22명이 사망하고, 320명이 신경학적 후유증, 청신경염, 구음장애 등의 피해로 병원에 입원 • 노출된 동물의 50% 사망
6	런던 스모그	영국 런던	1952년	이산화황에 의한 스모그	• 석탄 연소에서 발생한 연기가 정제되지 않은 채 대기 중으로 배출 • 기온역전으로 짙은 안개와 합쳐져 스모그 형성 • 이산화황이 황산안개로 변화함	• 호흡장애와 질식 등으로 총 1만 2,000명이 초과 사망한 것으로 추정됨 • 사망자는 노인, 어린이, 환자 등
7	레만호 오염	스위스 레만호	1950년대 말	합성세제	• 제2차 세계대전 후 일반가정에서도 합성세제를 사용하면서 레만호가 급속하게 오염되기 시작 • 레만호는 1950년대 초부터 오염되어 1950년대 말경에는 악취 발생	• 인성분으로 인한 부영양화 현상 발생 • 어류 등 생물이 살 수 없는 호수로 변함
8	블루베이비병 (청색증)	체코슬로바키아 등	1940~ 1960년대	질산염 (질산성 질소)	• 1945년 미국 아이오와시 유아의 발병 사례가 처음 보고됨 • 미국과 체코 등 동유럽 지역에서 다량의 질산이 함유된 지하수(우물물)를 신생아가 섭취하였을 때 푸른빛을 띠는 증상(청색증)을 보임	• 체코에서 1953~1960년 사이 어린이 5,800명 가운데 115명이 발병, 그중 8%가 사망, 52%가 중증, 40%가 가벼운 증상으로 보고됨 • 1951년 미국 전 주 대상 조사에서 1945년 이후 14개 주에서 278건 발생하고 그중 39명 사망

9	비키니 환초 핵실험	미국	1954년	방사성 물질	• 1946~1985년 사이 원주민을 인근 섬으로 이주시키고 23차례 핵실험 시행 • 1954년에는 5월까지 6차례 수소폭탄 실험	• 일본 정부는 1954년 말까지 방사능 기준치 초과로 인근 포획 어류 486톤 전량 폐기 및 매립 • 비키니 원주민들이 1968년 귀향하였으나 방사능 수치가 높고 건강문제로 1974년 재이주
10	비소분유 중독사건	일본 오카야마현 등	1955년	비소	• 한 유업 주식회사에서 만든 분유를 먹은 어린아이들이 집단적으로 중독 증상을 보임 • 분유에 유질안정제로 사용된 제2인산나트륨에 비산나트륨이 불순물로 포함됨	• 1만 2,131명의 중독 환자가 발생하였으며, 그 중 130명이 사망 • 70~80%의 아이에서 사지마비, 언어장애, 청력장애, 시력장애, 지적장애 등의 후유증이 나타남
11	미나마타병	일본 구마모토현 미나마타시	1956년	메틸수은	• 짓소 미나마타 공장에서 아세트알데하이드를 생산하는 공정의 촉매제로 수은을 사용 • 방류한 폐수에 유기수은이 포함되었으며, 어패류를 통한 생물농축 과정을 거쳐 이를 섭취한 인근 주민들에게 중독 현상이 나타남	• 2017년 4월 기준으로 공식적으로 인정된 환자만 2,282명 • 오한, 두통, 경련, 정신착란 등의 증상을 보였으며, 심할 경우 사망에 이름
12	이타이이타이병	일본 도야마현	1950~1960년대	카드뮴	• 도야마현의 미쓰이 금속광업소의 아연제련 과정에서 카드뮴이 포함된 폐수가 다량 배출됨 • 진즈강 하류의 농토에 카드뮴이 축적되고, 카드뮴이 함유된 쌀을 섭취한 농민에게서 피해가 발생함	• 2011년 말까지 공식적으로 인정된 이타이이타이병 환자는 196명 • 특히 중년 여성에서 신장손상, 골연화증 등 발생
13	욧가이치 천식	일본 욧가이치	1962~1963년	이산화황, 이산화질소, 포름알데하이드 등	• 1959년 석유화학공단이 본격적으로 가동된 직후부터 주민들이 악취, 소음, 진동, 검댕, 이산화황 가스 등으로 인한 민원 발생 • 1961년 천식 증상을 보이는 환자가 급증함	• 공단 인근 이산화황 농도가 다른 지역에 비해 6배 높았음 • 만성폐쇄성폐질환, 만성기관지염, 폐기종, 천식 등의 질병으로 피해를 인정받은 환자는 1,354명(1965~1988)

번호	사건	장소	연도	원인물질	과정 및 원인	피해상황
14	가네미유 사건	일본 가네미 지방	1968년	식용유 속에 함유된 PCB (polychlorinated biphenyl), PCDF (polychlorinated dibenzofuran)	• 1968년 10월 큐슈 후쿠오카현을 중심으로 여드름 형태의 발진을 보이는 이상한 피부병 환자가 많이 발생함 • 조사결과 가네미회사에서 식용유(미강유) 제조 시 탈취공정에서 가열용 열매체로 사용한 PCB／PCDF가 파이프에 생긴 미세구멍을 통해 흘러들어간 사실이 확인됨	• 1968년 말까지 약 1만 4,000명이 피해자로 접수되었고, 그중 1,068명은 심각한 증세 (성장지연, 성욕감퇴, 내분비장애, 말초신경장애 등 만성중독 증상) • 2017년 현재 총 2,318명의 환자가 등록됨
15	알라모골드 사건	미국 뉴멕시코주 알라모골드	1969년	메틸수은	• 곡물창고에서 나오는 곡물 찌꺼기로 사육하던 돼지들에게 피해가 나타났고, 건강해 보이는 돼지를 먹은 가족 중 아이들에게 실명, 마비 등의 증상이 나타남 • 곡물 찌꺼기에서 메틸수은 함유된 종자소독 제인 파노젠이 확인되었고, 피해자의 혈액에서도 검출됨	• 사육 중이던 돼지 중 14마리가 실명. 그중 12마리가 죽고 2마리는 실명 • 아이 8명 중 4명에게 피해가 나타났고, 아이 3명은 실명
16	미시간 피비비 사건	미국 미시간주	1973년	PBB (polybromide biphenyl)	• 산불진화용 소방재와 가축사료 첨가제를 동시에 제조하던 회사에서 부주의로 두 제품의 포장용기가 서로 바뀌어 포장됨 • 결국 PBB가 함유된 가축사료가 미시간주 전역에 유통됨	• 1974년 원인규명 이후 대규모의 방역 및 살처분 활동이 시행됨(사료 압수, 닭고기, 버터·치즈 폐기, 소, 돼지, 양, 닭 등의 살처분 및 매립) • PBB 생산공장 근로자를 포함하여 미시간주 전역에서 약 850만 명이 노출 • 장기적인 영향으로 일부 암과 유산, 빠른 초경 등과 연관성이 관찰됨

17	페놀 오염사건	미국 위스콘신주, 미시시피강, 영국 북웨일스 디(Dee)강	1974년, 1981년, 1984년	페놀	• 공장폐수 등을 통해 유출된 페놀이 우물물이나 강물을 오염시켜 수질오염과 주민들의 급성 건강장해를 야기함	• 미국 위스콘신주 우물물이 최고 농도 1,130 ppm까지 오염되어, 주민들이 구역질, 설사, 두통, 입 통증, 복통 등의 증상을 호소함 • 조지아퍼시픽(Georgia Pacific)사에서 유출된 페놀이 미시시피강을 오염시켜 3일간 심한 냄새가 나 급수가 중단되고, 이때 페놀의 최고 농도는 0.11ppm으로 추정됨 • 디강이 오염되어 페놀 농도가 최고 2ppm까지 나타났으며, 주민들이 설사, 멀미, 구토, 복통 등의 증상을 호소
18	제임스강 오염	미국 버지니아주 호스웰시	1975년	유독성 살충제 (키폰)	• 살충제 제조공장에서 종업원 절반 이상이 심한 두통, 시각장애, 간질환, 피부변색, 불임 등의 건강이상을 보여, 미국 환경청(EPA) 조사결과 유독성 살충제인 키폰(kepone)이 원인물질로 밝혀짐 • 공장폐쇄 조치가 시행되자 많은 분량의 키폰을 모두 하수구에 버려 하수처리장으로 유입됨	• 하수처리장의 하수 분해미생물이 죽어 하수처리가 불가능해짐 • 살충제가 인근 제임스강으로 흘러들었고 이로 인해 하류 100km 구간의 물고기와 수산물이 사멸하거나 오염됨
19	세베소 사건	이탈리아 세베소시	1976년	염소가스, 다이옥신	• 트리클로로페놀(trichlorophenol) 생산공장에서 반응기 내부의 과압으로 인해 안전밸브가 열리면서 다이옥신이 포함된 다량의 유독성 화학물질이 대기로 방출됨 • 누출에 의해 독성구름이 세베소를 비롯한 인근 5km 이내의 11개 마을로 퍼져 나감	• 누출 후 며칠 만에 약 4%인 3,300마리의 가금과 토끼 등이 죽고, 가스구름에 노출된 사람에서 구역질, 두통, 눈 자극 등의 증상이 나타났으며, 19명의 어린이가 피부손상으로 입원함 • 사고 후 다음 주까지 염소여드름(chloracne) 환자가 200명 가까이 보고됨 • 주변 1,800ha의 토양이 오염되었으며, 1978년까지 8만 마리 이상의 동물이 도살됨

번호	사건	장소	연도	원인물질	과정 및 원인	피해상황
20	아모코카디즈 사건	프랑스 브리태니포트샬 연안	1978년	원유 유출	• 22만 톤급 유조선 아모코카디즈호가 160만 배럴의 중동산 원유를 싣고 항해하던 중 선장의 실수로 암초와 충돌하여 160만 배럴의 원유가 유출됨	• 200km의 프랑스 해안이 짙은 원유 띠로 뒤덮였고, 해안관광지가 황폐화되었으며, 굴 수확량의 80%가 줄고 해조류 70%가 파괴됨 • 3,200마리 이상의 갈매기와 바다오리, 물새가 죽고, 조개, 가재, 성게 등 해안의 모든 생물이 전멸함
21	타임스비치 사건	미국 미주리 주의 타임스비치	1982년	다이옥신	• 비포장도로의 먼지를 줄이기 위해 도로에 뿌리던 기름에 인근 화학공장에서 판매하는 폐유를 섞어서 도로에 살포함 • 폐유 속에 들어 있던 다이옥신이 도로에 뿌려졌고, 이것이 다시 토양으로, 대기로, 하천으로 들어감	• 참새와 개, 고양이 등이 죽었고 목장의 말 수십 마리가 죽거나 안락사함 • 목장주인과 가족은 두통, 설사, 가슴통증 증세를 호소함
22	보팔 사건	인도 보팔시	1984년	이소시안산메틸 (MIC: Methyl isocyanate)	• 화학약품 제조회사에서 이소시안산메틸이라는 유독가스가 저장된 탱크에서 2시간 동안 약 40톤 노출 • 안전수칙이 제대로 지켜지지 않고, 조기 경보체계도 작동되지 않아 발생한 사고	• 당일 바로 사망한 사람 수만 2,259명, 수일 만에 3,500여 명까지 늘어남(사망원인은 질식, 폐부종, 뇌부종, 신장의 세뇨관괴사 등) • 생존자는 암, 시각장애, 호흡곤란, 심장질환, 무기력감 등 후유장애를 호소하고, 2세들도 기형 등 사고에 따른 유전적 질환으로 고통받음 • 가스에 노출된 임산부의 40% 이상이 사산하고, 신생아 사망률은 약 2배로 증가
23	바젤 사건	스위스 바젤	1986년	유해화학물질 (살충제, 살균제, 솔벤트 연료 및 중금속 수은)	• 화학 및 의약품 제조회사의 화학물질 저장고에서 화재가 발생하여 다량의 화학물질이 진화에 사용된 물과 함께 라인강으로 흘러들어감 • 유기인계 살충제, 살균제, 유기용제, 염료, 각종 원물질 및 중간물질 등이 유입됨	• 수중생물이 사멸하고 사고지점 하류 400km에 해당하는 하천구간의 저서생물이 폐사함 • 라인강을 식수원으로 이용하던 서독, 프랑스, 네덜란드 주민에게 약 18일 동안 수돗물 사용 금지

24	체르노빌 사건	러시아 체르노빌	1986년	방사성 물질	• 러시아의 체르노빌원자력발전소에서 가동 중지 시 관성으로 도는 터빈이 얼마나 오랫동안 전력을 공급해 줄 수 있을지 알아보는 시험 중 폭발이 일어남 • RBMK 원자로 자체의 불안정성, 운전자의 미숙함, 안전장치 해제 등의 원인이 겹쳐 발생	• 직원 237명과 긴급 작업원이 병원에 입원하고, 그중 134명이 급성방사선증후군(ARS, acute radiation syndrome)을 보였고, 26명이 수개월 내에 사망하였으며, ARS 생존자의 주 증상은 피부손상과 백내장이었음 • 전 유럽에 낙진 피해가 나타났으며, 벨라루스, 러시아, 우크라이나의 오염지역에서 2002년까지 약 4,000명의 어린이 갑상선암이 발생
25	고이아니아 사건	브라질 고이아니아시	1987년	방사성 물질	• 암 전문의료원이 새 건물로 이전하면서 낡은 방사선 암 치료기기가 방치됨 • 주변 주민이 집으로 가져가 염화세슘이 들어 있는 구멍이 뚫린 캡슐을 분리하고 일부 내용물을 밖으로 꺼냄 • 고물상에 넘겨진 후 고물상 주인의 친구, 고물상 동생에 의해 내용물인 알갱이와 가루가 꺼내지고 가족과 지인들에게 공유됨	• 약 11만 2,000명을 검사한 결과 294명이 체내에 상당량의 방사성물질이 있는 것으로 나타났고, 그중 46명은 피폭 정도가 심했음 • 4명이 사망하고 20명이 입원치료를 받음 • 해당 지역의 위험물질을 모두 수거하여 고이아니아시 외각의 방사능 폐기물 처분장에 매립함
26	엑슨 발데스호 사건	미국 알래스카주	1989년	원유 유출	• 미국 알래스카주 프린스윌리엄해협에서 유조선 엑슨 발데스호가 암초에 걸려 파손되어 약 35,000톤(1,080만 갤런)의 원유가 유출됨 • 고장난 레이더 장치, 항해 시 안전하지 못한 관행, 숙련되지 않은 3등 항해사가 운행한 점 등으로 인해 발생	• 해안을 따라 2,100km가 오염되었고 그중 320km에 해당하는 지역은 심각한 수준 • 바닷새 25만 마리, 바다수달 3,000마리, 물개 300마리, 대머리독수리 250마리 등이 죽음
27	후쿠시마 원자력발전소 사고	일본 후쿠시마	2011년	방사성 물질	• 대지진과 쓰나미로 인해 비상발전기가 고장나 긴급 노심냉각장치가 가동하지 않음 • 후쿠시마 원자력발전소의 원자로 3기가 노심 용융을 일으키고, 4기에서 폭발이 일어남 • 방사능에 오염된 냉각수가 수증기로 공기 중으로 그리고 바다로 유출됨	• 반경 20km 내 주민을 대피시킴 • 초기에 비해 방사능 수치가 낮아지고 있으며, 현재까지 급성 및 만성적인 건강피해 상황이 정확히 보고되고 있지 않음

구), UNICEF(유엔아동기금) 등의 국제기구들이 발족되었는데, 환경문제를 다루기 위한 국제기구의 필요성도 논의되기 시작하였으나 그 결실을 보지 못하다가, 1972년에 처음으로 유엔환경개발회의가 열렸다. 이를 통해 지구환경의 보전과 경제발전의 조화를 표방하는 '환경적으로 건전하고 지속가능한 발전(Environmentally Sound and Sustainable Development, ESSD)'의 개념이 국제적인 이슈로 떠올랐다. 이후 1992년 브라질의 리우데자네이루에서 열린 유엔환경개발회의에서는 개발과 보전의 조화를 위한 국제사회의 의무와 대응 노력을 천명하였다.

현재까지 교토의정서와 파리협정, 몬트리올의정서, 비엔나협약, 생물다양성협약, 람사르협약, 바젤협약, 스톡홀름협약, 미나마타협약 등 많은 국제협약이 발효되어 각국에 영향을 미치고 있으나, 지구 공동의 문제로 인식하고 효과적으로 대응하려면 전 지구적인 상호 협력이 절실하다. 특히 현재는 기후위기에 대한 인식을 공유하고 탄소중립을 달성하기 위한 국제적 노력이 경주되고 있는데 전 세계적인 협력이 없이는 성공하기 어렵다.

2. 우리나라의 역사

2.1. 조선시대 이전

근대에 들어오기까지 우리나라는 대부분의 나라가 그러하였듯이 생존과 건강문제는 미신적인 요소가 지배적이었고, 환경 자체가 질병의 원인이 될 수 있다는 개념이 부족하였다. 삼국시대에는 의료제도가 성립되었는데, 백제는 일본에 의학자를 파견하여 의술과 약품을 전할 정도로 의학이 발달하였다. 통일신라의 의학도 학교를 설립하는 등 상당한 발전을 이룩하였다. 고려시대에는 왕과 궁중의 치료를 담당하던 상약국(尙藥局), 관료의 치료, 약품 제조, 의학교육, 의원 선발시험 등을 관장하던 태의감(太醫監)과 동궁(태자부), 한림원, 상식국, 다방 등이 설치되었으며, 국립 의료기관으로 동서대비원, 제위보, 혜민국 등이 설치되어 백성들의 질병을 치료하였다. 조선시대에는 의료기구인 내의원에서 국왕을 비롯한 궁중과 고관의 치료를 담당하였고, 전의감은 의원 선발·의생교육·약재관리 등 의료행정을 모두 담당하였으며, 혜민서는 백성의 치료, 약품의 조제와 판매를 담당하였다고 한다.

《삼국사기》와 《조선왕조실록》 등 과거 기록을 살펴보면 자연재해와 관련된 내용이 남아 있다. 예를 들어, 황사는 우토(雨土), 매(霾), 토우(土雨) 등으로 달리 불리며 삼국시대부터 여러 기록에 등장한다. 《삼국사기》에는 고구려, 신라, 백제를 합쳐 우토 이야기가 10여 차례 등장한다. 《고려사》에는 "비가 옷을 적시지 않고 흙이 있으니 이를 '매'라 부른다"라는 기록이 있는데, 당시 사람들은 하늘이 노여워해 물 대신 흙을 뿌렸다고 생각하였다. 《조선왕조실록》에는 다음과 같은 기록이 전해진다. "나는 덕이 선대의 성왕만 못하고 다스림도 잘하지 못해 3월 24일에 흙비가 내리는 '천변'이 있었으니 어찌 까닭이 없으랴. 그 허물은 백성이나 신하에게 있지 않고 단정코 나에게 있는 것이다(《조선왕조실록》〈연산군일기〉)." 여기서 흙비란 '황사'를 의미하는데, 연산군이 신하들 앞에서 한 말이다. 황사가 심하면 신하들이 임금 보필을 제대로 못한 탓이라고 여겨 스스로 관직에서 물러나려 했다고 한다.

전염병인 역병이 유행하면 기본적으로 격리조치를 취하였는데, 예를 들어 한양에 역병이 발생하면 환자나 시체를 도성 밖으로 추방하였다. 조선시대에 성 밖에서 역병에 걸린 환자를 전담하던 곳은 활인서[4]였다. 《조선왕조실록》을 보면 세종은 감옥의 열악한 환경으로 인한 질병발생에도 관심을 가졌음을 알 수 있다.[5] 중종 때는 식중독에 대한 기록이 있어 당시의 시대상을 유추할 수

---

4 조선시대 빈민의 구제와 치료를 맡던 관청으로 의료활동 이외에 무의탁 환자를 수용하고, 전염병이 발생했을 때는 병막을 가설하여 환자를 간호, 음식과 의복·약 등을 배급하였다. 1392년 설치되어 1709년에는 혜민서에 흡수되었다가 1743년에 완전히 폐지되었다.

5 "서울과 지방의 옥에 갇힌 죄수들이 여러 번 질병에 걸리는 것은 대개 옥 안이 깨끗하지

있는데, 연회 때 포육으로 인해 두통, 구토, 설사 등이 발생하였을 때 독충이 오줌을 싸서 그런 것이라고 여겼던 점이 흥미롭다.

2.2. 구한말 이후

1876년 병자수호조약 체결 이후 우리나라는 일본과 서양 선교사들을 통해 서양의학을 접하게 되었으며, 그 영향으로 지석영은 국내에서 우두법을 실시하여 천연두 예방에 신기원을 마련하였다. 갑오개혁 이후 내무아문 내에 위생국(衛生局, 1895)이 설치되었으며, 보건관계 법령과 제도로서 위생경찰에 대한 규정(1895), 종두 규칙(1895), 지방종두세칙(1988), 의학교 관제(1899), 의학교 설립(1899), 오물청소에 대한 규정(1908) 등이 마련되어 방역 및 공중위생을 담당하는 근대적 시스템이 마련되었다.

일제강점기에는 총독부 경무총감부 경무국에 위생과를 두어 보건행정이 경찰행정으로 일원화되었다. 그로부터 광복이 되기까지 식품·묘지·매장·화장·도살장 관련 규칙, 전염병관계법, 검역관계법, 의료관계법과 기타 보건관계법이 제정되었다.

2.3. 대한민국

위생행정이 본격적으로 시작된 것은 일제강점기에 위생과가 설치되고 경찰이 치안과 위생업무를 담당하면서부터이다. 1945년 해방 후 미군정 당시에는 보건위생부가 설치되어 방역과에서 보건행정을 주관하였다. 대한민국 건국

못하여 악한 기운이 증발하기 때문에 병이 발생하고, 이내 죽는 자가 생기게 되니 그 구휼하는 조건을 누차 교지로 내렸으나 사옥관이 이를 하나의 형식적인 문구로만 보고 전혀 봉행하지 않았다. 이후부터는 서울은 사헌부에서, 지방에서는 관찰사가 이를 거듭 밝히 살피고 조사하여, 일찍 죽는 환난을 면하게 하라(《조선왕조실록》〈세종실록〉)."

당시 환경보건 업무는 사회부에서 담당하다가, 1949년에 보건부가 사회부에서 분리·독립하였고, 1955년에 보건사회부[6]로 합병되었다. 환경행정은 1980년 환경청에서 담당하여 자연환경 및 생활환경의 보전과 오염방지를 위한 정책을 수립하여 시행하였고, 낙동강 페놀오염사고 이후 수질관리의 일원화를 위하여 여러 부처에서 담당하던 업무가 1994년부터 환경부로 통합되었다. 2004년에는 환경부 내에 환경보건정책실이 신설되었으며, 2005년에는 환경부 추진 4대 우선과제로 환경보건이 포함되었고, 같은 해 '환경보건정책 10개년 종합계획'을 수립하였다. 2008년에는 「환경보건법」이 제정되어 2009년부터 시행되고 있으며, 2021년부터는 '제2차 환경보건종합계획'이 수행되고 있다. 현재 우리나라의 환경보건 업무는 환경부, 보건복지부, 노동부 등이 중심이 되어 담당하고 있다.

우리나라는 1960년대 초부터 본격적인 경제성장과 공업화를 추진하기 시작하였는데, 1962년 첫 번째로 조성된 공업단지는 울산이었다. 이후 여천을 비롯한 중화학 공업단지가 건설되었고 눈부신 산업발전을 이루면서 근대화의 초석이 다져졌다. 하지만 다른 한편으로는 공업화 과정에서 파생된 환경오염과 그로 인한 피해가 나타났으며, 점차 사회적으로 중요한 이슈로 등장한다.

1960~1970년대에 걸쳐 여러 가지 환경문제가 나타났으나, 그 규모나 심각도, 이에 대한 국민들의 인식은 낮은 수준이었다. 1980년에 발족한 환경청의 당면한 과제 중 하나가 이른바 '온산병'이라 불린 온산 지역 공해병에 대한 실태조사와 대책수립이었다. 환경청 발족 이전에 이미 환경오염 피해와 공해병에 대한 논란이 일부 사람들에 의하여 대두되어 있었으나, 환경에 대한 사회적 인식이나 국가정책의 우선순위는 그리 높지 않은 편이었다. 그 가운데 환경청은 환경정책의 기본 방향을 다듬고 그 집행을 위한 체제를 갖추기도 전에 공해피해의 집단민원 등 여러 문제에 대응해야 하는 어려운 상황을 맞았다.

1970~1980년대까지만 해도 환경문제는 국지적이었고 제한적이었으며, 협

---

6 1995년에 조직개편에 따라 보건복지부가 되었으며, 2008년에 보건복지가족부가 되었다. 2010년 보건복지부로 환원되었다.

의의 '공해' 및 '공해병'이라는 용어가 일반적으로 사용되었다. '공해병'은 특정 지역에서 특정 공해현상으로 인하여 발생하는 질환을 말하며, 이 용어는 1980년 환경청이 환경행정을 본격적으로 시작하면서 '환경성질환'[7]이라는 용어로 바뀌었다. 그러나 현실적으로는 환경성질환의 정의와 범위 및 판정방법 등에 대한 논란이 있었으며 피해보상, 배상과 관련한 분쟁이 그치지 않았다.

환경청은 1980년대에 외국의 공해병 사례, 인체 및 생태계 피해기준, 건강피해를 유발하는 화학물질 등을 조사하였다. 국민보건상 위해를 끼칠 우려가 있는 화학물질의 수입을 억제하기 위하여 「환경보전법」을 개정하였으며, 환경오염에 노출될 위험성이 가장 큰 공업단지 지역을 대상으로 주민건강을 조사하였는데, 그 대상 공업단지가 울산, 포항, 여천, 온산 등 우리나라의 대표적인 중화학공업기지였다. 환경청 발족 후 20여 년간 환경보건 관계법령을 정비하고 공단지역 주민건강조사 등 환경성질환 모니터링에 치중하는 환경보건 정책을 펴왔다. 이러한 상황은 환경청이 환경처로, 다시 환경처가 환경부로 승격 이후 1990년대 중반까지 계속 이어졌다.

한편 1988년 서울올림픽을 계기로 탈황 및 무연 연료 보급이 가속화되는 등 대기오염관리 정책에 큰 발전이 있었으며, 1991년에 발생한 낙동강 페놀유출사건을 계기로 수질오염관리 정책에도 큰 변화가 있었다. 특히 낙동강 페놀유출사건을 통해 기업의 환경오염 행위에 대한 사회적 책임과 감시의 중요성이 부각되었고, 환경부의 역할과 정부의 대응 시스템, 시민 환경운동에 큰 발전이 이루어지는 계기가 되었다. 1994년에는 고잔동 주민 유리섬유 폐기물에 의한 건강피해가 이슈가 되었으며, 1995년에는 쓰레기 종량제가 전국적으로 시행되기 시작하였다. 1996년에는 시화방조제 완공 후 담수호로 조성된 시화호오염이 큰 사회적 이슈가 되기도 하였다.

1996년은 우리나라의 경제협력개발기구(OECD) 가입을 계기로 환경정책 측면에서 획기적인 도약의 장이 열린 해이다. OECD는 화학물질관리 선진화

---

7 환경성질환이란 직업환경이 아닌 생활환경의 유해인자가 인체의 외부를 자극하거나 인체에 흡수, 축적되어 발생하는 질환을 말한다.

를 위한 관련 규정의 개선을 조건으로 한국의 가입을 수락하였는데, 이때 OECD가 요구한 '위해성'에 근거한 화학물질관리는 환경보건정책의 출발점이 되었다. 이후 대기, 물환경, 폐기물 등 매체관리 중심의 환경행정에서 생태계와 사람의 건강을 고려하는 수용체 중심으로 패러다임의 변화가 일어나기 시작하였다. 그동안 국가경제발전을 위하여 환경, 특히 환경보건 문제가 도외시 또는 경시되어 왔던 것과 달리, 경제발전 속도를 늦추더라도 건강에 영향을 미치는 환경문제를 우선 해결하자는 여론이 힘을 얻기 시작하였다. 2000년대에 들어 산업단지, 폐광산 주변 등지의 주민 건강피해에 대한 언론 보도 등의 문제제기가 잦아진 것은 이러한 흐름의 반영이라고 볼 수 있다.

2000년대 이후에는 환경보건 이슈가 많이 등장하였는데, 예를 들면 평택 소각장 다이옥신에 의한 지역주민들의 암 발생 논란(2002), 광양 산업단지 주변 주민들의 호흡기질환 환자 집단 발생(2004), 경남 고성 폐광산 인근 주민의 이타이이타이병 발생 논란(2004), 시멘트 공장 주변 주민 피해 논란(2006년 이후), 태안 원유유출 사건(2007), 가습기살균제 사건(2011년 이후), 월계동 도로 방사능 오염 사건(2011), 구미 불산누출 사고(2012), 생리대 유해물질 파동(2017), 장점마을 암 발생(2017), 라돈침대 사건(2018) 등이 있었다. 이러한 문제에 대한 근본적인 대책을 요구하는 목소리가 높아지는 가운데, 환경부는 2004년 환경보건정책과를 설치하였고, 2006년 '환경보건 10개년 종합계획'을 수립하여 '환경보건 원년'을 선포함으로써 환경보건정책을 본격화하기에 이르렀다.

현재 기후에너지환경부는 주요 환경보건 사업으로 산업단지나 폐금속 광산, 화력발전소, 소각장 등의 환경오염 시설 주변의 환경모니터링 및 주민건강 모니터링 사업, 어린이 활동공간 안전관리, 국민환경보건 기초조사, 어린이 환경보건 출생코호트 사업, 환경보건 빅데이터 시스템 구축 등을 지속적으로 수행하고 있다. 한편, 환경오염으로 인한 피해를 구제하기 위한 「환경오염피해구제법」(2016)을 제정하는 등 역학조사 등을 통해 건강피해가 확인되는 경우 무과실책임 및 인과관계추정 원칙에 따라 배상하고 있다. 현재 배상이 이루어졌거나 진행 중인 건으로는 가습기살균제 피해자, 장항제련소 주변 주민, 장점마을 주민, 김포 거물대리 주민 등을 들 수 있다.

표 2.2. 20세기 환경오염 사건의 국내 사례

번호	사건	장소	연도	원인물질	과정 및 원인	피해상황
1	온산병	울산 울주군	1980년대	구리, 아연, 알루미늄 등 비철금속	• 중화학공장이 밀집한 온산공업단지가 1970년대 말부터 가동을 시작함 • 1980년대 초부터 인근 주민들이 피부, 근골격계, 눈, 신경계, 호흡기계 등 전신에 비특이적인 통증 호소	• 1985년 한국공해문제연구소 조사결과 참여자 593명 중 78%인 465명이 신경통, 안질 증상, 호흡기 증상, 피부병 증상 등을 가진 것으로 나타났고, 피해규모를 주민 대략 1,500~2,000명 정도로 추산 • 1985년 12월 온산지역 주민은 11개 공해배출업체를 대상으로 손해배상 청구소송을 제기하였고, 인체 피해 위자료, 농작물 피해 보상금 지급 판결을 받음
2	상봉동 진폐증	서울시 동대문구	1988년	분진(탄가루)	• 주민 P씨가 1979년 상봉동으로 이주한 후 1983년경부터 호흡기장애 현상이 나타났고, 1986년 진폐증으로 판정됨 • 거주지 근처에 있는 저탄장에서 날아온 탄가루에 의한 것으로 인정됨(우리나라 최초의 공해병 환자)	• 연탄공장 주변 주민 2,095명을 대상으로 검진 및 역학 조사를 실시한 결과 진폐증 환자 2명과 의사진폐증 환자 3명이 확인됨
3	낙동강 페놀유출 사건	대구 등	1991년	페놀 (클로로페놀)	• 구미공업단지에서 2회에 걸쳐, 각각 페놀 30톤과 1톤이 낙동강으로 유출됨 • 수돗물의 페놀 수치가 0.11ppm 이상까지 상승함(허용치의 22배 이상)	• 수돗물을 마신 시민 중 많은 사람이 구토, 설사 등의 증상을 보임 • 대구지역 등 낙동강 인근 주민은 악취와 환경오염 공포에 시달림
4	유리섬유 피해	인천 고잔동	1994년	유리섬유	• 1974년부터 가동된 유리섬유 제조공장이 폐유리섬유를 불법매립하였고, 주변 주민에서 양성 지방종양 발생 • 1994년 언론보도를 통해 사회적인 관심이 집중됨	• 1995년 152명의 주민 조사결과 피부질환 35건, 피하 양성종양 15건이 발견됨 • 1995년 조사 이전 10년간 악성종양으로 사망한 환자는 4명이었으나, 유리섬유에 대한 노출과의 연관성은 확인되지 않음

5	여천공단 주변 주민 피해	전라남도 여천	1990년대 후반	휘발성유기화합물(VOCs), 소음, 진동	• 1969년에 조성된 여천공단(2001년에 여수국가산업단지로 명칭 변경)에서 배출된 휘발성유기화합물, 소음, 진동 등에 의한 건강영향 가능성이 제기됨 • 여천시(현 여수시)가 의뢰한 조사결과 주민의 건강피해가 심각한 것으로 발표됨(1996)	• 휘발성유기화합물에 속하는 클로로폼, 스티렌, 톨루엔, 해수의 수은, 공단 주변 하천, 지표수의 화학적 산소요구량이 기준치를 초과 • 대기오염물질의 농도가 높은 마을에서 증상 호소자의 비율이 높고, 일부 암 발생 수준이 전국에 비해 높았음 • 2000~2006년에 걸쳐 1,617세대가 이주함
6	폐금속 광산 피해	경상남도 고성	2004년	카드뮴 등 중금속	• 폐광지역 주변 주민이 이타이이타이병으로 의심되는 질병을 앓고 있다는 언론보도 이후 큰 이슈가 됨 • 환경부는 2004년 7월부터 9월까지 주민 역학조사를 실시함	• 이타이이타이병은 확인되지 않았으나 일부 인근 주민의 요중 카드뮴 농도가 4.9~11.6 mg/g creatinine에 달함 • 과거 노출지역의 농작물과 식수의 카드뮴 농도가 높았을 것으로 추정됨
7	시멘트 공장 주변 주민 피해	강원도 영월	2006년 이후	시멘트 분진	• 시멘트 공장에서 나오는 먼지, 분진 등으로 인해 건강피해, 정신적 피해를 호소하는 민원이 지속적으로 제기됨 • 2007년부터 국립환경과학원이 영월 등 여러 지역에 대해 역학조사를 수행함 • 2016년 한국시멘트협회가 지역 주민들의 건강질환 소송에 대해 배상책임이 없다는 판결이 내려짐 • 이후 논란이 지속되자, 2023년부터 강원지역을 중심으로 재조사 실시	• 주요 건강영향은 진폐증과 만성폐쇄성폐질환(COPD)으로 나타남 • 진폐증의 경우 직업적 노출이 없었던 경우에도 발생한 점에 의해 주민의 건강피해가 인정됨 • 2013년 중앙환경분쟁조정위원회는 전국의 5개 시멘트 공장 주변에 거주하는 주민 99명 중 64명에 대해 배상하도록 결정한 바 있음
8	허베이 스피리트호사건	충청남도 태안	2007년 12월	원유 유출	• 태안 앞바다에서 예인 중이던 삼성 1호와 홍콩 선적 유조선 허베이스피리트호가 충돌하면서 유조선 탱크에 있던 원유 약 10,900톤이 유출됨	• 인근 양식장의 어패류가 대량으로 폐사되고, 오리, 갈매기 등이 큰 피해를 입음 • 지역주민들과 방제작업자들의 신체적 피해사례도 보고됨

번호	사건	장소	연도	원인물질	과정 및 원인	피해상황
9	가습기 살균제 사건	전국	2011년 이후	PHMG, PGH, CMIT/MIT 등	• 2011년 초 언론을 통해 미확인 바이러스 폐질환으로 임신부가 사망하거나 입원 중이라는 사실이 보도된 이후, 원인미상 폐손상의 원인이 1994~2011년 사이에 사용된 가습기살균제로 밝혀짐 • 흡입독성시험이 생략된 채 호흡을 통해 노출되는 용도로 사용됨으로써 수많은 사용자에게 피해를 야기함	• 2022년 9월 기준 7,793명이 건강피해를 신고했으며, 그중 1,792명이 사망함 • 피해신고자를 대상으로 가습기살균제 노출특성을 조사하고, 임상자료를 검토하여 가습기살균제로 인한 피해 여부를 판정하고 있음
10	구미 불산누출 사고	경상북도 구미	2012년 9월	불화수소(HF, 플루오린화 수소, 불산)	• 구미공단 내 화학제품 생산업체에서 이송 탱크 내 플루오린화 수소산(불산가스)을 공장 내 설비에 주입하는 과정에서 안전수칙을 제대로 지키지 않아 대기 중으로 누출되는 사고 발생 • 원료밸브가 개방된 약 8시간 동안 8~12톤가량의 불화수소가 방출됨	• 사고 당시 공장 근로자 5명이 사망하고 30명이 중경상을 입음 • 인근 지역주민 2,497명이 병원진료를 받고, 농작물 237.9ha, 가축 3,209두가 피해를 입음 • 산업단지 내 77개 업체의 피해액이 177억 원으로 추정됨
11	장점마을 암 발생	전라북도 익산	2017년	연초박(담뱃잎 찌꺼기)[다환방향족 탄화수소류(PAHs), 담배특이니트로사민(NNN, NNK 등)]	• 2017년 4월 인근 비료공장(2001년 설립)에서 배출된 유해물질의 건강영향을 조사해 달라는 청원이 제기됨 • 주민대표, 주민 및 환경부 추천 전문가 등 10명으로 민관 합동조사협의회가 구성됨 • 연초박 건조과정에서 다환방향족 탄화수소류와 담배특이니트로사민 배출	• 2017년 12월 31일 기준으로 주민 99명 중 22명에게 암 발생 • 주변 토양 등에서 방향족 탄화수소류와 담배특이니트로사민이 높은 농도로 검출됨 • 환경오염 피해로 인한 비특이적 질환의 역학적 관련성을 정부가 인정한 첫 번째 사례임

요약

1. 그리스 시대에 들어서야 환경이 질병의 원인이 될 수 있다는 개념이 생겨
   났는데, 모든 질병은 나쁜 공기에 의해 전파·전염된다는 장기설이 서양에
   서 근대까지 주요한 믿음으로 전해져 왔다.

2. 환경보건은 근대 이후 미생물 병인설이 확립되는 과정에서 많은 발전이 이
   루어졌으며, 현대에 들어서 대규모의 환경재난 사건이 발생하면서 환경의
   중요성이 널리 인식되고, 국제적인 공동 노력을 통해 환경문제를 해결하려
   는 체계적인 접근이 시작되었다.

3. 우리나라의 환경보건은 구한말 이후 많은 발전이 이루어졌으며, 현재 넓은
   의미의 환경보건 업무는 기후에너지환경부, 보건복지부, 노동부, 식약처,
   과학기술정보통신부 등이 중심이 되어 담당하고 있다. 2000년대 들어서
   환경보건정책실 신설, 「환경보건법」 제정, 환경보건종합계획 수립 등 큰
   발전을 이루었다.

연습문제

1. 장기설(瘴氣設, miasma theory)에 대한 설명으로 옳지 <u>않은</u> 것은?

① 히포크라테스가 주장하였다.

② 나쁜 토양으로 인해 질병이 발생한다는 믿음이다.

③ 근대에 이르기까지 널리 믿어졌다.

④ 미생물 병인설로 대체되었다.

2. 산업위생의 기초를 세운 사람은 누구인가?

① 히포크라테스　　　　　② 라마치니

③ 스노　　　　　　　　　④ 파스퇴르

3. 다음의 환경오염사고 중 대기오염 사고가 <u>아닌</u> 것은?

① 런던 스모그　　　　　　② 도노라 사건

③ 이타이이타이병　　　　　④ 욧카이치 천식사건

4. 국내 오염사고 중 원유 유출사고는?

① 가습기살균제사건　　　　② 삼성반도체

③ 허베이스프리트호사건　　④ 고잔동 유리섬유 피해

정답 | 1.② 2.② 3.③ 4.③

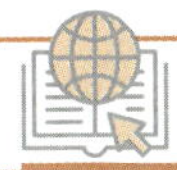
더 생각해 보기

1. 환경문제 해결을 위한 주요 국제환경협약에는 어떠한 것이 있는지 조사해 보자.

2. 최근에 발생한 국내외의 환경재난 사건을 찾아 경과와 원인을 정리해 보자.

참고문헌

권수열·박동욱·박지호·윤병준·이경무·정영일·한선기.《환경보건학개론》. 한국방송통신대학교출판문화원. 2012.

권수열·박동욱·박지호·윤병준·이경무·정영일·한선기.《환경재난 사례로 배우는 환경보건》. 한국방송통신대학교출판문화원. 2023.

이경무·고광필.《환경보건역학》. 한국방송통신대학교출판문화원. 2025.

한국환경보건학회.《환경보건학》. 에피스테메. 2016.

뉴스로드. [동서고금 의술이야기] 떠돌이 의사, 아비센나. 2019.01.07. www.newsroad.co.kr/news/articleView.html?idxno=11044.

《조선왕조실록》. sillok.history.go.kr/main/main.do;jsessionid=Q3AUXnguTIblRa5OxLSDksDFAshN43Sa_LWvqCS-.node30.

pbs.twimg.com/media/GrrSpXjWwAEjqU3.jpg.

www.eatandtravelwithus.com/wp-content/uploads/2019/07/What-to-Do-in-Bath-Roman-Baths-Great-Bath-2a.jpg.

www.sapiens.org/app/uploads/2018/03/01-Ostia-Toilets-Fubar-Obfusco-Wikimedia-Commons.jpg.

www.science.org/do/10.1126/science.aap8024/abs/cc_Cloaca-Massima_Cover-letter_PNAS_16x9.jpg.

www.pbs.org/wgbh/nova/typhoid/images/quar-choleracartoon-l.jpg.

환경유해인자

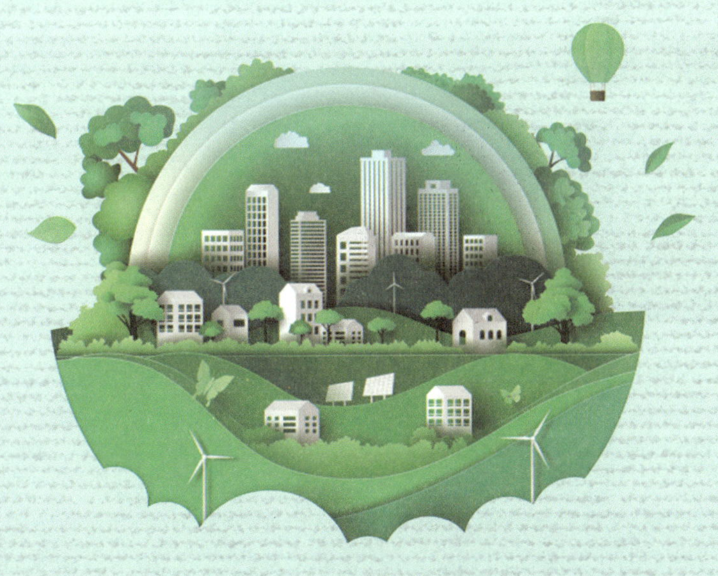

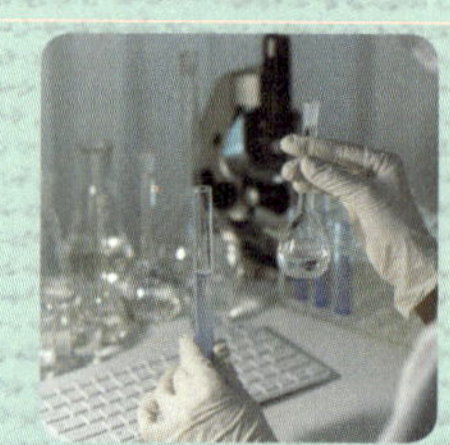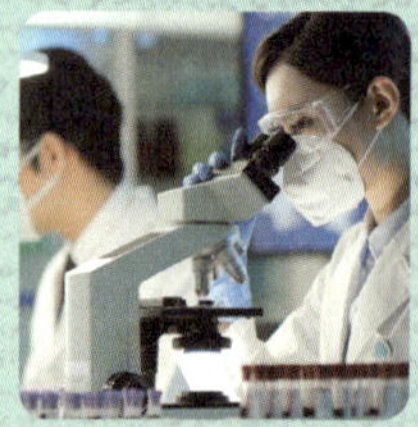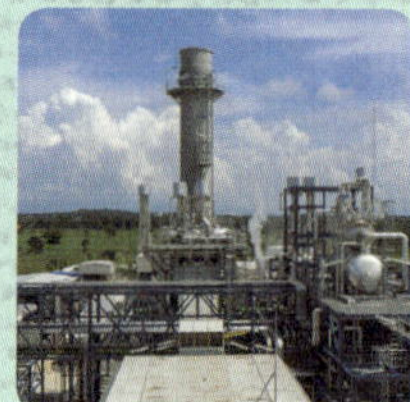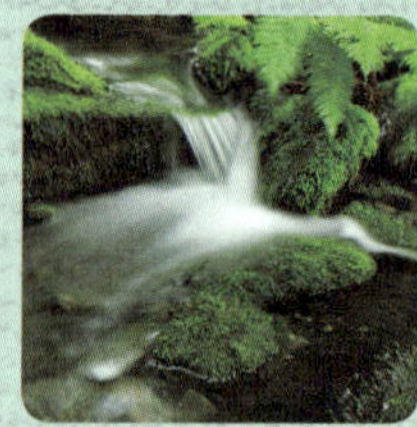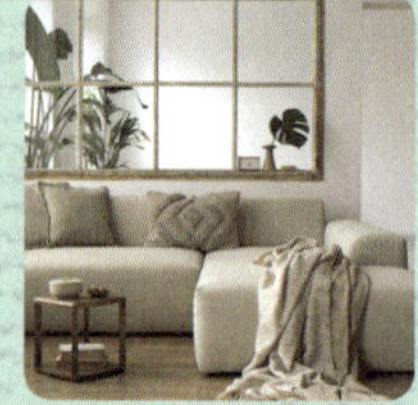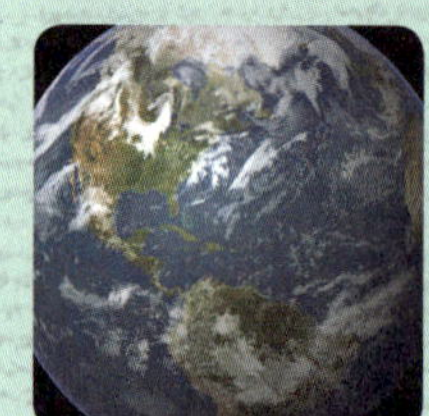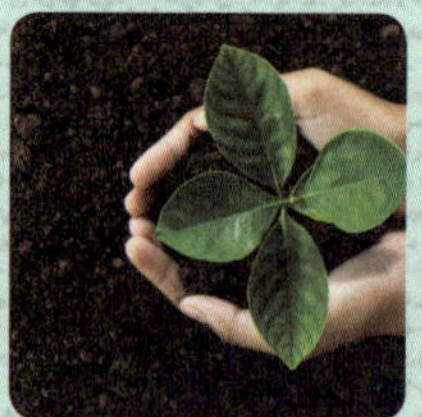

Environmental Health

제 3 장

물리적 유해인자

개 관

물리적 유해인자는 소음, 진동, 빛, 온도, 방사선 등 인체에 영향을 주는 요소로서 생활환경이나 작업장에서 발생하는 장기간 또는 높은 수준의 노출은 청력손상, 피로, 스트레스 등 다양한 질병을 유발할 수 있다. 이 장에서는 이러한 물리적 유해인자의 특성과 건강영향, 예방·관리 방법에 대해 살펴본다.

학습목표

1. 물리적 유해인자의 종류와 각각의 특성을 설명할 수 있다.
2. 주요 물리적 유해인자가 인체에 미치는 건강영향을 설명할 수 있다.
3. 물리적 유해인자에 대한 노출의 예방과 관리 방법을 제시할 수 있다.

주요용어

소음 | 소음성 난청 | 진동 | 수완진동증후군 | 빛공해 | 고온
저온 | 방사선 | 이온화방사선 | 비이온화방사선 | 시버트
극저주파

1.1. 소음의 정의

소음(noise)은 '원하지 않는 소리' 또는 '정신적, 육체적으로 인체에 유해한 소리'이다. 소음에는 주관적인 판단이 내포되어 있으며, 소리(sound)와 구분 없이 사용되기도 한다. 소리 또는 음이란 대기압보다 높거나 낮은 압력의 파동이며, 물체의 진동이 공기 등의 매질을 통해 전달되는 진동 에너지가 귀에 감지되는 현상이다. 일반적으로 규칙적이고 조화로운 파형을 갖는다. 우리나라의 「소음·진동관리법」 제2조에서는 "소음이란 기계·기구·시설, 그 밖의 물체의 사용 또는 공동주택 등 기후에너지환경부령으로 정하는 장소에서 사람의 활동으로 인하여 발생하는 강한 소리"로 정의하고 있다.

소음의 예시로는 도로, 버스, 지하철, 공항의 교통소음, 공장이나 건설현장의 작업장 소음, 군사시설의 항공기 소음, 사격장 소음, 공동주택에서의 층간소음, 진공청소기, 냉장고 등 가전제품의 소음 등이 있다.

소음은 진동하는 물체에서 발생한 소리가 공기, 고체, 액체 등을 통해 퍼져나가는 과정에서, 음압과 주파수 등이 불규칙하고 무질서하게 나타나는 것이 특징이다. 다양한 소음원이 한 공간에서 동시에 더해져 음압이 높아지면, 총소음이 커질 수 있으며, 시간적으로 연속적이거나 불연속적으로 반복될 수도 있다. 소음은 발생원의 특징, 전파 매질, 음의 크기와 주파수 변동, 발생 시간 및 공간에 따라 다양한 특성을 나타낸다.

1.2. 소리의 물리적 특성

소리는 음압, 주파수, 파장, 소리의 속도 그리고 소리가 전파되는 대기압 상태와 밀접하게 관련되어 있다. 대기압은 소리의 전달환경이 되는 기본적인 압력 상태로, 소리는 대기 중에서 압력의 변동(진폭)이 생기면서 청각적 자극으로 인식된다. 음압은 소리의 크기를 결정하는 주요 요소로 소리가 매질에 전달될 때 압력의 변화량을 의미하며, 데시벨(dB) 단위로 표현된다(그림 3.1). 주파수(진동수)는 1초 동안에 음파의 진동이 반복되는 횟수(헤르츠, Hz)로, 소리의 높고 낮음(고음과 저음)을 결정한다. 4,000Hz는 진동이 1초에 4,000회 이루어진 것을 의미한다. 일반적으로 사람은 20~20,000Hz 범위의 소리를 들을 수 있으며, 이를 가청주파수라고 한다.

주파수가 높을수록 파장(한 주기 동안 음파가 이동한 거리)은 짧아진다. 파장(λ)은 소리의 속도(c)를 주파수(f)로 나눈 값으로, 관계식은 $\lambda = c/f$이다. 소리의 속도는 매질의 특성, 온도, 압력에 따라 다르며, 일반적인 대기압 상태의 공기에서는 약 340 m/sec 정도이다. 온도가 높을수록, 매질이 촘촘할수록 소리의 속도는 증가한다.

이러한 물리적 특성은 음향학적 실험과 환경소음 평가, 작업장 관리 등에

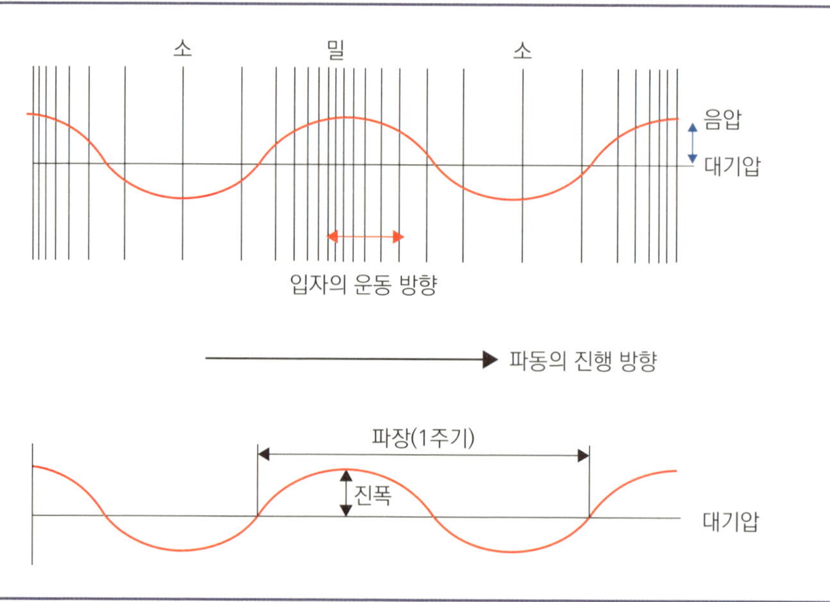

그림 3.1. 소리의 전달과 특성

서 기본적인 개념으로 활용된다. 음압의 변화는 소리의 크기, 주파수의 변화는 높낮이, 파장의 변화는 소리의 전달 특성을 결정하며, 사람은 강도와 진동수의 조합을 통해 다양한 소리에 대한 자극을 느낀다. 또한 소리가 매질(공기, 물 등) 내에서 압력파 형태로 전달될 때 음색과 위상 등 추가적인 특성과 상호작용하며, 복잡한 소리(인간의 목소리, 음악 등)로 인식될 수 있다.

1.3. 소음의 건강영향

사람은 일상환경과 작업장에서 소음에 노출될 수 있다. 소음에 대한 노출은 난청이나 이명 같은 청각적 영향뿐만 아니라, 불쾌감, 수면장애, 심혈관계 질환, 어린이의 인지능력 저하 등 비청각적인 피해도 야기할 수 있다. 특히 공동주택에서 발생하는 층간소음은 스트레스로 인한 보복, 협박, 살인 등 심각한 사회적 문제로 이어질 수 있다.

1 │ 소음의 청각적 영향: 소음성 난청

소음성 난청은 반복적이거나 강한 소음 노출로 인해 내이의 감각세포가 손상되어 발생하는 비가역적인 청력손실이다. 소음성 난청은 직업적 소음뿐 아니라 콘서트, 개인 음악기기 사용 등 환경적 소음 노출로도 발생할 수 있다. 초기에는 고주파 부근의 청력이 저하되고 점차 일상적 대화에도 어려움이 생기는 것이 특징이다.

청세포에 도달하는 자극이 너무 강력하면 두 가지 현상이 나타난다. 첫째는 일시적으로 신경의 전도성이 저하되는 신경세포의 가역적인 피로현상이고, 둘째는 코르티기관(달팽이관의 내부) 내 청세포의 비가역적인 파괴현상이다. 코르티기관은 소리의 진동을 신경신호로 변환하여 뇌로 전달하는 역할을 한다. 전자는 일시적 청력변화(temporary threshold shift, TTS)이지만 높은 소음에 반복적으로 노출되면 일시적 청력변화가 영구적 청력변화(permanent threshold

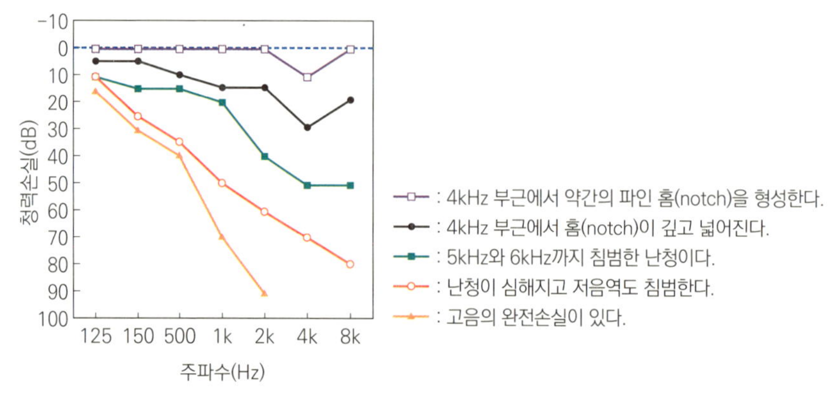

그림 3.2. 소음성 난청의 청력상실

shift, PTS)로 변한다. 이러한 영구적 청력변화를 소음성 난청(noise-induced hearing loss, NHL)이라고 한다.

소음성 난청에 영향을 미치는 요인은 소리의 강도와 크기, 주파수, 하루에 노출되는 시간, 직업적 노출인 경우 총 작업기간(total work duration), 개인적 감수성 등이 있다. 음압이 클수록, 노출기간이 길수록 청력저하가 크게 나타난다. 청력손실은 고주파 영역인 4kHz(=4,000Hz) 부근(높고 날카로운 소리)에서 가장 먼저 나타나며 점차적으로 전 영역으로 확장된다(그림 3.2). 4,000Hz 주파수 영역에서 청력이 V자 형태(notch, 홈)로 급격히 청력이 저하되는 소음성 난청의 특성을 C5-dip이라고 하는데, 과거 청력검사 표기법에서 4,000Hz가 다섯 번째 측정주파수였기 때문이다. 4,000Hz 주파수 영역에서 가장 현저한 청력손실이 일어나는 이유는 귀의 구조적 특성 때문에 4,000Hz 주변의 소리가 가장 크게 증폭되어 잘 들을 수 있어 민감하기 때문이다.

2 | 소음의 비청각적 영향

비청각적 영향이란 소음에 노출 시 청력에 미치는 영향을 제외한 수면방해, 만성적 불쾌감, 심혈관계 질환(고혈압, 협심증, 심근경색, 뇌졸중 등), 어린이의 인지 및 학습능력 저하 등의 영향을 말한다. 소음은 청각적인 피해를 넘어서 내분비계와 자율신경계 스트레스를 유발하여, 혈압과 심장박동 변화를 일으키고, 반복적인 노출이 누적되면 대사 및 심혈관계 건강에도 부정적인 영향을 미칠 수 있다. 또한, 학교 소음은 어린이의 집중력과 읽기·기억 능력 저하와 연관되며, 야간 소음은 숙면을 방해하여 낮 동안 졸림과 작업효율 저하로 이어질 수 있다.

1.4. 일상생활에서의 소음 노출기준

「환경정책기본법」상의 소음환경기준은 사람에게 해로움이 없고 생활의 평온함을 유지할 수 있는 수준으로 제안되었으나 법적 강제력이 있는 것은 아니며, 정책적 목표치를 의미하는 행정지침 형태로 정의되고 있다. 실제 특정 소음원을 규제하고 피해발생 시 관리 및 조치를 규정하는 법적 규제기준은 「소음·진동관리법」에 제시되어 있다(표 3.1). 이 기준은 피해의 판정, 분쟁, 소음 저감 조치 등을 결정할 때 법적 효력을 가지고 있다. 주거지역에서 생활소음의 주간 노출기준은 50~65dB(A)이며, 야간 노출기준은 40~60dB(A)이다.

여기서 dB(A) 단위는, A 가중치를 적용한 데시벨이라는 의미이다. 데시벨은 음의 에너지와 최소가청음의 에너지 비에 상용로그를 취하고 10을 곱한 무차원의 비교단위이다[$dB = 10\log_{10}$(음의 에너지 / 최소가청음의 에너지)]. 사람의 청각은 외부에서 준 자극량에 대해 상용로그 크기로 비례해서 반응하기 때문에 이러한 단위를 사용한다. 우리의 귀는 소리의 주파수에 따라 느끼는 민감도가 다르다. 인간의 청각이 더 민감하게 인식하는 영역(약 1,000~4,000Hz)은 실제 소리 에너지보다 더 크게 들리고, 그렇지 않은 주파수 영역에서는 실제 소리보다 더 작게 들린다. 이러한 정도를 반영하여 실제로 사람들이 느끼는 소음의 크기에 가깝게 보정하여 소리를 측정한 것이 dB(A)이다.[1]

---

1 항공기 소음의 경우에는 Lden(day-evening-night average sound level, 주간-저녁-야간 가중

표 3.1. 생활소음 규제기준(단위 dB(A))

대상 지역	소음원		시간대별 아침 (05:00~07:00), 저녁 (18:00~22:00)	주간 (07:00~18:00)	야간 (22:00~05:00)
가. 주거지역, 녹지지역, 관리지역 중 취락지구·주거개발진흥지구 및 관광·휴양개발진흥지구, 자연환경보전지역, 그 밖의 지역에 있는 학교·종합병원·공공도서관	확성기	옥외 설치	60 이하	65 이하	60 이하
		옥내에서 옥외로 소음이 나오는 경우	50 이하	55 이하	45 이하
	공장		50 이하	55 이하	45 이하
	사업장	동일 건물	45 이하	50 이하	40 이하
		기타	50 이하	55 이하	45 이하
	공사장		60 이하	65 이하	50 이하
나. 그 밖의 지역	확성기	옥외 설치	65 이하	70 이하	60 이하
		옥내에서 옥외로 소음이 나오는 경우	60 이하	65 이하	55 이하
	공장		60 이하	65 이하	55 이하
	사업장	동일 건물	50 이하	55 이하	45 이하
		기타	60 이하	65 이하	55 이하
	공사장		65 이하	70 이하	50 이하

1.5. 작업장에서의 소음 노출기준

우리나라는 작업장에서 발생 간격이 1초 미만을 유지하며 계속적으로 발생되는 연속음에 대해서는 1일 8시간 노출기준을 90dB(A)로 규정하고 있다(표 3.2). 최대 음압수준이 120dB(A) 이상인 소음이 1초 이상의 간격으로 발생하는 충격소음에 대해서는 소음수준에 따른 1일 노출횟수를 규정하고 있다(표 3.3). 작업장에서 80dB(A) 미만의 소음의 경우는 별도로 관리하지 않는다. 그

등가소음도)이라는 단위 또는 과거의 WECPNL(웨클)을 사용한다. 단순한 소음 크기뿐만 아니라 소음의 지속시간과 시간대별 가중치를 반영한 것이다.

표 3.2. 소음의 노출기준(충격소음 제외)

1일 노출시간(hr)	소음강도(dB(A))
8	90
4	95
2	100
1	105
1/2	110
1/4	115

주: 115dB(A)를 초과하는 소음수준에 노출되어서는 안 됨
자료: 「화학물질 및 물리적 인자의 노출기준」(고용노동부고시 제 2020-48호)

표 3.3. 충격소음의 노출기준

1일 노출횟수	충격소음의 강도(dB(A))
100	140
1,000	130
10,000	120

주: 1. 최대 음압수준이 140dB(A)를 초과하는 충격소음에 노출되어서는 안 됨
　　2. 충격소음이라 함은 최대음압수준에 120dB(A) 이상인 소음이 1초 이상의 간격으로 발생하는 것을 말함
자료: 「화학물질 및 물리적 인자의 노출기준」(고용노동부고시 제 2020-48호)

이유는 80dB(A) 미만의 소음이 직업적으로 평생 노출되어도 청력손실이 발생할 가능성이 거의 없기 때문이다.

소음의 1일 노출시간이 8시간에서 4시간으로 줄어들 때, 소음강도 기준이 5dB(A)씩 증가한다(표 3.2). 이는 소음의 강도가 5dB(A) 증가하면 소리 에너지가 2배가 된다고 가정하기 때문이다. 하지만 소리 에너지가 2배가 증가하면, 실제 소음의 강도는 약 3dB(A) 증가한다. 실제 소리 에너지와 소음강도 변화와는 다르게 완화된 기준을 적용하는 이유는 직업적으로 소음에 노출되는 사람의 경우 1일 근무시간에 지속적으로 해당 소음에 노출되는 것이 아니라 일부 시간(예 휴식, 점심시간 등)은 소음에 노출되지 않기 때문에, 소음이 노

출되지 않는 동안에 소리 에너지를 감지하던 섬모의 피로가 회복될 수 있기 때문이다.

1.6. 청력보존 프로그램

청력보존 프로그램은 소음성 난청을 예방하고 관리하기 위하여 ① 소음노출 평가, ② 소음노출에 대한 공학적 대책, ③ 청력보호구의 지급과 착용, ④ 소음의 유해성 및 예방 관련 교육, ⑤ 정기적인 청력검사, ⑥ 청력보존 프로그램 수립 및 시행 관련 기록·관리체계 ⑦ 청력보존 프로그램의 수립·시행 결과에 대한 정기적인 평가와 보완 등을 포함하여 수립한 종합적인 계획을 말한다. 우리나라는 산업안전보건기준에 따라 1일 8시간 작업을 기준으로 85dB(A) 이상의 소음이 발생하는 소음작업이나, 소음으로 인하여 근로자에게 건강장해가 발생한 사업장은 청력보존 프로그램을 시행해야 한다. 청력보존 프로그램의 목표는 첫째, 작업환경측정과 특수건강진단 등의 청력손실 방지를 위한 활동을 확장하여 보다 적극적으로 소음성 난청의 예방과 청력을 보호하는 것이다. 둘째, 근로자의 청력을 보호함으로써 의료·보상 비용을 절감하고, 근로일수 손실을 방지하며 필요한 인적자원을 확보하는 것이다.

2. 진동

진동은 고정된 위치를 기준으로 물체나 환경이 주기적으로 또는 불규칙적으로 흔들리거나 떨리는 현상을 말한다. 진동하는 물체에 접촉하면, 진동에너지가 접촉한 사람의 몸으로 전달된다. 진동은 일상 속 거의 모든 환경과 도구, 소리의 발생 과정에서 광범위하게 나타난다. 일상생활에서 흔히 경험하는 진동에는 스마트폰의 진동 알림, 세탁기 탈수 시 흔들림, 지하철이나 자동차 탑승 시 차체의 떨림, 음악 스피커의 울림 등이 있다. 그외에도 건설공사장 주변, 아파트 엘리베이터, 전동칫솔, 송풍기, 믹서기 등 각종 가전제품과 전동공구, 손으로 두드리는 악기(북, 장구 등) 등의 진동이 있다. 산업 현장에서는 작업자가 사용하는 전동공구, 중장비, 기계류 등에서 발생하는 진동이 손, 팔, 전신에 전달되어 작업자의 근골격계, 혈관, 신경계 등에 다양한 건강장해를 일으킬 수 있다.

여기서는 진동의 건강영향 및 노출기준, 관리지침이 제시되어 있는 산업 현장에서의 내용을 위주로 살펴보고자 한다. 진동은 전파되는 범위에 따라 국소진동과 전신진동으로 구분된다.

2.1.　국소진동

1 | 국소진동의 정의 및 건강영향

국소진동은 기계·공구·장비 등을 사용할 때 몸의 특정 부위(주로 손·팔 등)에 집중되어 전달되는 진동을 의미하며 손-팔 진동(hand-arm vibration)이라고도 한다. 대표적으로 전동드릴, 그라인더, 체인톱, 착암기 등 손에 쥐고 사용하는 진동공구에서 발생하는 진동이 손과 팔을 통해 근로자 신체 일부에 전달되는 경우를 예로 들 수 있다.

국소진동에 반복적으로 노출되면 수완진동증후군(hand-arm vibration syndrome)이라는 직업성 건강장해가 나타나는데, 이는 손가락백색증, 혈액순환장애, 근육·관절·신경·뼈의 손상, 감각이상, 저림, 무감각 등 다양한 증상을 동반할 수 있다. 대표적인 예로는 진동 등 외부의 스트레스에 의해 손가락, 발가락, 코, 귀와 같이 말초 부위의 작은 동맥이 과도하게 수축하여 혈류가 일시적으로 차단되고, 해당 부위가 창백해지며 색이 변하는 레이노 현상(Raynaud's phenomenon)을 들 수 있다. 구체적인 증상으로는 저림, 감각이상, 통증, 심한 경우 피부조직손상이나 괴사 등이 있다.

국소진동으로 근골격계 질환이 발생할 수도 있다. 뼈, 관절 및 신경, 근육, 건인대, 혈관 등에 병변이 발생하고, 중증의 경우, 관절연골이 괴사하거나 구멍이 생겨 관절염, 골연골염, 점액낭염, 건초염 등 여러 근골격계·신경계 장애가 나타나기도 한다.

이러한 건강영향은 진동의 세기, 주파수, 지속시간, 공구 사용방법과 작업자 개인 특성에 따라 달라질 수 있으므로, 작업환경관리와 진동저감 대책이 중요하다.

2 | 국소진동의 노출기준

진동의 정도(세기)는 잘 정의된 특정한 방향에서 가속도(m/s^2), 주파수, 노출시간을 측정한다(그림 3.3). 1일 8시간 국소진동 노출 허용기준은 $5.0 m/s^2$이다. 국소진동은 손으로 잡는 위치나 평평한 손바닥 위치에서 3개 직교 좌표축(x, y, z축)에 대한 주파수 가중 가속도값(주파수 가중 실효값을 제곱하여 더한 값의 제곱근)을 나타낸다. 이때 좌표는 기본 중심좌표계 혹은 생체역학적 좌표계를 사용한다. 주파수 가중 실효값이란, 진동을 측정할 때 사람에게 미치는 영향을 더 잘 반영하기 위해, 각 주파수 성분별로 '영향력 가중치'를 곱해서 도출한 하나의 대푯값이다. 국소진동의 측정, 평가에 영향을 주는 인자는 진동의 주파수 스펙트럼, 진동의 크기, 작업일당 노출시간, 작업일의 누적노출량 등이다. 또한, 개발된 표준 측정·평가 방법이 없어 결과에 영향을 미칠 수 있는 인자들도 있는데, 손에 전달되는 진동의 방향, 작업방법과 작업의 숙련도, 작업자 개인의 감수성, 작업시간대별 노출형태, 전동공구를 잡는 힘의 크기, 손과 팔 및 몸의 자세, 진동원의 형태와 조건, 진동에 노출되는 손의 면적과 위치 등이다.

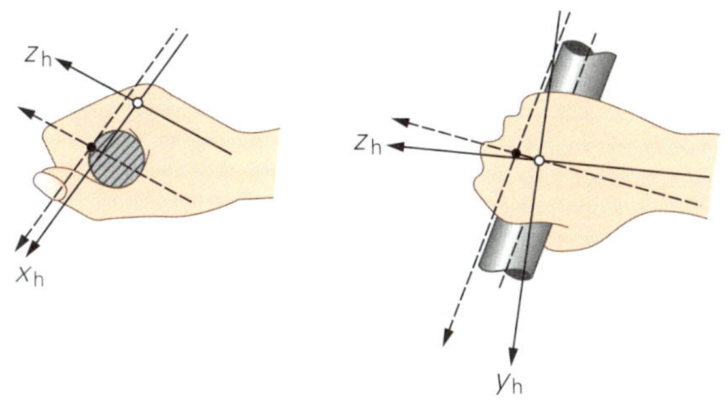

(가) 손으로 잡는 위치(원기둥 막대를 손으로 잡는 것을 표준으로 함)

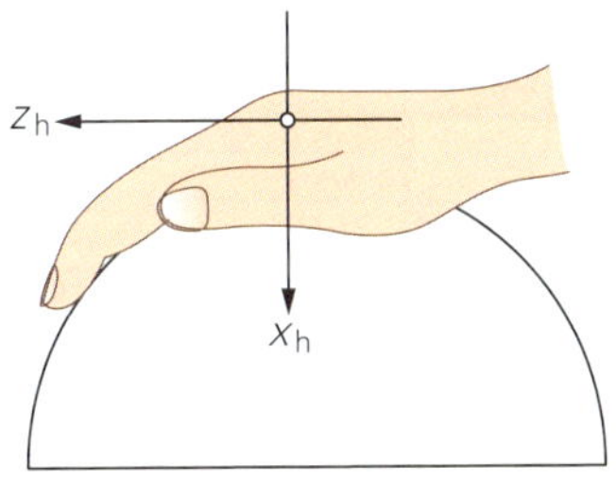

(나) 평평한 손바닥 위치(원을 손으로 누르는 것을 표준으로 함)

그림 3.3. 국소진동의 측정 위치 예

자료: 한국산업안전보건공단. 〈고열작업환경 관리지침(KOSHA GUIDE H-77-2012.)〉. 2017.

3 | 국소진동의 노출관리

국소진동의 노출을 최소화하기 위해서는 진동작업 예방 프로그램을 수립하고, 관리감독자 및 작업자가 이에 대해 함께 논의해야 한다. 공학적 조치로는 진동 흡수재 부착, 진동 발생원과 작업자의 격리, 연삭기 등 무거운 공구를 위한 카운터 밸런스 시스템(하중의 무게에 대응하는 균형 압력을 만들어 안전성을 확보하는 제어 장치) 등을 들 수 있다.

작업적 관리방안으로는 수공구의 제조사 권장 사용기한을 지키고 유지관리를 철저히 하는 것, 연속작업은 한 번에 오래 작업하는 것보다 짧은 시간으로 여러 번 나누는 것, 가능한 한 지지대나 거치대를 활용해 손으로 잡는 시간을 최소화하는 것, 저속에서도 작동하는 공구를 사용하는 것 등을 들 수 있다.

작업자 건강관리방안으로는 작업자의 체온을 유지하고, 손을 따뜻하고 건조하게 유지하는 것, 진동공구 사용 시에는 반드시 방진장갑과 같은 보호구를 착용하는 것 등을 들 수 있다. 또한 손에 통증이나 무감각, 창백함이 생기면 즉시 전문 의료인에게 상담을 받아야 하며, 진동 작업 중에는 흡연을 피해야 한다.

2.2. 전신진동

1 | 전신진동의 정의 및 건강영향

전신진동(whole body vibration, WBV)은 신체 일부분이 아닌 신체 여러 부위에 전반적으로 전달되는 진동이다. 0.5~90Hz까지 비교적 저주파 영역의 중심주파수를 가진 진동에너지가 의자나 바닥을 통해 온몸으로 받아들여지고, 몸 전체 혹은 일부 장기에 영향을 준다. 영향을 받는 작업자로는 트럭, 버스, 트랙터, 비행기, 건설장비, 철도 등의 운전자나 진동하는 바닥에서 일하는 근로자를 들 수 있다. 전신진동에 노출될 수 있는 직업군은 대부분 이동성 장비와 관련되어 있으며, 그중 상당수가 비포장도로상의 운전 작업을 포함한다. 동일한 진동 발생원이라 하더라도 도로의 포장 상태, 도로의 관리 상태, 차량의 유지보수 정도, 의자의 진동 흡수 정도에 따라 인체에 전달되는 진동의 크기는 매우 다양하게 나타날 수 있다.

전신진동은 요통, 피로, 불면, 두통을 초래하고 오한이나 떨림 현상 등을 야기한다. 매일 전신진동에 수년간 지속적으로 노출되면 몸 전체에 영향을 미쳐 여러 가지 건강상의 영향을 일으킬 수 있다. 버스나 트럭 운전수 등 직업에 종사하는 작업자들에게서 전신진동이 순환계, 대장, 호흡계, 근육계, 허리 질환과 연관된 것으로 보고되었다. 또한 심박수, 산소소비량, 호흡률을 증가시키고 혈액과 소변에 변화를 야기하는 것으로 알려져 있다.

2 | 전신진동의 노출기준

우리나라 산업안전보건공단의 KOSHA GUIDE M-68-2012은 전신진동에 대한 노출기준으로 관리한계(exposrue action value, EAV)를 일일 8시간 기준으로 진동가속도 $0.5m/s^2$로 설정하고 있으며, 이 이상으로 노출되면 위험을 줄이기 위한 조치를 취해야 한다. 한편 근로자가 일일 8시간 기준 노출될 수 있는 진동의 최대량을 노출한계(exposure limit value, ELV)라고 하며, 이 값은 진동가속도 $1.15m/s^2$이다. 전신진동에 노출되는 근로자는 경우에 따라 이 한계값을 넘을 수 있으며, 작업, 운송기계 속도, 지면 상태, 운전자 기술, 운전 지속시간 노출량에 따라 변할 수 있다.

3 | 전신진동의 노출관리

전신진동의 노출관리는 작업현장을 관찰하고 관리자·근로자와의 대화를 통해 필요한 정보를 파악하는 것에서 시작된다. KOSHA GUIDE M-68-2012에 제시된 점검표를 활용해 위험수준을 확인하고, 관련사항을 기록할 수 있는데, 이를 활용하면 대부분의 경우 실제 진동 측정 없이도 폭넓은 평가가 가능하다. 즉 진동위험을 정확히 수치로 평가하는 것보다, 위험을 줄이기 위한 실질적인 관리방안을 마련하는 것이 더욱 효과적일 수 있다.

전신진동을 줄이기 위한 대책의 예를 들면 다음과 같다. 운전자와 조작자는 지면 상태에 맞게 속도를 조절하고, 좌석 완충장치를 몸무게에 맞게 설정해 과도한 진동을 줄인다. 운전석 위치와 높이, 등받이, 조정장치를 자신에게 맞게 조절해 운전자가 안정된 자세를 유지할 수 있도록 한다. 작업에 적합한 운송기계를 선택하고, 좌석이 신체를 올바르게 지지하며, 조정장치와 출입이 편리한지 확인한다. 포장도로와 현장도로의 상태를 점검해 평탄하게 유지하고, 기계 완충장치와 타이어도 철저히 관리한다. 근로자에게 위험요인과 관리방안, 건강영향 등을 교육하고, 건강검진을 강화한다.

3. **빛**

빛 역시 대표적인 물리적 유해인자이다. 인공조명의 과도한 사용이나 잘못된 조명 설계로 인해 야간 환경에 빛이 필요 이상으로 유입되면 빛공해 문제가 발생할 수 있다. 이는 도시의 가로등, 상업시설의 간판, 주거지의 방범등 등 다양한 인공조명에서 비롯되며, 밤하늘의 별빛을 흐리게 하거나, 야생동물의 생체주기 교란, 인간의 수면장애와 건강 악화, 에너지 낭비 등 다양한 부정적인 영향을 초래한다. 특히 주거 밀집 지역이나 공업화된 도시에서 빛공해 현상이 심각하게 나타나며, 건강하고 쾌적한 야간 환경 조성을 위해 조명기기 위치와 밝기, 사용시간에 대한 효과적인 관리와 규제가 요구된다.

3.1. 빛공해로 인한 건강영향

빛공해는 건강에 다양한 부정적 영향을 미치며, 대표적으로 생체리듬 교란, 수면장애, 만성질환의 위험 증가를 일으킬 수 있다. 밤 시간대의 과도한 인공조명 노출은 수면을 유도하는 호르몬인 멜라토닌 분비를 억제해 불면증, 수면의 질 저하, 만성피로를 유발할 수 있다. 또한, 일주기 리듬(circadian rhythm, 24시간 주기의 생체리듬)이 깨지면 면역력 저하, 비만, 당뇨, 우울증, 심혈관계 질환 위험이 높아질 뿐 아니라 장기적으로 유방암과 전립선암 같은 암 발생률이 증가할 수 있다. 이 외에도 눈부심 및 시기능 저하, 두통, 집중력 저하, 정신건강 악화 등도 보고되고 있어, 야간조명 환경과 빛공해 관리의 필요성이 강조된다.

빛공해 생활환경 노출기준은 「인공조명에 의한 빛공해 방지법」 및 각 지방자치단체에서 지정하는 조명환경 관리구역별로 구체적으로 설정되어 있다. 대표적으로 주거지역(제1종 구역) 기준은 해진 후 60분~해뜨기 전 60분 사이 실내로 침입하는 광도[2]의 최댓값이 10럭스(lx)[3] 이하여야 하며, 발광 표면의 휘도[4]나 광고·장식 조명에 대한 기준도 공간별, 시간대별로 정해져 있다. 이러한 기준은 시민의 수면장애, 생체리듬 교란 등 건강피해 방지와 쾌적한 야간 생활환경 조성을 목적으로 마련된 행정적 규제기준이다.

빛공해 방지대책으로는 「인공조명에 의한 빛공해 방지법」에 따라 조명환경 관리구역을 지정하고, 구역별 빛방사 허용기준을 설정하여 조명기기의 시간, 밝기, 방향, 설치 위치 등을 체계적으로 관리하는 정책이 주요하게 시행되고 있다. 공공 및 민간 부문 모두 옥외조명 사전심사제도, 고효율·스마트 조명기기 도입, 광고·장식 조명 규제 강화, 시민참여형 조명관리, 주민 민원 대응 등 다양한 방법으로 생활환경의 쾌적성을 도모하고 빛공해로 인한 건강 및 생태계 피해를 예방하고 있다.

옥외조명의 경우, 다음과 같은 가이드라인을 적용하면 빛공해를 감소시킬 수 있다. 첫째, 전반 확산형 혹은 상향조명보다는 하향조명을 사용한다. 둘째, 건물 표면을 조명하고자 할 경우 지나친 상향조명을 피하고 보행자의 시야에 자극을 주지 않도록 설계해야 한다. 셋째, 눈부심을 줄이기 위하여 투사각도

---

2   광원으로부터 특정 방향으로 나오는 빛의 세기를 의미한다.
3   조도(단위 면적당 도달하는 빛의 양)의 단위이다.
4   특정 표면에서 특정 방향으로 방출되거나 반사되는 빛의 밝기를 의미한다.

는 70도 이하여야 한다. 넷째, 좁은 지역 혹은 주택의 현관문 조명에는 휘도가 낮은 전구를 사용한다.

4. 온도

고온이나 저온 환경은 대표적인 물리적 유해인자이다. 온도는 인간이 쾌적하게 활동할 수 있는 적정범위(약 18~21℃)에서 벗어날 경우, 고열이나 한랭 노출로 인한 생리적 스트레스, 열사병·저체온증, 작업능률 저하 등 다양한 건강영향을 일으킬 수 있다. 온도는 환경 및 작업환경 내에서 인체 건강에 직접적이고 즉각적인 영향을 줄 수 있는 중요한 환경요인으로, 이에 대한 적절한 관리와 보호 대책이 필수이다.

4.1. 고온

1 | 고온환경

일상생활에서 고온환경의 예로는 여름철 폭염 속 야외 활동(운동, 캠핑, 등산, 공사장·도로 작업 등), 에어컨이 없는 실내, 자동차 내부, 찜질방·사우나, 요리할 때의 부엌, 온수로 샤워하거나 목욕하는 공간, 햇볕이 강하게 드는 베란다 및 온실 등이 있다. 또한, 장시간 직사광선에 노출되는 곳이나 도시의 열섬현상으로 체감온도가 높은 도심 지역도 대표적인 고온환경이다. 기후변화로 인해 이러한 고온환경의 범위는 점차 넓어지고 있다.

고온환경의 작업장은 용광로, 주조, 유리·금속 가공, 건조 등 강한 열원을 사용하는 산업현장이나 여름철 옥외 작업장(건설, 도로, 농업 등)이 대표적이며

그 정도는 고온·다습, 열복사, 낮은 환기, 작업장 구조, 방열설비의 부족 등에
의해 영향을 받는다.

2 | 고온환경의 건강영향

고온환경에 노출되면 체온 상승과 땀 분비가 심해져 신체의 열 조절이 어려
워진다. 이로 인해 업무 집중력 저하, 생산성 감소, 사고 위험 증가, 만성질환
악화 등 전반적 건강과 안전에 부정적 영향이 발생할 수 있다. 급성 영향으로
는 열피로·열경련·열사병 등 다양한 온열질환이 발생할 수 있다.

단기·장기적으로 고온에 노출되면 전체 사망률과 심혈관계, 호흡기 질환
사망위험이 상승한다. 특히 노인, 여성, 저소득자, 교육수준이 낮은 집단, 만성
질환자 등에서 위험도가 높게 나타난다. 고온영향은 도심, 인구밀도가 높은
지역, 에어컨 보급률이 낮거나 주거·보건 환경이 열악한 지역에서 두드러지
고, 극심한 폭염(persistent heat waves)이나 여름 초입의 비정상 고온에 더 크게
영향을 받는다. 고온 노출은 특정 인구집단과 지역에서 건강 불평등을 심화시
키며, 심혈관·호흡기 질환에 특히 치명적인 위험요소이다.

작업장에서는 고온환경에서 땀을 많이 흘리고 수분·염분을 충분히 보충하
지 못할 때 급성 건강영향이 주로 발생한다. 열피로(heat exhaustion)의 주요 증
상은 극심한 무력감, 어지럼증, 두통, 구토, 피로, 발열 등이며, 적절히 휴식하
고 수분을 섭취하면 대부분 회복된다. 하지만 방치할 경우, 열사병으로 진행
될 위험이 있으므로 신속한 대처가 필요하다. 열경련(heat cramp)은 근육에 갑
작스러운 통증이 생기는 증상이다. 소량의 물과 염분을 보충하면 대개 빠르게
호전된다. 열사병(heat stroke)은 장시간 고온환경에 노출되어 체온이 40℃ 이
상으로 급격히 올라가고, 의식저하 등 중추신경계 이상이 동반되는 응급질환
이다. 즉각적으로 치료하지 않고 방치하면 여러 장기손상과 사망위험이 높아
진다.

고온환경의 관리방안으로 '물·그늘·휴식' 세 가지 원칙을 실천하는 것이 가장 기본적이다. 갈증을 느끼지 않아도 물을 규칙적으로 자주 마시고, 가장 더운 시간(낮 12시~오후 5시)에는 야외활동과 작업을 피하면서, 시원한 곳에서 충분히 휴식하는 것이 좋다. 헐렁하고 밝은색 옷 입기, 샤워·물로 몸 식히기, 냉방기·환기 활용, 햇빛 차단(모자·양산), 수시로 건강 상태 확인하기 등의 실천 수칙도 중요하다. 또한 폭염 시 외출 및 야외활동 자제에 대한 안내, 무더위 쉼터 등 각 지자체나 공공기관이 지정·운영하고 있는 시설 등 관련 정책이 추진되고 있다. 고령자·어린이 등 취약계층의 보호를 위한 정책과 지역 기반 관리도 필요하다.

작업장에서의 고온환경 관리방안으로, 사업주는 고열작업 근로자를 새로 배치할 때 순응 단계를 거쳐 점차 작업시간을 늘리고, 근로자가 온도와 습도를 쉽게 확인할 수 있는 온도계 등을 설치하도록 한다. 에너지 소비가 많은 작업과 연속작업은 줄이고, 휴식시간과 작업강도를 적절히 관리한다. 또한 작업장과 격리된 휴게시설과 탈의·목욕·세탁·작업복 건조 시설을 설치한다. 고열물체 취급장소와 고온장소는 외부인 출입을 제한하고, 땀을 많이 흘리는 작업장은 소금과 음료수를 비치한다. 보호구는 방열장갑·방열복 등 개인 전용으로 지급·착용하도록 하고, 직사광선이 있는 경우 모자 착용을 권장한다. 건강관리는 근로자 건강진단, 영양 지도·상담, 작업 전후 건강 상태 확인, 순회지도, 수분·염분 보급 등으로 수행한다.

4.2. 저온환경

일반인의 경우 겨울철 야외활동, 난방이 부족한 실내, 산악·등산 등의 환경에서 저온에 노출될 수 있다. 작업환경에서는 냉동창고, 빙판길 작업, 야외 건설·농업 등에서 근로자가 저온환경에 노출될 수 있다. 장시간 추위와 습기에 노출되면 저체온증, 동상, 피부손상, 혈압 상승, 심뇌혈관질환 악화, 감염질환 증가(독감, 폐렴 등)와 같은 건강문제가 발생할 위험이 있다. 따라서 고령자·어린이·만성질환자 등 취약계층의 보온, 영양관리, 수분섭취 등 건강관리가 중요하다.

<table>
<tr><td>5.</td><td>방사선</td></tr>
</table>

5. 방사선

　방사선은 에너지를 가진 입자 또는 파동이 공간이나 물질을 통과하며 전파되는 현상 또는 그 자체의 흐름이다. 불안정한 상태의 원자핵이 안정된 상태로 바뀔 때 방출되는 에너지(입자나 전자기파)를 흔히 방사선이라 부른다. 자연적으로나 인공적으로 발생할 수 있으며, 눈에 보이지 않고 냄새도 없지만 물질을 투과하거나 이온화를 일으킬 수 있는 강한 에너지를 가지고 있다. 방사선은 이온화방사선(전리방사선)과 비이온화방사선(비전리방사선)으로 구분한다.

　방사선은 자연에서 발생하는 자연방사선과 인공적으로 발생된 인공방사선으로 구분할 수 있다. 자연방사선은 지구가 탄생할 때부터 있었으며, 태양, 건물, 나무 등의 라듐, 우라늄 등과 같은 원소에서 나온다. 병원에서 엑스선 촬영 시 발생하는 방사선이 대표적인 인공방사선이다. 일상생활에서 높은 산을 등산하거나 비행기를 탈 때, 자연방사선에 노출될 수 있으며, 원자력발전소 주변에 거주하거나, 흉부 엑스선 촬영, CT 촬영, 암치료 과정에서 인공방사선에 노출될 수 있다. 일부 방사선 관련 작업 종사자는 직업적으로 노출될 수도 있다.

1 | 이온화방사선의 정의 및 특징

이온화방사선이란, 물질을 통과할 때 원자나 분자를 이온으로 만들어 낼 만큼 충분히 높은 에너지를 가진 방사선을 말한다. 이온화방사선은 짧은 파장의 높은 에너지를 가지고 있어 원자에서 전자를 떨어지게 하여 이온화시킬 수 있다. 이온화방사선은 이온화를 어떻게 일으키는지에 따라 입자방사선(particulate radiation)과 전자기방사선(electromagnetic radiation)으로 나눌 수 있다. 입자방사선에는 α입자, β입자, 중성자 등이 있으며, 전자기방사선에는 감마선과 X선이 있다(표 3.4).

표 3.4. 이온화방사선의 분류 및 특징

종류	특징
입자방사선	
α입자	• 헬륨 원자핵(양성자 2개, 중성자 2개)으로 구성 • 큰 질량과 강한 이온화력을 가짐 • 투과력은 낮아 종이로도 막을 수 있음
β입자	• 고에너지 전자 또는 양전자 • 이온화력은 중간이고, 투과력은 β입자보다는 커서 알루미늄판으로 차단할 수 있음
중성자	• 중성자 입자로 구성됨 • 투과력이 매우 강해 콘크리트 등으로 차폐함
전자기방사선	
X선	• 파장이 0.001~10nm로 가시광선, 자외선보다 파장이 훨씬 짧고 에너지가 높음 • 투과력이 커서 주로 의료진단에 사용 • 과도한 노출 시 조직손상, 유전적 변이 등을 유발할 수 있음
감마선	• X선보다 파장이 짧고, 매우 높은 에너지를 가짐 • 주로 방사성 물질의 붕괴에서 나오며, 투과력이 가장 강해 인체에 큰 영향을 줌 • 의료 및 산업용으로도 사용되나, 노출 시 세포손상 가능성이 큼

2 | 이온화방사선의 단위

이온화방사선의 단위는 측정 목적에 따라 몇 가지로 구분되며 국제단위계 (SI)를 기준으로 설명하면 다음과 같다.

(1) 방사성 물질의 양: 베크렐(Bq)

방사성 물질이 얼마나 활발하게 붕괴하고 있는지를 나타내는 단위로서, 방사능을 처음 발견한 프랑스 물리학자 앙투안 앙리 베크렐의 이름에서 유래되었다. 원자핵이 1초에 1번 붕괴할 때, 1베크렐이라고 정의한다. 과거에는 '퀴리(Ci)'라는 단위를 썼으며, 1Ci는 37GBq(기가베크렐)에 해당한다.

(2) 조사선량: 쿨롱/킬로그램(C/kg)

조사선량의 단위로, X선이나 감마선 같은 광자가 공기 중에 입사할 때, 공기의 단위질량당 생성되는 전하량(이온화 현상)을 나타내는 방사선량의 단위이다. 과거에는 '뢴트겐(Röntgen, R)'이 사용되었으며, 1R은 표준상태의 공기 1kg에 2.58×10^{-4}쿨롱의 전하량이 생성될 때의 조사선량을 의미한다.

(3) 흡수선량: 그레이(Gy)

방사선이 물질에 전달한 에너지의 양을 단위질량당 계산한 값으로, 방사선에 피폭된 물질이나 인체 1kg에 몇 줄(J)의 에너지가 흡수되었는지를 나타낸다. 1Gy는 해당 물질 1kg에 1줄의 방사선 에너지가 흡수된 상태이다. 과거에는 '라드(rad)'를 사용했으며, 1Gy는 100rad이다. 주로 방사선 치료, 방사선 방호, 식품조사 등에 적용하며, 급성 피폭 영향이나 장기적 영향 평가 시 사용된다.

(4) 등가선량: 시버트(Sv)

방사선에 노출된 인체 조직이나 장기에 실제로 미치는 생물학적 위험성을 평가하는 단위이다. 흡수선량(Gy)에 방사선 종류별 가중치를 곱해 계산한다.

과거에는 '렘(rem)'이라고 불리는 단위를 사용하였으며, 1Sv는 100rem이다. X(γ)선과 β입자의 가중치는 1이며, α입자의 가중치는 10이다. 예를 들면 병원에서 흉부 엑스선 1회 촬영 시 약 0.1mSv의 방사선에 노출된다.

(5) 유효선량: 시버트(Sv)

인체가 방사선에 피폭될 때, 전체적인 건강위해(암, 유전적 질환 등 확률적 영향)를 하나의 값으로 나타내는 방사선량의 단위이다. 각 장기와 조직이 받은 등가선량(Sv)에 해당 조직의 방사선 민감도를 고려한 조직가중치를 곱해, 모든 조직에 대해 합산해 산출한다. 예로 뇌에 0.01Sv, 폐에 0.02Sv의 등가선량이 각각 피폭되었고 뇌의 조직가중치가 0.01, 폐의 조직가중치가 0.12일 때 유효선량은 0.0025Sv(0.01×0.01+0.02×0.12)와 같다.

3 | 이온화방사선의 건강영향

이온화방사선은 높은 에너지를 가진 입자 또는 파장이 짧은 전자기파가 인체의 세포와 조직을 이온화시킨다. 세포의 DNA를 손상시키거나 활성산소 생성을 유도하여 일시적 또는 영구적인 생물학적 변화를 초래할 수 있다. 이러한 노출은 세포 사멸, 돌연변이, 암 발생 등의 건강영향을 유발하며, 국제암연구소(IARC)에서는 이온화방사선을 인간에게 확인된 발암요인으로 분류하였다(인체발암물질, Group 1). 심각한 경우 장기 기능장애, 백혈병을 포함한 다양한 암, 유전적 질환 등이 발생할 수 있다. 이온화방사선에 의해 유발될 수 있는 암에는 침샘암, 식도암, 위암, 결장암, 폐암, 뼈암, 피부 기저세포암, 유방암, 신장암, 방광암, 뇌 및 중추신경계암, 갑상선암, 백혈병(만성림프구성 백혈병 제외)이 있다.

방사선의 건강위험은 역치가 없는 선형모델(Linear No Threshold, LNT)을 가정하여 평가한다. 방사선에 의한 암 발생 등의 확률적 영향에 대해, 역치(문턱값) 없이 매우 낮은 선량에서도 선량에 비례해 건강위험이 증가한다고 가정하는 접근법이다. 즉, 모든 방사선 피폭은 크기에 관계없이 인체건강에 일정 수준의 위험을 초래할 수 있다고 간주되며, 이는 국제방사선방호위원회 등 국제적 방사선 방호기준에서 보수적·예방적 정책수립의 근거로 활용되고 있다.

4 | 이온화방사선의 노출

　사람이 이온화방사선에 노출되는 경로는 크게 외부노출과 내부노출로 구분할 수 있다. 외부노출은 방사선 발생장치(감마선, X선 등)나 방사성 물질이 신체 외부에 위치하여 직접 방사선을 받는 경우로, 의료 영상장비 사용, 방사선 관련 직업, 원자력 시설사고, 항공여행 등 다양한 상황에서 발생한다. 내부노출은 방사성 물질이 호흡이나 음식 섭취, 상처를 통해 인체 내부로 들어와서 체내 기관이나 조직에 방사선을 방출하는 경우로, 오염된 공기나 물, 음식물을 통한 흡입·섭취, 피폭사고 시의 상처 부위 흡수가 대표적이다. 이러한 두 가지 노출경로 모두 환경적·직업적·의료적 상황 등에서 일상적으로 또는 사고 시에 발생할 수 있다.

5 | 이온화방사선의 노출방지 대책

　이온화방사선의 노출을 방지하려면 기본적으로 방사선 방호의 3대 원칙인 시간 최소화, 거리 확보, 차폐 강화를 적용할 수 있다. 방사선원과의 접촉시간을 줄이고, 가능한 한 멀리 떨어져 있으며, 납·콘크리트 등 방사선 차폐 효과가 높은 재질로 보호벽이나 장비를 사용하는 것이 중요하다. 이외에도 정기적인 환경 및 개인 선량 모니터링, 방사선 작업 시 안전규정 준수, 비상시 신속한 대피와 오염 제거를 위한 샤워, 오염된 의복의 즉각적인 분리 등 실무적 관리와 교육이 필요하다.

비이온화방사선(비전리방사선)

1 | 비이온화방사선의 정의 및 특징

비이온화방사선은 이온화를 일으킬 만큼 충분한 에너지를 가지고 있지 않은 방사선으로 물질을 분자단위에서 직접 파괴하지는 않는다. 비이온화방사선의 예로는 극저주파(extremely low frequency, ELF), 초저주파(very low frequency,

표 3.5. 비이온화방사선의 분류 및 특징

종류	특징
극저주파	• 수십 Hz 이하의 매우 낮은 주파수 • 송전선·변압기 등 전력설비 주변이나 지구자기장 환경에서 발생
초저주파	• 30kHz 이하의 낮은 주파수 • 지진, 화산활동 등 재난감지를 위해 관측소에서 활용
저주파	• 30~300kHz의 주파수 • 신경이나 근육을 자극해 물리치료에 활용
고주파	• 3~30MHz의 주파수 • 통신(라디오, 레이더), 의료(심부열치료) 등 사용
라디오파	• 보통 300MHz 이하의 주파수, 경우에 따라 2GHz 이상까지 포함하며 마이크로파 영역까지 포괄하기도 함 • 주로 라디오 및 TV 방송, 휴대전화, 무선통신 등 통신기술에 사용됨 • 공기, 진공, 벽 등의 장애물을 비교적 잘 통과하며, 빛의 속도로 정보 전달
마이크로파	• 300MHz~30GHz의 주파수, 경우에 따라 300GHz까지 • 강한 직진성과 넓은 대역폭 특성, 무선통신, 위성통신, 레이더 시스템, 전자레인지 등 이용
적외선	• 780nm 이상의 긴 파장, 가시광선보다 파장이 길어서 주로 열작용을 일으킴 • 인체에는 피부 깊숙이 침투하지 않지만, 강한 노출 시 화상이나 눈손상이 생길 수 있음
가시광선	• 380~780nm의 파장 • 일반 환경이나 작업장에서 주로 사용하는 조명이며, 지나치게 강할 경우 눈의 피로나 손상이 생길 수 있음
자외선	• 380nm 이하의 파장 • 살균이나 경화(액체를 고체로 만드는 과정)에 이용됨 • 강한 자외선 노출은 피부화상, 피부암, 백내장 등의 위험을 증가시킴 • UVA(>315~400nm), UVB(>280~315nm), UVC(>100~280nm)로 세분화될 수 있음

VLF), 저주파(low frequency, LF), 고주파(high frequency, HF), 라디오파(radio-frequency), 마이크로파(microwaves), 적외선(infrared rays, IR), 가시광선(visible light), 자외선(ultraviolet ray, UV) 등이 있다(표 3.5, 그림 3.4).

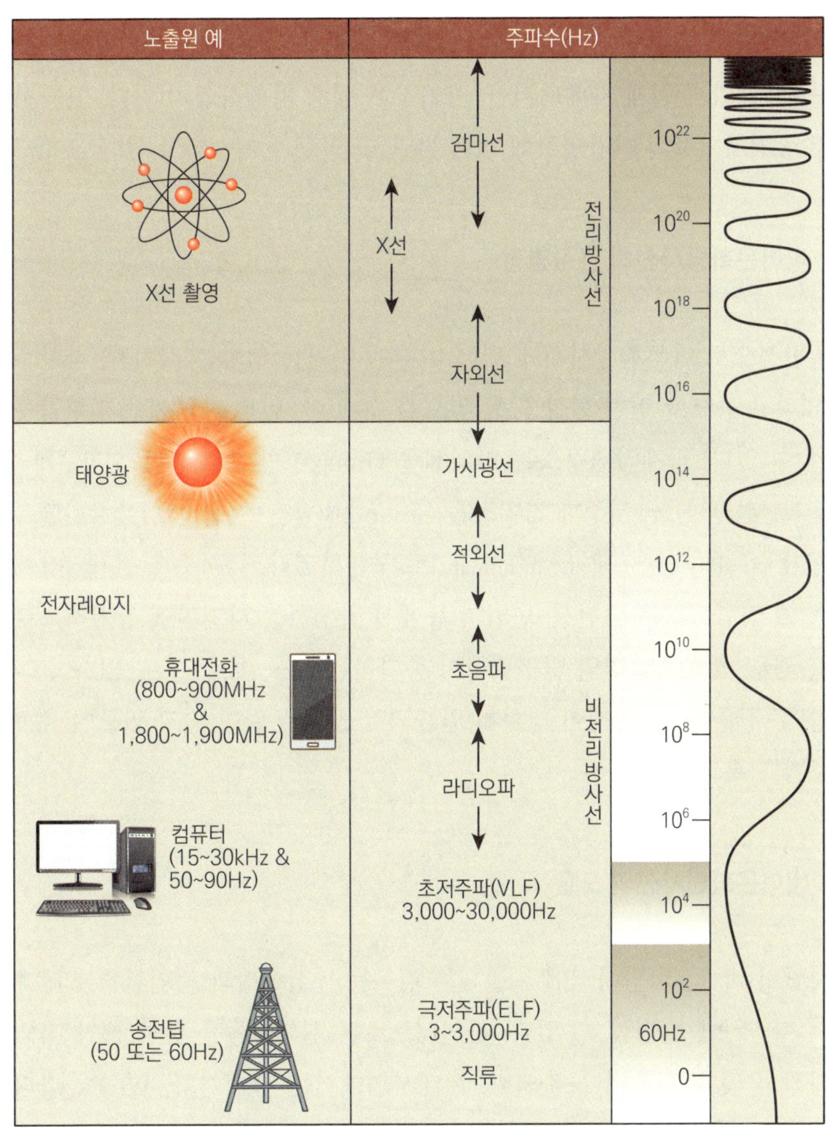

그림 3.4. 전자기스펙트럼과 방사선

일상생활의 각종 전자제품(휴대전화, 컴퓨터, 송전선 등)에서 발생하는 극저주파는 전자기장(electromagnetic field, EMF)의 한 종류이며, 극저주파 전자기장이라고도 한다. 전자기장이란 전기장과 자기장이 공간에서 서로 영향을 주고받으며 함께 존재하는 영역으로, 흔히 전자파라고도 한다. 전기장은 전압에 의해 생성되고, 자기장은 주로 전류나 자석에 의해 만들어진다. 전기장과 자기장은 발생원으로부터 거리가 멀어질수록 크기가 감소한다. 전기장은 나무나 건물 등에 의해 쉽게 차폐되지만, 자기장은 쉽게 차폐하기 어렵다. 따라서 극저주파 전자기장의 건강영향에 대해 논란 및 연구가 지속되고 있다.

2 | 비이온화방사선의 건강영향

일반적으로 이온화방사선에 비해 인체에 미치는 영향은 적지만, 강한 노출 시 열작용 등으로 인한 화상 등을 일으킬 수 있다. 일부 자외선은 피부암을 유발할 수 있다. 국제암연구소는 자외선을 Group 1(인체발암물질: 인간에게 발암성이 확인된 인자), 극저주파 자기장을 Group 2B(발암가능물질: 암을 유발할 수 있는 인자, possibly carcinogenic to humans)로 구분하였다. 극저주파 전자기장에 대한 인체 영향으로는 송전선, 변압기 등에서 발생하는 자기장에 장기적으로 노출될 경우, 소아백혈병의 발병위험이 증가하는 것을 예로 들 수 있다. 그외의 영향에 대해서는 인과성이 명확히 입증되지 않아 논란이 되고 있으며, 유해성 연구가 지속되고 있다.

3 | 비이온화방사선의 노출

사람이 비이온화방사선에 노출되는 경로는 일상생활과 직업환경, 의료환경에서 다양하게 발생할 수 있다. 자연적으로는 실외활동을 통해 태양 자외선, 가시광선 및 적외선에 노출되며, 현대사회에서는 휴대전화, Wi-Fi, 라디오, TV, 전자레인지 등 다양한 통신·생활 기기에서 발생하는 전자기파와 의료적 진단·치료 시 사용되는 각종 전자기기를 통해 노출될 수 있다. 직업적으로는 컴퓨터, 산업용 레이저, 공업용 전자기기 등에서 비이온화방사선에 접촉하는 경우가 있으며, 전력선, 송전탑, 일부 특수장비(MRI 등)도 주요 노출원이다.

4 | 비이온화방사선의 노출방지 대책

자외선의 경우 자외선 차단제, 모자, 선글라스 등 물리적 차단을 활용하고, 적외선이나 레이저, 산업용 전자기파 등은 차폐막 설치, 작업공간 격리, 주기적 기기 점검 등 공학적 대책이 병행되어야 한다. 의료·산업 현장에서는 취급자 교육과 경고표지의 표시가 필수이다.

또한 사전주의 원칙의 관점에서 유해성 논란이 있는 극저주파 전자기장의 노출을 줄이기 위해 노력해야 한다. 전자기장 발생원(예 송전선, 변압기, 대형 가전제품)에서 최대한 떨어져 생활하고, 주거지 또는 학교 등 주요 공간과 전자파 발생원 간에 충분한 이격거리를 확보하는 노력이 필요하다. 송전선의 경우, 지하에 매설하기도 한다. 일상생활에서 권장되는 행동으로는 전자제품을 쓰지 않을 때 플러그를 뽑아두기, 전자기장 취약자가 많은 주거공간(임산부, 어린이, 노인 등)을 전자파 노출원이 적은 위치로 옮기는 것, 여러 전자제품을 머리맡이나 몸 가까이에 두지 않는 것 등이 있다.

요약

1. 소음에 의한 청각손상은 일시적 또는 영구적 역치 변화를 수반하며, 장기간 또는 높은 강도로 노출 시 난청 위험이 크고, 4,000Hz 부근의 청력손실이 두드러진다.

2. 진동은 국소진동(손·팔)과 전신에 영향을 줄 수 있는 전신진동으로 나누어지며, 근골격계 장애, 혈액순환 장애를 유발할 수 있다.

3. 빛공해는 과도한 인공조명 사용으로 야간환경과 생태계에 다양한 부정적인 영향을 주며, 특히 생체리듬 장애와 수면문제, 만성질환 위험 증가와 같은 영향을 초래하므로 관리의 필요성이 커지고 있다.

4. 장기적인 고온환경에 노출되면 다양한 온열질환이 발생할 수 있다. 급성 영향으로는 열피로·열경련·열사병 등이 있다.

5. 이온화 및 비이온화 방사선 모두 인체에 영향을 주며, 이온화방사선의 경우 DNA 손상과 암 위험이 있고, 비이온화방사선은 피부손상 및 암을 유발할 수 있다. 다양한 종류의 방사선은 일상생활과 산업현장 모두에서 노출 저감 노력이 필요하고, 사전주의 원칙의 관점에서 유해성 논란이 있는 극저주파 전자기장 등에 대한 노출을 줄이기 위해서도 노력해야 한다.

1. 다음 중 소음에 의한 청력손상의 특징으로 <u>옳은</u> 것은?

① 영구적 역치 이동이 없다.
② 4,000Hz 부근에서 청력손실이 먼저 나타난다.
③ 소음에 의한 피해는 일시적이다.
④ 난청은 주로 저주파에서 발생한다.

2. 진동 노출과 관련된 건강문제로 옳지 <u>않은</u> 것은?

① 손·팔 진동은 레이노현상을 유발할 수 있다.
② 전신진동은 근골격계 장애와 관련이 있다.
③ 진동공구, 대형 건설장비 등의 사용으로 발생한다.
④ 고주파 진동은 단기적 청력저하를 유발할 수 있다.

3. 고온환경에서 작업자 열경련(heat cramps) 발생 시 나타나는 증상은?

① 급격한 체온 상승　　　　② 실신과 의식소실
③ 근육의 통증성 경련　　　④ 심한 구토와 설사

4. 방사선에 대한 설명으로 옳지 <u>않은</u> 것은?

① α선, β선은 입자방사선이다.
② 이온화방사선은 DNA를 손상시킨다.
③ 비이온화방사선은 암을 유발하지 않는다.
④ 방사선 발생원과의 거리를 두어 노출을 줄여야 한다.

5. 극저주파 전자기장과 관련된 올바른 설명은?

① 주로 전자레인지, 위성 안테나 등에서 발생한다.
② 발암성과 크게 관련이 없다.
③ 이격거리 확보는 노출저감에 도움되지 않는다.
④ 파장이 길고, 대체로 직접적인 열작용은 제한적이다.

정답 | 1. ② 2. ④ 3. ③ 4. ③ 5. ④

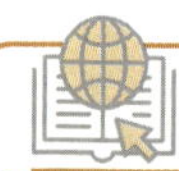

더 생각해 보기

1. 고온환경에 대한 취약계층을 제시하고, 이들을 보호하기 위한 정책적·실무적 접근법을 조사해 보자.

2. 현재까지 극저주파 전자기장의 인체 영향에 관한 과학적 근거는 제한적이다. 이런 불확실한 상황에서 어느 수준까지 예방적 조치를 적용하는 것이 적절할지 생각해 보자.

참고문헌

고용노동부. 「화학물질 및 물리적 인자의 노출기준」[시행 2020.1.16.][고용노동부 고시 제 2020-48호].

국립암센터. 〈전리방사선 발암요인보고서〉. 2023.

박동욱·백남원·신용철. 《산업보건학》. 한국방송통신대학교출판문화원. 2017. 53~101쪽.

한국환경보건학회. 《환경보건학》. 에피스테메. 2016. 154~190쪽.

한국산업안전보건공단. 〈고열작업환경 관리지침(KOSHA GUIDE W-12-2017)〉. 2017.

한국산업안전보건공단. 〈국소진동공구취급근로자의보건관리지침(KOSHA GUIDE H-177-2015)〉. 2015.

한국산업안전보건공단. 〈국소진동 측정 및 평가지침(KOSHA GUIDE H-77-2012)〉. 2012.

한국산업안전보건공단. 〈청력보존프로그램의 수립·시행에 관한 기술지원규정(KOSHA GUIDE E-M-1-2015)〉. 2025.

환경부. 「소음·진동관리법」[시행 2024.1.30.][법률 제20172호].

IARC, "Part 1: Static and Extremely Low-Frequency (ELF) Electric and Magnetic Fields." *IARC Monographs on the Evaluation of Carcinogenic Risks to Humans:*

Non-Ionizing Radiation. Vol. 80. 2002.

Regulation (EU) 2019/1243 of the European Parliament and of the Council of 20 June 2019 adapting a number of legal acts providing for the use of the regulatory procedure with scrutiny to Articles 290 and 291 of the Treaty on the Functioning of the European Union. *Official Journal of the European Union* 198, 25. 7. 2019, pp. 241~344.

Son, J. Y., Liu, J. C., Bell, M. L. Temperature-related mortality: a systematic review and investigation of effect modifiers. *Environ Res Lett*. 2019 Jul; 14(7):073004.

제 4 장

화학적 유해인자

개 관

화학적 유해인자는 인간과 환경에 직간접적으로 해로운 영향을 미칠 수 있는 다양한 화학물질을 의미한다. 산업과 생활환경 전반에서 발생할 수 있으며, 가스, 증기, 입자상 물질, 금속, 섬유 등 여러 형태로 존재한다. 이 장에서는 화학적 유해인자의 예시를 검토하고, 주요 화학적 유해인자의 특성과 노출원, 건강영향 그리고 관리현황 등에 대해 살펴본다.

학습목표

1. 화학적 유해인자의 정의와 국내외 기관별 분류체계를 설명할 수 있다.
2. 주요 화학적 유해인자(중금속, 석면, POPs, 생활·작업환경 화학물질 등)의 발생원에 대해 설명할 수 있다.
3. 주요 화학적 유해인자의 건강영향에 대해 설명할 수 있다.

주요용어

화학적 유해인자 | 유해화학물질 | 입자상 오염물질 | 가스상 오염물질
이산화질소 | 이산화황 | 오존 | 라돈 | 중금속 | 석면 | 잔류성 유기오염물질
과불화화합물 | 스톡홀름협약 | 내분비계 장애물질 | 생활환경 유해화학물질
비스페놀 A | 프탈레이트 | 파라벤 | 작업환경 유해화학물질

1. 화학적 유해인자의 정의와 분류

1.1. 우리나라의 법적 규정

우리나라의 「환경보건법」 제2조 제1호에서는 '환경보건'을 "「환경정책기본법」 제3조 제4호에 따른 환경오염과 「화학물질관리법」 제2조 제7호에 따른 유해화학물질 등(이하 '환경유해인자')이 사람의 건강과 생태계에 미치는 영향을 조사·평가하고 이를 예방·관리하는 것"으로 정의하고 있다. 이렇게 사람의 건강과 생태계에 위해를 줄 수 있는 다양한 환경유해인자 중에서 '유해화학물질'이 특별히 언급되고 있다는 것은 그만큼 화학적 유해인자가 환경보건에서 큰 비중을 차지하고 있다는 것을 의미한다.

「화학물질관리법」 제2조 제7호(2025년 8월 7일 시행)에서는 '유해화학물질'을 '인체급성유해성물질, 인체만성유해성물질, 생태유해성물질 및 사고대비물질'로 정의하고 있다. 이는 기존의 허가물질·제한물질·금지물질 중심의 체계에서 벗어나, 유해성 특성(급성·만성·생태) 중심의 관리로 전환된 것이다.

「화학물질관리법 시행규칙」에서는 유해화학물질의 유해성을 급성독성, 피부 부식성·자극성, 심한 눈손상 또는 자극성, 호흡기·피부 과민성, 생식세포변이원성, 발암성, 생식독성, 특정 표적장기 독성(단회·반복 노출), 흡인유해성으로 구분하고 있다.

「화학물질의 등록 및 평가 등에 관한 법률」에서는 허가물질 지정기준을 '중점관리물질 중에서 사람 또는 동물에게 암, 돌연변이, 생식능력 이상 또는 내분비계 장애를 일으키거나 일으킬 우려가 있는 물질 등'으로 정하고 있다.

「산업안전보건법」 및 「산업안전보건기준에 관한 규칙」은 작업환경 내 유해화학물질 관리를 위해서 작업환경 측정, 작업환경 노출기준, 발암성 물질관리 등에 대해 규정하고 있다.

항목	법 / 시행규칙 / 고시	규정 내용
유해화학물질 정의	「화학물질관리법」 제2조 제7호	• 유해화학물질이란 인체급성유해성물질, 인체만성유해성물질, 생태유해성물질 및 사고대비물질을 말함 • 기존의 허가물질·제한물질·금지물질 중심의 체계에서 벗어나, 유해성 특성(급성·만성·생태) 중심의 관리로 전환됨
유해성 구분	「화학물질관리법 시행규칙」 [별표 3]	• 급성독성, 피부 부식성·자극성, 심한 눈손상 또는 자극성, 호흡기·피부 과민성, 생식세포 변이원성, 발암성, 생식독성 등으로 구분함
허가물질 지정기준	「화학물질의 등록 및 평가 등에 관한 법률」 제25조 및 제2조 제10의 2	• '중점관리물질' 중에서 사람 또는 동물에게 암, 돌연변이, 생식능력 이상 또는 내분비계 장애를 일으키거나 일으킬 우려가 있는 물질 등이 포함됨 • 유해성 심사 및 위해성평가 결과 위해성이 있다고 판단되는 경우 허가물질로 지정·고시할 수 있음
작업환경 내 유해화학물질 관리제도	「산업안전보건법」 및 「산업안전보건기준에 관한 규칙」	• 작업환경 측정 • 작업환경 노출기준 설정: 시간가중평균(TWA[1]), 단시간노출기준[(STEL[2]) 등] • 발암성 물질관리

1.2. 화학적 유해인자의 국제적 관리 틀과 주요 물질군

화학적 유해인자는 환경과 산업, 생활공간 등 다양한 노출경로를 통해 인체와 생태계에 영향을 미친다. 사람과 생태계의 건강에 영향을 미칠 수 있는 화학적 유해인자의 범주에는 매우 다양한 물질이 포함된다. 각 국제기관이 화학적 유해인자를 분류하는 방식은 모두 공통된 것이 아니라 관리 목적에 따라 서로 다르게 설정하고 있다(표 4.2).

---

1 time-weighted average.

2 short-term exposure limit.

　국제적 여러 기관에서는 각자의 규제 목적과 관점에 따라 목록화하고 있으나, 공통적으로 대기 및 실내 공기오염물질, 중금속, 휘발성유기화합물, 농약, 석면 그리고 잔류성 유기오염물질(POPs) 등을 핵심 범주로 다룬다. 세계보건기구(이하 WHO)는 다양한 화학적 유해인자를 다루고 있으나, 특히 인류 건강 부담이 큰 대기오염물질을 핵심 관리대상으로 제시하고 있다. 대표적으로 미세먼지($PM_{2.5}$, PM_{10})와 가스상 오염물질(SO_2, NO_2, CO, O_3 등)이 포함되며, 필요에 따라 납, 수은, 잔류성 유기오염물질 등 화학물질의 건강영향도 함께 평가한다. 미국 환경보호청(EPA)은 환경과 인체 건강위해를 중심으로 농약·산업화학물질·독성물질을 통합 관리하며, 대기질 기준물질(Criteria Air Pollutants)을 별도로 지정한다. 미국 산업안전보건청(OSHA)은 근로자의 직업성 노출관리에 중점을 두며, 산업안전보건기준(29 CFR 1910 Subpart Z)을 통해 물질별 노출한계와 관리기준을 설정하고 있다. 대표 물질로는 석면(asbestos), 벤젠, 비닐클로라이드(vinyl chloride), 6가 크롬, 납, 결정질 실리카 등이 있다. 미국 질병통제예방센터(CDC) 산하의 독성물질질병등록국(ATSDR)은 우선순위 물질 리스트(Substance Priority List, SPL)를 통해 건강위해 우선순위가 높은 물질을

표 4.2. 기관별 화학적 유해인자 분류(예시)

기관	분류(군) 예	물질 예
WHO(World Health Organization)	대기오염물질(air pollutants)	$PM_{2.5}$, PM_{10}, NO_2, SO_2, CO, O_3
EPA(U.S. Environmental Protection Agency)	① 환경주제별 관리 프로그램(Chemicals, Pesticides, and Toxics Topics) ② 대기질 기준물질(Criteria Air Pollutants) ③ 신흥오염물질(per-and polyfluoroalkyl substances, PFAS)	O_3, PM, CO, Pb, SO_2, NO_2, PFAS, Asbestos, Lead, Mercury
OSHA(Occupational Safety and Health Administration)	산업안전보건기준(29 CFR 1910 Subpart Z)을 통해 노출기준과 관리기준을 설정할 대상 유해화학물질을 정함	asbestos, benzene, vinyl chloride, chromium(VI), lead, respirable crystalline silica
ATSDR(Agency for Toxic Substances and Disease Registry)	독성물질질병등록국(ATSDR) 우선순위 물질 리스트(SPL)를 통해 인체 건강위해기준의 우선관리 화학물질을 제시함	arsenic, lead, mercury, vinyl chloride, benzene, PCBs

선정하는데, 비소(arsenic), 납, 수은, 비닐클로라이드, 벤젠, PCBs 등이 대표적인 물질이다.

　화학적 유해인자는 그 종류가 매우 다양하며, 하나의 기준만으로 구분하기는 어렵다. 화학적 유해인자는 성상(입자상 오염물질: 미세먼지, 가스상 오염물질, 휘발성유기화합물 등), 화학적 특성 및 독성(중금속, 내분비계 장애물질, 과불화화합물, 잔류성유기오염물질 등), 용도와 노출장소(생활환경 유해화학물질, 작업환경 유해화학물질, 농약 등) 등 다양한 기준으로 분류될 수 있으나 범주가 서로 겹칠 수 있다. 환경보건학의 관점에서는 여러 가지 기준을 상보적으로 활용하여 주요 물질군으로 구분할 수 있다. 이 장에서는 화학적 유해인자를 다음과 같이 구분하여 살펴보고자 하며, 이 구분 역시 서로 중첩되는 부분이 있을 수 있다. 대기 및 실내 공기오염물질에 대해서는 성상 기준으로 입자상 오염물질과 가스상 오염물질로 구분하고, 화학적 특성 및 독성에 기초한 구분으로 석면, 중금속, 잔류성유기오염물질, 용도와 노출장소를 기준으로 생활환경 유해화학물질과 작업환경 유해화학물질로 나누어 설명하기로 한다.

- 입자상 오염물질(particulate matter, PM): PM_{10}, $PM_{2.5}$, 산업분진, 흄, 미스트, 섬유류(석면 등) 등
- 가스상 오염물질(gaseous pollutants): NO_2, SO_2, CO, 오존(O_3), 라돈(Rn) 등
- 석면(asbestos) 및 섬유류(fibers): 백석면(chrysotile), 청석면(crocidolite) 등
- 중금속(heavy metals): 납(Pb), 카드뮴(Cd), 수은(Hg), 비소(As), 크롬(Cr), 니켈(Ni), 망간(Mn) 등
- 잔류성 유기오염물질(persistent organic pollutants, POPs): DDT, PCB, 다이옥신, 퓨란, 브롬화 난연제(PBDEs), 과불화옥탄술폰산(PFOS) 등
- 생활·작업 환경 유해화학물질: 살균소독제, PHMG, PGH, CMIT/MIT, 프탈레이트류(DEHP, DBP, BBP), 비스페놀 A, 파라벤, 벤젠, 톨루엔, 황산미스트, 용접흄 등

2.1. 입자상 오염물질

입자상 오염물질(particulate matter, PM)은 대기 및 작업환경에서 흔히 발견되는 대표적인 화학적 유해인자이다. 이는 고체 또는 액체 상태의 미세입자가 공기 중에 부유하는 형태로 존재하는 것을 말하며, 주로 연소 등의 산업공정이나 자연적 발생원(예 화산, 토양먼지 등)에서 유래한다. 입자의 크기(동기동역학적 직경[3])에 따라 $PM_{10}(\leq 10\mu m)$,[4] $PM_{2.5}(\leq 2.5\mu m)$,[5] $PM_{1.0}(\leq 1.0\mu m)$ 등으로 구분되는데, PM_{10}과 $PM_{2.5}$은 서로 배타적인 그룹이 아니며 PM_{10}은 $PM_{2.5}$를 포함한다. $2.5\mu m$ 이하의 미세입자는 폐포 깊숙이 침착하고, 혈관을 통과하여 전신 순환계에까지 영향을 미칠 수 있다.

입자의 크기와 인체 내 침착부위 간의 관계를 고려하여 흡입성, 흉곽성, 호흡성 먼지로 분류하기도 한다. 흡입성 먼지($\leq 100\mu m$)는 코, 인두, 후두부 등의 상부기도에, 흉곽성 먼지($\leq 10\mu m$)는 기관지, 기관 등 흉곽 내부에 침착되며, 호흡성 먼지($\leq 4\mu m$)는 폐포까지 도달할 수 있다. WHO는 $PM_{2.5}$를 '세계적으로 가장 중요한 환경보건 위험요인 중 하나'로 규정하고 있으며, 우리나라는 1995년 PM_{10} 대기환경기준, 2015년 $PM_{2.5}$ 대기환경기준이 도입되어 관리되고 있다.

또한 산업위생학적 관점에서는 입자의 생성방식에 따라 먼지(dust), 흄(fume), 미스트(mist), 연기(smoke), 섬유(fiber) 등으로 세분화할 수 있다(표 4.3).

---

3 aerodynamic diameter: 실제 입자의 모양과 관계없이 동일한 침강속도를 갖는 구로 환산하였을 때의 지름을 말한다.

4 미세먼지

5 초미세먼지

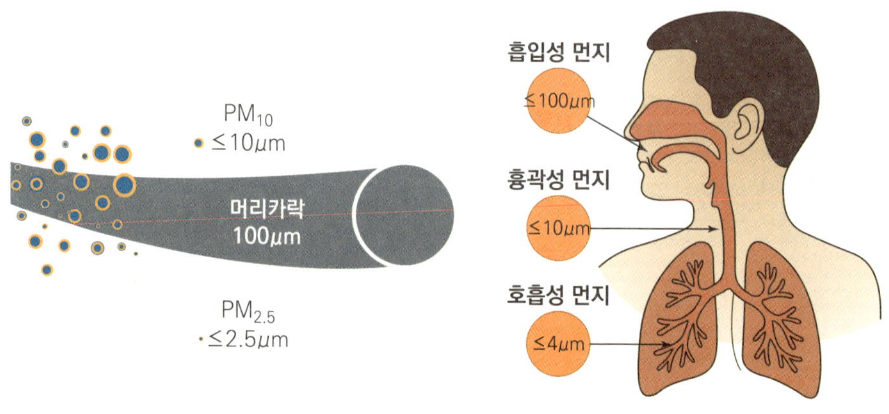

그림 4.1. 미세먼지의 크기와 호흡기계 침착 부위

표 4.3. 입자상 오염물질의 분류와 특성

구분	정의 / 생성	입자 크기	예시
먼지(dust)	파쇄·연마 등 물리적 작용으로 생성된 고체 입자	1~100μm	목재분진, 광산분진
흄(fume)	금속의 증발·응축으로 형성된 미세 고체	<1μm	용접흄, 아연흄
미스트(mist)	액체가 분무·응축되어 형성된 액적	1~20μm	황산미스트, 오일미스트
연기(smoke)	불완전 연소로 생긴 탄소성 입자	<1μm	담배연기, 디젤 배출물
섬유(fiber)	길이가 너비의 ≥3배인 입자	수μm	석면, 세라믹 섬유

2.2. 가스상 오염물질

가스상 오염물질(gaseous pollutants)은 상온에서 기체 상태로 존재하며, 주로 연소 과정과 산업활동, 교통 부문, 실내환경 등에서 발생하며, 공기 중에 넓게 확산되어 다수의 인구에 동시에 지속적으로 영향을 미칠 수 있는 대표적 화학적 유해인자이다. 특히 호흡기를 통해 체내로 직접 유입되어 급성 및 만성적 건강영향을 일으킬 수 있다.

물질	주요 발생원	주요 독성 및 건강영향
이산화질소(NO_2)	차량 배기가스, 산업 연소	기도 염증 증가, 천식 악화, 호흡기질환
이산화황(SO_2)	석탄·중유 연소, 금속제련	기관지 수축, 호흡곤란, COPD 악화
일산화탄소(CO)	불완전연소, 난방기구, 화재	카복시헤모글로빈(CO-Hb) 형성에 의한 저산소증, 두통·혼수
오존(O_3)	광화학반응(스모그)	강한 산화성 → 폐기능 저하, 점막 자극
라돈(Rn)	토양, 지하 구조 기반 건축물	방사선(알파선) 노출 → 폐암 위험 증가

가스상 오염물질의 예로는 이산화질소, 이산화황, 일산화탄소, 오존, 라돈 등이 있으며(표 4.4), 국제기구(WHO, EPA 등)와 우리나라 「대기환경보전법」에서 관리대상물질로 규정하고 있다.

1 | 이산화질소

이산화질소(NO_2)는 질소(N)와 산소(O)가 결합한 적갈색의 기체로, 반응성이 매우 크고 산화력이 강한 대기오염물질이다. 주로 연료의 연소과정, 특히 자동차나 발전소, 산업용 보일러 등 고온에서 이루어지는 연소에서 발생하며, 대기 중 일산화질소(NO)가 산화되어 이산화질소로 전환되기도 한다. 이산화질소의 생성은 주로 고온 연소 시 공기 중 질소(N_2)와 산소(O_2)가 반응하여 일산화질소(NO)를 만들고, 이 일산화질소가 다시 산소와 반응해 이산화질소(NO_2)로 전환되는 순서로 이루어진다. 이 과정을 나타내는 주요 반응식은 다음과 같다.

$$N_2 + O_2 \rightarrow 2NO$$
$$2NO + O_2 \rightarrow 2NO_2$$

또한 연료 자체에 포함된 질소 성분이 산화되어 NO 또는 NO_2가 생성되기도 하며, 이러한 생성경로는 연소 온도, 연료의 종류, 연소 조건 등에 따라 달라진다. 이산화질소는 광화학반응을 통해 VOCs(휘발성유기화합물)와 함께 햇빛을 받으면 오존(O_3)을 생성하여 광화학 스모그를 형성하며, 대기 중 수산화라디칼($\cdot OH$)과 반응하여 질산(HNO_3)을 생성함으로써 산성비의 주요 원인이 되기도 한다($NO_2 + \cdot OH \rightarrow HNO_3$). 또한 질산염 입자를 형성하여 미세먼지의 구성성분이 되기도 한다. 금속이나 섬유 재질에 부식이나 탈색을 유발하고, 고농도에서는 식물의 엽록소를 파괴해 성장저해를 일으킨다. 또한, 실내에서도 난방기기, 조리기기 등에서 발생할 수 있어, 밀폐된 공간에서는 실외보다 농도가 더 높아질 수 있다.

이산화질소는 인체 건강에 악영향을 미치는 대표적인 대기오염물질 중 하나로, 호흡기를 자극하고 기도 염증, 천식 악화, 폐기능 저하 등의 증상을 유발한다. 특히 소아, 고령자, 호흡기 질환자에게 더욱 민감하게 작용하며, 만성 노출 시 폐섬유화, 만성폐쇄성폐질환 등의 위험도 높아진다.

우리나라에서는 「대기환경보전법」에 따라 이산화질소의 대기환경기준을 설정하고 있으며, 1시간 평균 0.1ppm 이하, 연평균 0.03ppm 이하로 규제하고 있다. 실내공기질 권고기준으로는 1시간 평균 0.05ppm 이하가 적용된다.

2 | 이산화황

이산화황(아황산가스, SO_2)은 황(S)과 산소(O)로 구성된 무색의 자극성 기체로, 특유의 톡 쏘는 냄새가 있으며, 수용성이 커 대기 중 수분과 쉽게 반응한다. 이산화황은 주로 화석연료(석탄, 중유 등)에 포함된 황 성분이 연소되는 과정에서 발생하며, 발전소, 제철소, 정유시설 등 대규모 연소시설에서 집중적으로 배출된다. 자연적으로는 화산활동 등을 통해 소량 발생하기도 한다.

이산화황의 주요 생성경로는 연료 중 함유된 황이 산화되어 SO_2로 전환되는 것이다.

$$S + O_2 \rightarrow SO_2$$

대기 중에 방출된 SO_2는 수분과 반응하여 아황산(H_2SO_3) 또는 황산(H_2SO_4)을 형성하며, 이는 산성비의 주요 원인이 된다. 이러한 2차 산물은 인체에 더 해로운 영향을 미칠 수 있다.

$$2SO_2 + O_2 \rightarrow 2SO_3$$
$$SO_3 + H_2O \rightarrow H_2SO_4$$

SO_2는 인체의 호흡기 점막을 자극하여 기침, 숨가쁨, 기관지 수축 등을 유발하며, 천식 환자나 호흡기 질환자에게 특히 위험하다. 고농도 노출 시 폐기능이 저하되고, 만성 노출은 만성기관지염과 같은 질환을 일으킬 수 있다. 습한 환경에서는 자극 증상이 더 심화된다.

이산화황은 금속 재질을 부식시키고, 석조 건축물의 표면을 손상시키며, 식물의 잎 조직을 파괴해 광합성을 방해한다. 특히 고농도에 노출된 식물에서는 잎의 가장자리나 잎맥을 따라 회백색 또는 황갈색의 반점이 생기고, 잎 전체가 탈색되며 고사하는 경우도 있다.

우리나라에서는 「환경정책기본법 시행령」에 따라 이산화황의 대기환경기준을 1시간 평균 0.15ppm 이하, 24시간 평균 0.05ppm 이하, 연간 평균 0.02ppm 이하로 정하고 있다.

3 | 일산화탄소

일산화탄소(CO)는 탄소(C)와 산소(O)로 구성된 무색, 무취, 무미의 기체로, 공기보다 약간 가볍고 인체에 치명적인 독성이 있는 대기오염물질이다. 주로 탄소계 연료의 불완전연소 시 생성되며, 교통수단(자동차, 오토바이 등)의 배출가스, 난방기기, 화재, 산업공정 등에서 배출된다. 특히 환기가 부족한 밀폐된 실내공간에서는 농도가 빠르게 증가할 수 있어 매우 위험하다.

일산화탄소는 산소보다 헤모글로빈과 결합력이 약 200~250배 더 강해 체내에 흡입되면 카복시헤모글로빈(COHb)을 형성하고, 이는 산소 운반을 방해하여 저산소증을 유발한다. 저농도 노출 시에는 두통, 피로감, 집중력 저하 등의 증상이 나타나고, 고농도에서는 의식상실, 경련, 혼수상태, 심하면 사망에 이르게 된다.

공기 중 일산화탄소 농도는 교통량, 연료의 종류 및 연소효율 등에 따라 달라지며, 도시의 도로변 또는 터널 내부에서 높은 농도가 측정되는 경우가 많다. 주택이나 실내 공간에서는 연료난로, 보일러, 가스레인지 등에서 불완전연소가 일어날 경우 주의가 필요하다. 일산화탄소는 대기 중 메탄(CH_4)과 반응하여 수산화 라디칼(·OH)을 소비함으로써 오존 생성과 산화반응에 간접적으로 영향을 미치는 것으로 알려져 있다.

우리나라의 대기환경기준은 「환경정책기본법 시행령」에 따라 일산화탄소에 대해 8시간 평균 9ppm 이하, 1시간 평균 25ppm 이하로 설정되어 있다. 「실내공기질관리법」에 따른 다중이용시설 등의 실내공기질 권고기준은 8시간 평균 10ppm이하이다.

4 | 오존

오존(O_3)은 산소 원자 3개로 구성된 기체로, 강한 산화력을 가지고 있으며, 대기 중에서는 성층권과 대류권 모두에 존재한다. 성층권 오존은 자외선을 흡수하여 생명체를 보호하는 역할을 하지만, 대류권(지표면 부근)의 오존은 대표적인 2차 대기오염물질로 작용하여 인체 및 환경에 악영향을 미친다.

대기 중 오존은 주로 질소산화물(NOx)과 휘발성유기화합물(VOCs)이 햇빛(자외선)을 받아 광화학반응을 일으킬 때 생성된다. 이때 중요한 초기 반응은 이산화질소(NO_2)의 광분해이며, 그 과정은 다음과 같이 요약할 수 있다.

$$NO_2 + hv(자외선) \rightarrow NO + O\cdot$$
$$O\cdot + O_2 \rightarrow O_3$$

이러한 과정을 통해 생성된 오존은 다시 일산화질소(NO)와 반응하여 이산화질소(NO$_2$)를 생성하며 순환하지만, VOCs가 존재할 경우 이 반응이 억제되어 오존이 축적된다. 따라서 도심 지역에서는 VOCs 농도와 일사량이 높을수록 오존 농도도 증가하는 경향을 보인다.

오존은 자극성이 강한 기체로, 낮은 농도에서도 눈, 코, 인후 등에 자극을 주며, 고농도에서는 폐포손상, 기침, 호흡곤란, 폐기능 저하 등을 유발한다. 특히 노약자, 천식 환자, 심혈관 질환자 등에게 취약하며, 어린이의 폐 성장에도 악영향을 미칠 수 있다. 만성 노출은 기관지염이나 만성폐질환의 위험을 높인다. 오존은 식물에도 큰 영향을 주어 엽록소 파괴, 잎의 반점 및 낙엽, 성장저해를 유발하고, 농작물의 수확량을 감소시키기도 한다. 고무, 플라스틱, 섬유 등 산업소재에도 열화작용을 일으켜 경제적 손실을 초래한다.

우리나라에서는 「환경정책기본법 시행령」에 따라 오존의 대기환경기준을 1시간 평균 0.1ppm 이하와 8시간 평균 0.06ppm 이하로 설정하고 있다. 오존은 계절적으로 봄~여름(4~9월) 사이에 특히 농도가 높아지기 때문에, 이 시기에는 오존주의보가 자주 발령되며, 야외활동 자제가 권고되기도 한다.

5 | 라돈

라돈(^{222}Rn)은 자연방사성 기체로, 우라늄-238(^{238}U)이 붕괴되어 라듐(^{226}Ra)을 거쳐 생성되는 중간 붕괴 산물이다. 원자번호 86번의 비활성기체로, 무색·무취·무미이며 방사선을 방출하는 특성이 있다. 특히 α입자를 방출하며, 흡입 시 폐조직에 직접적인 영향을 미칠 수 있어 환경보건에서 중요한 물질로 분류되고 있다.

라돈은 토양, 암석, 특히 화강암과 셰일(shale) 같은 우라늄 함량이 높은 암반에서 자연적으로 발생한다. 이 때문에 화강암 분포 지역은 상대적으로 라돈 농도가 높을 가능성이 있으며, 지반을 통해 건축물 내부로 유입되어 실내공기 중 라돈 농도를 높이는 주된 원인이 된다.

지하공간, 예를 들어 지하실이나 반지하 주택 그리고 지하철 역사 등은 라돈이 축적되기 쉬운 대표적인 장소이다. 특히 환기가 부족한 환경에서는 라돈

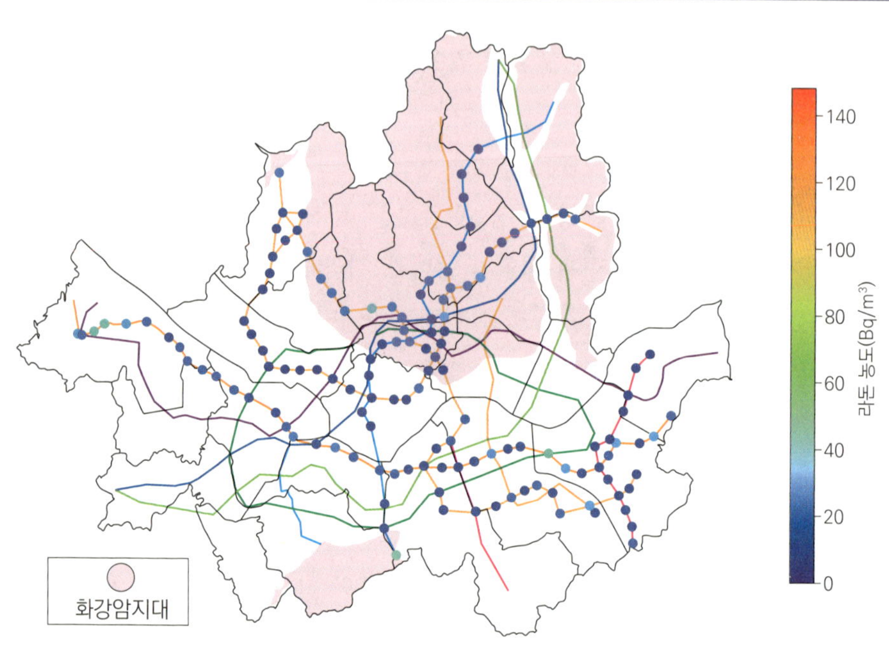

그림 4.2. 2025년 서울시 지하철 역사 내 라돈 농도 분포
(조사기관: 서울시 보건환경연구원, 2024. 12~2025. 4).

농도가 더욱 높아질 수 있어, 전국적으로 이러한 공간을 중심으로 라돈 조사가 이루어지고 있다. 가령, 서울시는 지하철 역사 내 라돈 농도를 정기적으로 측정하고 있으며, 그 결과는 서울시 환경정보시스템 등을 통해 공개되고 있다 (그림 4.2).

라돈이 인체에 미치는 가장 주요한 건강영향은 폐암 유발 가능성이다. 미국 환경보호청(EPA)은 라돈을 흡연에 이어 두 번째로 중요한 폐암 유발 요인으로 분류하고 있으며, 국제암연구소(IARC) 또한 인체발암물질(Group 1)로 지정하고 있다. 라돈 자체는 기체 상태이지만, 그 붕괴 생성물이 에어로졸 입자에 흡착되어 기관지 및 폐포에 침착되며 α입자를 방출함으로써 세포를 손상시킨다.

라돈 노출 저감을 위해서는 건축물의 기초 설계에서 라돈 차단 및 환기 구조를 고려해야 하며, 기존 건물의 경우 바닥 균열 차단, 지속적인 환기, 공기 정화장치 도입 등의 방식이 활용된다.

석면은 자연계에서 산출되는 규산염 광물로, 섬유 형태를 띠며 내열성, 절연성, 내마모성, 강한 인장력을 지니고 있어 20세기 산업화 시기에 건축자재, 단열재, 마찰재 등으로 광범위하게 사용되었다. 석면은 크게 사문석계(serpentine, 백석면)와 각섬석계(amphibole, 청석면·갈석면·투각섬석 등)로 구분된다(표 4.5, 그림 4.3). 사문석계 석면은 전체 사용량의 약 90% 이상을 차지하며, 섬유가 유연하고 가늘다. 반면 각섬석계 석면은 더 뻣뻣하고 직선형 구조를 가지고 있으며, 독성이 더 강한 것으로 알려져 있다.

석면은 공기 중에서 섬유 형태로 비산하여 인체에 흡입되면 폐에 축적되고, 장기간 잠복기를 거쳐 각종 질환을 일으킨다. 대표적인 질환으로는 석면폐, 폐암, 악성중피종, 후두암, 난소암 등이 있으며, 국제암연구소(IARC)는 석면을 인체발암물질(Group 1)로 분류하였다. 석면의 발암성은 흡연과 상승작용을 일으키므로 흡연자에게 더 위험한 것으로 알려져 있다.

우리나라에서도 과거 건축자재, 보일러 단열재, 자동차 브레이크 라이닝 등에 석면이 널리 사용되었으며, 2009년 이후 사용이 전면 금지되었다. 현재는 「석면안전관리법」을 통해 건축물 해체·철거 과정에서의 석면관리와 피해자 보상제도가 운영되고 있다.

표 4.5. 석면의 종류와 특성

분류	종류(CAS No.)	특성	독성 및 주요 사용
사문석계	백석면(chrysotile, 12001-29-5)	부드럽고 가늘며 유연	전체 사용량의 90% 이상, 건축자재, 마찰재
각섬석계	청석면(crocidolite, 12001-28-4)	직선형, 강한 내열성	독성이 가장 강함, 절연재, 단열재
	갈석면(amosite, 12172-73-5)	양호한 내열성	산업용 단열재
	투각섬석(tremolite), 악티노라이트(actinolite), 안소필라이트(anthophyllite)	사용량 적음	환경 중 자연 존재 가능

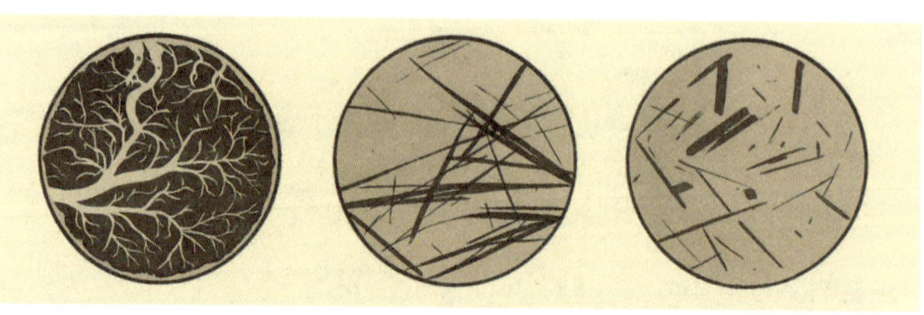

그림 4.3. 석면의 다양한 형태: 백석면, 청석면, 갈석면(왼쪽부터)

석면의 건강영향은 특히 악성중피종으로 잘 알려져 있는데, 이는 석면에 노출된 후 수십 년의 잠복기를 거쳐 발생하는 치명적인 암이다. 일본, 호주, 미국 등에서는 산업재해 보상과 환경성 피해 보상이 제도화되어 있으며, 우리나라에서도 「석면피해구제법」을 통해 환경성 석면 피해자에게 보상하고 있다.

최근 국제사회에서는 건축물 노후화와 해체 과정에서의 석면 노출관리가 중요한 과제이다. WHO와 국제노동기구(ILO)는 석면 노출을 원천적으로 차단하는 것이 유일하게 효과적인 예방책임을 강조하며, 석면의 전 세계적 사용 금지를 권고하고 있다.

2.4. 중금속

중금속은 일반적으로 비중이 4 이상인 금속 원소를 지칭하며, 납, 수은, 카드뮴, 비소, 크롬, 니켈, 망간 등이 대표적이다. 이들은 지각에 자연적으로 존재하지만, 산업화와 더불어 채광, 제련, 화석연료 연소, 산업폐수 및 폐기물 처리 과정 등을 통해 환경 중 농도가 증가하였다. 〈표 4.6〉은 이들의 주요 발생원과 건강영향을 정리한 것이다. 중금속은 분해되지 않고 환경에 축적되며, 먹이사슬을 통해 생체 내 농도가 높아지는 특성이 있는데, 이를 생물농축(bioaccumulation)[6]이라고 한다. 이러한 특성 때문에 인체 노출 시 체내에서 소변을 통해 쉽게 배설되지 않고 축적되어 장기간에 걸쳐 독성을 나타낸다. 중

표 4.6. 중금속의 주요 발생원과 건강영향

금속	주요 발생원	건강영향
납(Pb)	페인트, 배터리, 배기가스, 수도관	신경독성, 발달지연, 빈혈, 신장장애
수은(Hg)	석탄연소, 소각, 어패류(메틸수은)	중추신경계 손상, 운동실조, 미나마타병
카드뮴(Cd)	제련·도금 산업, 폐배터리, 오염된 쌀	신장손상, 골연화증, 이타이이타이병
비소(As)	지하수, 제련소, 농약	피부병변, 폐암·피부암, 심혈관계 영향
6가 크롬(Cr VI)	도금, 시멘트, 잉크, 염료	호흡기 암, 피부염, 신장·간 독성
니켈(Ni)	합금, 도금, 연료연소	피부 알레르기, 호흡기 암
망간(Mn)	광산, 합금, 용접흄	신경독성(파킨슨 유사 증상)

금속의 독성은 신경계, 순환계, 신장, 간, 골격계 등 다양한 장기에 영향을 미치는 것으로 알려져 있는데, 특히 태아와 영유아와 같은 취약집단에 심각한 영향을 미칠 수 있다. 역사적으로 일본의 미나마타병(수은중독), 이타이이타이병(카드뮴중독)은 대표적인 중금속 오염사례로 꼽힌다.

1 | 납

납(Pb)은 지각에서 적은 양으로 발견되는 청회색 금속으로 우리 주변환경 어디에서나 발견할 수 있다. 납은 축전지(배터리)의 극판 재료나 합금, 탄약, 납땜, 화장품, 학용품 등 금속 제품과 엑스레이 기기의 제조 등에 쓰이고 있으며, 최근 건강상의 우려 때문에 과거 연료에 첨가하던 테트라에틸납은 사용이 중단되었고, 페인트나 도자기에서 납 사용이 크게 줄어들고 있는 추세이다.

직업적 납 노출이 없는 일반인의 납 노출은 주로 환경오염과 오염된 식품 또는 물을 통해 이루어진다. 납땜을 한 낡은 수도관으로 인한 식수오염도 문제가 될 수 있다. 납 성분이 들어 있는 페인트가 사용된 곳에서 시간을 보낼

---

6 중금속뿐만 아니라 잔류성 유기오염물질로 분류되는 많은 물질은 지용성(liphophilic)이며, 생물농축을 통해 생태계와 사람의 건강에 영향을 미친다.

경우 먼지 등을 통해 납에 노출될 수 있으며, 납 성분이 들어 있는 제품이나 민간요법 제제 등의 사용으로도 인체에 흡수될 수 있다. 식품 중에는 채소류, 곡류, 어패류 등에 납 함량이 높은 경향이 있다. 납에 대한 노출을 최소화하려면 아이들이 오래된 집 또는 페인트칠이 된 장소에서 주변을 핥거나 입을 대지 못하게 하고, 아이의 손과 얼굴을 자주 씻게 하여 납을 포함한 먼지에 노출되는 것을 줄여야 한다.

납은 우리 몸의 거의 모든 기관과 체계에 영향을 미칠 수 있으며, 특히 신경계에 큰 영향을 미친다. 어린이의 중추신경계에 영향을 미쳐 지능저하, 성장 감소, 학습부진, 청력장해 등을 일으킬 수 있다. 칼슘을 많이 필요로 하는 임산부가 납에 노출될 경우 일반 성인보다 더 많은 양의 납을 흡수하게 되며, 납은 태반을 통과하기 때문에 태아의 신경계 발달에도 영향을 미친다. 중년층이나 노년층의 경우에는 혈압이 증가하거나 빈혈이 발생할 수 있고, 높은 농도의 납에 노출될 경우 뇌와 신경에 심각한 손상이 생길 수 있다.

2 | 수은

수은(Hg)은 환경 중에서 여러 가지 형태로 존재할 수 있는데, 크게 금속수은, 무기수은, 유기수은의 세 가지로 구분한다. 수은은 무기수은보다 유기수은, 특히 메틸수은 형태가 독성이 강하며, 어패류를 통해 인체에 축적된다. 환경 중에 자연적으로 존재하는 수은 중 가장 흔하게 발견되는 형태는 금속수은, 황화수은, 염화수은, 메틸수은이다. 일부 미생물은 환경 중 잔존하는 수은을 메틸수은으로 변화시킬 수 있는데, 이러한 메틸수은은 민물 또는 바다 생선과 포유류에 축적될 수 있다.

메틸수은에 대한 노출은 대부분 생선이나 갑각류의 섭취로 인해 일어난다고 볼 수 있다. 특히 상어나 옥돔, 참치류같이 크고 수명이 긴 생선은 작은 생선에 비해 메틸수은을 더 많이 함유하는 경향이 있다. 미국 식품의약국(FDA)은 임신한 여성이 생선 중 참치만 먹을 경우 1주일에 참치 통조림 2개, 다른 해산물을 섞어 먹을 경우 참치 통조림 1개가 적당하다고 권고한 바 있다. 우리나라 식품의약품안전처도 임산부나 가임여성, 유아 등은 메틸수은 함량이 높은 것으로 알려진 냉동 참치와 옥돔 등을 주 1회 이하로 섭취하는 것이 바람직하다고 권고안을 제시하였다.

메틸수은을 섭취할 경우 신경계를 포함, 인체에 다양한 악영향을 줄 수 있다. 특히 어린이나 태아의 신경계는 어른에 비해 더 취약하기 때문에, 임신부 및 어린이들은 각별히 주의해야 한다. 메틸수은의 인체발암성을 입증할 만한 근거는 아직 없지만, 국제암연구소에서는 메틸수은 화합물을 인체발암가능물질(Group 2B)로 분류하였다.

3 | 카드뮴

카드뮴(Cd)은 부드럽고 은백색을 띤 금속으로 공기나 물, 토양 등 자연환경에 소량 존재하며 아연, 납, 구리 같은 금속을 제련할 때 부산물로 생성된다. 니켈-카드뮴 전지, 금속 판금, 페인트, 플라스틱, 금속합금 제조 등에 사용되며, 얼음 트레이, 피처, 도자기 용기 등에도 소량 포함되어 있다. 안료, 안정제, 코팅, 합금 용도로 사용되는 카드뮴 양은 환경적 우려 때문에 크게 감소하고 있는 추세이다.

주요 식품 노출원은 곡류, 채소(상추, 시금치 등 잎채소) 등이며, 육류와 어류의 카드뮴 함량은 일반적으로 낮으나, 동물 내장에는 카드뮴이 농축되어 있기 때문에 함량이 높을 수 있다. 도자기 제품이나 카드뮴을 함유하고 있는 금속으로 만들어진 주전자 같은 용기 등에서 음식을 조리할 때 식품으로 일부 용출될 수 있으며, 식수의 경우 가정이나 지역사회에서 연수를 사용하는 경우 금속으로 된 수도관에서 카드뮴이 용출될 수 있다. 자연적으로 존재하는 카드뮴 양은 폐에 손상을 줄 만큼 농도가 높지 않으나 낮은 농도의 카드뮴이라도 몇 년 동안 흡입하면 간, 신장, 뼈 등에 축적되고 신장병(요단백인 beta2-microglobulin 증가 등)을 일으킬 수 있으며, 뼈를 약하게 만들 수 있다. 카드뮴에 많이 오염된 식품이나 물을 마실 경우 폐손상, 구토, 설사 등도 발생할 수 있다. 또한 카드뮴과 카드뮴 화합물에 대한 직업적 노출은 사람의 폐암, 전립선암, 신장암, 췌장암, 유방암, 방광암 등의 위험도를 높이는 것으로 알려져 있어, 국제암연구소는 인체발암물질(Group I)로 분류하고 있다.

4 | 비소

비소(As)는 지구 표면에 널리 존재하는 천연 원소로 산소, 염소, 황 등과 결합하여 무기비소 화합물을 생성하며, 동·식물에서는 탄소 및 수소와 결합하여 유기비소 화합물을 형성한다. 무기비소 화합물은 주로 목재 방부제로 사용되어 왔으나 현재는 사용이 중단되었다. 유기비소 화합물은 주로 목화밭과 과수원에서 살충제로 사용되어 왔다. 사람은 보통 대기, 식수, 식품을 통해 소량의 비소에 노출될 수 있다. 이 중 식품이 가장 큰 노출원으로 비소 함유량이 높은 식품으로는 해산물, 쌀·곡물, 버섯, 가금류 등을 들 수 있다. 해산물 중 어류 및 갑각류에 함유된 비소는 대부분 아르세노베타인(arsenobetaine)이라는 독성이 낮은 유기비소 화합물이며, 일부 해조류에는 독성이 강한 무기비소가 포함되어 있을 수 있다. 비소에 대한 노출을 최소화하려면 비소에 오염되지 않은 물을 사용하도록 노력하고 가급적 흙에 접촉하지 않는 것이 좋다. 비소에 노출되는 직업일 경우 옷, 피부, 머리카락, 도구 등에 비소를 묻혀서 집에 가져가지 않도록 조심해야 한다.

일반적으로 무기비소가 유기비소에 비해 독성이 높은 것으로 알려져 있으며, 많은 양의 무기비소를 흡입하면 목이나 폐에 자극이 생길 수 있고, 소량에 노출되는 경우에도 구토, 혈액세포 생산 감소, 비정상적인 심장박동, 혈관손상, 손·발에 바늘로 찌르는 듯한 감각 등이 일어날 수 있다. 무기비소가 피부에 닿으면 피부가 붉게 변하고 붓기도 한다. 많은 양의 무기비소를 섭취하면 사망할 수도 있으며, 피부암, 방광암, 폐암 위험성이 높아지는 것으로 알려져 있다. 현재 우리나라는 용출기준과 일부 식품 및 음용수 수질기준을 정하고 있다.

5 | 크롬

크롬(Cr)은 단단하고 부서지기 쉬운 전이금속으로 철강에 첨가되어 강도를 높이거나 다양한 화합물 형태로 사용된다. 산업현장에서는 용접, 도금, 크롬 광석 가공 등이 주된 노출원이며, 생활환경에서는 담배연기, 일부 제품의 녹 및 산화물을 통해 노출될 수 있다. 특히 유해한 6가 크롬(Cr(VI))은 산업현장의 용접이나 도금 공정에서 많이 발생하며, 담배연기에서도 검출될 수 있다.

크롬은 필수 미네랄인 3가 크롬과 독성 물질인 6가 크롬으로 나뉘며, 각각 건강에 미치는 영향이 다르다. 3가 크롬은 인슐린 작용을 도와 혈당조절에 긍정적인 영향을 미치지만 6가 크롬은 피부 자극, 호흡기 질환(폐암 등)을 유발할 수 있고, 신장과 간에도 영향을 미칠 수 있다. 국제암연구소는 6가 크롬을 인체발암물질(Group 1)로 분류하였다.

6 | 니켈

니켈(Ni)은 은백색의 광택이 나는 부식에 강하고 단단하며 자성을 띠는 금속으로 합금, 도금, 스테인리스강, 배터리 양극재 등 다양한 분야에서 널리 사용되고 있다. 산업현장에서 니켈 분진, 흄, 증기 등을 흡입할 수 있으며, 식품이나 스테인리스 조리기구, 음용수를 통한 섭취, 니켈 도금된 장신구 등과 피부 접촉을 통한 노출도 가능하다. 금속니켈 및 니켈화합물은 접촉성 피부염을 일으키며, 알레르기천식, 만성비염 등의 호흡기 질환을 일으킬 수 있다.

7 | 망간

망간(Mn)은 은백색의 단단하고 부서지기 쉬운 금속으로 강력한 자기성을 띠며, 다양한 화합물을 형성하고 여러 색상의 용액을 생성한다. 철강 합금에 첨가되어 강도를 높이고, 건전지와 배터리의 주요 구성요소로 사용되며, 유리 제조 및 인체 필수 원소로서 다양한 분야에 활용된다. 망간은 과다노출 시 중

미나마타병, 이타이이타이병과 생물농축

미나마타병은 1950년대 일본 구마모토현 미나마타만 지역에서 처음 발생한 심각한 유기수은중독 사례로 지역 화학공장에서 배출된 폐수가 바다로 유입되고, 해산물에 메틸수은이 생물농축되면서 이를 섭취한 주민들에게 심각한 신경계 손상을 초래했다 (그림 4.4). 시각·청각 장애, 근육경련, 언어장애, 보행곤란 등 다양한 중추신경계 이상이 나타났으며, 심한 경우 의식혼수, 사망에 이르기도 했다. 태아기에 노출된 경우에는 선천성 미나마타병으로 불리는 기형과 지적장애를 동반한 사례도 다수 보고되었다. 이 사건은 산업폐수가 해양 생태계를 통해 인간에게 되돌아올 수 있다는 사실을 전 세계에 각인시켰으며, 이후 환경보호와 오염물질 관리제도 강화에 중요한 전환점이 되었다. 2013년에는 수은 및 수은화합물의 인위적인 배출과 방출로부터 인간의 건강과 환경을 보호하기 위한 국제조약인 미나마타협약이 체결되었다.

이타이이타이병은 1910년대 후반부터 일본 도야마현 진즈강 지역에서 발생한 카드뮴중독에 의한 질병이다. 미쓰이광업의 가미오카광산에서 배출된 카드뮴이 하천과 농지를 오염시켰고, 이 지역의 주민들은 오염된 물로 재배된 쌀을 장기간 섭취하면서 중독되었다. '이타이이타이(아파요 아파요)'라는 이름처럼 뼈의 극심한 통증과 골격계 이상이 특징적이었으며, 심한 경우 골연화증, 척추변형 그리고 신장기능 저하로 이어졌다. 이타이이타이병은 농업 지역에서도 중금속이 토양과 식품을 통해 인체에 축적될 수 있음을 보여 주는 사례로, 식품안전과 산업폐수 관리의 중요성을 부각시켰다.

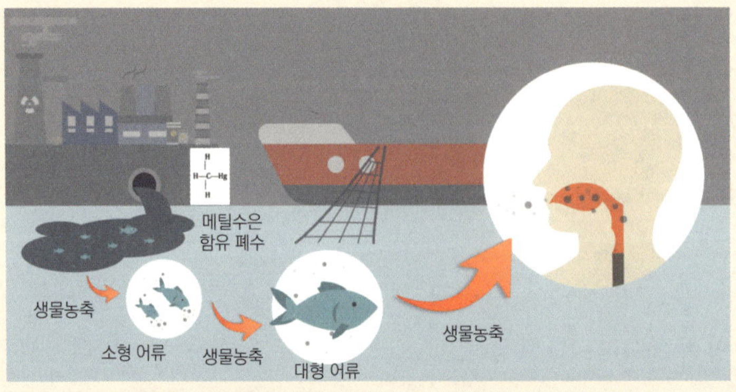

그림 4.4. 미나마타병 사건에서 메틸수은의 생물농축 현상

추신경계에 영향을 미쳐 파킨슨증후군 유사 증상, 정신병적 증상 등을 유발할
수 있으며, 호흡기나 간, 신장 등 다른 장기에도 영향을 줄 수 있다. 특히 흡입
을 통한 노출은 급성 빈혈이나 만성적인 신경계 문제를 일으킬 수 있다.

2.5. 잔류성 유기오염물질

1 | 잔류성 유기오염물질과 스톡홀름협약

잔류성 유기오염물질(persistent organic pollutants, POPs)은 환경에서 쉽게 분
해되지 않고 장기간 잔류하며, 지용성으로 인해 생물체 내에 축적되고 먹이사
슬을 통해 농축되는 특성을 지닌 유기화합물이다. 또한 대기, 수계, 해양을 통

표 4.7. 스톡홀름협약 지정 잔류성 유기오염물질

분류	대표 물질	주요 용도 및 발생원
농약류	aldrin chlordane dieldrin endrin heptachlor hexachlorobenzene(hcb) mirex toxaphene DDT(1,1,1-Trichloro-2,2-bis(4-chlorophenyl)ethane)	유기염소계 살충제
산업화학물질	polychlorinated biphenyls(PCBs)	절연유, 살균제
비의도적 생성물 (부산물)	polychlorinated dibenzo-p-dioxins(PCDDs), polychlorinated dibenzofurans(PCDFs)	소각, 금속제련 과정
신종 POPs[7]	polybrominated diphenyl ethers(PBDEs) hexabromocyclododecane(HBCD)	브롬화 난연제
	perfluorooctanesulfonic acid(PFOS) perfluorooctanoic acid(PFOA) perfluorohexane sulfonate(PFHxS)	과불화화합물
	UV-328[8]	UV 흡수제

해 장거리 이동이 가능하여 전 지구적 문제를 일으킨다. 이러한 특성 때문에 POPs는 어느 한 국가의 노력만으로 관리하기 어렵고, 국제적인 규제가 필수적이다.

2001년 채택된 스톡홀름협약(Stockholm Convention)은 국제적으로 POPs를 규제하기 위해 제정된 조약으로, 우리나라는 2007년 협약에 가입하여 관리체계에 참여하고 있다. 초기에는 규제대상 물질로 DDT, PCB, 다이옥신 등 12종이 지정되었으며, 이후 과학적 평가와 국제 논의를 거쳐 브롬화난연제, 과불화화합물(PFOS 등), UV 흡수제(UV-328) 등 규제대상 물질이 확대되고 있다(표 4.7).

2 | 잔류성 유기오염물질의 화학적 특성

POPs는 대부분 염소, 브롬, 불소 등 17족 할로겐 원소를 포함한 구조적 특성을 지니며, 이로 인해 화학적으로 안정성이 높고 생체 내에서 분해되지 않는다. 예를 들어, DDT는 사용이 금지된 지 수십 년이 지난 지금도 환경 및 인체 시료에서 검출되고 있다. 전자기기 절연유와 윤활유로 널리 사용된 PCB도 생식독성과 발암성 때문에 전 세계적으로 생산이 중지되었으나 현재도 검출되고 있다.

POPs는 일반적으로 탄소(C)를 중심으로 한 유기화합물에 염소(Cl), 브롬(Br), 불소(F) 등 할로겐 원자가 다수 결합된 구조이다(그림 4.5). 이러한 구조적 특성은 POPs가 환경에서 분해되기 어렵고, 생물학적 처리에도 저항성을 갖는 주요한 원인이 된다. POPs가 수십 년 이상 환경에 잔류하고 생물체 내에 축적되는 것은 이러한 할로겐 치환 구조의 화학적 안정성에 기인한다.

---

7 기존에 규제되던 최초 지정된 12개 물질 외에, 유해성이 새롭게 확인되어 스톡홀름협약 등에 의해 국제적으로 제조 및 사용이 규제되는 물질을 의미한다.

8 플라스틱, 코팅제, 화장품 등에 사용되는 자외선(UV) 흡수제로, 자외선으로 인한 변색 및 열화를 막는 데 사용되는 화학물질. 벤조트리아졸 계열의 화합물로, 300~400nm 범위의 자외선을 효과적으로 흡수한다.

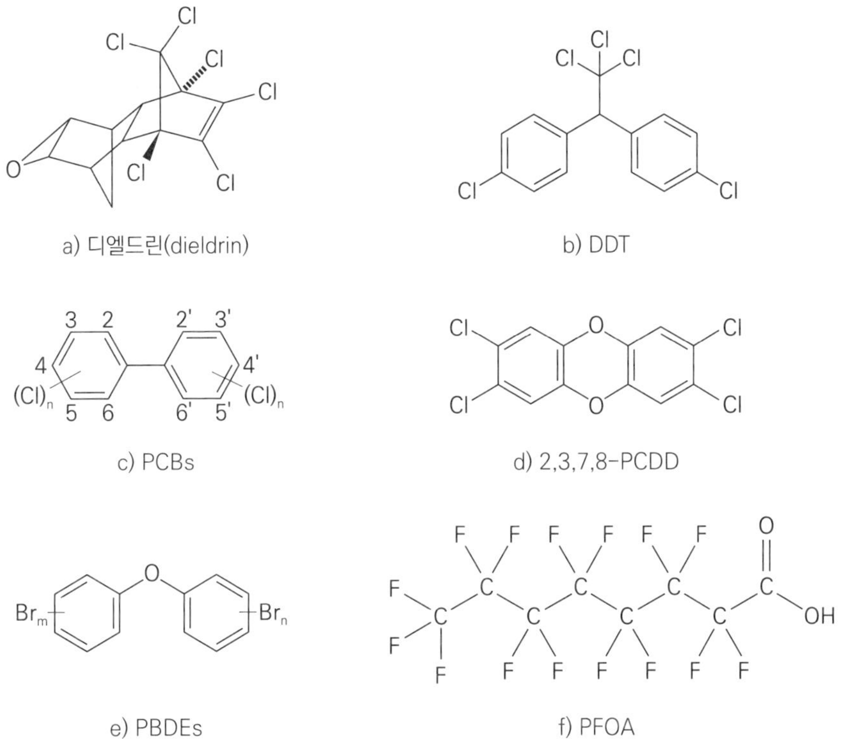

a) 디엘드린(dieldrin)

b) DDT

c) PCBs

d) 2,3,7,8-PCDD

e) PBDEs

f) PFOA

그림 4.5. 잔류성 유기오염물질의 화학적 구조

POPs 물질군들의 구조를 살펴보면, 폴리염화비페닐(PCBs)은 두 개의 벤젠 고리가 단일결합으로 연결된 비페닐(biphenyl) 구조를 기본 골격으로 하며, 각 고리에 여러 개의 염소 원자가 치환되어 있다. 이러한 구조는 전기 절연성, 열 안정성, 화학적 안정성이 우수하여 과거 산업현장에서 절연유와 냉각제로 널리 사용되었지만, 환경 중에서는 잘 분해되지 않아 심각한 생물축적과 독성문제를 야기하였다.

브롬화 난연제인 폴리브롬화디페닐에테르(PBDEs)는 구조적으로 PCBs와 유사하지만, 두 개의 페닐 고리를 산소 원자(O)를 통해 연결한 에테르 구조를 갖고 있으며, 각 고리에 브롬(Br)이 다수 치환되어 있다. 이 물질은 플라스틱, 섬유, 전자기기 등의 난연제로 널리 사용되었으며, 브롬 원자의 높은 안정성과 지용성 특성으로 인해 환경 중에서 POPs로 작용한다.

탄소와 할로겐 원자 간의 공유결합은 일반적인 탄소-수소(C-H) 결합에 비해 결합에너지가 높고, 화학적·생물학적 공격에 잘 견디는 특징이 있다. 그중에서도 탄소-불소(C-F) 결합은 모든 유기화학 결합 중에서 가장 강력한 결합 중 하나로, 대표적인 과불화화합물(PFASs)의 구조에서 이러한 특성이 극대화된다. 과불화화합물은 POPs 중에서도 가장 강력한 환경 안정성을 가진 물질군으로, 탄소-불소(C-F) 결합이 연속적으로 이어진 직쇄형 탄화수소 사슬을 기본 골격으로 한다. 이로 인해 과불화화합물은 미생물이나 효소에 의한 생분해가 거의 불가능하며, '영원한 화학물질(eternal chemicals)'이라는 별칭을 갖게 되었다.

과불화화합물은 황산기(-SO₃H)나 카복실기(-COOH) 등의 작용기가 결합되어 기능성을 부여받는다. 이들은 방수 기능, 기름 저항성, 내열성 등의 특성이 요구되는 다양한 생활용품과 산업소재에 활용되었지만, 분해되지 않고 인체 및 환경에 장기간 축적될 수 있어 최근 국제적으로 규제대상이 되고 있다(표 4.8).

이처럼 POPs는 특정한 분자구조에 기반한 화학적 안정성과 생물학적 저항성 때문에 국제적인 관심과 규제가 필요한 환경유해물질로 인식되고 있으며, 그 구조적 특성을 이해하는 것은 효과적인 관리와 대체물질 개발에 있어서 매우 중요하다.

표 4.8. 과불화화합물의 규제수준에 따른 분류 및 대표 물질 예시

구분(규제수준)	원문 명칭 및 예시
유럽연합의 매우 높은 우려물질 (substance of very high concern, SVHC)	hexafluoropropylene oxide dimer acid (HFPO-DA, GenX)
스톡홀름협약 후보물질 혹은 EU 제한물질	장쇄 과불화카복실산류(장쇄 PFCAs) [예] perfluorononanoic acid(PFNA), perfluorodecanoic acid(PFDA), perfluoroundecanoic acid(PFUnA) 등]
스톡홀름협약 등재물질	perfluorooctane sulfonic acid(PFOS), perfluorooctanoic acid(PFOA), perfluorohexane sulfonic acid(PFHxS)

POPs는 생태계와 인체에 심각한 영향을 미칠 수 있다. POPs 중에는 생체 호르몬 작용을 방해하는 내분비계 장애물질(endocrine disrupting chemicals, EDC)로 분류되는 것이 많다. 내분비계 장애물질은 생체 내 호르몬 기능을 방해하는 화학물질로 환경호르몬이라고도 한다. POPs 물질 중 내분비계 장애물질로 의심되는 것은 다이옥신, PCBs, DDT 등을 들 수 있다. 내분비계 장애물질은 생식기능 저하, 발달장애, 비만, 당뇨병 등의 위험을 높일 수 있는 것으로 알려져 있다.

또한 POPs는 면역체계를 약화시키거나 파괴하여 질병에 대한 저항력을 떨어뜨릴 수 있으며, 중추신경계와 말초신경계에 손상을 일으킬 수 있다. 생식기능에 혼란을 초래할 수 있으며, 암발생 위험과 연관성이 보고되기도 한다.

최근에는 기존의 건강영향이 밝혀졌거나 의심되는 물질을 대체하기 위해 개발되어 사용되고 있는 다양한 화학물질의 독성문제가 대두되고 있다. 예를 들어, 대체 난연제나 불소계 화합물 중 일부가 새로운 환경유해인자로 지목되고 있다.

2.6. 생활환경 유해화학물질

작업환경에서 사용되거나 환경 중에 존재하는 유해화학물질은 일상생활에서도 노출될 수 있으므로, 거의 모든 유해화학물질이 사실상 생활환경 유해화학물질이라고 할 수 있다. 그러나 대부분의 경우 노출수준이 높지 않으므로 상당한 정도의 노출이 발생할 수 있는 경우에 한정하여 생활환경 유해화학물질을 정의할 수 있다. 생활환경 유해화학물질은 흔히 생활화학 제품, 건축자재, 가구 등 일상생활과 밀접한 제품에서 발생하는 물질에 한정되며, 현재 이슈가 되고 있는 물질을 중심으로 소개하면 〈표 4.9〉와 같다.

표 4.9. 생활환경 유해화학물질과 사례

구분		대표 물질	주요 사용처	건강영향	규제 현황
살생물제					
	살균소독제	과산화수소제제, 에탄올제제, 벤잘코늄염화물, 차아염소산나트륨제제 등	물티슈, 세정제 등	피부, 호흡기 자극 등	
	가습기살균제	PHMG, PGH, CMIT	가습기살균제, 물티슈 등	호흡기 질환, 사망	전면 금지
플라스틱 제품 관련 화학물질		프탈레이트(DEHP, DBP, BBP 등)	PVC, 장난감, 바닥재 등	내분비계 교란, 생식독성	어린이 제품 금지, 용출규정 설정
		비스페놀 A	폴라카보네이트 플라스틱 제품, 음료수 캔 내벽 코팅, 영수증 감염지 등	내분비계 교란, 생식독성	영유아용 기구 사용 금지, 용출규정
개인 위생용품, 향료, 화장품 첨가물질		파라벤, 합성향료, VOCs	화장품, 세제 등	알레르기, 호흡기 자극	함량 규제 및 표시 의무

1 | 살생물제

생활환경의 살생물제는 사람과 동물을 제외한 유해생물을 제거하기 위해 사용되는 물질로, 살충제, 살균제, 소독제, 보존제 등이 포함된다. 「생활화학제품 및 살생물제의 안전관리에 관한 법률」에 따라 승인을 받아야만 판매가 가능하며, 승인받지 않은 제품은 판매가 금지된다. 살생물제 성분은 유해 생물을 제거·억제하는 효과를 가진 화학물질, 천연물질, 미생물을 총칭한다. 우리나라에서는 과산화수소제제, 에탄올제제, 벤잘코늄염화물, 차아염소산나트륨제제 등 13개 품목에 대해 기구 등의 살균·소독제로 허용하고 있다.

2011년에 원인미상 중증폐질환의 원인으로 밝혀진 가습기살균제의 성분은 PHMG(polyhexamethylene guanidine), PGH(oligo(2-(2-ethoxy)ethoxyethyl guanidinium chloride), CMIT/MIT(chloromethylisothiazolinone/methylisothiazolinone) 등이었다. 이들 물질은 살균제로 사용될 때 독성이 낮다고 여겨졌으나, 흡입

경로 노출에 대한 안전성 검토가 미흡하여 치명적인 호흡기 질환과 사망 사례
를 초래하였다.

2 | 플라스틱 제품 관련 화학물질

비스페놀 A는 폴리카보네이트 플라스틱 용기, 식품용 캔 내부 코팅, 영수
증, 휴대전화 케이스 등에도 포함된다. 비스페놀 A는 프탈레이트와 함께 내분
비계 장애물질로 분류된다. 비스페놀 A(BPA)를 대체하기 위해 비스페놀
S(BPS), 비스페놀 F(BPF), 비스페놀 TMC(BPTMC) 등의 물질이 개발되어 사용
되고 있으나, 이러한 대체물질 역시 독성 가능성에 대한 연구결과가 보고되고
있어 주의해야 한다.

플라스틱 가소제인 프탈레이트류(phthalates)도 대표적인 생활환경 유해화학
물질이다. 그중 DEHP(di(2-ethylhexyl)phthalate), DBP(dibutyl phthalate), BBP
(butyl benzyl phthalate) 등은 내분비계 교란작용과 생식독성이 보고되어, EU 및
한국에서는 어린이용 제품에서 사용이 금지되었다.

3 | 개인 위생용품 및 화장품 관련 화학물질

개인 위생용품에는 파라벤(paraben), 합성 계면활성제, 프탈레이트, 포름알
데하이드, 녹시놀 등 다양한 화학물질이 사용되는데, 이러한 화학물질은 제품
의 세정력, 보존기간 연장 등 다양한 기능을 한다. 파라벤은 화장품 등의 방부
제로 사용되며, 호르몬 작용을 방해하여 생식기능에 영향을 미친다는 보고가
있다. 합성 계면활성제는 샴푸, 비누 등에 세정력을 높이기 위해 사용되지만
아토피피부염이나 탈모 등 부작용이 보고되기도 한다. 프탈레이트는 샴푸, 로
션, 화장품 등에 사용되며 내분비계 교란을 유발할 수 있다. 포름알데하이드
는 살균 보존 등 다양한 용도로 쓰이며, 밀폐된 공간에서 스프레이형 제품을
사용할 경우 위험할 수 있다. 녹시놀은 샴푸에 사용되는 방부제의 일종으로
중추신경 억제 및 설사를 유발할 수 있다.

향료는 향을 내기 위한 재료로, 천연향료(식물, 과일 등에서 추출한 에센셜 오일)와 인공향료(화학적으로 합성한 향)를 포함한다. 인공향료 중 일부 성분은 건강문제를 일으킬 수 있는 잠재적 유해물질로 알려져 있다. 향료를 알코올, 물 등과 섞어 만든 향을 내는 방향제 제품에 포함되는 휘발성유기화합물(VOCs)은 알레르기 유발, 호흡기 자극 등 건강에 영향을 줄 수 있다.

2.7. 작업환경 유해화학물질

작업환경의 근로자에게는 산업공정과 밀접하게 관련된 다양한 형태의 화학물질이 노출될 수 있다. 일반적으로 가스, 증기, 분진, 미스트, 흄, 섬유 등으로 구분되며, 각각 발생원인과 건강영향이 다르게 나타난다(표 4.10). 이러한 구분은 앞서 다룬 화학적 유해인자의 물리적 형태별 분류와 상당 부분 중첩되지만, 직업보건에서는 노출 상황과 건강장해를 중심으로 관리체계가 발전해 왔다.

가스 상태의 대표적인 유해물질로는 일산화탄소(CO), 암모니아(NH_3), 염소(Cl_2) 등이 있다. 이들은 연소과정이나 화학공정에서 흔히 발생하며, 산소결핍에 의한 질식, 호흡기 점막 자극, 심혈관계 이상을 유발할 수 있다. 예컨대, 일산화탄소는 헤모글로빈과 결합하여 산소운반능을 저해하기 때문에 밀폐공간 작업에서 반복적으로 사고를 일으켜 온 대표적 가스상 독성물질이다.

표 4.10. 작업환경 유해화학물질

형태	예시	주요 발생원	건강영향
가스	일산화탄소, 암모니아, 염소	연소, 화학공정	질식, 호흡기 자극
증기	벤젠, 톨루엔, 트리클로로에틸렌(TCE)	용제, 도장, 세정	신경독성, 발암성
분진	석탄분진, 목분진	채굴, 목재가공	진폐증, 비강암
미스트	황산미스트, 오일미스트	도금, 금속가공	호흡기 질환, 폐암
흄	용접흄, 금속흄	용접, 제련	금속열, 신경독성, 폐암
섬유	석면, 세라믹 섬유	건축자재, 단열재	폐암, 중피종

증기 형태의 물질은 상온에서는 액체이지만 쉽게 휘발되어 기체 상태로 존재하는 화학물질로, 벤젠, 톨루엔, 트리클로로에틸렌(trichloroethylene, TCE) 등 작업환경에서 사용하는 휘발성유기화합물(VOCs)[9]이다. 이들은 주로 도장, 세정, 탈지 등 유기용제 작업에서 발생한다. 벤젠은 조혈기능 억제와 백혈병을 유발하는 강력한 인체발암물질로 국제암연구소에서 Group 1으로 분류된다. TCE와 퍼클로로에틸렌(perchloroethylene, PCE)은 드라이클리닝, 전자부품 세정과정에서 널리 사용되었으며, 토양·지하수 오염사례로도 환경보건학적으로 중요하다.

분진(dust)은 광산, 금속가공, 목재가공 등에서 발생하며, 석탄분진(coal dust), 목분진(wood dust) 등이 대표적이다. 장기간 노출 시 진폐증(pneumoconiosis)과 같은 직업성 호흡기 질환을 초래한다. 목분진은 비강 및 부비강 암과 관련이 있는 발암성 물질로 분류된다(Group 1).

미스트(mist)는 액체가 미세한 입자로 분산된 형태로, 황산미스트(sulfuric acid mist), 오일미스트(oil mist) 등이 대표적이다. 황산미스트는 전해도금 과정에서 발생하며, 호흡기 자극 및 폐암 발생 위험이 보고되어 있다. 오일미스트는 금속 절삭 및 연마 과정에서 발생하며 천식, 과민성 폐렴과 같은 직업성 호흡기 질환을 유발할 수 있다.

흄(fume)은 금속의 증발 후 응축에 의해 발생하는 초미세입자로, 용접, 제련 공정에서 흔히 노출된다. 용접흄(welding fume)은 망간, 니켈, 크롬 등의 금속을 포함하며, 급성 노출 시 금속열(metal fume fever), 만성 노출 시 신경독성, 폐암 위험을 증가시킨다. 최근 국제암연구소(2018)는 용접흄 전체를 인체발암물질(Group 1)로 분류하였다.

섬유(fibers)는 석면(asbestos), 세라믹 섬유(ceramic fibers) 등으로 대표된다. 석면은 한때 건축자재와 단열재로 광범위하게 사용되었으나, 폐암, 악성중피종 등과의 명확한 연관성이 밝혀지면서 전 세계적으로 사용이 금지되었다. 우리

9　실내환경 등 생활환경에서도 건축자재나 접착제 등의 물질에서 발생할 수 있으며, 이에 대해서는 제10장 실내환경 관리에서 살펴본다.

나라 역시 2009년부터 석면의 제조와 사용을 전면 금지하고, 환경성 석면 피해까지도 「석면피해구제법」을 통해 지원하고 있다.

이와 같이 작업환경 유해화학물질은 다양한 형태로 존재하며, 발암성, 신경독성, 호흡기 독성 등 중대한 건강영향을 초래한다. 따라서 국제암연구소, 미국산업위생전문가협의회(ACGIH)는 물론 우리나라도 「산업안전보건법」 등에서 노출기준과 관리지침을 지속적으로 강화해 왔다.

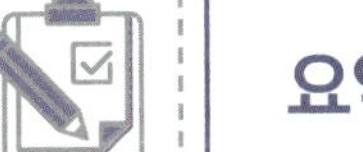

1. 화학적 유해인자는 사람과 생태계의 건강에 영향을 미칠 수 있는 유해한 화학물질로, 각 국제기관은 관리 목적과 대상에 따라 구분하여 관리하고 있다.

2. 입자상 오염물질은 입자의 크기에 따라 PM_{10}, $PM_{2.5}$ 등으로 구분할 수 있으며, 먼지, 흄, 연기, 미스트, 에어로졸 등으로 세분화할 수 있다. 가스상 오염물질로는 이산화질소, 이산화황, 일산화탄소, 오존, 라돈 등을 들 수 있다. 석면은 자연계에서 산출되는 규산염 광물로, 인체에 흡입되면 폐에 축적되어 악성중피종 등을 일으킨다.

3. 중금속은 납, 수은, 카드뮴, 비소, 크롬, 니켈, 망간 등이 대표적이다. 잔류성 유기오염물질은 환경에서 쉽게 분해되지 않고 장기간 잔류하는 특성을 지닌 유기화합물로서, DDT 등의 유기염소계 살충제, PCB, 다이옥신, 브롬화 난연재, 과불화화합물 등 규제대상물질이 확대되고 있다. 중금속과 잔류성 유기오염물질은 먹이사슬을 통해 생물농축되어 생태계 및 사람에게 큰 영향을 미칠 수 있다.

4. 생활환경 유해화학물질로는 살생물제 성분, 플라스틱 제품 관련 화학물질로 비스페놀 A. 프탈레이트류 그리고 이들의 대체물질, 개인 위생용품 및 화장품 관련 화학물질로 파라벤, 합성 계면활성제, 향료에서 발생한 휘발성유기화합물 등을 들 수 있다.

5. 작업환경의 근로자에게는 산업공정과 밀접하게 관련된 다양한 형태의 화학물질이 노출될 수 있다. 일반적으로 가스, 증기, 분진, 미스트, 흄, 섬유 등으로 구분된다. 증기 형태의 물질은 상온에서는 액체이지만 쉽게 휘발되어 기체 상태로 존재하는 휘발성유기화합물(VOCs)로서 벤젠, 톨루엔, 트리클로로에틸렌 등을 들 수 있다.

연습문제

1. 다음 중 「화학물질관리법」에서 '유해화학물질'로 정의한 네 가지 물질에 속하지 <u>않는</u> 것은?

① 인체급성유해성물질　　　② 인체만성유해성물질
③ 생태유해성물질　　　　　④ 환경대기오염물질

2. 금속의 증발·응축으로 형성된 미세 고체를 가리키는 말은?

① 흄　　　　　　　　　　② 미스트
③ 연기　　　　　　　　　④ 섬유

3. 다음 보기에서 중금속을 <u>모두</u> 고르면?

ㄱ. 라돈　　　ㄴ. 카드뮴　　　ㄷ. 크롬　　　ㄹ. 석면　　　ㅁ. 증기

① ㄱ, ㄴ　　　　　　　　② ㄴ, ㄷ
③ ㄷ, ㄹ　　　　　　　　④ ㄱ, ㄷ

4. 다음 중 화학적 유해인자와 질환의 연결이 옳지 <u>않은</u> 것은?

① 수은: 미나마타병
② 비소: 이타이이타이병
③ PHMG: 가습기살균제 폐질환
④ 비스페놀 A: 내분비계 교란

5. 잔류성 유기오염물질에 속하지 <u>않는</u> 것은?

① PCB　　　　　　　　　② PFOS
③ PBDE　　　　　　　　④ VOC

정답 | 1. ④　2. ①　3. ②　4. ②　5. ④

더 생각해 보기

1. 하루 중 일상생활 또는 직장에서 노출되는 화학적 유해인자를 모두 조사하고, 잠재적 건강영향에 대해 알아보자.

2. 가습기살균제 사건과 같이, 안전하다고 여겨진 생활환경 화학제품으로 인해 심각한 건강피해가 발생할 수 있다. 이를 통해 알 수 있는 환경보건의 원칙은 무엇인지 생각해 보자.

참고문헌

법제처 국가법령정보센터. www.law.go.kr.

Agency for Toxic Substances and Disease Registry(ATSDR). Substance Priority List(SPL). www.atsdr.cdc.gov/programs/substance-priority-list.html.

Occupational Safety and Health Administration(OSHA). 29 CFR 1910 Subpart Z-Toxic and Hazardous Substances. www.osha.gov/laws-regs/regulations/standardnumber/1910/1910.1000.

U.S. Environmental Protection Agency(EPA). Chemicals, Pesticides, and Toxics Topics. www.epa.gov/environmental-topics/chemicals-pesticides-and-toxics-topics.

U.S. EPA. Criteria Air Pollutants(CAPs). www.epa.gov/criteria-air-pollutants.

U.S. EPA. PFAS-Chemical Lists. www.epa.gov/chemical-research/working-list-pfas-chemicals-research-interest-and-ongoing-work-epa.

World Health Organization(WHO). Types of Air Pollutants-Air Quality and Health. www.who.int/teams/environment-climate-change-and-health/air-quality-and-health/health-impacts/types-of-pollutants.

제 5 장

생물학적 유해인자

개 관

이 장에서는 물리적 유해인자와 화학적 유해인자에 이어 생물학적 유해인자에 대해 공부한다. 다양한 생물학적 유해인자의 종류와 각 생물학적 유해인자의 특성과 건강영향에 대해 알아보고, 이에 대한 예방 및 관리 대책에 대해서도 살펴본다.

학습목표

1. 생물학적 유해인자의 종류와 영향에 대해서 설명할 수 있다.
2. 생물학적 유해인자의 건강영향을 설명할 수 있다.
3. 생물학적 유해인자에 대한 관리대책을 설명할 수 있다.

주요용어

위해동물 | 기생충 | 위생해충 | 통합해충관리 | 바이러스 | 진드기
박테리아 | 곰팡이 | 바이오에어로졸

1. 생물학적 유해인자의 정의

생물학적 유해인자는 살아 있거나 죽은 생물체 및 그로부터 유래한 파편, 배설물, 독소, 미생물 대사산물 등을 포괄하는 광범위한 개념이다. 그러나 이 인자들 전체가 유해한 것은 아니며, 인체나 생태계와 공존하며 유익하거나 중립적인 역할을 하는 미생물과 그들의 유전정보 전체를 뜻하는 마이크로바이옴(microbiome)도 포함된다. 이 장에서는 생물학적 인자 중 인간의 건강, 위생 그리고 경제활동에 부정적인 영향을 미치는 일부를 생물학적 유해인자로 분류하고 소개한다.

주요 분류는 위해동물(쥐, 기생충 등), 위생해충(파리, 모기, 바퀴, 진드기 등), 미생물(세균, 바이러스, 곰팡이, 원생동물 등), 꽃가루 등이다. 최근에는 코로나-19, 메르스, 원숭이두창(mpox), 항생제 내성균(AMR) 등 신종 감염원이 중요한 생물학적 유해인자로 부각되고 있다. 이들은 직접적인 질병 유발이나 식품 및 공기 오염 등을 통해 질병을 매개하거나 불쾌감을 주어 위생관리 비용을 증가시켜 경제적 손실을 야기한다.

2. 위해동물

2.1. 쥐

쥐는 전 세계적으로 분포하는 대표적인 위해동물로, 주거지와 산업현장에 광범위하게 서식한다. 집쥐(*Rattus norvegicus*), 곰쥐(*Rattus rattus*), 생쥐(*Mus musculus*) 등이 대표적이다. 생쥐는 1cm의 틈만 있어도 침입이 가능하므로 건물 구조와 위생관리가 미흡한 경우 쉽게 유입된다.

쥐는 단순한 식량손실을 넘어 인수공통감염병(zoonoses)의 중요한 매개체이다. 대표적으로 한타바이러스(Hantavirus), 렙토스피라증(Leptospirosis), 페스트(Plague), 살모넬라증(Salmonellosis) 등을 전파한다. 최근 연구에서는 코로나-19 팬데믹 기간 중 일부 도시 쥐 집단에서 코로나-19 병원체인 SARS-CoV-2 바이러스 감염 사례가 보고되어 새로운 공중보건 위협으로 주목받고 있다.

또한 쥐는 교상(咬傷)에 의한 외상뿐 아니라, 전선이나 가구, 건축자재를 갉아 화재 및 경제적 손실을 초래한다. 따라서 도시보건학적 측면에서 쥐의 개체 수 관리 및 위생관리가 매우 중요하다.

2.2. 기생충

과거에 비해 상하수도 정비와 위생수준이 향상되면서 기생충 감염률은 전반적으로 감소하였다. 그러나 여행·이주 증가, 야생동물 접촉, 민물생선 섭취 습관 등으로 인해 일부 기생충 질환은 여전히 발생하고 있다. 간흡충증(clonorchiosis)은 동아시아(중국, 한국, 베트남 등)에서 여전히 흔하며, 민물고기 생식으로 감염된다. 요충증 및 회충증은 위생습관이 불충분한 일부 소아 집단에서 발견되고 있는 실정이다. 해외에서 원충류에 감염(톡소플라스마증, 리슈마니아증, 말라리아 등)되어 국내로 유입되는 신종 기생충 감염이 발생하는 사례도 증가하고 있다. 수인성 기생충 감염 사례로는 계곡이나 시냇물 음용 후 원생동물(예 람블편모충증, 크립토스포리디움증)에 의한 집단감염 등이 있다.

우리나라 낙동강 유역에서 감염률이 높게 나타나는 간흡충(간디스토마, *Clonorchis sinensis*)은 후고흡충과에 속하는 기생충으로, 국제암연구소의 인체 발암물질(Group 1)로 분류되어 있다(2017년 개정 기준). 감염은 주로 민물고기 생식을 통해 일어나며, 성충은 간의 담관에 서식한다. 이를 통해 담관 상피세포에 만성적인 물리적·화학적 자극을 주어 복통, 소화불량, 황달 등이 나타날 수 있으며, 담관염, 담관섬유화, 담관암(cholangiocarcinoma)을 유발할 수 있다.

간흡충 감염을 예방하려면 민물고기 생식을 피하고 반드시 충분히 조리해야
한다. 고위험 지역에서는 식수도 반드시 끓여 마셔야 하며, 조리 시 도구에 대
한 위생관리를 강화해야 한다. 국가적 차원에서 정기적인 분변검사 및 구충제
(프라지콴텔) 투여 사업을 통한 집단관리도 중요하다.

3. 위생해충

3.1. 위생해충의 정의

지구상에는 약 100만 종 이상의 곤충이 서식한다. 곤충은 꿀, 비단 등 유용
자원을 제공하고, 해충의 천적이나 식물 수분 매개체로 인류에 도움을 주기도
한다. 그러나 일부 곤충은 인간과 동물에 직간접적인 피해를 유발한다. 이러
한 곤충과 관련된 학문을 위생곤충학(medical entomology) 또는 의용곤충학이
라고 한다. 위생해충은 주로 곤충강(Insecta)에 속하는 종으로, 파리목, 쌍시목,
바퀴목, 벼룩목, 나비목, 벌목 등이 포함된다. 그러나 실제로는 진드기, 옴진드
기 등 절지동물 전체가 위생해충 범주에 포함되기도 한다. 특히 기후변화, 도
시화, 국제이동 증가로 인해 모기(뎅기열, 지카바이러스), 진드기[중증열성혈소판
감소증후군(SFTS)] 등 신종 매개질환 발생 위험이 크게 증가하고 있어 최근 보

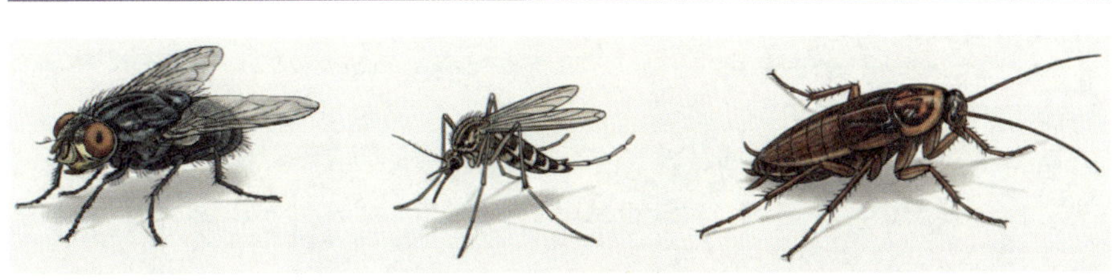

그림 5.1. 파리, 모기, 바퀴(왼쪽부터)

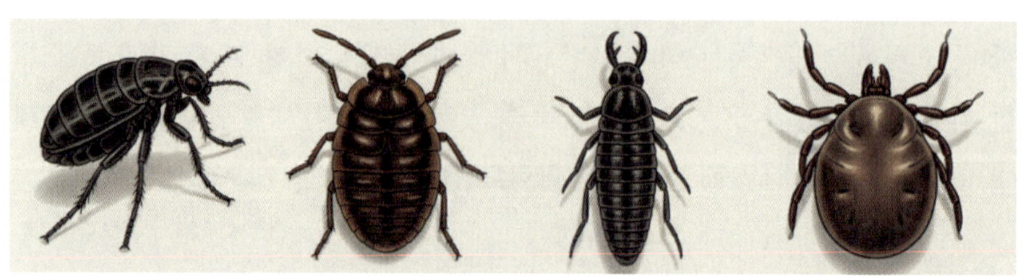

그림 5.2. 벼룩, 빈대, 이, 진드기(왼쪽부터)

건학적 중요성이 더욱 강조되고 있다.

인류역사 변동기에 위생해충이 관여한 흔적은 곳곳에서 찾아볼 수 있다. 고대 그리스의 멸망 원인 중 하나로 모기 매개에 의한 말라리아의 창궐을 들고 있으며, 14세기 유럽 인구의 약 1/3이 쥐벼룩 매개 페스트에 의해 사망하였고, 18세기 초, 러시아를 침공한 나폴레옹이 이 매개 발진티푸스로 약 80%의 프랑스군이 사망함으로써 패전하였다고 한다.

위생해충에 의한 피해는 직접적인 피해와 간접적인 피해가 있는데, 전자는 해충에 물리거나 접촉으로 피해를 입는 경우이고, 후자는 해충이 병원체를 매개·전파시켜 발생하는 피해를 말한다.

1 | 직접적 피해

(1) 기계적 외상과 2차 세균감염

모기, 벼룩, 진드기 등에 물려 피부염이 생기고, 상처에 2차 세균감염이 동반될 수 있다.

(2) 국소 알레르기 반응

절지동물의 타액 속 항응고·마취 성분이 면역반응을 유발하여 국소염증, 통증, 가려움증을 일으킨다.

(3) 독성물질에 의한 중독증상

벌, 말벌, 전갈, 독거미 등의 독은 용혈·출혈·신경독성 반응을 일으키며, 일부는 치명적이다. 최근 아시아 지역에서는 말벌 쏘임에 따른 사망 사례가 매년 보고되고 있다.

(4) 인체 기생 피해

옴진드기, 모낭진드기, 모래벼룩 등이 피부에 기생해 옴·농포성 피부질환을 유발한다. 파리유충증(승저증, myiasis)도 위생·환경 관리가 취약한 지역에서 발생한다.

(5) 알레르기성 질환

집먼지진드기, 바퀴벌레, 깔따구 등이 대표적 항원(allergen)으로, 국내 아동 알레르기 환자의 약 70~80%가 집먼지진드기 감작과 관련이 있다. 이는 천식·비염의 중요한 원인이다.

2 | 간접적 피해

(1) 기계적 전파

해충이 병원체를 단순 운반하는 방식이다. 파리·바퀴가 환자의 분비물, 배설물을 매개하여 세균성 이질, 장티푸스, 결핵, 나병, 탄저 등 수많은 질병을 퍼뜨린다.

(2) 생물학적 전파

병원체가 해충의 체내에서 증식·발육 후 사람에게 감염되는 경우이다. 말라리아 원충(*Plasmodium* spp.)은 학질모기(*Anopheles*)에 의해 매개되고 외적잠복기는 약 12일이다. 일본뇌염 바이러스는 작은빨간집모기(*Culex tritaeniorhynchus*)에 의해 매개되고 외적잠복기는 10~14일이다. 최근 국내에서는 진드기 매개 SFTS와 모기 매개 뎅기열·지카바이러스 감염 사례가 보고되고 있으며, 이는 기후변화와 해외 유입 증가와 밀접한 관련이 있다.

3.3. 위생곤충

1 | 파리

우리나라 인가 주변에서 가장 흔히 볼 수 있는 파리는 집파리(*Musca domestica*)이며, 이외에도 큰집파리(*Muscina stabulans*), 공주집파리(*Fannia canicularis*), 금파리(*Lucilia* spp.), 쉬파리(*Sarcophaga* spp.), 쇠파리(*Hypoderma* spp.), 작은집파리(*Fannia canicularis*), 소집파리(*Musca hervei*), 검정공주집파리(*Ophyra leucostoma*), 침파리(*Stomoxys calcitrans*) 등 종류가 다양하다.

(1) 생태 및 생활사

집파리는 주로 쓰레기장이나 퇴비장에서 발생하며, 금파리와 쉬파리는 동물사체 및 생선을 좋아한다. 쇠파리는 가축의 피를 흡혈하며, 파리류는 대체로 불결한 환경에서 증식한다.

파리는 주간 활동성으로 오전 10시부터 오후 2시 사이에 가장 활발하며, 완전변태 생활사를 가지고 있어서 알 → 유충 → 번데기 → 성충 단계를 거친다. 집파리의 경우 암컷은 1회 100여 개의 알을 산란하며, 일생 동안 6~9회 산란한다. 우리나라에서는 5~10월이 주요 활동기이며, 겨울철에는 유충이나 번데기 상태로 월동한다. 최근 기후변화로 인해 평균 기온이 상승하면서 활동기간이 늘어나고, 도시 내 서식밀도도 증가하는 경향을 보이고 있다.

(2) 파리의 종류

① 집파리

가장 흔한 종으로, 체장은 약 6mm 내외이다. 주로 쓰레기 처리장에서 발생하며, 장티푸스·콜레라 등 소화기계 전염병을 기계적으로 매개한다.

② 큰집파리

집파리보다 크고 흑색이며, 화장실·동물사체 등에서 번식한다. 세균성 이질, 파라티푸스 등 다양한 전염병을 전파할 수 있다.

③ 공주집파리

소형 파리로 실내 침입이 잦으며, 화장실·쓰레기장 등에서 발생한다. 소화기계 감염병을 매개할 수 있다.

④ 금파리

주로 동물사체에서 발생하며, 파리유충증의 원인이 된다. 법의학적으로도 사체 부패 시기 추정에 활용된다.

⑤ 쇠파리 및 말파리

주로 가축을 흡혈하거나 체내에 기생한다. 쇠파리 유충은 소의 피하에, 말파리 유충은 말의 위에 기생하여 가축의 건강과 생산성에 큰 피해를 준다.

⑥ 침파리

가축과 사람을 모두 흡혈하며, 2차 세균감염을 유발할 수 있다. 최근 국내 축산 농가에서도 문제가 되고 있다.

(3) 파리에 의한 피해

① 질병 전파

세균성 질환으로 장티푸스, 파라티푸스, 세균성·아메바성 이질, 살모넬라증, 결핵 등이 있고, 바이러스성 질환으로는 소아마비, 코로나-19와 같은 신종 바이러스의 기계적 전파 가능성도 연구되고 있다. 기생충성 질환으로는 회충, 편충, 요충, 촌충 등 충란이 운반되어 전파되는 경우나, 혈액기생충 질환으로 모래파리(sandfly)가 매개하는 리슈마니아증(leishmaniasis), 등애(deer fly)가 매개하는 로아사상충증 등을 들 수 있다.

② 흡혈작용 및 승저증

쇠파리와 등애는 사람과 가축의 피를 흡혈하여 통증과 2차 감염을 유발한다. 양코파리(*Oestrus ovis*)는 양의 비강에서 기생하며, 금파리·쇠파리 유충은 사람의 상처 부위나 장기에서 증식해 파리유충증을 일으킨다.

③ 기타 피해

파리는 가정 내에서 불쾌감·수면방해를 초래하며, 대량 발생 시 식품위생과 축산업에 경제적 손실을 준다.

(4) 파리의 구제방법

① 환경적·기계적 방법

파리를 효과적으로 구제하려면 무엇보다 발생원을 제거하는 환경적 관리가 가장 중요하다. 쓰레기와 분뇨를 위생적으로 처리하고, 퇴비장과 하수구를 청결히 유지하는 것이 근본적인 방제대책이다. 환경개선을 통해 파리의 번식장소를 줄이면 개체 수를 크게 억제할 수 있다. 기계적인 방법으로는 파리채, 파리통을 이용한 포살과 끈끈이 테이프를 이용한 포획이 있다. 이러한 방법은 단기간 효과를 볼 수 있으나, 장기간 방제를 위해서는 반드시 환경관리와 병행해야 한다.

② 유충 구제

유충 단계에서의 구제가 특히 효과적이다. 이는 파리의 생활사가 비교적 짧기 때문이다. 발생 초기 유충을 제거하면 성충 발생을 줄일 수 있으며, 이를 위해 살충제 살포, 생석회 처리, 물속에서 유충을 섭식하는 어류를 이용하는 방법을 사용한다.

③ 성충 구제

성충 구제를 위해서는 살충제를 공간 살포하거나 잔류 분무하는 방법이 사용된다. 과거에는 주로 DDT, 디엘드린(dieldrin), 린덴(lindane) 등과 같은 잔류성 유기염소계 살충제를 사용하였으나, 이 약제들은 환경 잔류성과 인체 독성이 커 지금은 대부분 금지되었다. 오늘날에는 주로 피레스로이드계 약제(예 permethrin, deltamethrin)를 사용하며, 잔류 분무나 연무(ultra low volumn,

ULV) 방식으로 살포한다. 최근에는 단순 살충제 의존보다는 통합해충관리
(Integrated Pest Management, IPM) 개념이 강조되고 있다. 이는 환경관리, 물리
적 포살, 생물학적 제어, 저독성 살충제 사용을 종합적으로 적용하는 방법으
로, 파리의 개체 수를 장기적으로 안정적으로 억제하는 데 효과적이다.

2 | 모기

지구상에 서식하는 모기는 3,600여 종이며, 우리나라에는 50여 종이 분포
하는 것으로 알려져 있다. 그중 질병을 매개하는 주요 모기로는 중국얼룩날개
모기(*Anopheles sinensis*), 작은빨간집모기, 토고숲모기(*Aedes togoi*), 빨간집모기
(*Culex pipiens pallens*), 한국얼룩날개모기(*Anopheles koreicus*), 동양집모기(*Culex
orientalis*) 등이 보고되어 있다.

(1) 생태 및 생활사

모기는 완전변태 생활사를 가지며, 알 → 유충 → 번데기 → 성충의 네 단계
를 거친다. 산란에서 성충이 될 때까지 평균 10~14일 정도 소요된다. 암컷은
1회에 100~300개의 알을 낳으며, 알은 2~3일 후 부화한다. 유충(장구벌레)은
수중에서 4회 탈피한 후 번데기가 되며, 2~3일 후 성충으로 우화한다. 모기
는 종류와 온도에 따라 발육기간이 달라지며, 주로 여름철 고온기에는 발생밀
도가 높다.

(2) 모기의 종류

① 중국얼룩날개모기

학질모기속에 속하며, 우리나라에서 가장 널리 분포한다. 날개에 뚜렷한 흑
백 얼룩무늬가 있고, 앉아 있을 때 몸이 45~60도 기울어져 있는 자세를 취한
다. 주로 야간에 인축의 피를 흡혈하며, 말라리아의 주요 매개종이다.

② 작은빨간집모기

암갈색의 소형 모기로 우리나라 전역에 분포한다. 고인 물, 논, 하수 등에서

잘 발생하며, 여름철에 집중적으로 발생한다. 일본뇌염 바이러스의 주요 매개
종으로 알려져 있다.

③ 토고숲모기

주로 해안 지역 및 제주도에 서식하나 내륙에서도 발견된다. 염분이 포함된
물웅덩이에서 잘 발생하며, 말레이사상충(*Brugia malayi*)의 매개종으로 보고된
바 있다.

④ 빨간집모기

도시 지역에 흔히 서식하며, 오수나 정체된 물에서 잘 발생한다. 주로 야간
에 활동하며, 서식환경이 사람과 밀접하여 도시형 모기 매개체로 중요한 종
이다.

(3) 모기에 의한 피해

① 질병 전파

모기는 대표적인 매개곤충으로, 말라리아(*Plasmodium* spp.), 일본뇌염
(Japanese encephalitis virus), 사상충증(lymphatic filariasis), 뎅기열(dengue virus),
치쿤구니야열(chikungunya virus), 황열(yellow fever virus), 지카바이러스 감염증
병원체(Zika virus) 등 수많은 전염병을 전파한다. 특히 지카바이러스는 최근
아시아 및 미주 지역에서 태아 기형과 관련되어 세계적으로 큰 보건 문제로
부각된 바 있다.

② 기타 피해

모기에 의한 피부 자극, 가려움증, 흡혈 시 통증, 수면방해, 작업방해, 가축
의 생산성 저하 등이 있으며, 2차 세균감염이 동반되기도 한다.

(4) 모기의 구제방법

① 유충 구제법

모기는 정체된 물에만 산란하므로, 배수관리 및 고인 물 제거가 가장 효과
적인 방법이다. 유류 도포에 의한 구제는 과거 흔히 사용되었으나 환경오염 문
제로 현재는 거의 쓰이지 않고 있다. 대신 Bti 살충제(*Bacillus thuringiensis*

israelensis), 메토프렌(methoprene, 곤충성장억제제) 등 환경친화적·생물학적 살충제가 널리 사용된다. 또한 모기 유충을 포식하는 물고기(예 구피, 미꾸라지 등)나 잠자리 유충 등 천적을 활용한 생물학적 방제가 효과적이다.

② 성충 구제법

성충 구제에는 공간 살포, 잔류 분무, 방충망 사용, 기피제 도포, 모기향 사용 등이 있다. 살충제는 과거 DDT, 디엘드린, 파라티온(parathion) 등이 사용되었으나 현재는 대부분 금지되었으며, 대신 합성 피레스로이드계 살충제(예 permethrin, deltamethrin, cyfluthrin)를 주로 이용하고 있다. 또한 최근에는 살충제 저항성 문제가 심각해짐에 따라, 환경관리, 생물학적 제어, 화학적 방제를 종합적으로 활용하여 장기적으로 모기 개체 수를 억제하는 통합해충관리 개념이 강조되고 있다.

3 | 바퀴

바퀴는 바퀴목(Blattodea)에 속하며 전 세계적으로 약 4,500종이 알려져 있으며, 그중 30여 종이 인간 생활과 밀접하게 관련된 가주성 바퀴이다. 우리나라에는 독일바퀴(*Blattella germanica*), 이질바퀴(*Periplaneta americana*), 먹바퀴(*Periplaneta fuliginosa*), 집바퀴(*Periplaneta japonica*) 4종이 대표적으로 보고되어 있다. 바퀴는 약 3억 5000만 년 전(고생대 석탄기)에 출현하여 형태학적 변화가 크게 없이 오늘날까지 생존하고 있으며, 대부분 종은 주간 활동성이지만 가주성 바퀴는 모두 야간 활동성을 보인다.

(1) 생태 및 생활사

바퀴는 불결한 장소에서 군거하며, 잡식성으로 각종 식품, 서적, 가죽제품, 마른 분변, 객담, 동료 사체 등 다양한 유기물을 섭식한다. 먹이가 부족할 경우 사람을 무는 경우도 보고된 바 있다. 또한 바퀴는 세균·바이러스·기생충을 매개하는 중요한 위생해충이다.

발육은 불완전변태로 알 → 약충(nymph) → 성충 단계를 거친다. 난협(ootheca)

속 알에서 부화하여 약충이 되고, 약 5~6회 탈피 후 성충이 된다. 보통 알에서 성충까지 3~6개월이 소요되며, 온도·습도 등 환경조건에 따라 차이가 크다. 성충은 평균 6개월~1년 이상 생존하며, 1회 산란 시 수십 개의 알이 난협 속에서 보호된다.

(2) 바퀴의 종류

① 독일바퀴

황갈색의 소형종(10~13mm)으로 세계적으로 가장 널리 분포한다. 암수 모두 날개가 발달하였고, 난협은 3주 정도 복부에 부착된 상태로 운반된다. 유충기는 6령까지 존재하며 성충의 최적 활동온도는 약 30℃이다. 주로 주방, 음식점, 병원 등 실내 위생환경과 밀접한 관련이 있다.

② 이질바퀴

흔히 미국바퀴라 불리며, 농갈색의 대형종(30~40mm)이다. 우리나라 가주성 바퀴 중 가장 크며, 주로 습하고 따뜻한 장소에 분포한다. 활동 적정온도는 23~33℃이며, 하수구, 지하실, 쓰레기 처리장 등 불결한 환경에서 흔히 발견된다.

③ 먹바퀴

전 세계적으로 분포하며 일본과 우리나라 남부지방(특히 제주도)에 많다. 최근에는 기후변화에 따른 확산으로 중부지역에서도 보고가 증가하고 있다. 몸빛깔은 흑갈색이고 활동성이 크다.

④ 집바퀴

일본 토착종으로 최근 우리나라와 중국에도 분포가 확대되었다. 저온 적응력이 뛰어나 북방한계에까지 서식하며, 겨울철에는 옥외에서 동면하기도 한다. 성충의 날개는 암컷보다 수컷에서 더 길게 발달한다.

(3) 바퀴에 의한 피해

바퀴는 불결한 장소와 식품에 접촉하기 때문에 다양한 세균과 바이러스, 기생충을 기계적으로 전파한다. 대표적으로 세균성 이질, 장티푸스, 살모넬라증, 콜레라, 유행성 간염 등의 소화기계 전염병이 있으며, 결핵, 디프테리아 등 호흡기계 질환의 매개도 보고되었다.

또한 바퀴의 배설물, 체액, 탈피 껍질은 알레르기 항원(allergen)으로 작용하여 천식, 알레르기성 비염, 아토피 피부염의 유발 요인이 된다. 최근 세계보건기구(WHO)와 여러 역학연구에서도 바퀴 항원이 도시형 아동 천식 악화의 주요 원인으로 지목된 바 있다.

(4) 바퀴의 구제방법

바퀴는 난협을 형성하여 알을 보호하고, 다양한 환경에 대한 저항성이 강하므로 효과적인 구제전략이 필요하다.

① 환경적 관리

위생관리, 음식물 및 쓰레기 관리, 은신처 차단, 균열·틈새 보수 등 환경개선이 바탕이 된다.

② 화학적 방제

과거에는 붕산, 아비산석회, 불화소다 혼합제나 디엘드린, 클로르데인(chlordane), 린덴 등이 사용되었으나, 현재는 환경에 대한 피해와 독성 문제로 대부분 금지되었다. 최근에는 겔 베이트(gel bait) 제제가 널리 활용되며, 활성 성분으로는 피프로닐(fipronil), 이미다클로프리드(imidacloprid), 히드라메틸논(hydramethylnon), 인독사카브(indoxacarb) 등이 대표적이다. 또한 곤충성장조절제(insect growth regulator, IGR)인 히드로프렌(hydroprene), 메토프렌 등이 바퀴 유충 발육을 억제하는 데 사용된다.

③ 물리적 방제

끈끈이 트랩, 접착제, 훈증법 등이 사용된다. 실험실·병원 등에서는 환경친화적 방법으로 진공청소기 제거, 열처리, 저온처리도 병행된다.

④ 통합해충관리

최근에는 바퀴의 살충제 내성 문제가 심각하여, 단일 방제법보다는 위생관리, 물리적 방제, 화학적 방제를 종합적으로 적용하는 통합해충관리 전략이 강조되고 있다.

4 | 벼룩

벼룩은 벼룩목(Siphonaptera)에 속하는 소형 흡혈곤충으로, 날개가 없고 숙주의 털 사이를 뛰어다니며 흡혈한다. 전 세계적으로 2,500여 종이 있으며, 주로 포유류와 조류에 기생한다. 다리가 발달하여 뛰기에 적합하고, 암컷은 수컷보다 크며 복부가 더 불룩하다. 우리나라에는 사람벼룩(*Pulex irritans*), 인도쥐벼룩(*Xenopsylla cheopis*), 개벼룩(*Ctenocephalides canis*), 괭이벼룩(*Ctenocephalides felis*) 등이 있다.

(1) 생태 및 생활사

벼룩은 흡혈성 곤충으로, 숙주가 사람·가축·야생동물 등 다양하다. 대부분은 특정 숙주에 대한 선호성이 있지만, 필요시 종을 가리지 않고 흡혈한다. 저온 다습한 환경에서 잘 번식하며, 가주지 환경(사료창고, 애완동물 침구 등)에 흔히 발생한다.

한 세대의 발육기간은 온도·습도·먹이에 따라 2주에서 수개월 이상 소요된다. 알은 자유롭게 산란되며, 보통 수백 개에 이른다. 유충은 구더기 모양으로 유기물과 숙주의 혈액 잔여물을 섭식하며, 번데기(pupa) 상태에서는 수주 이상 생존할 수 있어 방제에 어려움을 준다. 성충은 숙주의 체온·진동·이산화탄소를 감지하여 숙주를 찾고 흡혈을 시작한다.

(2) 벼룩의 종류

① 사람벼룩

세계적으로 널리 분포하며 사람·가축·야생동물에 기생한다. 크기는 수컷 2mm, 암컷 3mm 내외이며, 역사적으로 페스트(흑사병)와 발진열 매개에 관여하였다.

② 인도쥐벼룩

페스트와 발진열을 매개하는 주요 종으로 알려져 있다. 우리나라의 쥐벼룩 중 가장 흔하며, 수컷은 1.5mm, 암컷은 2mm 정도 크기이다. 현재도 세계보건기구가 주목하는 주요 위생곤충 중 하나이다.

③ 개벼룩, 괭이벼룩 등

개·고양이·사람·집쥐 등에 기생한다. 특히 괭이벼룩은 현대 도시환경에서 가장 흔한 종으로, 애완동물에 기생하면서 사람에게도 2차적으로 피해를 준다. 또한 닭벼룩(*Echidnophaga gallinacea*)은 가금류 사육환경에서 문제를 일으키며 발진열을 매개할 수 있다.

(3) 벼룩에 의한 피해

벼룩은 역사적으로 페스트(*Yersinia pestis*)의 주요 매개체로, 흑사병 전파에 결정적인 역할을 하였다. 현재도 아프리카·아시아 일부 지역에서는 쥐벼룩에 의한 페스트 발생이 보고되고 있다. 또한 발진열(murine typhus)은 인도쥐벼룩과 유럽쥐벼룩(*Nosopsyllus fasciatus*)에 의해 전파된다. 이외에도 벼룩은 기생충성 질환(조충, 선충 등) 전파, 벼룩알레르기 피부염(flea allergy dermatitis, FAD) 등 사람과 애완동물 모두에게 중요한 보건학적 문제를 일으킨다. 최근에는 반려동물 증가에 따라 도시환경에서 벼룩 매개 알레르기 질환과 피부병이 증가하는 추세이다.

(4) 벼룩의 구제방법

벼룩 방제는 위생관리, 숙주관리, 살충제 처리를 병행해야 한다.

① 위생관리

바닥 균열 틈새 제거, 침구류·애완동물 용품의 정기 세척, 청소기 사용 등으로 서식지를 줄인다. 쥐 구제는 벼룩 발생 억제에 반드시 필요하다.

② 숙주관리

애완동물은 벼룩 전용 구충제(예 스포트온 제제, 약욕제, 분무제)를 정기적으로 사용한다. 대표 성분으로는 피프로닐(fipronil), 이미다클로프리드(imidacloprid), 셀라멕틴(selamectin), 플루랄라너(flu ralaner) 등이 있으며, 효과적이고 안전성이 높다.

③ 통합해충방제

위생관리, 숙주치료, 곤충성장조절제(IGR), 살충제 병행을 통한 통합해충방제 전략이 가장 효과적이다. 특히 최근에는 애완동물 치료와 서식처 관리가 핵심이며, 단일 살충제 사용은 내성 문제를 일으킬 수 있어 권장되지 않는다.

5 | 빈대

빈대는 노린재목(Hemiptera)의 빈대과(Cimicidae)에 속하며, 전 세계적으로 90여 종이 알려져 있으며 모두 흡혈성이다. 사람을 흡혈하는 대표적인 종은 침대빈대(*Cimex lectularius*)와 열대빈대(*Cimex hemipterus*) 2종이다. 성충은 대개 5~7mm 크기의 편평한 타원형으로, 흡혈 전에는 갈색이지만 흡혈 후에는 적갈색으로 변한다.

(1) 생태 및 생활사

빈대는 주로 온대와 열대 지역에 분포하며, 주거환경·숙박시설·대중교통 등 인접 생활공간에서 사람을 흡혈한다. 원래는 인간을 주요 숙주로 하였으나, 가금류·박쥐·반려동물 등으로 숙주범위가 확대되기도 한다. 주로 야간에 활동하며, 체온·이산화탄소·피부 냄새를 감지하여 숙주에 접근한다.

(2) 빈대에 의한 피해와 구제방법

빈대는 현재까지 사람에게서 특정 질병을 생물학적으로 전파한 사례는 없다. 그러나 실험적으로 B형간염 바이러스, HIV, 크루스파동편모충(*Trypanosoma cruzi*) 등의 기계적 전파 가능성이 보고된 바 있다. 빈대 방제는 개별 살충제 사용보다 통합해충방제 접근이 필요하다.

6 | 이

이는 절지동물문 곤충강의 이목(Anoplura)에 속하며, 사람에게 기생하는 종은 머릿니(*Pediculus humanus capitis*), 몸니(*Pediculus humanus corporis*), 사면발니(*Phthirus pubis*) 3종이다. 모두 흡혈성 기생충으로, 숙주의 혈액만 섭취하며 불완전변태로 발육한다.

(1) 생태 및 생활사

암컷은 교미 후 하루 3~15개의 알을 산란하며, 일생 동안 약 300여 개의 알을 낳는다. 알은 숙주의 모발이나 의류 섬유에 부착되며, 7~10일 후 부화한다. 약충은 3회 탈피 후 성충이 되며, 2~3일 후부터 산란이 가능하다. 머릿니는 모발에 기생하며, 몸니는 의류에 산란 후 피부에서 흡혈한다. 사면발니는 음부·겨드랑이·가슴털 등 굵은 체모에 기생한다.

(2) 이에 의한 피해 및 구제방법

흡혈 시 소양감, 발적, 피부병변을 일으키며, 긁음으로 인한 2차 세균감염이 흔하다. 몸니는 발진티푸스(*Rickettsia prowazekii*), 참호열(*Bartonella quintana*), 재귀열(*Borrelia recurrentis*) 등 전염병의 중요한 매개체이다. 머릿니와 사면발니는 주로 위생문제와 피부 증상에 영향을 미치지만, 심한 경우 사회적 낙인과 정신적 스트레스 요인이 된다.

이의 구제방법으로는 개인위생으로 목욕, 의류·침구류의 고온 세탁 및 건조, 화학적 구제로 퍼메트린(permethrin) 함유 샴푸·로션이 가장 널리 사용된다. 말라티온(malathion), 벤질벤조에이트(benzyl benzoate) 등이 대체재로 쓰이기도 하며, 최근에는 디메티콘(dimethicone, 실리콘 오일계 물리적 제제)이 안전성과 효과로 주목받고 있다. 이의 재감염을 막기 위해서는 가족·집단 생활자 전체의 동시 치료가 필요하며, 공용품(빗, 모자, 의류)의 소독도 중요하다.

3.4. 진드기류

진드기류는 0.1~0.2mm 크기의 매우 작은 생물체로, 사람의 피부에서 떨어져 나온 각질이나 비듬을 먹으며 산다. 주로 침구, 카펫, 소파와 같은 섬유 속에 숨어서 서식하며, 빛을 싫어하고, 사람의 체온과 땀으로 따뜻해진 잠자리 환경에서 번식하기 쉽다.

1 | 진드기의 종류

먼지진드기과는 17속 47종으로 분류된다. 그중 데르마토파고이데스(*Dermatophagoides*), 에우로글리푸스(*Euroglyphus*), 히르스티아(*Hirstia*), 말라이오글리푸스(*Malayoglyphus*), 피로글리푸스(*Pyroglyphus*), 스투르노파하고이데스(*Sturnoopahagoides*) 등이 열대 및 온대 지방에 서식한다. 우리나라를 비롯해 일본, 유럽, 북미, 호주 등지에서 흔히 발견된다.

(1) 첫 번째 그룹
피부의 각질을 먹이로 하는 집먼지진드기과(Pyroglyphidae)에 속하는 진드기로 데르마토파고이데스속이 대표적이고 가장 널리 분포되어 있으며 좁은 의미의 집먼지진드기로 통용된다.

(2) 두 번째 그룹
작은 진드기 특히 데르마토파고이데스속의 진드기를 먹이로 하고 있는 식육 진드기로 발톱진드기과(Cheyletidae)에 속한다.

(3) 세 번째 그룹
저장식품 또는 부패물을 먹이로 하거나 동식물에 기생하는 진드기 중에서 우발적으로 집먼지에 유입되는 것으로 가루진드기과(Acaridae), 고기진드기과(Glycyphagidae) 등이 이에 속한다.

2 | 우리나라 진드기의 특징 및 건강영향

우리나라 진드기류의 50~97%가 집먼지진드기과에 속하는 집먼지진드기로 알려져 있다. 한편 저장 진드기는 식품 저장소나 헛간, 곡물 저장소나 이동소, 건초 및 곡물가루 내에 다량 분포하고 있는 것으로 농촌 지역이나 곡물 취급자에 있어 기관지 천식의 중요한 항원으로 알려져 있다.

3 | 집먼지진드기 검출방법

최근에는 집먼지진드기 성분을 정량적으로 측정할 수 있어 집먼지 내에 함유된 진드기 성분 함량에 대한 감시가 가능해졌다.

(1) 현미경 계수법

먼지를 분리하여 입체현미경으로 계수할 수 있다. 생사, 발육 단계 식별 가능하나 기술 숙련이 필요하다.

(2) 면역화학적 방법

집먼지 추출 후 단클론항체로 특정 항원(Der p 1, Der f 1 등)을 정량한다.

(3) 구아닌 방법

집먼지 내 구아닌(guanine)을 정량해 진드기 배설물 양을 간접 측정하는 방법이다. 이 방법은 간단하고 경제적이나 종 구별은 불가하다.

4 | 관리

집먼지진드기 항원을 줄이는 방법에는 침구류의 고온 세탁·건조, 햇빛 소독, 실내 환기와 습도 조절, 카펫·침구 청소 및 차단 커버 사용 등이 있다.

4.   **미생물**

4.1.   미생물의 정의

미생물(microorganism)은 맨눈으로는 관찰할 수 없는 크기의 생물체를 의미한다. '마이크로(micro)'는 그리스어로 '작다'라는 뜻으로, 현미경을 이용해야 관찰할 수 있다. 미생물 연구는 1675년 레벤후크(Leeuwenhoek)가 현미경으로 세균을 관찰하면서 본격적으로 시작되었다.

일반적으로 미생물은 곰팡이(fungi), 원생동물(protozoa), 박테리아(bacteria), 바이러스, 조류(algae) 등을 포함한다. 최근에는 고세균(archaea)과 프리온(prion)과 같은 비전형 감염성 인자도 미생물학의 범주에서 다루어진다. 이 미생물 중 대다수는 자연계에서 중요한 역할을 수행하거나 인체 내에서 유익하게 공존하고 있다. 따라서 특히 병원성을 가져 질병을 유발하는 미생물들만 생물학적 유해인자로 특정되어 집중적인 관리대상이 된다.

4.2.   미생물의 종류

1 | 곰팡이

곰팡이는 뚜렷한 핵과 세포소기관을 가진 진핵생물로, 포자를 형성하여 번식한다. 습도가 가장 중요한 성장요인으로, 고습환경(지하실, 누수·침수 건물, 환기불량 화장실 등)에서 증식한다. 대표적인 곰팡이로는 칸디다(*Candida*), 아스페르길루스(*Aspergillus*, 누룩곰팡이), 푸사리움(*Fusarium*) 등이 있으며, 이 중 일부는 면역저하자에서 아스페르길루스증(aspergillosis), 칸디다증(candidiasis)과 같은 기회감염을 일으킨다.

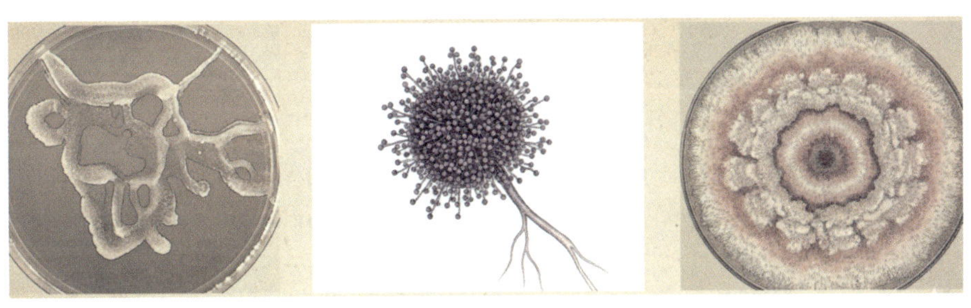

그림 5.3. 칸디다, 아스페르길루스(누룩곰팡이), 푸사리움(왼쪽부터)

2 | 박테리아

박테리아는 원핵생물로, 핵막이 없고 하나의 세포로 구성되어 있다. 크기는 대체로 0.5~5μm이다. 형태학적으로 구균(coccus), 간균(bacillus), 나선균(spirillum) 등으로 구분되며, 산소요구도에 따라 호기성, 혐기성, 통성혐기성 세균으로 나뉜다. 박테리아는 토양, 수계, 공기, 인체 피부·점막 등 다양한 환경에 존재하며, 일부는 병원체로 작용한다[예 결핵균(*Mycobacterium tuberculosis*), 황색포도상구균(*Staphylococcus aureus*), 대장균(*Escherichia coli*)] 최근에는 항생제 내성균(antimicrobial resistance, AMR)이 전 세계적인 보건문제로 대두되고 있으며, 메티실린 내성 황색포도알균(methicillin-resistant *Staphylococcus aureus*, MRSA), 카바페넴 내성 장내세균(carbapenem-resistant Enterobacteriaceae, CRE) 등이 대표적이다.

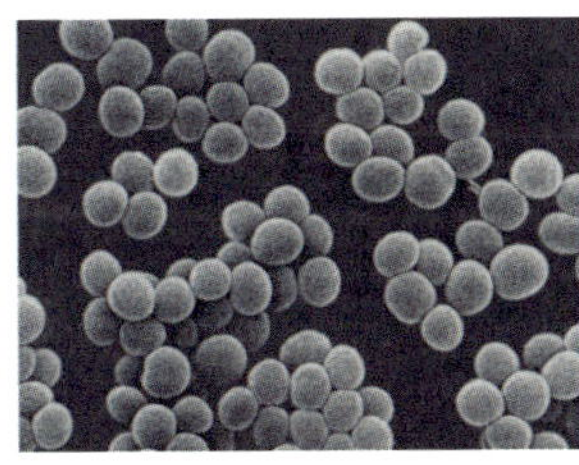
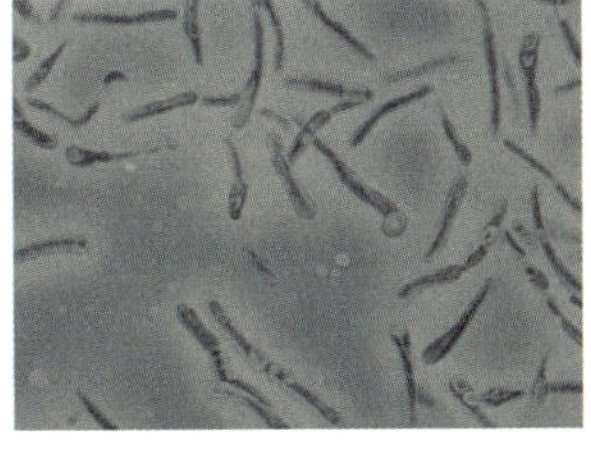
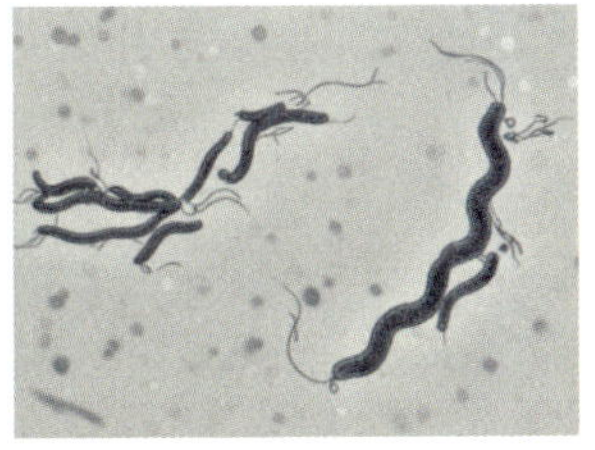

그림 5.4. 구균, 간균, 나선균(왼쪽부터)

바이러스는 세포구조가 없는 비세포성 감염성 인자로, 유전물질(RNA 또는 DNA)과 단백질 껍질(캡시드)로 구성된다. 일부 바이러스는 외피(envelope)를 가진다. 독자적으로 증식할 수 없으며 반드시 숙주세포 내에서만 복제된다. 바이러스는 생물/무생물의 경계에 있는 존재로 논의되어 왔으나, 현재는 '세포구조가 없는 생물학적 인자'로 분류된다. 대표적 인체 감염 바이러스는 SARS-CoV-2, 인플루엔자 바이러스(influenza virus, 매년 계절성 독감 유발), 노로바이러스(norovirus, 급성 위장관염 주요 원인) 등이 있다. 최근에는 원숭이두창(mpox)과 같이 신·재출현 감염병을 일으키는 바이러스가 새로운 공중보건 위협으로 주목받고 있다.

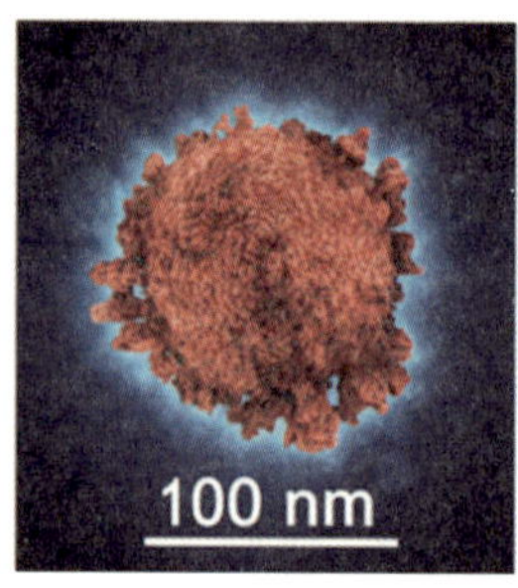

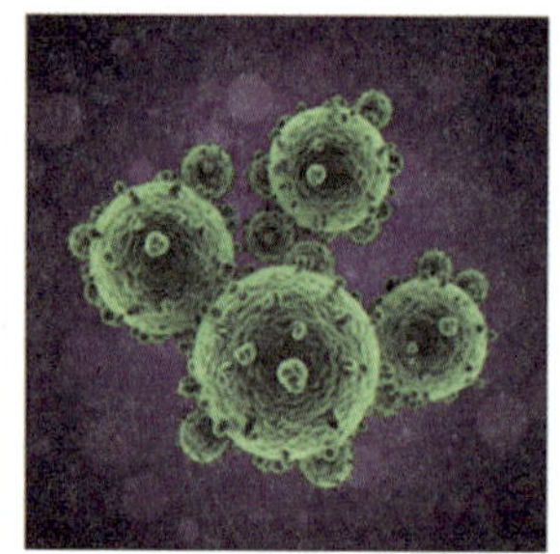
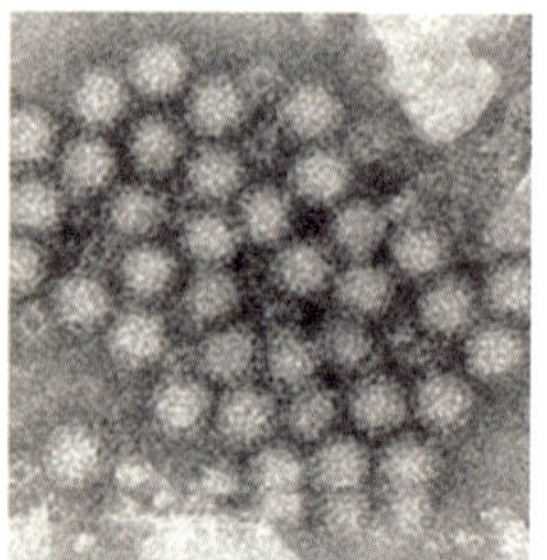

그림 5.5. 바이러스의 종류. 사스바이러스, 인플루엔자 바이러스, 노로바이러스(왼쪽부터)

4.3. 미생물의 건강영향

미생물에 의한 건강영향은 크게 감염성 질환, 과민성 질환, 독소에 의한 질환으로 나눌 수 있다. 최근에는 신·재출현 감염병, 항생제 내성균, 다제내성 곰팡이 등에 의한 건강영향이 세계적인 보건 이슈로 부각되고 있다.

미생물은 오염된 음식물 섭취, 비말·비말핵을 통한 흡입, 체액·분비물 접촉, 동물이나 곤충 매개 등을 통해 인체에 침입한다. 특히 호흡기 감염이 가장 흔하다.

(1) 박테리아성 질환

결핵(tuberculosis)은 결핵균(*Mycobacterium tuberculosis*)에 의해 발생하며, 공기 중 비말핵을 통해 전파된다. 결핵은 여전히 WHO 지정 주요 감염병이다. 콜레라(cholera)는 콜레라균(*Vibrio cholerae*)에 의해 발생하는 수인성 감염병으로 급성 설사와 탈수를 유발한다. 레지오넬라병(legionellosis)은 냉각탑·급수시설에서 증식한 레지오넬라속(*Legionella*) 세균이 에어로졸 형태로 흡입되어 감염된다.

(2) 바이러스성 질환

코로나바이러스감염증-19(COVID-19)는 SARS-CoV-2에 의해 발생하며, 2019년 이후 전 세계적 팬데믹을 유발하였다. 인플루엔자는 매년 계절성 독감을 일으키며, 주기적 변이(항원변이·항원전환)에 따라 대유행 가능성이 있다. 원숭이두창은 2022년 WHO가 국제적 공중보건위기(PHEIC)로 지정한 신흥 인수공통감염병이다.

(3) 진균성 질환

아스페르길루스증(aspergillosis)은 실내 공기나 건물 자재에서 유입된 아스페르길루스 포자에 의해 발생하며 면역저하자, 노약자에서 폐감염을 일으킬 수 있다. 칸디다증(candidiasis)은 특히 칸디다 아우리스(*Candida auris*)는 다제내성 곰팡이로, 2022년 WHO에서 전 세계 보건 위협으로 분류하였다.

2 | 과민성 질환

과민성 질환(hypersensitivity disease)은 항원(곰팡이 포자, 동물 비듬, 집먼지 진드기 등)에 반복 노출될 때 면역계가 과도하게 반응하여 발생한다. 알레르기성 비염·천식은 곰팡이, 꽃가루, 진드기 등이 원인으로 작용한다. WHO에 따르면 도시화와 실내 생활 증가로 알레르기성 호흡기 질환이 꾸준히 증가하고 있다. 과민성 폐렴(hypersensitivity pneumonitis)은 곰팡이 포자, 농업 먼지, 가습기 오염세균 등에 장기간 노출될 때 발생한다.

3 | 독소에 의한 질환

마이코톡신(mycotoxins)은 곰팡이가 생성하는 2차 대사산물로, 대표적으로 아플라톡신 B1은 강력한 발암성(간암 유발)을 가진다. 엔도톡신(endotoxin)은 그람음성균 세포벽 성분(LPS)으로, 발열·호흡기 자극·염증을 유발한다. 실내 공기질 연구에서는 엔도톡신 농도가 천식 악화와 관련되는 것으로 보고되고 있다. 글루칸(glucan)은 곰팡이 세포벽 성분으로, 건물증후군(sick building syndrome, SBS)의 주요 인자 중 하나로 작용한다. 미생물 기원 휘발성유기화합물(microbial VOCs)은 곰팡이·세균이 물질을 분해할 때 발생하며, 두통, 집중력 저하, 신경계 증상을 유발할 수 있다.

4.4. 바이오에어로졸

바이오에어로졸(bioaerosol)은 공기 중에 존재하는 번식 가능한 미생물(세균, 곰팡이, 바이러스)과 비번식성 미생물 조각, 꽃가루, 동물 비듬 등을 포함한다. 감염성 전파로는 독감, 코로나-19, 결핵, 수두, 홍역 등이 있고 이들은 호흡기 바이오에어로졸을 통해 전파된다. 알레르기 유발물질로는 꽃가루, 집먼지진드기, 바퀴벌레, 애완동물 비듬 등이 대표적이며 카펫, 침구, 환기불량한 실내

환경에서 농도가 높아질 수 있다. 레지오넬라병은 건물 냉각탑의 바이오에어로졸 오염에 의해 발생한 질병의 대표적 사례이다.

4.5. 생물안전등급

생물안전등급(Biosafety Level, BSL)은 병원체(미생물 등)의 위험도에 따라 실험실의 생물학적 위험관리 수준을 분류하는 체계로 실험실 및 연구실에서 미생물 취급 시 필요한 안전수준을 4단계로 구분한다.

생물안전등급 1(BSL-1): 병원성이 거의 없는 미생물로 일반적인 실험실 위생수칙에 적용한다.

생물안전등급 2(BSL-2): 중등도의 위험성을 가진 미생물로 출입통제 및 보호구 착용에 필수이다(*Staphylococcus aureus*, 인플루엔자 등).

생물안전등급 3(BSL-3): 공기전파 가능성·심각한 질환 유발 병원체로 고효율 필터(HEPA)와 음압 시설이 필요하다(*Mycobacterium tuberculosis*, SARS-CoV-2 등).

생물안전등급 4(BSL-4): 치명적이고 치료법이 없는 병원체로 전신 방호복과 독립적 공기 공급이 필요하다[Ebola virus, 마버그바이러스(Marburg virus), 라사 바이러스(Lassa virus) 등].

요약

1. 생물학적 유해인자는 생물체에서 기원하는 유기체로 정의될 수 있으며, 크게 위해동물, 위생해충, 미생물로 구분된다. 위해동물에는 쥐와 기생충이 포함되고, 위생해충에는 파리, 모기, 바퀴, 벼룩, 빈대, 이, 진드기류 등이 있다. 미생물에는 곰팡이, 박테리아, 바이러스가 대표적이며, 최근에는 다제내성균과 신종 감염병 병원체도 주요 관리대상이다.

2. 환경위생과 의학의 발달로 전통적인 병원성 미생물 감염은 감소했으나, 신·재출현 감염병(COVID-19, 원숭이두창 등), 항생제 내성균 및 실내환경 관련 미생물 오염은 여전히 공중보건에 중요한 위협이므로 지속적인 관리가 필요하다.

3. 위해동물 및 위생해충은 감염병의 매개체가 되거나 직접 인체에 피해를 줄 수 있으므로, 통합해충관리 등의 방법을 통해 구제해야 한다. 미생물은 소독, 환기, 공기질 관리, 개인위생을 통해 전파 가능성을 최소화할 수 있다.

4. 미생물의 건강영향은 크게 ① 감염성 질환(결핵, 코로나-19 등), ② 알레르기와 같은 과민성 질환, ③ 마이코톡신·엔도톡신 등 독소에 의한 질환으로 나눌 수 있다. 실내공기 중 바이오에어로졸은 호흡기 질환, 알레르기 등을 유발하는 중요한 원인인자로 평가된다.

연습문제

1. 생물학적 유해인자에 속하지 <u>않는</u> 것은?

① 위생해충
② 곰팡이
③ 방사선
④ 바이러스

2. 위생해충의 종류에 속하지 <u>않는</u> 것은?

① 세균
② 파리
③ 모기
④ 바퀴

3. 미생물의 건강영향으로 적절하지 <u>않은</u> 것은?

① 감염성 질환
② 과민성 질환
③ 독소에 의한 질환
④ 지능 감소

정답 | 1. ③ 2. ① 3. ④

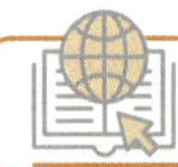

더 생각해 보기

1. 생물학적 유해인자에 쉽게 노출될 수 있는 직업에는 어떠한 것이 있는지 알아보자.

2. 생물학적 유해인자에 의한 집단발병 사례를 조사해 보자.

참고문헌

강경선 외. 《환경위생학》. 문운당. 2009.

권수열 외. 《환경보건학개론》. 한국방송통신대학교출판부. 2012.

박동욱·백남원. 《산업위생학》. 한국방송통신대학교출판부. 2006.

정문식·구성회. 《환경위생학》. 신광출판사. 1998.

황상익. 《문명과 질병으로 보는 인간의 역사》. 한울림. 1998.

Campbell, N. A. et al. *Biology*. 8th Ed.. Pearson. 2008.

Centers for Disease Control and Prevention(CDC). *Vector-borne Diseases and Public Health*. Atlanta: CDC. 2023.

Judson, O.. "A Gazillion Tiny Avatars." *The New York Times*. Dec 15, 2009.

Morens, D. M., Folkers, G. K., Fauci, A. S.. "The Challenge of Emerging and Re-emerging Infectious Diseases." *Nature*, 430. 2004. 242~249.

WHO. *Global Influenza Strategy 2019-2030*. World Health Organization, 2019.

WHO. *Global Report on Psoriasis*. World Health Organization, 2016.

WHO. *Infection Prevention and Control during Health Care when COVID-19 is Suspected or Confirmed*. World Health Organization, 2021.

WHO. *Laboratory Biosafety Manual*, 4th Ed. World Health Organization, 2020.

WHO. *Vector-borne diseases*. Fact sheet, 2024.

환경매체 관리

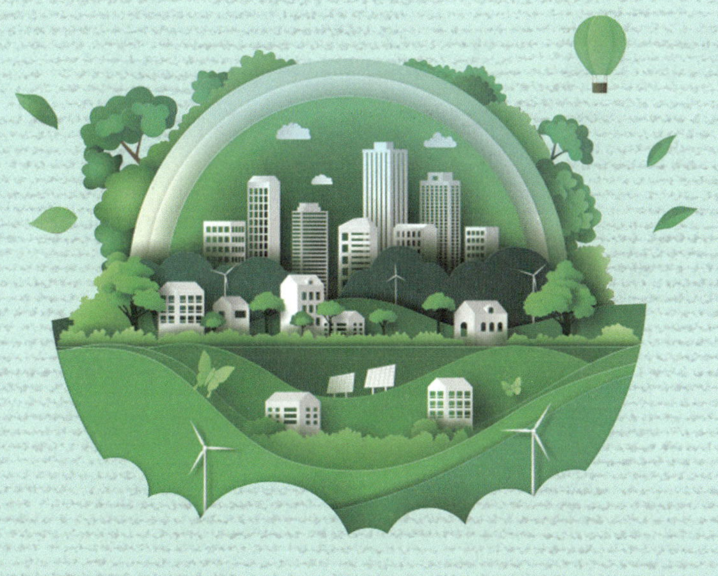

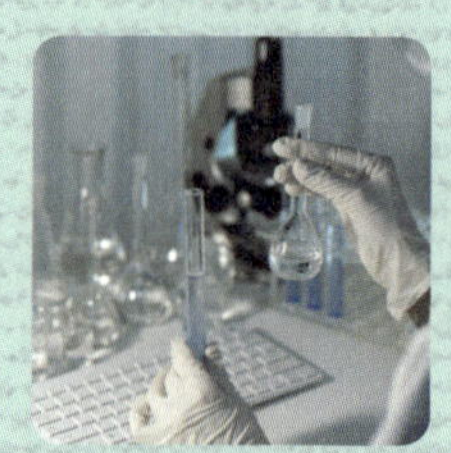

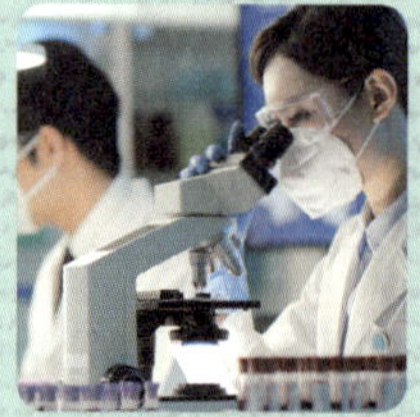
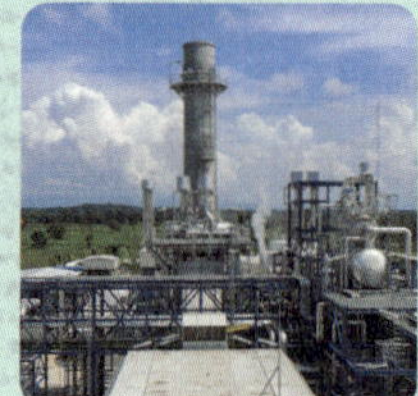
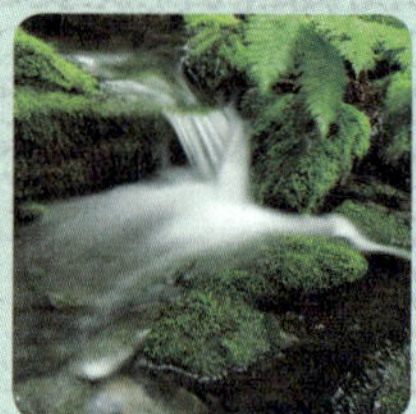
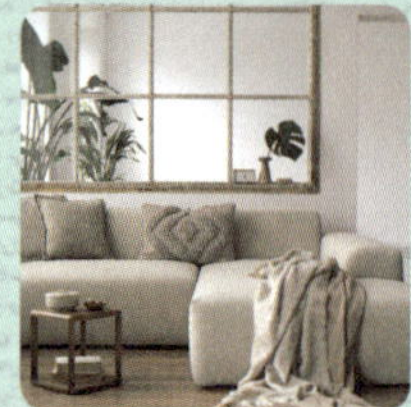

Environmental Health

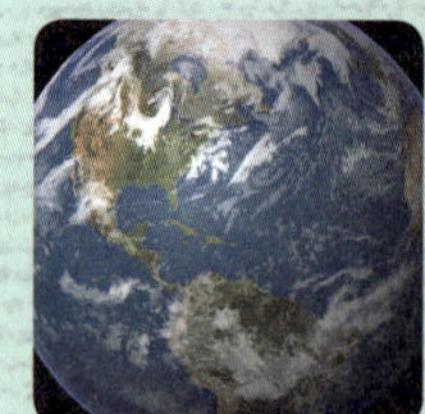
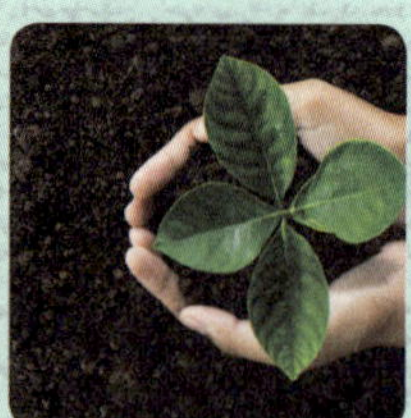

제 6 장

대기환경 관리

개 관

이 장에서는 먼저 대기오염의 주요 원인과 대기오염물질의 특성을 살펴보고, 이들이 인체 건강과 생태계에 미치는 영향에 대해 알아본다. 이어서 국가 및 국제사회에서 제정·시행하고 있는 대기질 기준과 관리정책을 검토하고, 대기환경 관리에 활용되는 측정·모니터링 및 예측 모델링과 같은 기술적 접근을 소개한다. 마지막으로 기후변화와 대기오염 간의 상호작용을 논의함으로써, 대기환경 관리의 이론적 기초분 아니라 실질적인 관리기술과 정책적 접근을 종합적으로 이해할 수 있도록 한다.

학습목표

1. 주요 대기오염물질의 예를 들고 발생원에 대해 설명할 수 있다.
2. 대기오염의 건강영향에 대해 설명할 수 았다.
3. 국가 및 국제적으로 제정·시행되고 있는 대기환경 기준과 관리정책을 설명할 수 있다.
4. 기후변화가 대기질에 미치는 영향과 대기오염이 기후변화에 기여하는 과정을 설명할 수 있다.

주요용어

대류권 | 대기오염 | 대기오염물질 | 1차 오염물질 | 2차 오염물질
미세먼지 | 초미세먼지 | 오존 | 대기오염 모니터링 | 대기질 기준
기후변화

1. 대기의 구조와 대기오염

1.1. 대기의 조성과 수직구조

지구의 대기(atmosphere)는 질소(약 78%), 산소(약 21%), 아르곤(약 0.9%)과 같은 주성분 기체와 이산화탄소(약 0.04%), 메탄 등의 미량 기체로 구성된 연속

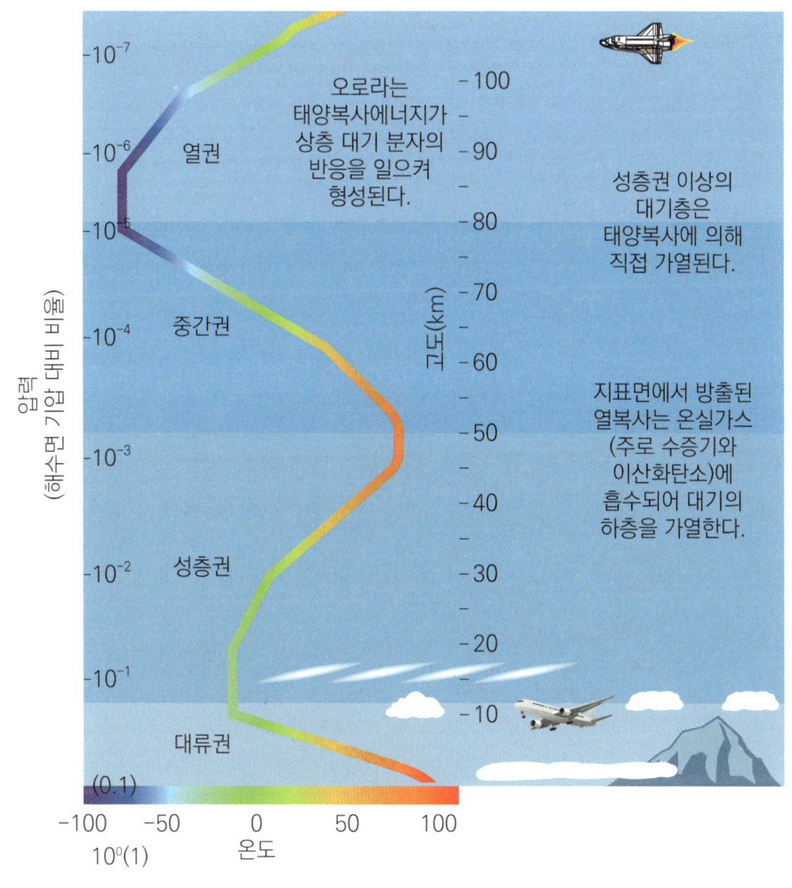

그림 6.1. 대기의 수직구조

적인 기체층으로 이루어져 있다. 대기는 태양복사에너지를 조절하고 기후와 수분 순환을 유지하며, 지구 생명체가 살아가는 데 필수적인 환경을 제공한다.

대기는 고도에 따라 기온, 밀도, 성분이 달라 지는 구간이 존재한다. 이때의 각 구간을 '층'이라 하며, '층'은 완전히 단절된 구조가 아니라, 성질이 뚜렷하게 달라지는 영역을 의미한다. 이러한 층들은 지표로부터 위쪽으로 순차적으로 대류권, 성층권, 중간권, 열권으로 구분된다(그림 6.1).

1 | 대류권

대류권(troposphere)은 지표면에서 평균 약 12km(7.5miles) 높이까지 분포하며, 극지방에서는 적도지방에 비해 위 층인 성층권과 경계면의 고도가 더 낮다. 이 층은 지구 대기 중 가장 밀도가 높은 층으로, 공기의 대부분(전체 대기 질량의 약 75~80%)과 수증기 및 에어로졸의 약 99%가 포함되어 있다. 대류권에서는 고도가 1km 상승함에 따라 약 6.5℃ 비율로 온도가 감소한다. 즉 지표면의 온도가 높고 상층부의 온도는 낮아 대류현상이 발생하며, 4개 층 중 유일하게 기상현상이 발생한다.

대류권 중 지표로부터 1~2km까지 대기층을 대기경계층이라고 한다. 이 층은 지표와 대기가 직접 맞닿아 상호작용하는 구간으로, 지표의 영향을 직접적으로 받아 일변화가 가장 크게 일어나며, 이 구간에서 대기오염물질의 확산이 주로 일어난다. 이때 난류가 발달하면 오염물질이 확산되지만, 기온역전과 같은 안정한 대기조건에서는 혼합이 억제되어 오염물질이 고농도로 축적되는 현상이 나타나게 된다.

2 | 성층권

성층권(stratosphere)은 대류권의 바로 위쪽에 있으며, 고도 12~50km 범위에 분포한다. 이 층은 대류권과 달리 고도가 높아질수록 기온이 상승하며, 하층부의 밀도가 커서 대기가 매우 안정적이고 공기의 움직임이 거의 없다. 이러

한 특성으로 인해 항공기는 주로 기상현상이 비교적 적은 대류권과 성층권의
전이 영역을 비행한다. 성층권에서 고도가 상승함에 따라 기온이 상승하는 이
유는 성층권에 있는 오존(O_3)이 태양광 중 자외선을 흡수하기 때문이다. 오존
이 최대 농도가 되는 구간인 20~25km 구간을 오존층(ozone layer)이라고 하며,
오존층은 태양의 자외선을 흡수하여 지구 생태계를 보호하는 역할을 한다.

3 | 중간권

중간권(mesosphere)은 지구 표면에서 50~80km 높이에 분포하며, 대류권과
마찬가지로 고도가 높아질수록 기온이 점차 낮아지는 특징을 보인다. 이로 인
해 대기운동이 활발하게 일어나고, 상하층 간 혼합이 끊임없이 이루어져 조성
물질의 비율이 거의 일정하게 유지된다. 이러한 이유로 중간권은 균질층
(homosphere)이라고 불린다. 특히 최상층은 지구 대기권 중 가장 추운 곳으로,
평균 기온이 약 -85℃에 이른다. 중간권은 탐사 로켓과 로켓 추진 항공기가
도달하는 영역이자 유성이 대부분 소멸하는 영역이다.

4 | 열권

열권(thermosphere)은 지구 표면에서 80~700km 높이에 분포하며, 하부에는
전리층(ionosphere)이 있다. 이 층은 태양의 고에너지 복사가 흡수되어 성층권
과 유사하게 고도가 증가함에 따라 온도가 상승하는 특징을 보인다. 특히 열
권에서는 구름과 수증기가 존재하지 않으며, 국제우주정거장이 열권궤도를
따라 공전한다.

1.2. 대기오염의 정의

앞에서 기술한 바와 같이 대기는 연속적이면서도 층별로 뚜렷한 특성이 있

다. 특히 대류권과 대기경계층은 인간 활동과 직접적으로 연결되어 있어, 인위적으로 배출된 물질이 농도 변화를 일으키고 다양한 환경문제를 유발한다. 본래 대기의 조성과 기능이 변질될 때 이를 대기오염(air pollution)이라 하며, 주요 국제기관에서는 대기오염을 다음과 같이 정의한다.

- 세계보건기구(WHO, 2024): 대기 중에 인위적으로 배출된 오염물질이 하나 이상 존재하여, 그 양·농도·지속시간이 특정 지역의 불특정 다수에게 불쾌감을 주거나 공중보건상 위해를 일으키며, 인간·동물·식물의 활동에 해를 끼쳐 생활과 재산을 향유할 정당한 권리를 방해하는 상태
- 미국 국립환경보건과학원(NIEHS, 2023): 인위적 및 자연적 기원에 의한 유해물질이 혼합되어 존재하는 상태
- 유럽환경청(EEA, 2019): 대기 중 오염물질이나 유해물질이 존재하여, 그 농도가 인체 건강이나 복지를 해치거나 다른 환경적 피해를 유발하는 상태
- 국립환경과학원(NIER, 2023): 대기 중 존재하는 물질 중 대기오염의 원인으로 인정된 가스상 및 입자상 물질

위 정의는 모두 ① 오염물질의 대기 중 존재, ② 일정 수준 이상의 농도, ③ 건강·생태계·기후에 대한 부정적 영향이라는 공통점이 있다. 따라서 이 책에서는 대기오염을 '인위적 또는 자연적 기원에서 발생한 오염물질이 대기 중에 일정 수준 이상 존재하여 인체 건강과 생태계, 사회·경제적 자산 및 기후에 해로운 영향을 미치는 상태'로 정의하겠다.

2. 대기오염물질과 우리나라의 대기오염 현황

2.1. 물리적 측면에서 대기오염물질의 구분

　물리적 측면에서 대기오염물질은 가스상 오염물질과 입자상 오염물질로 나뉜다(그림 6.2). 「대기환경보전법」 제2조에 따르면, '대기오염물질이란 대기 중에 존재하는 물질 중 제7조에 따른 심사·평가 결과 대기오염의 원인으로 인정된 가스·입자상 물질로서 기후에너지환경부령으로 정하는 것을 말한다.'

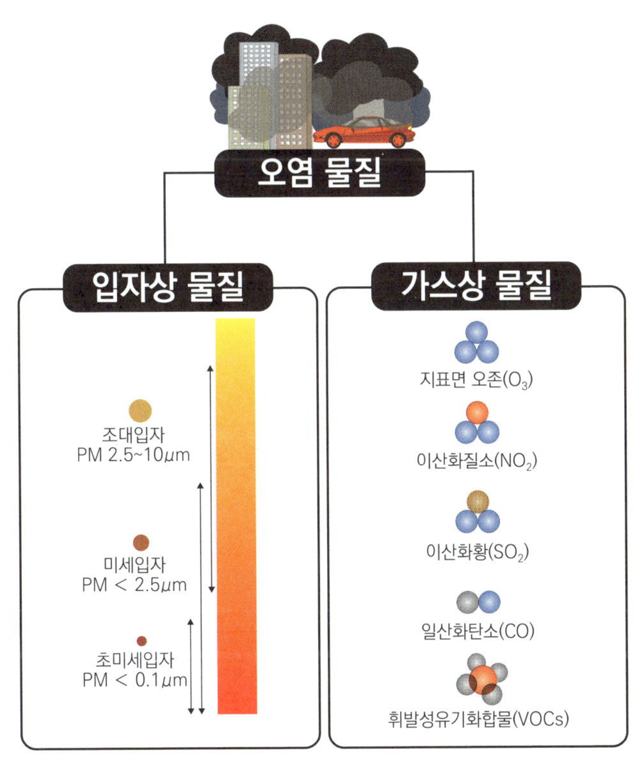

그림 6.2. 대기오염물질의 종류: 입자상 물질과 가스상 물질

여기서 '가스란 물질이 연소·합성·분해될 때에 발생하거나 물리적 성질로 인하여 발생하는 기체상 물질'을 말하며, 입자상 물질이란 '물질이 파쇄·선별·퇴적·이적될 때, 그 밖에 기계적으로 처리되거나 연소·합성·분해될 때에 발생하는 고체상 또는 액체상의 미세한 물질'을 말한다. 이 두 범주는 대기오염의 원인물질 선정, 배출허용 기준, 방지시설 설치기준, 자가측정 항목 등에 중요한 기준으로 활용된다.

1 | 입자상 물질

입자상 물질(particulate matter)은 대기 중에 부유하는 고체 또는 액체의 미세한 입자를 의미하며, 총부유분진(total suspended particles, TSP), 미세먼지(공기역학적 지름 $10\mu m$ 이하, PM_{10}), 초미세먼지(공기역학적지름 $2.5\mu m$ 이하, $PM_{2.5}$), 먼지(dust), 연기(smoke), 안개(fog), 에어로졸(aerosol) 등으로 구분한다. 인위적 발

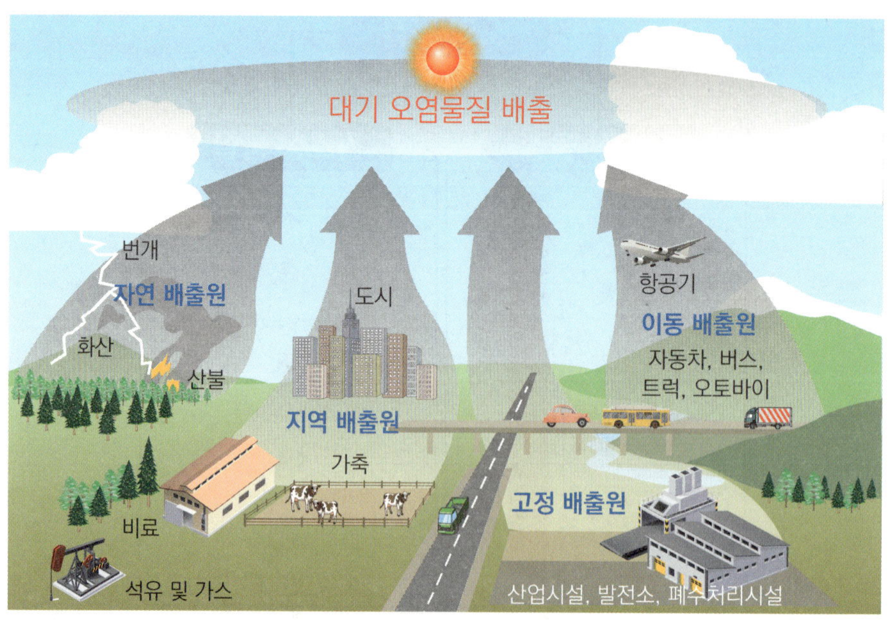

그림 6.3. 대기오염물질 배출원과 유형

생원은 화석연료 연소, 산업공정, 교통, 건설, 비산먼지 등을 들 수 있으며, 자연적 발생원은 황사, 화산재, 화재 등이 있다(그림 6.3). 입자상 물질은 호흡기를 통해 체내로 유입되어 호흡기 및 심혈관계 질환을 발생시킬 수 있으며, 환경적으로는 가시거리 저하, 기후변화(복사 균형 변화) 등을 일으킬 수 있다.

2 | 가스상 물질

가스상 물질(gaseous pollutants)은 기체 또는 증기 형태로 존재하는 대기오염물질을 의미하며, 가스상 대기오염물질의 예로는 이산화황(SO_2), 질소산화물(NOx), 일산화탄소(CO), 오존, 휘발성유기화합물($VOCs$), 암모니아(NH_3) 등이 있다. 인위적 발생원은 화석연료 연소, 교통 배출가스, 산업공정, 용제 사용, 농업활동 등을 들 수 있고, 자연적 발생원은 화산, 산불, 토양 및 생물학적 활동(토양, 식물, 동물, 해양 등) 등을 들 수 있다. 이러한 물질은 인체의 호흡기를 자극하고 독성을 나타내며, 생태계에 영향을 준다. 또한, 광화학 스모그나 산성비 전구체로서 건축물이 부식되는 현상의 원인이 되기도 하며, 온실가스로 작용하여 지구온난화에 기여하기도 한다.

2.2. 생성과정에 따른 대기오염물질의 구분

대기오염물질은 발생기원과 생성과정에 따라 크게 1차 오염물질(primary pollutants)과 2차 오염물질(secondary pollutants)로 나눌 수 있다(그림 6.4).

1 | 1차 오염물질

1차 오염물질은 인위적 또는 자연적 배출원에서 직접 대기로 방출되어 대기 중에 즉각적으로 영향을 미치는 오염물질을 말하며, 주로 연소, 산업공정, 교통 등에서 배출되는 이산화황, 질소산화물, 일산화탄소, 휘발성유기화합물,

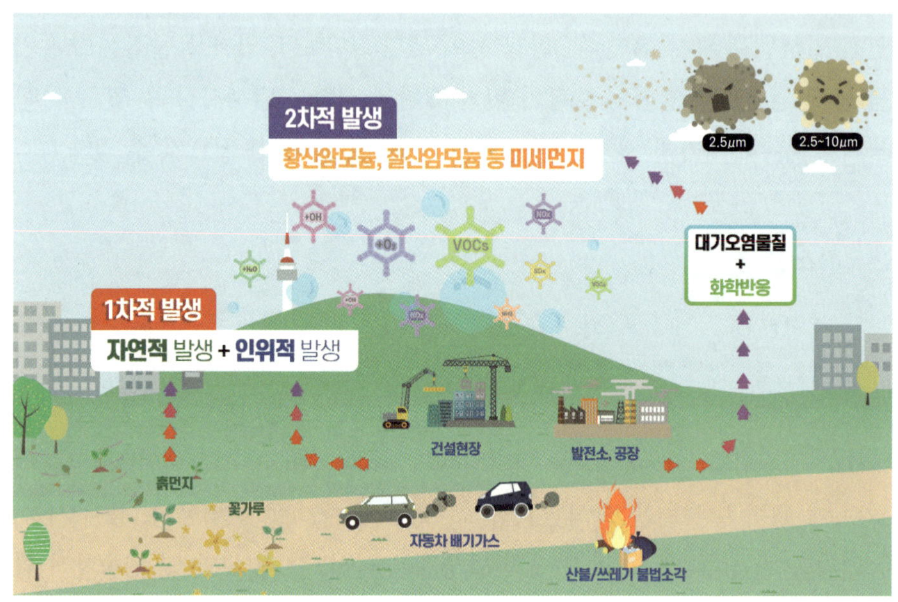

그림 6.4. 미세먼지의 생성과정에 따른 구분

자료: 환경부. 〈바로 알면 보인다. 미세먼지 도대체 뭘까?〉. 2016.

암모니아, 미세먼지(PM_{10}, $PM_{2.5}$) 등이 이에 해당된다.

2 | 2차 오염물질

2차 오염물질은 1차 오염물질이 대기 중에서 광화학반응, 산화·환원 반응, 응결 등의 화학·물리적 과정을 거쳐 새롭게 형성되는 물질을 말한다. 이에 해당하는 오염물질로는 오존, 2차 미세먼지($PM_{2.5}$ 중 황산염·질산염·암모늄염), 퍼옥시아세틸질산염(PAN) 등을 들 수 있다. 2차 오염물질의 생성량은 1차 오염물질의 농도뿐 아니라 태양복사(광화학반응), 기온, 습도, 기류 등 기상조건에 따라 달라진다.

대기오염물질은 자연적 발생원과 인위적 발생원으로부터 생성되며, 인위적 발생원은 발전·산업 활동, 수송, 생활, 농업, 폐기물 처리 등 다양한 부문으로 구분될 수 있다. 2022년 기준 국내 주요 대기오염물질 배출량에 따르면, 전체 배출량은 초미세먼지($PM_{2.5}$)가 약 5.9만 톤, 황산화물(SOx)이 약 12.7만 톤, 질소산화물(NOx)이 약 85.7만 톤, 휘발성유기화합물($VOCs$)이 약 93.8만 톤, 암모니아(NH_3)가 약 24.2만 톤이었다(표 6.1).

발전 및 에너지산업 연소 부문은 SOx의 23.1%, NOx의 6.8%를 차지하여 중요한 배출원으로 꼽힌다. 산업 부문은 제조업 연소와 생산공정으로 나눌 수 있는데, 이 가운데 제조업 연소는 NOx와 SOx 배출에 기여하고, 생산공정은 $VOCs$의 15.5%를 차지해 산업활동이 대기오염물질 배출에 큰 영향을 미치고 있음을 보여 준다. 수송 부문은 도로이동오염원(자동차 등)과 비도로이동오염원(선박, 항공기, 건설기계 등)으로 구분되는데, 두 부문을 합치면 NOx 배출의 약 61.7%를 차지해, 수송이 국내 NOx의 가장 큰 원인임을 알 수 있다. 또한 $PM_{2.5}$ 배출에서도 도로이동 5.0%, 비도로이동 24.5%로 합계 29.5%를 차지한다.

생활 부문에서는 난방과 취사와 같은 비산업 연소 그리고 도료·세제·접착제 등에서 발생하는 유기용제 사용이 대표적이다. 특히 유기용제 사용은 $VOCs$ 배출의 절반 이상(54.9%)을 차지하여, 일상생활이 대기 중 오염물질 발생에 크게 기여하고 있음을 보여 준다. 농업 부문은 NH_3 배출의 핵심 원인으로, 전체의 83.6%를 차지한다. 이는 가축 분뇨와 비료 사용이 대기 중 2차 미세먼지 형성에 중요한 역할을 함을 의미한다. 그 밖에 비산먼지는 주로 도로, 건설현장 등에서 발생하며, $PM_{2.5}$ 배출의 26.1%를 차지한다. 생물성 연소(예 산불, 농업 잔재물 연소) 역시 $PM_{2.5}$의 20.6%, $VOCs$의 9.2%를 차지하는 것으로 나타났다.

이처럼 발전, 산업, 수송, 생활의 다양한 부문에서 배출이 이루어지기 때문에, 대기오염물질 관리정책은 특정 부문만이 아니라 모든 부문을 아우르는 종합적인 접근이 필요함을 알 수 있다.

표 6.1. 2022년 국내 주요 오염물질 배출원별 배출량

배출원 (단위: 톤/연)		$PM_{2.5}$	SO_x	NO_x	VOCs	NH_3
합계		59,459	126,743	857,026	938,341	242,227
발전	에너지산업 연소	2,668 (4.5%)	29,317 (23.1%)	57,897 (6.8%)	9,594 (1.0%)	2,483 (1.0%)
산업	제조업 연소	2,943 (4.9%)	41,078 (32.4%)	138,308 (16.1%)	2,941 (0.3%)	1,413 (0.6%)
	생산공정	4,955 (8.3%)	40,056 (31.6%)	29,851 (3.5%)	145,470 (15.5%)	19,740 (8.1%)
	폐기물 처리	144 (0.2%)	1,155 (0.9%)	7,333 (0.9%)	53,551 (5.7%)	23 (0.01%)
수송	도로이동 오염원	2,993 (5.0%)	247 (0.2%)	256,268 (29.9%)	27,978 (3.0%)	1,614 (0.7%)
	비도로 이동 오염원	14,576 (24.5%)	6,586 (5.2%)	272,423 (31.8%)	64,997 (6.9%)	110 (0.05%)
생활	비산업 연소	768 (1.3%)	8,227 (6.5%)	85,288 (10.0%)	2,923 (0.3%)	1,527 (0.6%)
	에너지 수송 및 저장	–	–	–	23,312 (2.5%)	–
	유기용제 사용	–	–	–	515,048 (54.9%)	–
	농업	–	–	–	–	202,443 (83.6%)
	기타 면오염원	2,653 (4.5%)	–	1,132 (0.1%)	6,494 (0.7%)	12,860 (5.3%)
	비산먼지	15,509 (26.1%)	–	–	–	–
	생물성 연소	12,250 (20.6%)	78 (0.1%)	8,527 (1.0%)	86,033 (9.2%)	15 (0.01%)

자료: 환경부 국가미세먼지정보센터(www.air.go.kr)

대기오염은 전 지구적 차원에서 여전히 심각한 환경문제로 남아 있으며, 특히 인체 건강에 직접적인 영향을 미치는 초미세먼지($PM_{2.5}$)와 대류권 오존 농도는 WHO가 제시한 권고기준을 초과하는 경우가 대부분이다. WHO는 2019년을 기준으로 전 세계 인구의 약 99%가 WHO의 대기질 가이드라인을 초과하는 지역에 거주하고 있다고 보고하였다. 이는 대기질 악화가 단순히 지역적 문제가 아니라 전 지구적 보건위기로 확산되고 있음을 의미한다.

국내 대기질 기준은 여전히 WHO 권고기준에 비해 완화된 수준으로, 일부 지역에서는 국제기준을 초과하는 경우가 보고되고 있다. 수도권과 주요 산업도시는 PM_{10}과 NOx 농도가 상대적으로 높게 나타나며, 농촌 지역은 농업활동으로 인한 NH_3 배출이 두드러져 2차 미세먼지 형성에 기여한다. 이러한 국내 분포 현황은 대기환경 개선 노력이 지속되고 있음에도 불구하고 지역적 특성과 배출원별 차이에 따라 여전히 개선과제가 남아 있음을 시사한다.

〈그림 6.5〉는 2014년부터 2023년까지 10년간 국내 주요 도시에서 대기오염 모니터링을 수행하고 있는 6종 대기오염물질(PM_{10}, $PM_{2.5}$, NO_2, SO_2, CO, O_3) 농도 변화를 보여 준다. PM_{10}과 $PM_{2.5}$는 전반적으로 뚜렷한 감소 추세를 보이며, 특히 2018년 이후 관리정책과 국제협력의 강화로 개선효과가 두드러진다. NO_2와 SO_2 역시 같은 기간 동안 점진적으로 줄어들어 교통 및 산업 부문에서의 배출저감 노력이 일정한 성과를 거둔 것으로 평가된다. CO의 경우도 감소세가 유지된 것으로 보인다. 반면, O_3의 경우에는 뚜렷한 증가추세를 보이고 있는데, 이는 기온의 상승과도 관련이 있다. 이러한 결과는 국내 대기환경 관리정책이 효과를 발휘했음을 보여 주지만, 동시에 배출량 외에도 기상조건이 대기질에 미치는 영향이 크다는 점을 함께 고려해야 함을 시사한다.

우리나라의 미세먼지 농도수준도 풍속과 같은 기상인자에 의해 영향을 받는 것으로 보고되었다. 풍속이 약화될 경우 대기 혼합이 억제되어 오염물질이 장시간 체류하게 되고, 이로 인해 쉽게 고농도 현상이 발생할 수 있다. 이는 동일한 배출수준이라 하더라도 기상조건에 따라 대기질이 크게 달라질 수 있

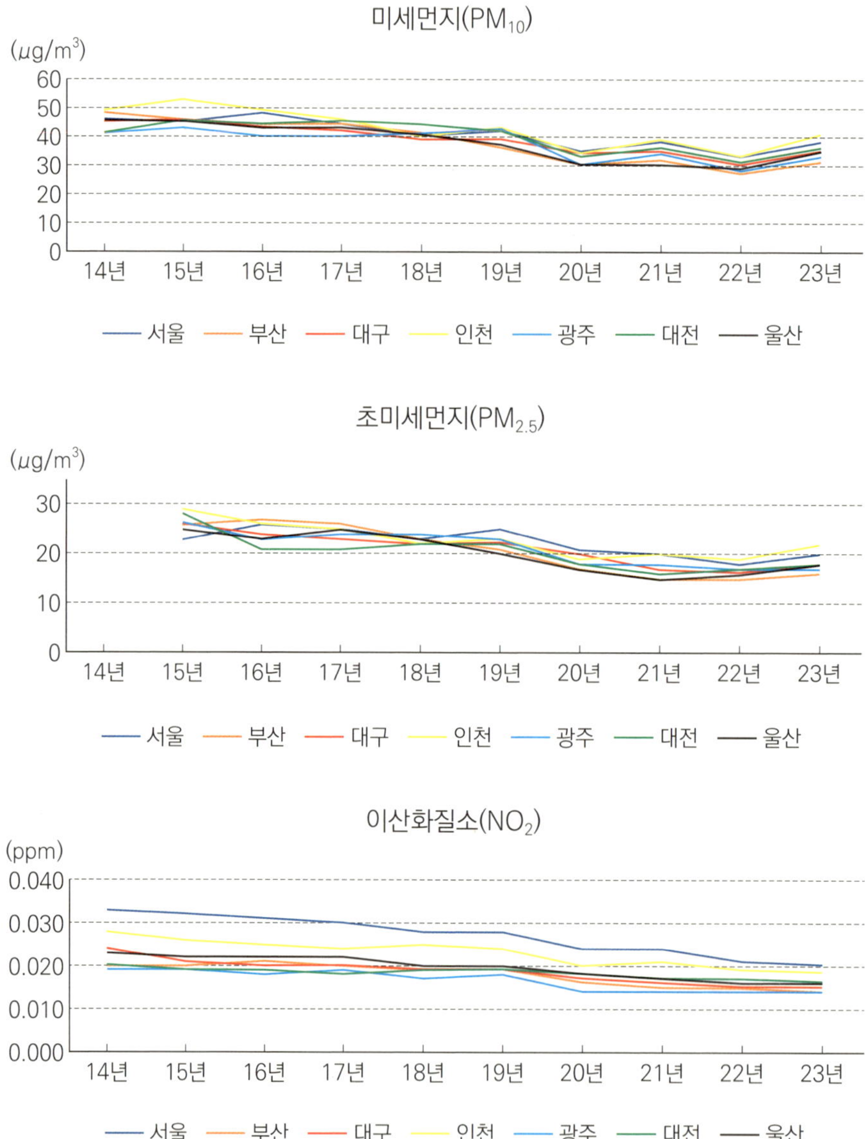

미세먼지(PM10)
(μg/m³)
60
50
40
30
20
10
0
14년 15년 16년 17년 18년 19년 20년 21년 22년 23년
서울 부산 대구 인천 광주 대전 울산

초미세먼지(PM2.5)
(μg/m³)
30
20
10
0
14년 15년 16년 17년 18년 19년 20년 21년 22년 23년
서울 부산 대구 인천 광주 대전 울산

이산화질소(NO2)
(ppm)
0.040
0.030
0.020
0.010
0.000
14년 15년 16년 17년 18년 19년 20년 21년 22년 23년
서울 부산 대구 인천 광주 대전 울산

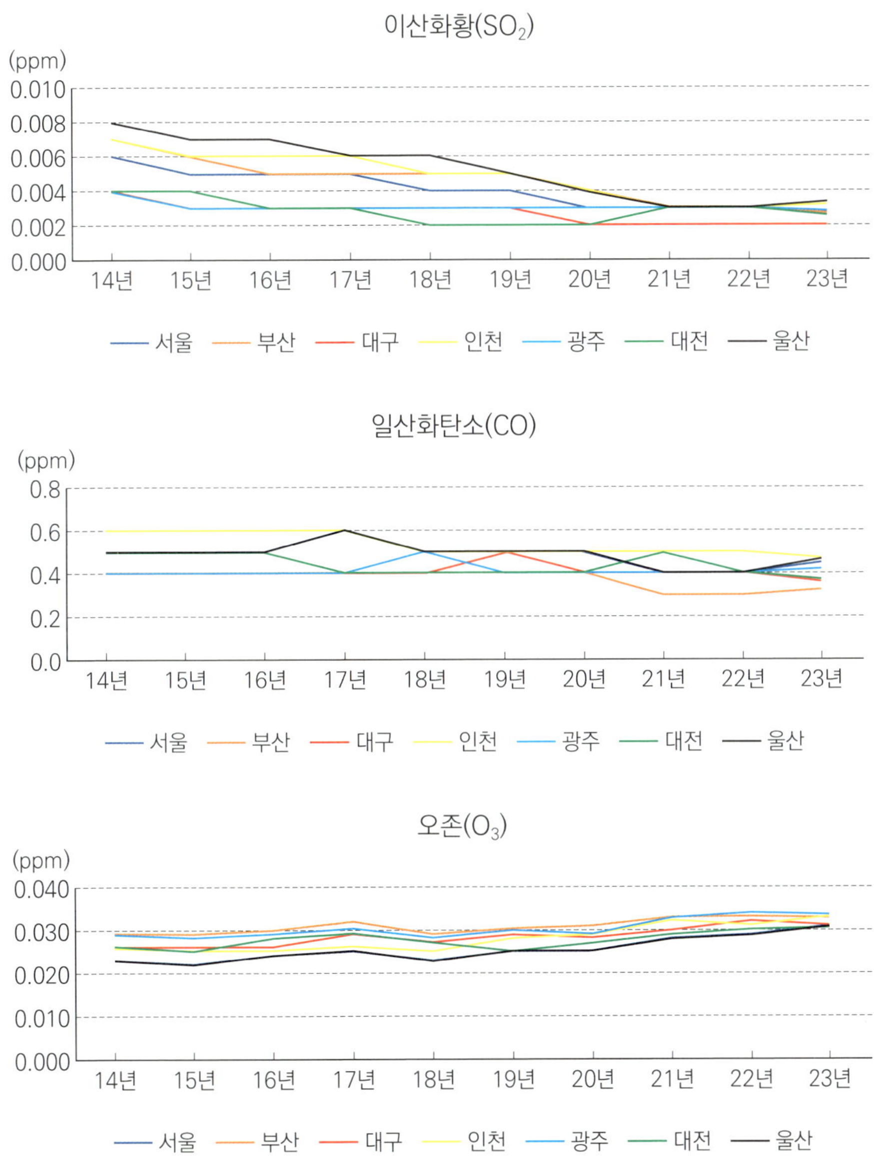

그림 6.5. 주요 도시의 대기오염물질 6종 오염도의 시계열 분포(2014~2023)

자료: 국립환경과학원. 《2023 대기환경연보》.

음을 의미하며, 대기환경 관리에서 기상학적 요소를 함께 고려해야 함을 뒷받
침해 준다.

2.5. 한국 대기질 데이터 수집 검증체계

국내 대기질 평가는 국가 및 지방자치단체에서 운영하는 대기측정망을 중
심으로 이루어지며, $PM_{2.5}$, PM_{10}, SO_2, NO_2, O_3, CO 등 일반대기오염물질을
지속적으로 모니터링한다. 또한 휘발성유기화합물(VOCs), 중금속, 산성물질
등 유해대기오염물질을 감시하기 위한 특수대기환경측정망을 별도로 구축하
여 지역 특성에 따른 오염물질을 보완 관측한다. 이와 같은 측정자료는 장비
교정, 이상치 검토, 결측처리 등 품질관리 절차를 거쳐 최종확정자료로 산정
되며, 대기환경연보 및 공공 포털을 통해 공개된다.

대기오염 모니터링은 주로 고정식 측정망을 기반으로 하지만, 배출원 주변
의 공간적 농도 특성을 정밀하게 확인하기 위해 이동식 측정차량을 활용한 현
장조사가 병행된다. 이러한 이동측정은 산업단지 경계부, 교통 혼잡 구간, 민
원 발생 지점 등을 중심으로 국지적 고농도 구역을 식별하는 데 사용된다. 한
편, 산업활동 및 용제 사용 등에 의해 발생하는 오염물질의 연간 배출량은 국
가 배출량 인벤토리를 통해 집계되며, 사업장 배출원 정보는 배출원 관리시스
템에 보고된다. 또한 화학물질 배출·이동량 정보(Pollutant Release and Transfer
Register, PRTR)는 지역 단위의 유해물질 배출수준과 잠재적 노출 위험을 평가
하는 근거자료로 활용된다.

이와 같이 관측·배출·이동자료는 수치예보 모델에 입력되어 기상조건의
영향, 오염물질의 이동경로, 2차 생성반응 등을 진단하는 데 사용되며, 고농도
사례분석 및 원인규명에도 활용된다. 이러한 통합적 데이터 수집·검증 체계
는 대기질 기준 준수 여부를 평가하고, 지역별 관리 우선순위를 설정하며, 정
책효과를 정량적으로 검토하는 데 기반을 제공한다.

　대기오염은 현대 사회에서 가장 중요한 환경적 건강 위험요인 중 하나로 꼽힌다.

　WHO가 발간한 〈세계 대기질 가이드라인〉(2021)에 따르면, 대기오염은 매년 약 700만 명의 조기 사망을 초래하며, 이는 흡연이나 고혈압과 같은 전통적인 건강 위험요인과 비슷한 수준이다. 한편 2021년 전 세계 사망자 수를 기준으로 주요 건강 위험요인을 비교한 결과에서는 고혈압이 가장 큰 위험요인으로 나타났으며, 대기오염은 약 810만 명의 사망과 연관되어 두 번째로 높은 순위를 차지하였다.

　앞서 살펴본 바와 같이 대기오염은 주요 건강 위험요인으로 확인되고 있으며, 주요 대기오염물질과 그 건강영향을 정리하면 〈표 6.2〉와 같다.

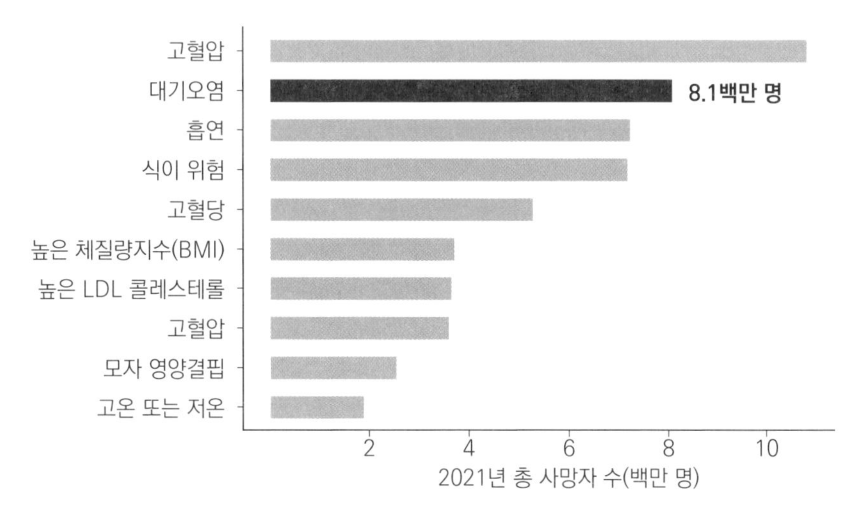

그림 6.6. 2021년 전 세계 사망자 수 기준 주요 건강 위험요인의 순위

구분	주요 오염물질	주요 발생원	대표적 건강영향
입자상 물질 (PM)	PM_{10}, $PM_{2.5}$	화석연료 연소, 교통, 산업공정, 건설먼지, 자연적 발생(황사, 산불)	만성: 심혈관계 질환, 고혈압, 심근경색, 뇌졸중 위험 증가 급성: 호흡기계 질환, 천식 발작, 만성폐쇄성폐질환(COPD) 악화, 폐 기능 저하
이산화황 (SO_2)	SO_2	석탄·석유 연소, 금속 제련, 화산활동	호흡기 질환자에게 민감, 기침·가슴 압박감·기관지 수축 유발
질소산화물 (NOx)	NO, NO_2	차량 배출가스, 발전소, 난방, 번개	기도 염증, 폐기능 감소, 아동 천식 발병과 밀접한 관련, 오존·2차 PM 생성
일산화탄소 (CO)	CO	불완전연소(자동차, 난방기구, 산불)	혈액 내 헤모글로빈과 결합 → 산소 운반 능력 저하 → 두통, 피로, 심혈관 환자 악화, 고농도 시 사망
오존 (O_3)	O_3	NOx+VOCs 광화학 반응	기도 자극, 폐기능 저하, 천식 악화, 염증 반응, 식물 피해
휘발성 유기화합물 (VOCs)	벤젠, 톨루엔, 포름알데하이드, 이소프렌 등	차량·산업 배출, 용제 사용, 흡연, 식물 방출	발암성(벤젠), 호흡기 자극, 신경계 영향, 광화학 스모그 전구체
암모니아 (NH_3)	NH_3	가축 분뇨, 농업 비료, 토양·해양 탈기	호흡기 및 심혈관계 영향
중금속	납(Pb), 카드뮴(Cd), 수은(Hg), 비소(As) 등	산업 배출, 석탄 연소, 폐기물 소각	신경계 독성(납, 수은), 신장손상, 발암성(비소, Cd)

4. 국내·외 대기질 기준 및 관리정책

4.1. 대기질 기준

환경기준은 인간의 건강과 환경을 보호하기 위해 대기, 수질, 토양 등 환경매체에 허용될 수 있는 오염물질의 수준을 정한 사회적·정책적 목표치를 의미한다. 이는 단순히 과학적 수치만이 아니라, 국민 건강보호와 환경보전을 위한 최소한의 사회적 합의 수준을 반영하여 정해진다. 이때 환경기준은 그 내용과 운영방법에 따라 다음과 같이 나눌 수 있다.

- 기준치(standard): 행정적인 행위를 위하여 법적 규제를 가짐
- 지침치(guideline): 지역환경의 행정적 대책을 위함
- 목표치(goal): 지역환경의 행정적·기술적 대책을 위함
- 판정기준(criteria): 환경의 질, 즉 환경오염 상태를 파악하기 위함

4.2. 국내 대기질 기준

〈표 6.3〉은 국내 대기환경기준을 나타낸 것으로, 이때 대기는 실외환경을 의미한다. 국내 대기환경기준은 「환경정책기본법 시행령」 [별표] 환경기준(제2조 관련)에 근거하여 제정되며, 기후에너지환경부가 고시·운영한다. 이 기준은 국민의 건강보호와 쾌적한 환경보전을 목적으로 하며, 주요 대기오염물질별로 단기(1시간, 24시간 등)와 장기(연평균) 노출에 따른 허용치를 구분하여 제시하고 있다.

표 6.3. 국내 실외 대기환경기준(2024년 기준)

오염물질	평균 시간	대기환경기준
미세먼지(PM_{10})	24시간	$100\mu g/m^3$
	연평균	$50\mu g/m^3$
초미세먼지($PM_{2.5}$)	24시간	$35\mu g/m^3$
	연평균	$15\mu g/m^3$
이산화황(SO_2)	1시간	0.15ppm
	24시간	0.05ppm
	연평균	0.02ppm

일산화탄소(CO)	1시간	25ppm
	8시간	9ppm
이산화질소(NO$_2$)	1시간	0.10ppm
	연평균	0.03ppm
오존(O$_3$)	1시간	0.10ppm
	8시간	0.06ppm
납(Pb)	분기	0.5μg/m^3
벤젠(C$_6$H$_6$)	연평균	5μg/m^3

4.3. 국외 대기질 기준

국제적으로도 대기오염물질의 인체 건강영향과 환경적 피해를 최소화하기 위해 다양한 기준이 마련되어 있다. 대표적으로 WHO, 유럽연합(EU), 미국 환경보호청(EPA)이 제정한 대기질 가이드라인과 기준이 널리 활용된다. WHO 대기질 가이드라인(2021 개정판)은 건강영향에 초점을 맞추어 제시되며, 가능한 한 엄격한 기준을 권고한다. EU 대기질 기준(2008/50/EC)은 회원국이 준수해야 하는 법적 기준으로, 일부 항목은 WHO 가이드라인보다 다소 완화되어 있다. 미국 EPA 국가환경대기기준(NAAQS)은 공중보건 및 환경보호를 위해 설정된 연방기준으로, 1차 기준(인체 건강 보호)과 2차 기준(환경 및 재산 보호)으로 구분된다.

표 6.4. 국제 주요 대기질 기준(WHO, EU, 미국 EPA) 비교

오염물질	WHO(2021)	EU(2008/50/EC)	미국 EPA(NAAQS)
PM$_{2.5}$	연평균 5μg/m³, 24시간 15μg/m³	연평균 25μg/m³	연평균 12μg/m³, 24시간 35μg/m³
PM$_{10}$	연평균 15μg/m³, 24시간 45μg/m³	연평균 40μg/m³, 24시간 50μg/m³	24시간 150μg/m³
NO$_2$	연평균 10ppb, 24시간 25ppb	연평균 40μg/m³, 1시간 200μg/m³	연평균 53ppb, 1시간 100ppb

SO$_2$	24시간 40μg/m³	1시간 350μg/m³, 24시간 125μg/m³	1시간 75ppb
O$_3$	8시간 60μg/m³ (약 30ppb)	8시간 120μg/m³ (25일 초과 금지)	8시간 70ppb
CO	24시간 4mg/m³	8시간 10mg/m³	8시간 9ppm, 1시간 35ppm
벤젠	연평균 0.3μg/m³	연평균 5μg/m³	별도 기준 없음

자료: WHO Air Quality Guidelines(2021), EU Directive 2008/50/EC, US EPA NAAQS(2023).

4.4. 국내·외 대기질 관리 정책

대기질 기준이 설정되었다고 해서 곧바로 달성되는 것은 아니다. 기준은 목표치일 뿐이며, 실제 현장에서 이를 달성하려면 법적 규제, 행정적 제도, 기술적 수단이 복합적으로 작동해야 한다. 따라서 각국은 배출원 관리, 모니터링 체계 강화, 국제협력 등 다각적 정책을 운영하고 있다.

국내의 경우, 「대기환경보전법」을 중심으로 다양한 대기질 관리제도가 운영되고 있다. 특히 수도권 지역의 심각한 대기오염 문제를 해결하기 위해 '수도권 대기환경개선 특별대책'이 시행되었고, 최근에는 고농도 미세먼지가 반복적으로 발생하는 겨울철을 대상으로 한 '미세먼지 계절관리제'가 도입되었다. 계절관리제는 12월부터 이듬해 3월까지 석탄발전소 가동률 제한, 사업장 배출량 관리, 노후 경유차 운행 제한 등을 포함하며, 이는 단기적 대책이면서도 국민 체감도를 높인 정책 사례로 평가된다.

미국은 「대기청정법(Clean Air Act)」을 기반으로 연방정부(EPA)와 주정부가 협력하는 구조적 관리체계를 갖추고 있다. EPA는 국가환경대기기준(NAAQS)을 설정하고, 각 주는 이를 달성하기 위한 '주 실행계획(State Implementation Plan, SIP)'을 수립한다. 기준을 달성하지 못하는 지역은 '비달성 지역(non-attainment area)'으로 지정되어 더 엄격한 규제를 적용받는다. 이를 통해 미국은 1970년대 이후 대기질을 지속적으로 개선할 수 있었다.

EU는 국가 간에 이동하는 오염물질을 고려해 공동의 대기질 관리 지침(Directive 2008/50/EC)을 시행하고 있다. EU는 회원국별로 측정망을 구축해 자료를 공유하며, 위반 시 유럽사법재판소에 제소될 수 있을 정도로 강력한 집행력을 가지고 있다. 최근에는 '그린 딜(Green Deal)'을 통해 기후변화 대응과 대기질 개선을 동시에 추진하면서, 2050년까지 탄소중립과 대기질 기준 달성을 목표로 하고 있다.

국제협력의 측면에서, 대기오염은 국경을 초월하는 특성을 지니므로 협력이 필수이다. 유럽의 '장거리월경성 대기오염협약(CLRTAP)'은 대표적인 다자 협력체제로 황산화물, 질소산화물, 휘발성유기화합물 등의 감축 목표를 회원국이 공동 이행하도록 규정하고 있다. 동북아시아에서도 '동북아 장거리이동 대기오염물질(LTP) 공동연구 프로그램'이 운영되어, 중국, 한국, 일본, 몽골 등이 대기질 측정자료와 배출량 정보를 공유하며 월경성 대기오염에 대한 문제해결을 모색하고 있다.

이처럼 각국과 국제사회는 법제도적 규제, 기술적 수단, 국제협력 네트워크를 결합해 대기오염 문제에 대응하고 있으며, 이는 단순한 환경관리 차원을 넘어 건강, 기후, 경제와 연결된 통합적 관리전략으로 진화하고 있다.

4.5. 국가 대기관리 정보시스템(운영·감시·배출원 관리)

국내 대기환경 관리는 법·제도의 운영과 함께 다양한 정보관리 시스템을 기반으로 수행된다. 우선, 국가대기오염정보시스템(AirKorea)은 전국에 설치된 대기오염측정망으로부터 수집된 초미세먼지($PM_{2.5}$), 미세먼지(PM_{10}), 이산화황(SO_2), 이산화질소(NO_2), 오존(O_3), 일산화탄소(CO) 등의 측정자료를 제공하며, 실시간 자료 및 품질관리된 확정자료를 공개한다. 이를 통해 지역별 농도수준과 장기 변동 추세를 확인할 수 있다.

사업장 배출관리를 위해서는 굴뚝자동측정기기(Tele-Monitoring System, TMS)가 적용된다. 해당 시스템은 배출시설에 부착된 자동측정기를 통해 먼지, 이산화황(SO₂), 질소산화물(NOx), 염화수소(HCl), 플루오린화수소(HF), 암모니아(NH₃), 일산화탄소(CO) 등의 농도와 배출가스 유량 정보를 24시간 실시간으로 관제센터에 전송한다. 측정자료는 자동 감시 및 법적 배출기준 준수 여부 확인에 활용된다. 또한, 대기배출원관리시스템(Stack Emission Management System, SEMS)은 사업장 단위의 배출시설 운영 현황, 자가측정 결과, 배출계수 기반 배출량 등의 정보를 보고·관리하는 시스템으로, 국가 배출량 산정과 사업장 관리에 적용된다. 해당 자료는 배출량 인벤토리 구축에 활용되며, 연간 단위의 배출 통계를 산출하는 근거가 된다.

한편, 화학물질 배출·이동량 정보(Pollutant Release and Transfer Register, PRTR) 제도는 특정 유해화학물질의 대기·수계·토양으로의 배출 및 사업장 외부로의 이동량을 신고·공개하는 체계로 운영된다. 이를 통해 지역 단위의 유해대기오염물질 배출 특성을 파악할 수 있다.

이 밖에도 국가 대기질 예·경보 체계는 측정망 자료, 기상자료, 배출량 자료 등을 통합하여 고농도 발생 가능성, 이동경로, 생성원인을 모니터링하며, 관련 정보는 공공 포털을 통해 제공된다. 이러한 정보시스템은 대기오염물질 농도 진단, 배출 실태 확인, 지역별 감시자료 축적 및 추세분석 등 대기환경 관리의 기초자료로 활용된다.

5. 기후변화와 대기오염 간 상호작용

5.1. 기후변화와 대기오염

기후변화는 단순히 기온 상승이나 해수면 상승에 국한되지 않고, 대기질에도 직접적인 영향을 미친다. IPCC[1](2021)는 기후변화가 대기순환, 기상조건, 광화학반응 속도 등을 변화시켜 O_3, $PM_{2.5}$와 같은 대기오염물질의 농도와 분포에 영향을 미친다고 지적하였다. 기후변화가 대기오염에 영향을 미치는 기전을 살펴보면 다음과 같다.

첫째, 대기정체 현상의 증가이다. 지표면 온도가 상승하고 기압계의 변화가 일어나면 대기의 혼합층 형성이 약화되어 오염물질이 대기 중에 장기간 체류할 가능성이 커진다. 예를 들어, 여름철 고온·고압 조건은 오존 농도를 높이는 촉매로 작용한다.

둘째, 극한 기상현상과 산불의 증가이다. 기후변화는 폭염과 가뭄의 빈도를 증가시키며, 이는 대규모 산불로 이어진다. 산불은 막대한 양의 초미세먼지($PM_{2.5}$)와 일산화탄소, 유기화합물을 배출하여 국지적 대기질 악화뿐 아니라 장거리 이동 오염까지 유발한다.

셋째, 습도와 강수 패턴의 변화이다. 강수량 감소는 대기 정화를 방해해 오염물질이 장기간 대기 중에 남도록 하고, 반대로 폭우는 순간적인 세정효과를 통해 일시적 농도 저감을 유발한다. 이러한 불균형적 영향은 지역에 따라 대기질 악화 혹은 개선을 초래할 수 있다.

넷째, 기후변화는 식물의 개화시기와 생장기간을 변화시켜 대기 중 꽃가루(pollen)의 발생량과 체류기간을 증가시키는 것으로 보고되고 있다. 이는 알레르기성 비염 및 천식과 같은 호흡기 질환 발생 위험을 높여 인체 건강 부담을 가중시킨다.

결과적으로, 기후변화는 대기오염의 빈도, 강도, 공간적 분포를 변화시키며, 이는 인체 건강, 생태계, 사회경제적 피해를 더욱 심화시키는 요인이 된다.

5.2. 기후변화에 기여하는 대기오염물질

대기오염물질은 기후변화의 결과물이자 동시에 원인이기도 하다. 전 세계

---

1 기후변화에 관한 정부간협의체(Intergovernmental Panel on Climate Change).

적으로 온실가스는 기후변화의 가장 큰 원인으로 알려져 있으며, 이산화탄소(CO_2), 메탄(CH_4), 아산화질소(N_2O)가 대표적이다. 이들은 화석연료 사용, 농업활동, 산업공정 등을 통해 배출되며 대기 중에 장기간 머물러 지구온난화를 가속화한다. 특히 메탄은 100년 기준으로 이산화탄소의 온난화잠재력(지구온난화지수, Global Warming Potential, GWP)의 약 28배에 해당하며 아산화질소는 265배에 달해 기후변화에 매우 강력한 영향을 미친다.

그러나 온실가스가 전부는 아니다. 최근에는 단기기후오염물질(short-lived climate pollutants, SLCPs)의 중요성이 강조되고 있다. 대류권 오존은 질소산화물과 휘발성유기화합물의 광화학반응으로 형성되는 2차 오염물질이지만, 강력한 온실가스로 작용한다. 블랙카본(black carbon, BC) 역시 대표적인 SLCPs로, 화석연료와 바이오매스의 불완전연소 과정에서 발생한다. 블랙카본은 태양복사를 직접 흡수하여 대기 온도를 국지적으로 상승시키며, 눈과 빙하 위에 침적될 경우 반사율을 낮춰 빙하와 만년설의 융해를 가속화한다. 이로 인해 고산지대와 극지방의 빙하 후퇴가 가속되며, 해수면 상승과 같은 기후변화 문제로 직결된다.

한편, 황산염(SO_4^{2-})과 질산염(NO_3^-) 같은 2차 무기 에어로졸은 태양복사를 산란시켜 대기를 냉각시키는 효과를 보이기도 한다. 이는 기후변화 억제 측면에서는 긍정적인 역할을 하지만, 동시에 인체 건강에는 심각한 부정적 영향을 미친다. 즉, 어떤 오염물질은 지구온난화를 촉진하고, 어떤 것은 억제하는 이중적 역할을 하기 때문에, 대기오염과 기후변화를 함께 고려한 통합적 관리 전략이 필수적이다.

요약

1. 대기오염은 인위적 또는 자연적 기원에서 발생한 오염물질이 대기 중에 일정 수준 이상 존재하여 인체 건강과 생태계, 사회·경제적 자산 및 기후에 해로운 영향을 미치는 상태이다.

2. 대기오염물질은 가스상 오염물질과 입자상 오염물질로 구분되며 1차 및 2차 생성과정을 통해 형성되고, 발전·산업·수송·생활의 다양한 부문에서 배출된다. 대기오염은 심혈관·호흡기 질환, 폐기능 저하, 천식 악화 등 다양한 건강영향을 유발한다.

3. 우리나라는 주요 대기오염물질에 대해 대기질 기준을 정하고 있으며, 국가대기오염정보시스템(AirKorea), 굴뚝자동측정기기(TMS), 대기배출원관리시스템(SEMS), 화학물질 배출·이동량 정보(PRTR) 등 기반 자료를 품질관리하여 대기질 진단 및 정책효과 평가에 활용한다.

4. 기후변화는 대기정체·산불·강수 패턴 변화와 꽃가루 증가를 통해 대기질을 악화시킬 수 있다. 반대로 일부 대기오염물질은 지구온난화를 촉진하는 역할을 하기도 한다.

1. 대기 상층으로 갈수로 기온이 증가하며, 오존층이 존재해 자외선을 흡수하는 층은?

① 대류권   ② 성층권
③ 중간권   ④ 대기경계층

2. 대기경계층에서 오염물질의 고농도 현상이 특히 발생하기 쉬운 기상조건은?

① 강한 난류 발달   ② 기온역전 등 안정한 대기
③ 강한 강수   ④ 해륙풍 전환

3. 다음 중 2차 오염물질만 올바르게 묶은 것은?

① O_3, 황산염(SO_4^{2-}), 질산염(NO_3^-)
② CO, SO_2, NH_3
③ NO, VOCs, $PM_{2.5}$(일차)
④ 벤젠, 톨루엔, 일산화탄소(CO)

4. 다음 중 오염물질과 대표적 건강영향의 연결이 옳지 <u>않은</u> 것은?

① CO: 혈액 내 헤모글로빈과 결합하여 산소 운반 능력 저하
② NOx: 신경계 독성, 신장손상
③ O_3: 기도 자극, 폐기능 저하, 천식 악화
④ $PM_{2.5}$: 심혈관계 질환 위험 증가

정답 | 1. ②   2. ②   3. ①   4. ②

참고문헌

국립환경과학원. 《2023 대기환경연보》(NIER-GP2024-050). 2024.

김경찬·이춘상·최다영·주흥수·홍유덕·김성태·이강웅·박진수·박진민·한진석. 〈국내 대기환경기준 및 대기오염도 변천과 향후 과제〉. 《한국대기환경학회지》 제39권 제5호, 2023.

수도권대기환경청. 《수도권 사업장 대기오염물질 총량관리제 업무 편람》. 환경부. 2016.3.

환경부 국가미세먼지정보센터. 〈대기오염물질 배출량〉.

환경부 국가미세먼지정보센터. 〈2022년 국가 대기오염물질 배출량 공개(보도자료)〉. 《국가미세먼지정보센터 누리집》. 2024.12.17.

환경부. 〈바로 알면 보인다. 미세먼지 도대체 뭘까?〉. 2016.

환경부. 〈자가측정 기준 등에 관한 가이드라인〉. 2021.

법제처 국가법령정보센터. www.law.go.kr.

Bond, T. C., Doherty, S. J., Fahey, D. W., Forster, P. M., Berntsen, T., and DeAngelo, B. J., et al. "Bounding the role of black carbon in the climate system: A scientific assessment." *Journal of Geophysical Research: Atmospheres*, 118(11). 2013. pp. 5380~5552. doi.org/10.1002/jgrd.50171.

Brook, R. D., Rajagopalan, S., Pope, C. A. III, Brook, J. R., Bhatnagar, A., Diez-Roux, A. V., et al., "Particulate matter air pollution and cardiovascular disease:

An updated scientific statement from the American Heart Association." *Circulation*, 121(21). 2010. pp. 2331~2378.

EEA. Air pollution. European Environment Agency. 2024. www.eea.europa.eu/en/ analysis/publications/sustainability-of-europes-mobility-systems/air-pollution.

European Commission. Air quality-environment. 2023. environment.ec.europa.eu/ topics/air/air-quality_en.

European Geosciences Union(EGU). Annual trend of PM2.5 concentrations in Seoul (2016-2022). EGU General Assembly 2025 Abstracts. 2025. meetingorganizer. copernicus.org/EGU25/EGU25-16605.html.

Intergovernmental Panel on Climate Change(IPCC). "Climate change 2021: The physical science basis." *Contribution of Working Group I to the Sixth Assessment Report*. Cambridge University Press. 2021. www.ipcc.ch/report/ar6/wg1.

IPCC. "Climate Change 2021: The Physical Science Basis." *Contribution of Working Group I to the Sixth Assessment Report of the Intergovernmental Panel on Climate Change*. Cambridge University Press. 2021.

IQAir. "2023 world air quality report." *Summary via Time*. 2024. time.com/6958345/ 2023-world-air-quality-report-iqair-takeaways-regions-pollution-standards.

Jacob, D. J., & Winner, D. A. "Effect of climate change on air quality." *Atmospheric Environment*, 43(1). 2009. pp. 51~63. doi.org/10.1016/j.atmosenv.2008.09.051

Kim, H. C., Kim, S., Kim, B. U., Jin, C. S., Hong, S., Park, R. J., Son, S. W., and Park, S. Y.. "Recent increase of surface particulate matter concentrations in the Seoul Metropolitan Area, Korea." *Scientific Reports*, 7. 2017. p. 4710. www. nature.com/articles/s41598-017-05092-8.

National Park Service. "Where Does Air Pollution Come From?". *U.S. National Park Service*. January 17, 2018.

NIEHS. Air pollution. National Institute of Environmental Health Sciences. 2023. www.niehs.nih.gov/health/topics/agents/air-pollution.

NOAA. Trends in atmospheric carbon dioxide. National Oceanic and Atmospheric Administration. 2022. gml.noaa.gov/ccgg/trends/.

Morgan, R. K., et al.. Prenatal exposure to ambient air pollution is associated with neurodevelopmental outcomes at 2 years of age. *Environmental Health*, 22(1). 2023. p. 11. https://doi.org/10.1186/s12940-022-00951-y.

Oak, Y. J., et al.. Transition in $PM_{2.5}$ sensitivity from NH_3 to NOx in South Korea. *Atmospheric Chemistry and Physics*, 25(6). 2025. pp. 3233~3245. acp.copernicus. org/articles/25/3233/2025.

Reuters. "Bangladesh, Pakistan, India bottom air quality rankings, 2023 data shows." *Reuters*. 2024, March 19. www.reuters.com/business/environment/ bangladesh-pakistan-india-bottom-air-quality-rankings-2023-data-shows-

2024-03-19.

Stull, R. B.. *An introduction to boundary layer meteorology*. Springer. 1988.

Sompornrattanaphan, M., Thongngarm, T., Ratanawatkul, P., Wongsa, C., and Swigris, J. J.. *The contribution of particulate matter to respiratory allergy: A review of current evidence*. Asian Pou J Allergy Immunal. 2020; 38(1):19-28.

United Nations Economic Commission for Europe(UNECE). Convention on long-range transboundary air pollution(CLRTAP). Geneva: UNECE. 2016. unece. org/environment-policy/air.

United States Environmental Protection Agency(US EPA). Criteria air pollutants. 2020. www.epa.gov/criteria-air-pollutants.

United Nations Environment Programme(UNEP). Integrated assessment of black carbon and tropospheric ozone: Summary for decision makers. Nairobi: UNEP. 2011. www.ccacoalition.org/en/resources/integrated-assessment-black-carbon-and-tropospheric-ozone.

United States Environmental Protection Agency(US EPA). National ambient air quality standards (NAAQS) for PM. 2024. www.epa.gov/pm-pollution/national-ambient-air-quality-standards-naaqs-pm.

Wallace, J. M. and Hobbs, P. V.. *Atmospheric science: An introductory survey* (2nd ed.). Academic Press. 2006.

Van Roozendael, M.. Remote sensing of atmospheric composition (with a focus on tropospheric and stratospheric trace gases). Royal Belgian Institute for Space Aeronomy. ESA EO4Society EOSS MR1 Report. 2016.

WHO. Ambient (outdoor) air pollution. World Health Organization. 2024.

WMO. "Scientific assessment of ozone depletion: 2018." *Global Ozone Research and Monitoring Project–Report* No. 58. Geneva: WMO. 2018.

World Bank. The global distribution of air pollution. World Bank Data Topics. 2019. datatopics.worldbank.org/world-development-indicators/stories/the-global-distribution-of-air-pollution.html.

World Health Organization(WHO). WHO global air quality guidelines: Particulate matter (PM2.5 and PM10), ozone, nitrogen dioxide, sulfur dioxide and carbon monoxide. Geneva: WHO. 2021. apps.who.int/iris/handle/10665/345329.

World Meteorological Organization(WMO). State of the Global Climate 2022. Geneva: WMO. 2023. public.wmo.int/en/our-mandate/climate/wmo-statement-state-of-global-climate.

World Health Organization. Climate change, air pollution, pollen and health: Science and policy snapshots on air quality, energy and health. Geneva: WHO. 2025. WHO reference number: B09412. www.who.int/publications/i/item/B09412?utm_source.

제 7 장

물환경 관리

개관

이 장에서는 물환경의 개념과 수질오염이 인간 건강과 생태계에 미치는 영향을 개괄하고, 물순환과 수자원 현황을 통해 체계적인 관리가 왜 필요한지에 대해 설명한다. 수질오염의 유형과 원인, 수질을 평가하는 방법, 물환경 관리 정책과 기술, 최신 물환경 이슈를 살펴봄으로써 물이 인간 건강과 환경에 미치는 영향을 이해하고, 수질오염 관리와 최신 환경문제에 대한 균형 있는 시각을 갖도록 한다.

학습목표

1. 물환경이 인간 건강과 환경에 미치는 영향을 설명할 수 있다.
2. 수질오염 유형과 대표 지표의 의미를 설명할 수 있다.
3. 정수 및 하·폐수 처리의 기본 원리와 각 단계의 목적을 연결 지어 설명할 수 있다.
4. 신종오염물질, 물 재이용 등 최신 이슈를 설명할 수 있다.

주요용어

물환경 | 물순환 | 수질 | 수자원 | 수질오염 | 점 오염원 | 비점 오염원
오염물질 | 수질지표 | DO | COD | BOD | 총질소 | 총인 | 수처리 | 통합물관리
조류독소 | 과불화화합물 | 미세플라스틱

1. **물환경의 개념과 중요성**

1.1. 물환경 및 수질의 정의

물환경이란 사람의 생활과 생물의 생육에 관계되는 물의 질(수질)과 그 물속에 서식하는 생물 그리고 이들을 둘러싼 자연환경을 포함하는 포괄적 개념이다. 여기에는 하천, 호수, 해양 등의 모든 지표수와 지하수, 습지 그리고 이들 주변의 생태계 및 무생물적 요소가 포함된다. 물환경은 이러한 수역들의 물리적·화학적·생물학적 특성과 상호 연결성을 포괄하며, 수질, 생물다양성, 광범위한 자연환경 및 인간 활동과의 상호작용을 의미한다. 물환경은 인간 건강과 생태계 유지에 매우 중요한 역할을 담당한다.

수질은 물속에 존재하는 다양한 물리적·화학적·생물학적 특성들의 상태를 의미하며, 물의 이용목적에 적합하게 유지되는 것이 중요하다. 수질은 단순히 물이 얼마나 깨끗한가를 나타내는 것이 아니라, 음용, 수영, 수생태계 유지 등 특정 용도에 얼마나 잘 부합하는지를 평가하는 지표이다. 물환경이 오염되면 하천, 호수, 지하수 등의 자연수체는 자정능력을 잃게 되고, 그 결과 생태계 파괴 및 인체 건강 문제로 이어질 수 있다.

1.2. 물환경 관리가 환경보건에서 중요한 이유

환경보건 분야에서 물환경 관리가 차지하는 비중은 매우 크다. 적절한 수질 관리가 이루어지지 않으면 오염된 물이 인간과 동물에게 다양한 수인성 질병과 독성물질 노출을 일으켜 심각한 건강문제를 초래할 수 있다. 또한, 오염물질로 인한 생태계 파괴, 생물 다양성 감소, 먹이사슬 내 독성물질 축적 등 환경적 피해로 이어진다. 반면, 효과적인 물환경 관리로 생태계를 보호하고 오염을 줄일 수 있으며, 깨끗한 식수 공급을 보장하여 질병을 예방할 수 있다. 이러한 관리전략은 물 관련 재해와 기후변화에 대한 회복력도 높여 지역사회의 건강과 안정을 지원한다.

2. 물순환과 수자원

2.1. 자연적 물순환의 과정

자연적 물순환은 지구상의 물이 대기, 육지, 해양을 순환하면서 형태와 위치를 변화시키는 과정이다(그림 7.1). 태양열과 바람에 의해 바닷물과 지표수가 증발(액체에서 기체로 상태변화)하여 수증기가 된다. 한편 식물은 뿌리에서 흡수한 물을 잎의 기공을 통해 수증기로 내보내는데, 이를 증산이라고 한다. 이렇게 생겨난 수증기는 대기층으로 이동하여 차가운 공기와 만나 응결(기체가 액체로 변화)하여 구름을 형성하며, 이후 강수로 다시 지표로 떨어진다. 빗물은 하천이나 호수로 모이거나 지하로 침투해 지하수가 되며, 지하수는 다시 지표로 유출되거나 식물을 통해 대기로 방출된다. 이러한 물순환은 생태계 유지와 기후조절에 핵심적인 역할을 한다.

이러한 자연적인 물순환 과정은 지구 평균 기온 상승으로 인해 큰 변화가 나타나고 있다. 온난화로 대기의 수증기 보유량이 증가하면서 증발·증산이 강화되고, 강수의 시공간 편차와 극한성이 커진다. 그 결과 일부 지역에서는 짧고 강한 집중호우와 홍수가, 다른 지역에서는 가뭄이 심화되는 양극화가 발생한다. 또한 빙하와 눈이 빠르게 녹으면서 해수면이 상승하고, 담수자원의 분포와 가용성에도 영향을 미치고 있다. 이로 인해 물의 흐름과 저장방식이 불규칙해지고 예측이 어려워져, 기후변화에 대응하는 지속가능한 수자원 관리와 효율적인 물분배 전략이 요구되고 있다.

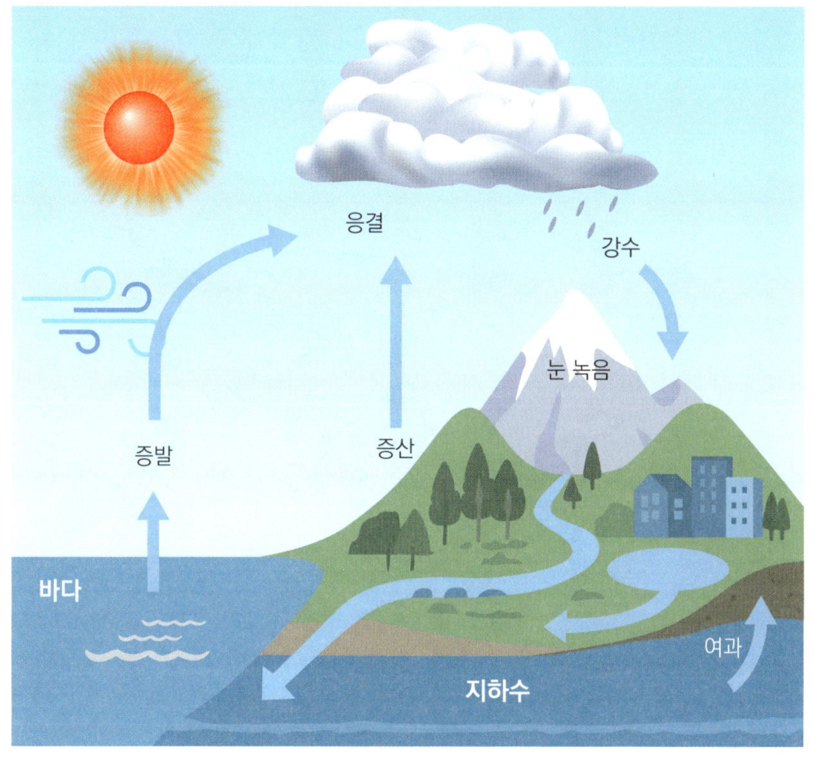

그림 7.1. 물의 순환

2.2. 수자원 현황

1 | 전 세계 수자원 현황

전 세계 물의 약 97%는 염수(바닷물)이며, 나머지 3%만 담수이다. 이 담수는 대부분 빙하와 만년설(약 68%) 그리고 지하수(약 30%)에 저장되어 있다. 인간이 비교적 쉽게 이용할 수 있는 지표수는 담수의 약 1.2%에 불과하여, 실제 사용할 수 있는 물은 매우 제한적이다.

육지에 내리는 강수량 중 약 39%만이 하천과 호수의 유출수 및 지하수 보충으로 전환되어, 연간 약 43,000km³ 규모의 재생가능한 담수자원이 된다. 이 재생가능한 담수자원(renewable water resources)은 주로 농업용수(관개, 가축, 양식 포함), 생활용수, 산업용수로 사용되며, 사용 비중은 농업용 69%, 산업용

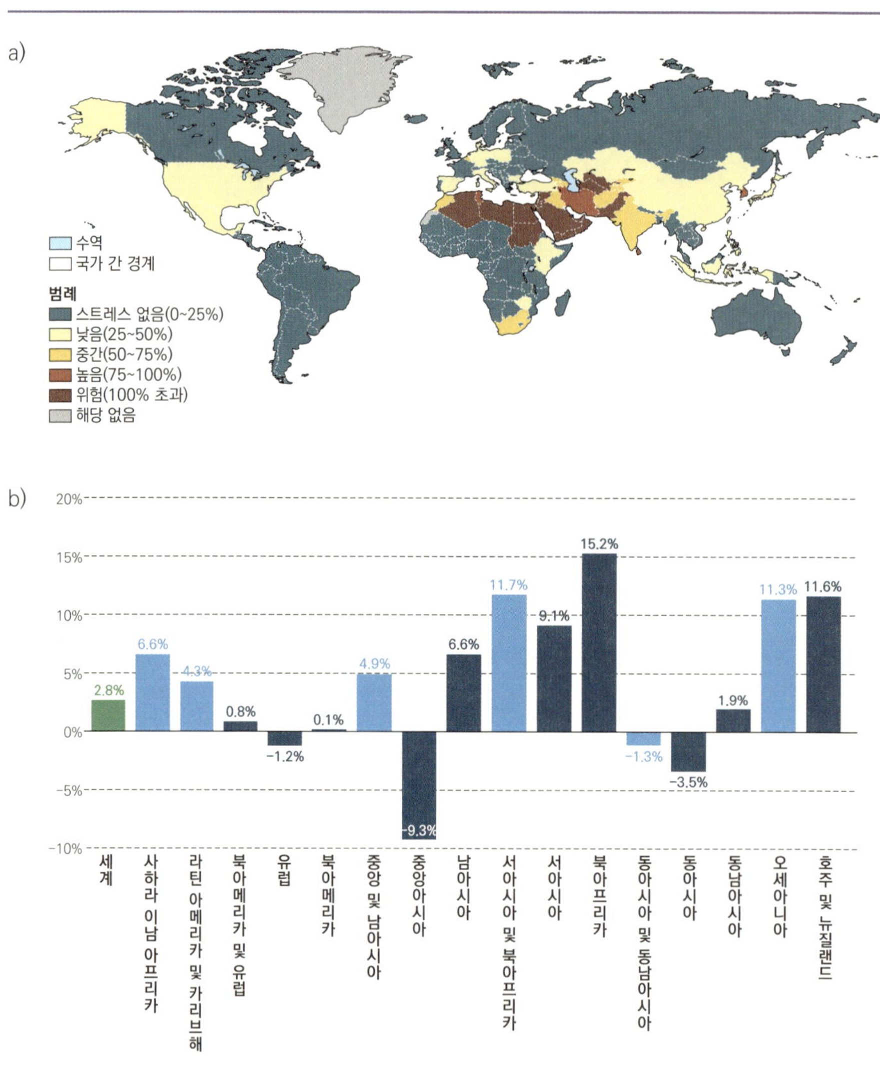

그림 7.2. a) 2021년 국가별 물 스트레스 지수와 b) 2015년부터 2021년까지 물 스트레스 수준 변화율

자료: FAO-UN-Water. 2024.

19%, 생활용 12%로 농업이 압도적으로 높다. 물 스트레스 지수(가용 담수자원에 대한 취수량 비율)는 2015년 이후 2.8% 증가하여 2021년 18.6%에 달했다. 지역별로 편차가 크며, 남아시아, 중앙아시아, 북아프리카, 서아시아에서 높은 물 스트레스 수준이 나타난다. 특히 북아프리카 지역은 매우 심각한 물 스트레스 상황에 직면해 있다(그림 7.2.a).

최근 몇 년간 대부분 지역에서 물 스트레스가 증가하는 추세이나(그림 7.2.b), 유럽, 중앙아시아, 동아시아 일부 지역에서는 감소하는 경향도 보인다. 이런 격차는 지역별 기후 특성, 수자원 관리체계, 경제·사회적 여건 차이에서 비롯된다. 특히, 기후변화는 물순환을 불안정하게 하여 홍수와 가뭄의 빈도와 강도를 증가시키고 있다. 전 세계 인구의 약 10%가 물 스트레스가 심한 국가에 거주하며, 최소 1개월 이상 심각한 물 부족을 겪는 인구는 약 40억 명에 이르는 것으로 추정된다.

2 | 우리나라 수자원 현황

우리나라의 강수량은 계절별 편차가 매우 크며, 장기 평균 연간 강수량은 약 1,274mm이다. 강수량의 약 2/3가 6월부터 9월 사이 장마와 태풍 시기에 집중되지만, 최근 들어 여름철 강수 패턴이 불안정해지고 있으며, 열대지방에서 나타나는 국지성 집중호우 현상이 빈번해지는 경향을 보이고 있다(그림 7.3). 이러한 변화는 강수의 편중과 집중도를 강화해 홍수와 가뭄 위험을 동시에 높이는 기후변화 관련 이상기후 현상으로 해석된다.

우리나라의 총 재생가능 담수자원은 장기평균 연간 약 $69.7km^3$로 추정된다. 그중 국내에서 생성되는 내부 자원은 약 $64.85km^3$이며, 외부에서 유입되는 자원은 약 $4.85km^3$로 전체 수자원 의존도의 약 7% 수준이다. 이는 우리나라 수자원이 주로 국내 강수에 의존하면서도 일부 외부 유입수의 영향을 받고 있음을 의미한다.

우리나라의 연간 총 취수량은 약 $27.08km^3$이며, 부문별 사용비중은 농업용 59%, 생활용 25%, 산업용 15%로, 농업 부문이 최대 수요처이며, 도시화에 따

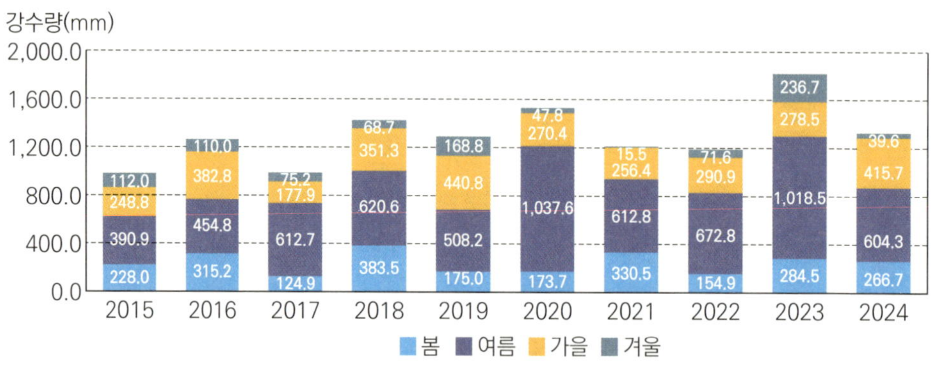

그림 7.3. 우리나라 계절별 강수량 추이

자료: 기상청, e-나라지표.

라 생활용수 수요도 증가하고 있다. 1인당 취수량은 연 523m³ 수준이며, 원수의 공급별로는 지표수 취수가 25.48km³, 지하수 취수가 3.72km³로 보고된다.

우리나라의 물 스트레스 지수는 85.22%로, 이는 국제기준상 '높은(75~100%)' 구간에 해당한다. 따라서 우리나라는 수자원 총량 자체는 적지 않으나, 집중된 강수와 계절적 수요, 유역 간 불균형 등이 복합적으로 작용해 자원 대비 사용 압력이 큰 국가에 속한다.

3. **수질오염의 유형과 원인**

수질오염이란 인간 활동 또는 자연적 요인으로부터 발생한 오염물질이 하천, 해양, 지하수 등 다양한 수계로 유입되어 물의 특성이 변화되어 그 결과로 물의 활용 가치가 저하되거나 수생태계 및 인체 건강에 악영향을 미치는 현상을 말한다.

3.1. **수질오염의 유형**

수질오염은 다양한 원인과 형태에 따라 여러 유형으로 분류될 수 있다. 일반적으로 오염의 발생 형태와 원인에 따라 다음과 같이 구분할 수 있다.

1 | 발생형태에 따른 분류

① 점(point) 오염원: 오염원의 위치를 명확히 식별할 수 있는 오염을 의미하며, 유출이나 배출 지점이 특정되어 있어 추적과 규제가 상대적으로 용이하다. 대표적인 예로 하수처리장, 공장폐수, 산업단지 배출수 등이 있다.

② 비점(nonpoint) 오염원: 오염원이 불특정되고 여러 곳에서 분산되어 발생하는 오염을 의미하며, 강우 시 확산하며 유출되어 원인규명과 관리가 어렵다. 대표적인 예로 농업 배수, 축산폐수, 도시 빗물 유출 등이 있다.

2 | 발생원인에 따른 분류 오염원

① 자연적(natural) 오염원: 주로 지질학적 구조에 기인하며, 얕은 지하수층, 수질이 낮은 지표수로부터의 침투, 염수 침입, 또는 지열 유체의 결과로 발생한다.

② 인위적(anthropogenic) 오염원: 일반적으로 농업용 살충제 및 비료의 과도한 사용, 광산 폐기물, 생활하수 및 산업폐수 방류, 쓰레기 매립지 등에서 기인한다.

3.2. **오염물질의 분류**

수질오염의 원인이 되는 오염물질은 대략적으로 다음과 같이 분류할 수 있다(그림 7.4).

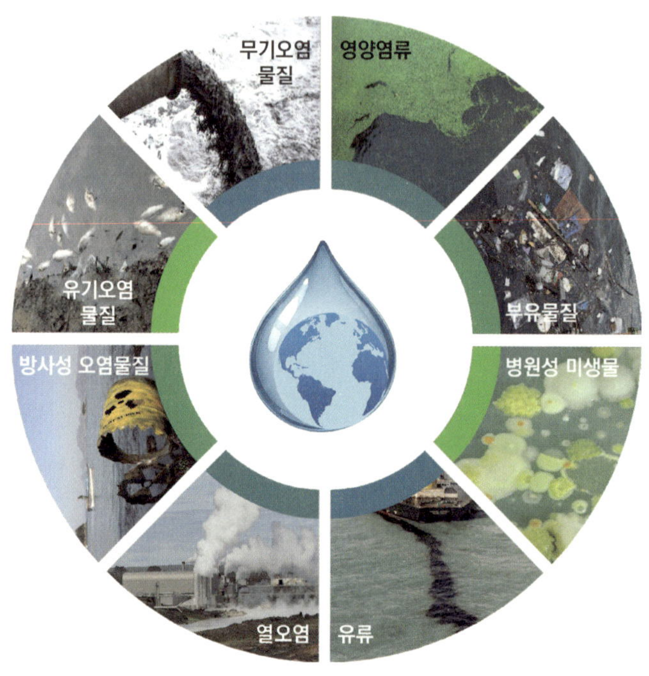

그림 7.4. 수질오염물질

1 | 유기오염물질(organic pollutants)

① 산소요구성 폐기물(oxygen demanding wastes): 하수나 공장폐수 등에서 발생하는 생분해성 유기물로, 미생물이 이 유기물을 분해할 때 물속의 산소를 소비하기 때문에 산소가 부족해지면 수생생물에 심각한 영향을 끼친다.

② 합성 유기화합물(synthetic organic compounds): 농약, 세제, 의약품, 용제 등 인위적으로 만들어진 화합물로, 독성이 강하고 잘 분해되지 않는(난분해성) 특성이 있으며, 소량으로도 수질을 악화시킬 수 있다.

③ 유류(oil): 석유 및 유출된 기름으로, 물 표면을 덮어 산소 공급을 막고 수생식물의 광합성 저해를 일으켜 수생태계 피해를 유발한다.

2 | 무기오염물질(inorganic pollutants)

하수 및 산업폐수를 통해 수중으로 유입된 중금속과 무기염류로, 장기간 환경에 잔류하며 수생생물에 축적되어 수생태계에 악영향을 미친다. 이들은 수생생물에 독성을 일으키고, 오염된 수산물 섭취를 통해 인체 건강에도 문제를 일으킬 수 있다.

3 | 영양염류(nutrients)

농업 유출수와 산업폐수에 포함된 질소와 인으로, 조류(algae)의 과도한 성장을 촉진하여 부영양화(eutrophication)를 일으킨다. 이는 물속 산소 감소와 수생태계 악화를 초래하며, 사람에게 피부 질환이나 영아청색증(blue baby syndrome) 같은 건강문제를 유발한다.

4 | 부유물질(suspended solids) 및 침전물(sediments)

빗물 유출과 하수 등을 통해 수중에 유입되어 저수지 용량을 줄이고, 물속 햇빛 투과를 막아 수생식물의 광합성을 방해한다. 유기성 침전물은 분해되면서 무산소 상태를 일으키고, 미세 부유물질은 물고기의 호흡을 방해하는 등 다양한 문제를 일으킨다.

5 | 병원성 미생물(pathogens)

하수 방류, 도축장 폐수를 통해 수중으로 유입된 세균과 바이러스로, 콜레라, 장티푸스, 이질 등 수인성 질병을 유발할 수 있다.

6 | 열오염(thermal pollution)

발전소나 산업체에서 냉각수로 사용된 뜨거운 물이 배출되어 수온을 높이는 현상으로, 이는 물속 산소량을 감소시키고 미생물 활동 증가로 산소 소비를 가속하여 수생생물 다양성을 감소시킨다. 또한, 밀도가 낮은 뜨거운 물이 차가운 물 위에 머무르는 열 성층화(thermal stratification) 현상을 일으켜 수생생물의 분포에 변화를 초래할 수 있다.

7 | 방사성 오염물질(radioactive pollutants)

광산 채굴, 원자력발전, 핵무기 실험 등에서 발생하는 방사성 물질로, 이들은 생명체에 독성을 띠고 뼈와 치아에 축적되어 심각한 질병을 일으킬 수 있다.

4. 수질오염의 영향과 사례

4.1. 생태계 및 인체에 미치는 영향

수질오염은 물의 물리적·화학적·생물학적 특성을 변화시켜 수자원, 수생태계 그리고 인간의 삶의 질에 영향을 미친다.

1 | 수질오염이 생태계에 미치는 영향

① 생물다양성 상실: 독성물질(중금속, 난분해성 유기물 등)이나 유기물의 과잉 유입은 특정 생물의 생존과 번식을 어렵게 하여 생물다양성을 감소시

킨다.

② 먹이사슬 교란: 일부 오염물질은 생물체 내에 축적되며, 먹이사슬 과정에서 오염물질의 농도는 먹이사슬의 상위 단계로 갈수록 높아지는 생물농축(bioaccumulation 또는 biomagnification) 현상이 발생하여 전체 먹이사슬에 영향을 미친다.

③ 서식지 변화: 과도한 토사와 부유물은 물을 혼탁하게 만들어 햇빛을 차단하고, 산업시설에서 배출되는 온수는 수온을 상승시켜, 온도에 민감한 종이 살기에 부적합하게 만든다.

④ 주변 생태계에 미치는 영향: 오염된 수원에서 물을 마시거나 먹이활동을 하는 육상동물에 영향을 미치고, 오염된 물로 관개되면 육상식물을 손상시켜 육상생태계 전반을 교란할 수 있다.

⑤ 장기적인 생태계 불균형: 일부 오염물질은 생태계 내에서 수십 년간 잔류하며 누적 피해를 일으켜 회복을 어렵게 하며, 이에 따라 생태계 서비스(수질정화, 홍수방지, 서식지 제공 등)가 전반적으로 약화된다.

2 | 수질오염이 인체 건강에 미치는 영향

① 세균성 질병: 설사, 콜레라, 세균성 이질, 살모넬라증은 모두 세균감염으로 인해 발생하는 질환이며, 주로 오염된 물이나 음식 섭취를 통해 감염된다. 증상으로는 설사, 복통, 구토 등이 나타날 수 있으며, 심한 경우 탈수와 전해질 불균형을 유발할 수 있다.

② 바이러스성 질병: 병원성 바이러스가 숙주세포를 침범하여 증식하면서 발생하는 질병으로, A형 간염, 뇌염, 소아마비, 급성 위장염 등이 있다. A형 간염 등은 오염된 물을 통해 간을 감염시키며, 황달, 식욕부진, 피로, 고열 등이 나타난다. 뇌염은 오염된 물에 번식한 모기의 매개로 전파되며, 두통, 고열, 근육경직, 발작, 심할 경우 혼수, 마비에 이를 수 있다. 소아마비 바이러스 역시 오염된 물로 감염되어, 인후통, 열, 구토, 설사, 때로는 마비를 일으킨다. 급성 위장염은 다양한 바이러스(로타바이러스,

노로바이러스 등)에 기인하며 구토, 두통, 발열 등으로, 특히 영유아, 노약
자에게 위험하다.

③ 기생충성 질병: 크립토스포리디움증(cryptosporidiosis), 아메바증(amoebiasis),
지아르디아증(giardiasis)은 원생동물(원충)에 의해 발생하는 질병으로, 감
염된 종류와 부위에 따라 설사, 복통, 알레르기, 만성피로 등 다양한 증
상을 유발하며, 심할 경우 장폐색, 담관암 등의 심각한 합병증을 일으킬
수 있다. 이러한 질병은 주로 오염된 물과 음식을 섭취하거나 흙을 만지
거나 매개체(모기, 진드기 등)에 물리는 등의 경로로 감염된다.

4.2. 수질오염 사고 대표 사례

① 낙동강 페놀오염(1991): 우리나라 경북 구미의 두산전자에서 페놀 원액
이 낙동강으로 유출되어 대구 지역의 수돗물이 오염되었다. 페놀은 소독
제인 염소와 결합해 클로로페놀이라는 발암성 물질을 생성했으며, 페놀
에 오염된 수돗물로 인해 대구 시민들은 악취와 복통, 설사 등의 고통을
겪었다. 이 사고를 계기로 기업의 책임 강화, 응용수 검사항목 및 환경
규제와 관련 법규가 강화되었다.

② 듀폰 PFOA 오염사건(1998년 소송 시작): 미국 웨스트버지니아주 파커스
버그 지역에서 화학기업 듀폰(DuPont)이 퍼플루오로옥탄산(PFOA, 일명
C8)을 수십 년간 오하이오강 수계와 인근 지역환경에 배출하여 심각한
수질 및 건강 피해를 초래한 사건이다. 이 물질은 테플론(Teflon) 제조공
정에 사용되었으며, 지하수와 식수원을 오염시켜 지역 주민과 축산의 혈
액 내에 축적되어 신장암, 고환암, 갑상선 질환 등 심각한 건강피해를 초
래했다. 변호사 로버트 빌럿(Robert Bilott)의 주도로 시작된 대규모 집단
소송 끝에, 듀폰은 수억 달러의 합의금을 지불하며 책임을 인정했다. 이
사건은 과불화화합물이 환경에 영구적으로 잔류하며 인체에 치명적인
영향을 미칠 수 있음을 세계적으로 알리는 결정적인 계기가 되었고, 각

국의 과불화화합물 규제와 식수기준을 대폭 강화하는 등 환경보건 분야의 패러다임을 근본적으로 변화시키는 정책적 함의를 남겼다.

③ 플린트 납 수돗물 사태(2014): 미국 미시간주 플린트시가 비용절감을 위해 상수원 공급원을 휴런호에서 플린트강으로 변경하면서 발생한 사건이다. 플린트 강물은 산성과 염분이 높았지만, 시 당국이 수처리과정에서 부식억제제를 사용하지 않아 낡은 납 수도관의 코팅이 부식되었고, 이로 인해 수도관에서 납이 용출되어 도심 전체의 식수가 납에 오염되었다. 이 사고로 수많은 주민, 특히 어린이들이 납에 노출되어 신경계손상, 인지능력 저하, 발달지연 등 심각한 건강문제를 겪었다. 이 사건은 환경적 불평등과 정부의 무능력이 결합된 대표적인 사례로 국제적인 비난을 받았으며, 안전한 식수 접근 권리와 노후화된 공공 인프라 문제의 중요성을 전 세계에 알리는 계기가 되었다.

5. 수질 측정과 평가 방법

5.1. 주요 수질지표

수질평가는 단순히 물의 상태를 파악하는 데 그치지 않고, 물의 용도를 결정하고 오염 상태를 진단하기 위한 기초자료로 활용된다. 수질평가는 물속의 다양한 특성을 종합적으로 고려하여 이루어지며, 그 기본 지표는 일반적으로 물리적 지표, 화학적 지표, 생물학적 지표로 구분된다.

1 | 물리적 지표

수질의 오염 정도를 간접적으로 판단하는 지표이다.

① 수온(temperature): 물속 산소량과 수생생물의 생리활동에 직접적인 영향을 미친다.
② 맛과 냄새: 수질 상태를 감지하는 인지적 지표로, 약품 냄새(소독제 염소), 흙 곰팡내 및 비린내(조류 대량 증식) 등을 포함한다.
③ 색도(color): 부유물질 및 용해된 유기물에 의해 결정되는 물의 색깔 정도이다.
④ 탁도(turbidity): 물속에 부유하는 입자들에 의해 나타나는 물의 혼탁 정도이다.
⑤ 부유물질(suspended solids, SS): 물속에 부유하는 고형 입자의 양을 말한다.

2 | 화학적 지표

수질오염의 정도를 정량적으로 나타내는 핵심 지표이다.

① 수소이온농도(pH): 물속 수소 이온(H^+) 농도의 역로그($-\log[H^+]$) 값으로, 물의 산성 또는 알칼리성 정도를 나타낸다. pH는 수생생물 서식에 필수적이며, 오염물질(특히 암모니아와 중금속)의 독성 발현과 화학적 반응에 중요한 역할을 한다. 일반적으로 6.5~8.5 범위가 적정수질로 간주된다.
② 용존산소(dissolved oxygen, DO): 물속에 녹아 있는 산소량을 의미하며, 수생생물이 생존하는 데 필수적이며, 물의 자정 능력과 오염도를 판단하는 중요한 지표이다.
③ 생화학적 산소요구량(biochemical oxygen demand, BOD): 미생물이 유기물을 분해하는 데 필요한 산소량으로, 유기물에 의한 오염 정도를 간접적으로 나타내는 대표 지표이다. BOD가 높을수록 오염 정도가 심하다고 판단한다.
④ 화학적 산소요구량(chemical oxygen demand, COD): 화학적 산화제를 사용하여 유기물을 산화하는 데 필요한 산소량을 측정하며, 특히 난분해성

유기물이 많은 산업폐수나 해수오염을 평가하는 데 주로 사용된다.

⑤ 총질소(total nitrogen, TN), 총인(total phosphorus, TP): 물속에 포함된 모든 형태의 질소와 인의 총량을 나타내며, 수질의 부영양화 정도를 평가하는 핵심 지표이다.

⑥ 총유기탄소(total organic carbon, TOC): 물속 유기물에 포함된 모든 탄소의 총량을 의미하며, 기존의 BOD, COD보다 유기물의 양을 더 직접적으로 반영하기 때문에 수질오염도를 평가하는 데 중요한 지표이다.

3 | 생물학적 지표

물속의 병원균 오염 여부를 간접적으로 판단하기 위한 지표이다.

① 총 대장균군(total coliforms): 물, 토양, 식물체 등 자연환경에 널리 존재하며, 수질의 전반적인 위생 상태를 파악하는 대표 지표이다. 다만 자연 기원이 많아 분변오염을 직접 의미하지는 않는다.

② 분원성 대장균군(fecal coliforms): 주로 인간이나 동물의 분변에서 유래하며, 분뇨에 의한 최근 오염을 가리키는 지표이다.

5.2. 통합수질평가

개별 오염물질의 농도를 단순 비교하는 한계를 넘어, 수질의 종합적인 상태와 생태계에 미치는 실질적인 영향을 평가하기 위해 새롭게 개발된 지표이다.

① 수질평가지수(water quality index, WQI): 여러 개의 개별 수질지표(예 DO, BOD, pH 등) 측정값을 단일 수치로 통합하여 수질 상태를 쉽고 객관적으로 평가할 수 있도록 만든 지수이다. 일반적으로 개별 지표의 측정값을 해당 지표의 중요도와 수질기준에 따라 점수화(가중치 부여)한 후, 최종

수질등급을 평가한다.

② 생태학적 지수(ecological index): 생태학적 지표는 화학적 농도 측정만으로는 파악하기 어려운 오염물질의 생물학적 영향과 수생태계의 건강 상태를 직접적으로 평가하는 지표이다. 예를 들어, 생태독성지표(ecotoxicity)는 물이나 폐수에 포함된 유해물질이 수생생물에 미치는 급성 또는 만성적 독성 효과를 물벼룩이나 어류 등을 이용한 생물검정시험을 통해 독성의 정도를 정량적으로 파악하며, 생물지수(biotic index)는 특정 수서생물의 종류, 다양성, 개체수 등의 변화(오염 내성 및 민감도)를 통해 환경의 질을 평가한다.

6. 물환경 관리정책 및 기술적 관리방안

물환경의 지속가능한 관리를 위해서는 정책적인 제도적 기반과 함께 과학적·기술적 접근이 조화를 이루는 것이 중요하다. 여기에서는 우리나라의 물환경 관리정책과 제도의 주요 내용을 살펴보고, 이를 효과적으로 구현하기 위한 기술적 방법에 대해 알아본다.

6.1. 물환경 관리정책 및 제도

물환경 관리는 단순한 오염방지를 넘어, 수자원의 지속가능한 이용과 건전한 수생태계 보전 그리고 국민건강 보호를 목표로 다양한 법률과 정책체계를 기반으로 시행된다. 주요 정책 및 제도는 오염원 관리, 수질기준 설정, 물순환 전반을 아우르는 통합적 접근방식을 취한다.

1 | 통합물관리 체계 구축

 통합물관리(Integrated Water Resources Management, IWRM)는 과거의 분산된 물관리(수량, 수질, 수재해)를 벗어나, 유역(basin) 단위의 물순환 전체를 하나의 시스템으로 보고 통합적으로 관리하는 방식이다[「물관리기본법」(법률 제17841호)]. 통합물관리는 수량 관리(댐, 하천 유지 용수)와 수질 및 수생태계 관리를 연계하여, 하천의 본래 기능을 회복하고 지속가능한 이용을 추구하는 것을 목표로 한다.

2 | 수질 및 수생태계 환경기준 제도

① 환경기준: 하천, 호소, 지하수, 해역 등 각 수역의 최종 목표 수질을 설정하고 유지하도록 강제하는 제도이다(예 먹는물 수질기준, 수생태계 보전기준 등)[「물환경보전법」(법률 제20357호)].

② 배출허용기준: 오염물질을 배출하는 시설(공장, 사업장)이 지켜야 할 최대 허용 농도를 규정하여 오염원 자체를 통제한다(「물환경보전법 시행규칙」 별표 13).

3 | 오염원 관리 제도

① 오염총량관리(total maximum daily loads, TMDL): 특정 수역의 목표 수질을 달성하기 위해, 필요한 최대 오염 부하량을 설정하고, 이를 유역 내 오염원별로 할당하여 관리하는 제도이다[「오염총량관리 기본방침」(기후에너지환경부훈령 제1631호)]. 이는 기존의 농도규제(배출허용기준)의 한계를 보완하는 오염원 관리방식이다.

② 비점 오염원 관리: 강우 시 불특정 장소에서 발생하는 오염(농경지, 도로, 도시 유출수 등)을 줄이기 위해 저영향개발(low impact development, LID) 기법 도입 및 비점 오염 저감시설 설치를 의무화한다[「물환경보전법」(법률

제21065호, 2025.10.1. 타법개정)].

③ 수질오염물질 배출부과금: 오염물질을 허용기준 이상으로 배출하는 사업자에 대해 오염 정도에 따라 경제적 부담을 지게 하여 자발적으로 저감하도록 유도한다(기후에너지환경부령 제13호, 2025.12.26. 타법개정).

 기술적 관리 방안

1 | 정수 및 하·폐수 처리 공정

(1) 정수처리

정수처리공정은 원수(강이나 호수, 댐, 저수지 등)에서 각종 유해물질과 미생물을 제거하여 법적 수질기준에 부합하는 안전한 식수를 생산하는 과정을 의미한다. 주요 과정으로는 응집, 침전, 여과, 소독 등이 있다(표 7.1).

우리나라는 1994년부터 주요 정수장을 중심으로 기존의 표준정수처리공정의 한계를 보완하기 위해 고도처리공정을 도입해 왔다. 주로 적용되는 고도처리기술에는 오존산화, 자외선/과산화수소 산화, 활성탄 흡착, 막 여과 등이 포함된다. 이러한 기술들은 맛·냄새유발물질(이취미물질)과 미량유해오염물질 등을 효과적으로 제거함으로써 더욱 안전하고 깨끗한 수돗물을 생산하는 데

표 7.1. 정수처리과정

단계	주요 목적	세부 공정
스크리닝	큰 이물질과 파편 제거	스크린
응집	콜로이드 입자 제거	응집제(주로 알루미늄계) 주입 → 플록(floc) 형성
침전	플록 덩어리들을 중력에 의해 물에서 분리	바닥에 가라앉은 플록 덩어리들은 슬러지(sludge)로 분리
여과	침전으로 제거되지 않은 미세입자 제거	모래(급속여과), 활성탄(완속여과)을 통과시켜 걸러냄
소독	세균이나 미생물 사멸	소독제(주로 염소) 주입

기여하고 있다.

(2) 하·폐수처리

하·폐수처리는 생활하수 및 산업폐수를 적절히 처리하여 인체와 환경에 해로운 물질의 배출을 최소화하는 과정이다. 주로 물리적 처리, 생물학적 처리, 고도처리(선택), 소독, 슬러지 처리 단계로 구성된다(표 7.2). 최근에는 배출허용기준 강화로 인해 기본 2차 처리만으로는 달성하기 어려운 수질(특히 총질소와 총인)을 맞추거나, 이취미물질 및 미량유해오염물질을 제거하기 위해 고도처리공정이 확대 적용되고 있다.

표 7.2. 하·폐수처리과정

단계	주요 목적	세부 공정
1차 처리: 물리적 처리	침강 가능한 고형물 제거	스크리닝, 1차 침전
2차 처리: 생물학적 처리	유기물 및 영양염류 제거(BOD, COD 저감)	활성슬러지법, 생물막법, 2차 침전 – 미생물을 이용하여 유기물 분해 및 질소, 인 제거
3차 처리: 고도처리 (필요시)	잔류오염물질 및 영양염류(질소, 인) 제거	모래여과, 막 분리(MBR), 질산화(호기) → 탈질(무산소), 화학적 인 침전(철이나 알루미늄)
소독	세균이나 미생물 사멸	염소 주입, 오존 또는 자외선 산화
슬러지 처리	처리과정에서 발생한 슬러지의 안정화 및 재활용	농축, 소화, 탈수, 건조, 최종 처분(매립 또는 재활용)

2 | 물 재이용

물 재이용이란 빗물, 하수처리수, 폐수 등을 적절히 처리하여 생활, 공업, 농업, 조경, 하천 유지 등 다양한 용도로 다시 사용하는 것을 말한다. 물 재이용은 지속가능한 물순환 시스템을 구축하고 물 부족에 대응하는 측면에서 매우 중요하다.

일반적으로 하수처리 2차 처리수를 원수로 사용하며, 용도에 따라 막 분리, 활성탄 흡착, 오존처리와 같은 고도 정수처리 기술을 적용한다. 처리수의 수질기준에 따라 용도가 구분된다.

① 간접 음용: 처리수를 하천이나 지하수에 방류한 후 일정기간 자연정화를 거쳐 정수장 원수로 다시 사용하는 간접 재이용 방식이다.
② 비음용: 주로 공업용수(냉각수, 세정수), 농업용수(관개), 도시용수(조경용수, 하천 유지용수, 도로 청소, 화장실 용수) 등으로 사용된다.
③ 직접 음용: 고도처리된 처리수를 즉시 상수도로 공급하는 방식으로, 기술적으로는 가능하나 공중보건상의 잠재적 위험과 '토일렛-투-탭(Toilet-to-Tap)'이라는 사회적 거부감으로 인해 세계적으로도 적용이 극히 제한되고 있다.

우리나라의 물 재이용량은 2023년 기준 총 물이용량 366억 m³의 약 3.7% 수준이다. 재이용은 주로 공공하수처리수 재이용을 중심으로 이루어지며, 하수처리수의 물 재생이용률은 약 15.1%이다. 그중 재이용된 수량의 대다수는 하수처리장의 자체 운영용수와 하천의 건천화 방지 및 생태계 보호를 위한 유지용수로 사용되고 있다. 전 세계 재이용률은 평균 약 10~20%로 추정되며, 물 부족 문제를 겪는 국가나 선진국들은 물 재이용을 중요한 전략으로 추진하고 있다. 특히 물 부족이 심각한 국가들(이스라엘, 싱가포르 등)은 30~75%에 이르는 높은 재이용률을 기록하며 물 재이용이 필수적인 자원으로 자리 잡고 있다.

7.1.　조류독소

　　조류독소(algal toxins, cyanotoxins)는 남조류(시아노박테리아)가 생성하는 독성 물질로, 여름철 고수온과 영양염류(질소·인)의 증가에 따라 대규모 번성이 일어나기 쉽다. 대표적인 독소로는 마이크로시스틴(microcystin)과 아나톡신-a (anatoxin-a)가 있으며, 이들은 인체에 간손상, 신경계 장애, 피부 증상 등을 유발할 수 있어 식수 안전과 수생태계에 중대한 위해요인이다. 우리나라에서는 특히 낙동강 유역에서 녹조 발생이 빈번한데, 상류 지역의 가축분뇨와 기온 상승(폭염)과 가뭄 등이 주된 요인으로 평가되며, 강물의 체류시간에 대해서도 논란이 되고 있다. 조류독소는 마시는 물뿐만 아니라 물놀이 환경에서도 노출 위험이 높으며, 최근 연구에서는 호흡기를 통한 독소 노출 가능성도 제기되고 있다. 이에 따라 식수 안전과 수생태계 보전을 위한 상시 모니터링 강화와 과학적 대응의 필요성이 크게 강조되고 있다.

7.2.　과불화화합물

　　과불화화합물(per- and polyfluoroalkyl substances, PFAS)은 물과 기름 모두에 내성이 강한 수천 종의 인공화합물 그룹으로, 프라이팬 코팅제, 소방용 거품 소화액, 방수 의류 등 광범위한 산업 및 생활용품에 사용된다. 이들은 환경 중에서 거의 분해되지 않아 '영원한 화학물질(forever chemical)'이라 불린다. 최근에는 규제 회피 및 대체제 개발과정에서 구조가 변형된 수많은 신종 PFAS가 환경에 유입되면서, 검출되는 종류와 오염 지역이 급속도로 확대되고 있다. 일부 물질에서는 인체 내 노출과 암, 면역계·호르몬계 영향 등의 연관성이 역학연구에서 보고되고 있다. 수계에서는 지속적 잔류와 광범위한 노출 우려가 있어 국제적으로 규제가 계속 강화되고 있다.

7.3. ## 미세플라스틱

미세플라스틱(microplastics)은 5mm 이하 크기의 미세한 플라스틱 입자로, 플라스틱의 제조, 생산, 사용, 폐기를 통해 하천과 해양으로 유입되어 물환경에 광범위하게 퍼져 있다. 이 입자들은 수생생물의 섭취를 통해 먹이사슬을 따라 축적되며, 이 과정에서 인체에 노출되어 내분비계 교란, 세포독성, 염증 등의 건강문제를 유발할 수 있다. 또한, 표면에 유해화학물질을 흡착하여 독성 전달 매개체 역할을 할 수 있다는 점에서 생태계와 인간 건강에 대한 장기적 위험성이 제기되고 있다.

요약

1. 물환경은 인간의 생활과 생물의 생육에 필수적인 물의 질과 그 서식환경을 포괄하는 개념이며, 수질은 단순한 청결도를 넘어 특정 용도에 적합한지를 평가하는 중요한 지표이다.

2. 수질오염은 점 오염원과 비점 오염원, 자연적 및 인위적 오염원으로 구분되며, 유기·무기 오염물질, 부유물질, 병원성 미생물, 열오염 등이 주요 원인이다.

3. 수질오염은 생물다양성 상실, 먹이사슬 교란, 서식지 변화 등 생태계에 광범위한 영향을 미치며, 인체에는 수인성 질병, 신경계 장애, 기생충 감염 등 심각한 건강문제를 일으킨다.

4. 수질평가는 물리적·화학적·생물학적 지표를 통해 이루어지며, 수질평가 지수와 생태학적 지수로 종합적인 상태를 평가한다.

5. 물환경 관리는 통합물관리 체계 구축, 오염총량관리, 비점 오염 저감, 수질 및 수생태계 기준 설정 등 정책과 기술을 포함하며, 물 재이용과 고도처리 등 신기술이 적용된다.

연습문제

1. 다음 중 수질오염 유형에 대한 설명으로 옳지 <u>않은</u> 것은?

① 점 오염원은 오염원의 위치를 명확히 식별할 수 있다.
② 비점 오염원은 강우 시 확산적으로 유출되어 관리가 어렵다.
③ 하수처리장 배출수는 대표적인 비점 오염원에 해당한다.
④ 농업 배수 및 도시 빗물 유출은 비점 오염원의 대표적인 예이다.

2. BOD와 가장 직접적으로 연관된 설명은?

① 물의 산성·알칼리성 정도
② 미생물 분해 시 필요한 산소량
③ 난분해성 유기물의 화학적 산화량
④ 수온 변화율

3. 다음 중 2차 하수처리의 주된 목적에 해당하는 것은?

① 탁도 제거
② 병원성 미생물 멸균
③ 유기물 분해 및 질소·인의 생물학적 제거
④ 중금속 침전

4. 우리나라 물관리 정책에서 유역 단위로 수량·수질·수생태를 통합적으로 다루는 접근은?

① 환경유량 관리　　　　　　② 통합물관리
③ 오염총량관리　　　　　　④ 환경영향평가

정답 | 1.③　2.②　3.③　4.②

더 생각해 보기

1. 우리나라의 높은 물 스트레스 지수를 고려할 때, 물 재이용에 대한 사회적 수용성을 높이기 위한 전략에는 어떤 것들이 있는지 생각해 보자.

2. 최근 낙동강 수계 일부 지역에서 가정용 싱크대 필터에서 남세균 또는 그 독소가 검출되었다는 보도가 이어지며 지역사회에 불안이 확산되었다. 반면 지자체와 환경부는 원수·정수·배급수에서 조류독소가 '불검출' 또는 기준 내 수준이라고 반박하였다. 이러한 논란을 해결하는 데 있어 필요한 점들이 무엇인지 고민해 보자.

참고문헌

기상청. 강수량 추이. e-나라지표. 2025-08-08 갱신. 접속일 2025-07-14. www.index.go.kr/unity/potal/main/EachDtlPageDetail.do?idx_cd=1401.

환경부. 수자원 현황. e-나라지표. 2023-03-28 갱신. 접속일 2025-07-14. www.index.go.kr/unity/potal/main/EachDtlPageDetail.do?idx_cd=1214.

Chidiac, S., El Najjar, P., Ouaini, N., El Rayess, Y., and El Azzi, D.. "A comprehensive review of water quality indices(WQIs): history, models, attempts and perspectives." *Reviews in Environmental Science and Bio/Technology* 22(2). 2023. pp. 349~395.

FAO-UN-Water. Progress on the level of water stress—Mid-term status of SDG Indicator 6.4.2 and acceleration needs, with special focus on food security. 2024.

Food and Agriculture Organization of the United Nations(FAO). Republic of Korea-Country Profile. AQUASTAT. 2011. 접속일 2025-07-14. www.fao.org/aquastat/en/countries-and-basins/country-profiles/country/KOR/.

Madhav, S., Ahamad, A., Singh, A. K., Kushawaha, J., Chauhan, J. S., Sharma, S.

and Singh, P.. "Water pollutants: sources and impact on the environment and human health." *Sensors in water pollutants monitoring: Role of material.* 2019. pp. 43~62.

제 8 장

폐기물 및 토양오염 관리

이 장에서는 「폐기물관리법」에 따른 폐기물의 개념과 분류 및 관리현황에 대하여 알아보고, 토양의 구조와 생성 및 구성물질에 대하여 살펴본다. 먼저, 인간의 생활과 관련하여 불용화된 폐기물의 현황과 안전하게 처리할 수 있는 방법에 대하여 학습하고, 인간의 활동과 생활에 따른 토양오염을 평가하고 복원하는 방법에 대해 알아본다.

1. 폐기물의 개념과 분류 및 「폐기물관리법」의 주요 정책을 설명할 수 있다.
2. 폐기물의 처리방법과 최근 관리시스템의 동향에 대하여 설명할 수 있다.
3. 토양오염의 개념과 토양오염물질에 대해 설명할 수 있다.
4. 토양오염원 및 토양오염의 영향에 대하여 설명할 수 있다.

폐기물 | 생활폐기물 | 사업장폐기물 | 건설폐기물 | 지정폐기물
올바로(Allbaro)시스템 | 소각 | 열분해 | 퇴비화 | 혐기성 소화
순환경제사회 전환 촉진법 | 토양오염 | 유기염소계 농약 | 중금속
사막화 | 토양의 산성화

1. 폐기물 관리

1.1. 폐기물의 개념 및 정의

폐기물이란 사람의 생활이나 사업활동에 필요하지 아니하게 된 물질로, 「폐기물관리법」(시행 2018. 5. 29)에서는 쓰레기, 연소재, 오니, 폐유, 폐산, 폐알칼리 및 동물의 사체 등으로서 사람의 생활이나 사업활동에 필요하지 아니하게 된 물질로 정의하고 있다.

생활폐기물이란 사업장폐기물 외의 폐기물을 말하며, 사업장폐기물이란 「대기환경보전법」, 「물환경보전법」 또는 「소음·진동관리법」에 따라 배출시설을 설치·운영하는 사업장이나 그 밖에 대통령령으로 정하는 사업장에서 발생하는 폐기물을 말한다. 지정폐기물이란 사업장폐기물 중 폐유·폐산 등 주변 환경을 오염시킬 수 있거나 의료폐기물 등 인체에 위해를 줄 수 있는 해로운 물질로서 대통령령으로 정하는 폐기물을 말한다. 의료폐기물이란 보건·의료기관, 동물병원, 시험·검사기관 등에서 배출되는 폐기물 중 인체에 감염 등 위해를 줄 우려가 있는 폐기물과 인체 조직 등 적출물, 실험 동물의 사체 등 보건·환경보호상 특별한 관리가 필요하다고 인정되는 폐기물로서 대통령령으로 정하는 폐기물을 말한다.

1.2. 폐기물의 분류

폐기물의 분류는 〈그림 8.1〉과 같이 1차적으로는 발생원과 폐기물 발생량에 따라 생활폐기물과 사업장폐기물(건설폐기물 포함)로 구분되며, 2차적으로는 유해성에 따라 사업장 일반폐기물과 지정폐기물로, 3차적으로는 발생 특성에 따라 사업장 생활계폐기물, 사업장 배출시설계폐기물, 건설폐기물, 의료

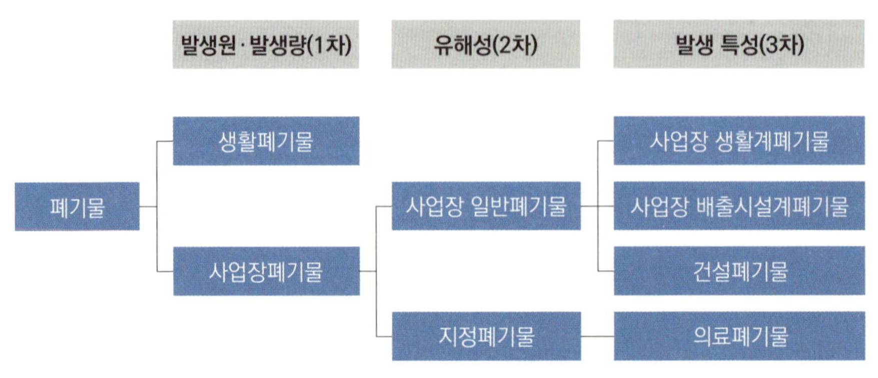

그림 8.1. 발생원·발생량(1차), 유해성(2차), 발생 특성(3차)에 따른 폐기물의 분류

폐기물 등으로 분류된다. 또한 버리는 사람의 용도폐기 의사에 따라 폐기물로 분류되며, 버려진 폐기물이 활용할 가치가 있어 제3자에게 매각되어도 배출자가 필요하지 않게 되면 폐기물에 해당된다.

1.3. 폐기물의 발생과 성상

1 | 폐기물의 발생

폐기물 발생량의 변화추이를 생활폐기물(가정 생활폐기물, 사업장 생활계폐기물, 공사장 생활계폐기물을 포함)[1]과 사업장폐기물로 구분한 현황은 다음과 같다. 우리나라의 전국 생활폐기물 발생량은 2014년에 1.0kg/일·인이었으나, 2023년은 1.2kg/일·인으로 증가되었다(그림 8.2). 또한, 사업장폐기물(배출시설계폐기물, 건설폐기물, 지정폐기물)도 〈그림 8.3〉과 〈그림 8.4〉와 같이 전반적으로 증가하는 경향을 보이고 있으며, 2023년 기준으로는 배출시설계폐기물

---

1 이를 생활계폐기물이라고도 한다.

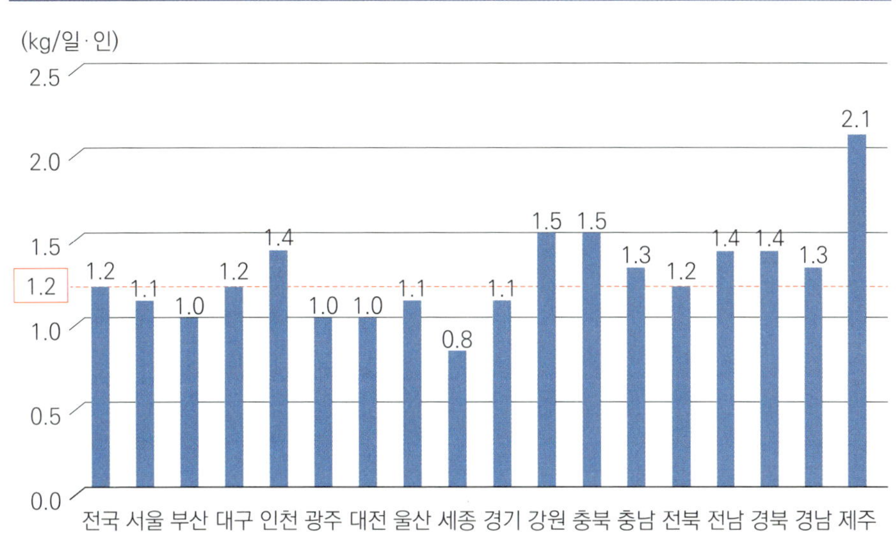

그림 8.2. 지역별 1인당 1일 생활폐기물 발생량(2023)

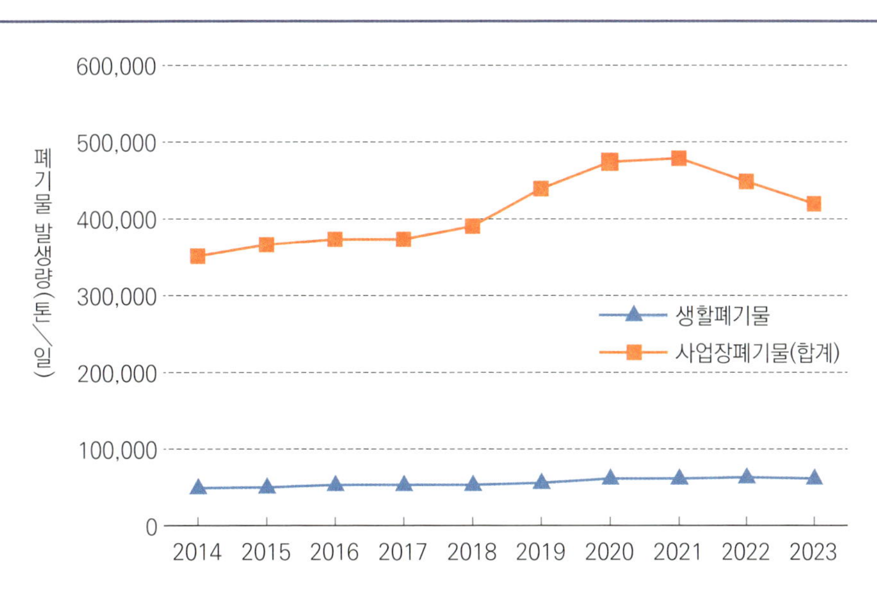

그림 8.3. 생활폐기물 및 사업장폐기물의 연도별 발생현황

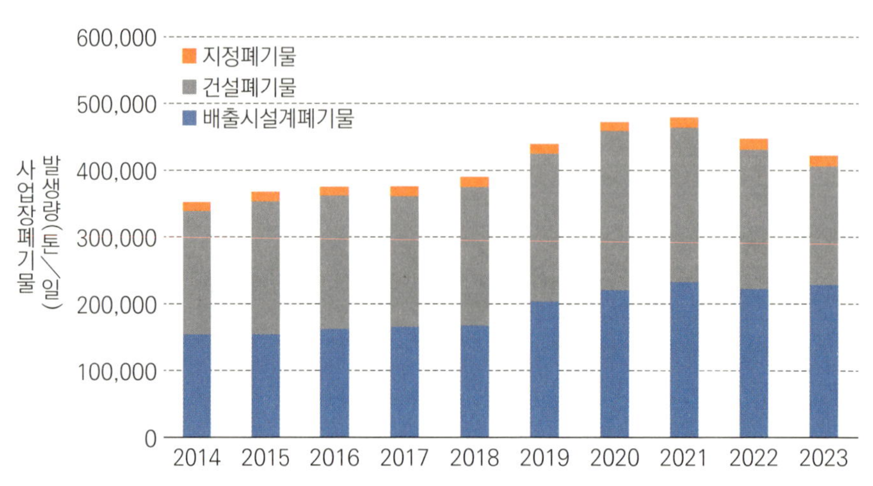

그림 8.4. 사업장폐기물의 연도별 발생현황

54.1%, 건설폐기물 41.9%, 지정폐기물 4.0%로 나타났다.

2 | 폐기물의 성상

쓰레기의 성질은 수분함량, 겉보기 비중, 조성, 원소 분석치, 발열량 등의 물리화학적 성질에 따라 그 특성이 규정된다.

(1) 물리적 성상

쓰레기의 물리적 성상은 가연성과 비가연성 물질의 구분뿐만 아니라 가연성 물질의 종류 및 발열량 계산 등 폐기물 특성을 추정할 수 있는 가장 중요한 자료로서 자원 및 에너지 회수와 처리계통에 절대적으로 요구되는 자료이다. 고형폐기물의 물리적 조성에 관한 정보 및 자료로는 겉보기 비중(단위용적당 중량), 수분 함유량, 고형폐기물의 밀도, 회분, 가연분함량 등이 있다.

(2) 화학적 성상

쓰레기 가연분[2]의 화학적 성분 분석 항목은 대개 탄소(C), 수소(H), 질소(N),

산소(O) 및 황(S)으로서, 이러한 원소를 분석하는 방법에는 자동원소분석기에 의한 방법과 재래식 방법이 있다. 근래에는 거의 대부분 자동원소분석기를 사용하여 유기화합물 중 탄소, 수소, 질소, 산소 및 황 성분을 자동적으로 간단하게 분석할 수 있다. 이때 C, H, N은 동시분석이 가능하나, O와 S는 연소관, 환원관 및 흡수관의 충전물을 교환함으로써 분석이 가능하다. 또한, 황 성분은 별도로 황분석장치를 이용하여 분석할 수 있다.

1.4. **폐기물의 처리**

1 | 폐기물의 처리현황

생활폐기물의 재활용과 소각 비율은 증가하는 추세이며, 매립과 해역배출 비율은 감소하는 추세이다. 이는 쓰레기종량제 실시, 재활용정책 및 폐자원에너지화 등 정책에 따른 폐기물처리구조가 단순 매립 위주에서 폐자원을 선순환시키는 자원순환형으로 전환되고 있기 때문이다. 특히 해역배출은 하수 슬러지, 음식물류 폐기물을 재활용하는 과정에서 발생되는 액상의 물질(이하 '음폐수'), 가축 분뇨 등이 2012년 및 2013년에 거쳐서 배출 금지되어 감소하였고, 대부분은 소각 또는 재활용 처리방식으로 전환되었다. 2023년 기준으로는 생활 및 사업장을 포함하는 전체 생활계폐기물의 58.7%가 재활용, 28.4%가 소각, 10.7%가 매립으로 처리되었다.

사업장폐기물의 경우 런던협약(1972)과 런던의정서(1996)에 따라 2012년에는 하수 슬러지·가축 분뇨, 2013년에는 음폐수·분뇨·분뇨 오니, 2014년에는 폐수 및 폐수 오니의 해양배출이 금지되었다. 사업장 배출시설계폐기물의 경우 재활용 처리의 비중이 전반적으로 증가하였는데, 2023년에는 재활용 84.4%, 매립 6.5%, 소각 4.0%로 처리되었다.

---

2 폐기물의 수분과 회분을 제외한, 불에 타는 유기성 성분을 말한다.

2 | 폐기물 전자정보처리시스템

우리나라는 '폐기물 전자정보처리시스템[올바로(Allbaro)시스템]'을 통해 폐기물 처리의 전 과정을 모니터링하고 폐기물의 부적정 처리를 방지하고 있다(그림 8.5). 배출자, 수집·운반자, 처리자 및 행정기관 사이에 유통되는 폐기물인계서를 인터넷상에서 전자정보 형태로 처리하여, 사용자는 자신의 폐기물인계정보와 처리상황, 처리결과를 수시로 조회할 수 있으며, 행정기관에서는 폐기물의 이동이 적법하고 투명하게 이루어지는지를 실시간으로 확인할 수 있다.

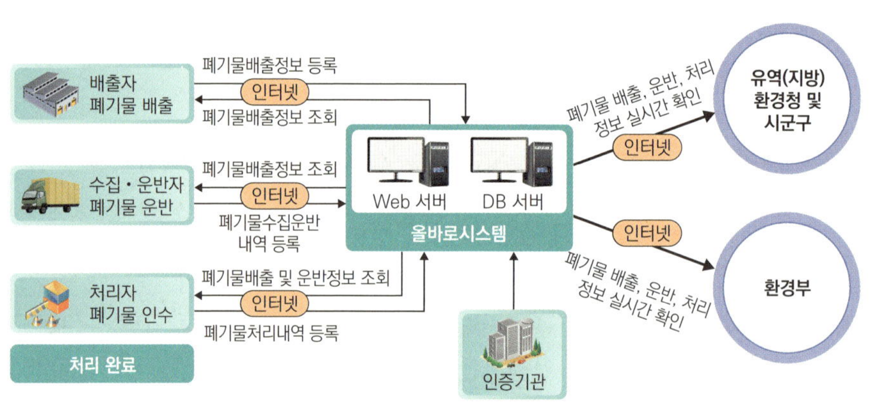

❶ **배출업체**
　　배출자가 신고한 사업장폐기물 배출신고 DB를 활용하여 인터넷으로 폐기물 발생 및 배출 내역 등록

❷ **운반업체**
　　운반자가 폐기물 인수, 인계 시 인터넷을 통해 폐기물 인수, 인계 내역을 실시간 등록

❸ **처리업체**
　　처리자가 폐기물 인수, 처리 시 인터넷을 통해 폐기물 인수, 처리 내역을 실시간 등록

그림 8.5. 올바로(Allbaro)시스템 전자인계 흐름도

3 | 폐기물의 처리방법

과거 폐기물은 쓸 수 없는 것으로 간주되어 왔으나 자원의 고갈과 폐기물의 발생량을 줄이기 위한 자원화의 필요성이 증가하였다. 폐기물의 중간 처리방

법으로는 폐기물을 재활용하기 위한 전 단계로 파쇄, 선별 등의 방법, 운반을 용이하게 하기 위한 압축, 부피를 줄이고 그 열을 회수하기 위한 열적 처리공정, 유기물을 재활용하기 위한 퇴비화, 중금속 함량이 높은 물질을 고형화시키는 고화처리 등 다양한 방법이 적용된다. 폐기물의 처리방법을 물리적·화학적·생물학적 처리로 구분하면 다음과 같다.

① 물리적 처리: 성분의 분리(분리수거), 기계적인 부피 감소화, 기계적인 크기 감소화, 쓰레기 연료제조(refuse-derived fuel, RDF) 등이 포함된다. 이 과정은 화학적 및 생물학적 처리와는 달리, 상(phase)의 변화는 수반하지 않는다.
② 화학적 처리: 화학적 처리에는 연소, 열분해(가스화), 화학분해 등이 포함된다.
③ 생물학적 처리: 호기성 퇴비화, 혐기성 소화 등이 있다.

(1) 소각

소각의 목적은 가연성 폐기물을 공기 중의 산소와 반응시켜 연소시킴으로써, 연소가스와 안정화된 고형연소 재료로 전환하는 데 있다. 그러나 양호하게 연소되지 않는 경우에는 검댕이 다량 발생하고, 이 검댕이 연소가스 중에 혼입되어 분진이 발생할 수 있다. 일반적으로 양호한 연소 상태를 얻기 위해서는 기본적으로 피연소물과 공기가 적정한 비율로 투입되고 착화와 연소가 신속하게 일어날 수 있는 조건(공기와의 충분한 혼합, 고온 등)하에서 소각되어야 한다.

(2) 열분해

공기가 부족한 상태에서 폐기물을 연소시켜 가스, 액체 및 고체 상태의 연료를 생산하는 공정을 열분해(pyrolysis) 방법이라고 한다. 열분해 방법에는 저온법과 고온법이 있으며, 저온에서는 타르(tar), 숯(char) 및 액체 상태의 연료가 보다 많이 생성되며, 고온에서는 가스 상태의 연료가 많이 생성된다. 따라서 저온법을 열분해라고 부르고 고온법을 가스화라고 부르기도 하나, 저온이나 고온 모두 열분해법이라고 총칭하는 것이 보통이다. 여기서 저온이라 함은 500 ~900℃를 말하며, 고온은 1,100~1,500℃를 말한다. 만약 1,700℃까지 증가시켜 고온의 열분해 장치를 운전시키면 생산되는 모든 재는 슬래그(slag)[3]로 방출된다.

(3) 화학분해

열에 의한 폐플라스틱의 분해가 아닌 화학적 폐플라스틱의 분해는 여러 종류의 플라스틱에서 가능하다. 플라스틱의 화학적 분해가 열분해보다 우수한 장점은 제품의 성분이 단순할 때 효율적으로 적용할 수 있고, 제어하기 쉽고, 분리나 정제에 비용이 적게 든다는 점이다. 많은 플라스틱의 경우 화학적 분해가 가능하나 오늘날 주요 관심대상은 폴리우레탄과 일부의 열가소성 폴리에틸렌(병, film, 섬유 등)이다.

(4) 퇴비화

퇴비화는 호기성 조건하에서 생물학적으로 유기물을 안정화시키는 고형폐기물의 자원화 방법 중 하나이다. 즉, 도시폐기물 중 음식찌꺼기, 축산폐기물, 낙엽 또는 하수처리장 슬러지와 같은 유기물을 안정한 상태의 부식토로 변환시키는 생물학적 공정이다. 이러한 과정을 식으로 나타내면 다음과 같다.

$$복잡한\ 유기물 + O_2 \rightarrow 보다\ 덜\ 복잡한\ 유기물 + CO_2 + H_2O + NH_3 + 열$$

퇴비화의 과정은 일반적으로 3~4주 정도 소요되는데, 그 기간 동안 혼합에 의해 공기가 공급되어야 한다. 생물학적 과정에 의해 분해가 일어나면서 병원균을 파괴할 수 있는 고온(55℃ 이상)이 발생하는데, 보통의 경우 70℃를 넘는

---

3 제철 공정이나 폐기물 용융처리 과정에서 발생하는 비금속성 부산물 또는 찌꺼기를 말한다.

다. 퇴비화 과정이 완료된 후에는 대략 20일 정도 안정화 기간이 필요하다.

(5) 혐기성 소화

혐기성 소화는 혐기성 발효라고도 하며, 혐기성 상태에서 미생물을 이용하여 고형폐기물로부터 유기물질 이산화탄소(CO_2), 메탄(CH_4)을 생성하는 공정이다. 혐기성 소화는 가수분해, 산발효, 메탄생성의 3단계로 구성되는데 산발효를 액화, 메탄 생성 단계를 가스화라고도 한다. 혐기성 소화는 슬러지의 소화, 분뇨 및 고농도의 폐수처리에 사용된다.

(6) 폐기물의 최종 처분

발생한 폐기물은 분리수거하여 재활용 폐기물(RDF)은 회수하고 나머지 폐기물은 선별과정을 거쳐 분리시킨 후 각각의 특성에 맞게 처리하여 자원회수, 에너지회수 등의 필요한 과정을 거친다. 선별하고 남은 폐기물과 각 처리과정을 통하여 발생된 부산물은 최종적으로 대부분 매립으로 처분된다.

4 | 방사성 폐기물의 처리

원자력발전에서 기술적으로 해결해야 할 과제 중 하나가 발전과정에서 발생하는 방사성 폐기물의 처리이다. 방사성 폐기물을 가장 안전하게 처리하는 방법은 폐기물을 우주선에 실어서 대기권 밖으로 운반하여 처리하는 것인데 이것은 엄청난 경비가 소요된다. 현재까지의 주된 처리방법은 지하심부 암석 속에 보관하는 것인데, 인근 지하수 오염이 우려되는 단점이 있다.

영국에서는 1976년에 12만 톤의 방사성 고형폐기물을 땅속에 묻었고, 또 다른 핵폐기물은 콘테이너에 넣어 북대서양의 4,500m 깊이의 바다에 침강시켰다. 일단 폐기물을 바다에 버리면 현재는 안전하다고 할 수 있으나 바닷물의 부식작용을 통해 해양 생태계로 유입될 가능성이 있다. 방사능 물질은 '생물농축'이 되기 때문에 해양생태계에 심각한 문제가 되고 있으며, 그중에서도 특히 스트론튬(^{90}Sr), 세슘(^{137}Cs), 코발트(^{60}Co), 플루토늄(^{238}Pu, ^{239}Pu), 루비늄

(^{106}Ru) 등이 문제가 되고 있다. 방사성 폐기물이 일단 해양생태계로 들어가게 되면 방출된 방사성 입자가 물속에 부유하거나 바닥으로 침전되며, 일부는 해수에 밀려 해변으로 밀려와 해안의 파도에 의해 핵물질이 흡착된 입자의 물보라나 에어로졸 상태로 공기 중으로 방출될 수 있다. 해양오염 경로를 통해 먹이연쇄나 먹이망으로 연결되고, 사람이나 어패류 그리고 식물에 섭취되며, 공기 중으로 방출되면 호흡을 통해 생물의 몸속으로 유입될 수 있다.

1.5. 폐기물 자원화 및 에너지화 정책

현재 우리나라의 폐기물정책은 그동안의 정책과 달리 새로운 정책방향으로 폐기물의 자원화 및 에너지화를 지향하고 있다. 〈표 8.1〉은 다양한 측면에서 폐기물 정책 패러다임이 전환되고 있음을 보여 준다.

표 8.1. 폐기물 정책 패러다임 전환

구분	그동안의 정책	새로운 정책방향
정책여건	폐기물로 인한 환경오염 심화	기후변화, 원자재·에너지 고갈
목표	쾌적한 생활환경 조성	자원순환사회 구축
추진전략	감량 → 재활용 → 처리	효율적 생산·소비 → 물질재 활용 → 에너지회수 → 처리선진화
주요 과제	쓰레기종량제, 생산자 책임 재활용 제도 및 처리시설 설치	자원순환성 평가, 재활용품질인증, 폐자원 등 에너지화, 처리광역화
핵심개념	폐기물	자원(순환/천연)

1 | 폐기물 자원화

최근 도시 쓰레기를 매립 처분하는 것은 용지의 확보가 너무 어려우며, 또 소각처리도 배출기준을 만족시킬 수 있는 방지시설을 완비하지 않으면 안 된다. 이러한 이유로 막대한 비용이 들게 되는 매립, 소각 등의 처리방법이 꼭

적합한 방법이라고는 할 수 없게 되었다.

이 때문에 전통적인 처리처분기술을 탈피하고 대체기술로서 자원화기술을 개발하고, 이 기술로 도시 쓰레기에서부터 자원, 에너지를 회수함과 동시에 회수물, 회수에너지의 매각과 처리 처분할 폐기물의 감량화에 의해서 도시 쓰레기의 실질적 경비 저감화와 토지확보 문제의 어려움을 경감시키고자 하는 움직임이 활발해지고 있다.

도시 쓰레기의 자원화는 경제성, 환경오염방지 및 자원보호의 양면에서 볼 때 중요한 의의를 갖는다고 할 수 있다. 그러나 자원화 및 재이용기술은 폐기물의 발생과정에서 처리·처분에 이르기까지 각각의 과정에서 경제성과 필요성을 감안하여 종합적으로 판단하여 선정해야 한다.

2 │ 폐자원 에너지화 정책

폐기물을 통한 재생에너지 생산은 화석연료를 대체하고 온실가스 발생을 줄임으로써 기후변화에 대응할 수 있는 유력한 수단이다. 우리나라에서 추진 중인 폐자원 에너지화 흐름도는 〈그림 8.6〉과 같다.

폐기물을 저감하고, 자원화를 촉진하기 위한 정책으로는 크게 폐기물 최소화 정책과 폐기물 재활용 정책이 있다. 폐기물 최소화 정책에는 1회 용품 사용 규제, 포장 폐기물 발생 억제, 폐기물 부담금 제도, 쓰레기종량제 등이 있으며, 폐기물 재활용 정책에는 폐기물 예치금 제도, 생산자 책임 재활용 제도, 지정부산물 재활용 제도, 재활용 지정 사업자 제도 등이 있다.

환경부는 2014년부터 '친환경에너지타운 조성사업'을 추진하고 있는데, 예로 홍천의 친환경에너지타운 조성사업을 들 수 있다. 이 사업의 주요 내용은 기피·혐오 시설인 매립장, 소각장, 유기성 폐기물(음식물·가축 분뇨 등) 에너지화 시설 등의 폐자원과 바이오매스를 이용하여 열·전기 등의 에너지를 생산하여 주변지역에 공급하는 것이다. 또한 생활환경을 개선하고, 주민소득도 향상시키고자 하였다.

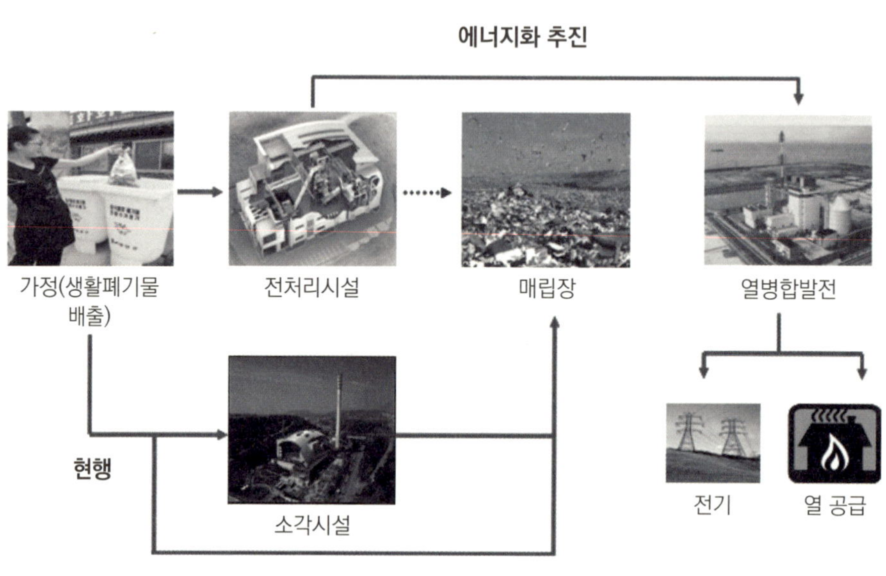

그림 8.6. 폐자원 에너지화 흐름도

3 | 「순환경제사회 전환 촉진법」

환경부는 '생산·유통·소비 등 제품의 전 과정에서 자원을 효율적으로 이용하고 폐기물의 발생을 최대한 억제하며 발생된 폐기물의 순환이용을 촉진하여 지속가능한 순환경제를' 만들고자 「순환경제사회 전환 촉진법」(약칭 「순환경제사회법」)을 법률 제19208호로 공포하고 2024년 1월 1일자로 시행하였다. 이 법에서 국가 및 지방자치단체와 사업자, 국민 등 사회의 모든 구성원은 순환경제사회로의 전환을 촉진하기 위하여 다음 각 호의 원칙을 따라야 한다.

① 자원의 효율적인 이용을 통하여 자원의 낭비를 최대한 억제할 것

② 내구성이 우수한 제품의 생산 및 제품의 수리 등을 통하여 제품의 수명을 연장함으로써 폐기물의 발생을 최소화할 것

③ 폐기물 발생이 예상될 경우에는 순환이용을 우선적으로 고려할 것

④ 발생된 폐기물은 기술적·경제적으로 가능한 범위에서 다음 각 목의 원칙에 따라
최대한 순환이용할 것

가. 폐기물의 전부 또는 일부 중 재사용할 수 있는 것은 최대한 재사용할 것

나. 재사용이 곤란한 폐기물의 전부 또는 일부 중 재생이용할 수 있는 것은 최대한
재생이용할 것

다. 폐기물을 재생이용할 경우 순환경제를 달성하는 데 효율적인 수단을 우선적으
로 적용할 것

라. 재사용·재생이용이 곤란한 폐기물의 전부 또는 일부 중 에너지회수를 할 수 있
는 것은 최대한 에너지회수를 할 것

마. 가목부터 라목까지의 규정에 따른 순환이용이 불가능한 것은 사람의 건강과 환
경에 미치는 영향이 최소화되도록 적정하게 처분할 것

「순환자원 지정 등에 관한 고시」(시행 2024.1.1., 환경부고시 제2023-299호)에
따르면 순환자원 지정 대상물질은 ① 폐지류, ② 고철, ③ 폐금속캔류, ④ 비철
금속 중 알루미늄, ⑤ 비철금속 중 구리, ⑥ 전기자동차 폐배터리, ⑦ 폐유리
및 폐유리병류이다.

2. 토양오염

2.1. 지각의 구조와 구성물질

1 | 지각의 구조

지표면에서 모호면[4]까지를 지각이라고 한다. 지각의 두께는 대륙과 해양에서 차이가 있는데, 대륙 부분에서는 20~70km(평균 35km)이며, 대양저에서는 5~15km 정도(평균 약 6km)로 아주 얇다. 대륙지각은 지표에서 1km 정도 퇴적암이나 분출암으로 덮여 있으나 그 하부는 대체로 화강암질 암석으로 구성되어 있다. 이들을 구성하는 화학성분은 주로 규소(Si), 칼륨(K), 나트륨(Na) 등으로 되어 있어 시알(sial)층이라고 한다. 한편, 해양지각의 경우 상부는 수백 m 정도의 퇴적물로 덮여 있고, 그 하부는 약 1km 두께의 퇴적암과 그외 현무암 또는 반려암과 유사한 현무암질 암석으로 구성되어 있다. 화학성분은 주로 철(Fe), 마그네슘(Mg), 칼슘(Ca)으로 되어 있어 시마(sima)층이라고 한다.

2 | 지각의 구성물질

지각은 지구의 층상구조 중에서 최외각 부분으로 암석권 중 상부에 해당하며, 지구 전체 부피의 약 1%, 전체 질량의 0.5%밖에 해당되지 않으나 우리가 직접 시료를 채취하여 오염도를 측정하는 중요한 부분이다.

지각을 구성하는 암석은 여러 종류의 광물의 집합체로 되어 있고, 이 광물들은 다시 여러 종류의 원소 화합물로 되어 있다. 현재까지 알려진 원소는

---

4 지각과 맨틀 사이의 경계면을 의미하는 용어로, 지진파 속도가 갑자기 빨라지는 불연속면을 말한다.

원소	질량비(%)	원자비(%)
O	46.6	62.3
Si	27.7	21.6
Al	8.1	6.5
Fe	5.0	2.2
Ca	3.6	2.3
Na	2.8	2.2
K	2.6	0.6
Mg	2.1	2.0
기타	1.5	0.3

110종이나 되지만 지각을 구성하는 원소 중에 질량비가 1% 이상인 것은 〈표 8.2〉에서와 같이 산소(O), 규소(Si), 알루미늄(Al), 철(Fe), 칼슘(Ca), 나트륨(Na), 칼륨(K), 마그네슘(Mg)의 8종이며, 거의 대부분은 산소와 규소가 차지하고 있다. 이것을 지각을 구성하는 8대 원소라고 한다. 이 밖의 다른 원소들은 각각 1% 이하이며 모두 합해도 1.5%에 불과하다. 실제로 인간 생활에서 가장 필요한 대부분의 금속 원소는 그 양이 적고, 특정 장소에 밀집되어 분포한다.

2.2. 토양오염

토양은 고체 상태의 흙, 액체 상태의 지하수, 기체 상태의 토양공기와 같이 3상으로 구성되어 있으며, 그 자체가 자정능력을 가지고 있다. 토양은 암석이 풍화하여 생성되지만 모암의 광물성과 변성과정 등 풍화조건에 따라 점토, 모래, 자갈 등 다양한 형태의 토양이 생성된다. 이렇게 생성된 토양은 홍수예방, 수원함양, 수질정화, 토사붕괴 방지, 침식억제, 지반침하 방지, 오염물질 정화, 지표의 온도와 습도에 대한 간섭, 토양생물상 보호, 식생보호 등의 환경적 기능을 수행한다.

우리나라 「토양환경보전법」에서는 토양오염을 사업활동이나 그 밖의 사람의 활동에 의하여 토양이 오염되는 것으로서 사람의 건강·재산이나 환경에 피해를 주는 상태로 정의하고 있다. 토양이 오염되었다고 하는 것은 자정능력을 초과하는 방대한 오염물질이 토양에 유입된 것을 의미한다. 토양오염은 대기나 물처럼 인간에게 직접적인 위해를 끼치지는 않지만 농작물의 생육을 저해시킬 뿐만 아니라 오염된 농작물을 섭취하는 인간에게 커다란 위해를 끼치는 간접오염이라는 점에서 대기오염이나 수질오염과는 그 성격이 다르다. 토양오염은 농약 사용량 증가와 무분별한 농약살포 및 산업과 생활 활동에서 배출되는 유해물질에 의해서 발생하며, 이로 인해 농작물에 유해물질이 흡수되어 이를 섭취하는 인간이 건강을 해치거나 식물과 동물의 생육을 저해하는 현상이라고 할 수 있다.

산업혁명 이후 기계문명의 발달로 인하여 토양오염이 대량 발생하고 있으며, 최근에는 누적된 오염토양으로 인한 VOC 배출, 지하수오염 등으로 토양오염이 광역적으로 확산하는 추세이다. 영국에서는 1966년 애버판(Aberfan) 광미댐의 중금속이 유출되어 하천과 토양을 오염시키자 영국정부는 오염토양 처리 및 토양오염 방지를 위한 재정확대를 추진하였다. 미국의 경우 1970년 뉴욕의 러브커낼(Love Canal) 매립장 주변에 유해화학물질이 유출되면서 인근 주민의 피해가 발생한 것을 계기로 토양오염의 심각성을 인식하게 되었다. 일본의 경우 1960년대 말 도야마현 가미오카 금속광산의 중금속(카드뮴) 유출로 인한 오염사고(이타이이타이병)가 사회적 이슈가 되자 1970년에 「토양오염방지법」을 제정하기에 이르렀다.

우리나라의 경우에는 1996년 「토양환경보전법」을 제정·시행하면서 본격적인 토양오염 지역조사 및 오염토양 정화사업을 추진할 수 있는 종합적인 토양환경관리의 기본틀을 마련하였다. 과거 「수질환경보전법」 및 「광산보안법」이 토양오염에 관한 규정을 두고 있었으나, 그 대상이 농지 및 폐광산의 토양오염에 국한되어 있었기 때문에 전 국토를 대상으로 하는 「토양환경보전법」이 사실상 토양오염을 규제하는 최초의 법이라 할 수 있다.

우리나라 토양은 전반적으로 안전한 편이나, 폐금속광산 주변, 폐기물매립지 주변 등 일부 지역은 일반 지역에 비하여 오염도가 높게 나타나고 있다. 우리나라 토양의 중금속 농도는 대체로 농작물 생육저해 한계농도 이내의 안전한 농경지이지만, 인위적인 오염이 거의 없는 상태의 토양중금속 함유량인 자연함유량에 비하면 0.9~1.9배로 다소 높게 나타나고 있다. 특히, 금속광산 및 금속제련소 지역의 경우 환경문제를 소홀히 했던 1970년대 이전에 설치되어 운영되면서 분진 등 각종 오염물질이 오염방지시설을 거치지 않은 채 배출되어 주변 토양에 장기간 축적되었기 때문에 영농지역, 생활지역 등이 일반토양보다 2~4배 정도 높게 나타나고 있다.

2.3. 토양오염물질

토양오염의 원인물질로는 공장이나 도시에서 배출되는 유기물, 무기염류, 비료, 농약, 광산이나 공장의 폐수 등을 들 수 있으며, 그 외에 DDT와 같은 유기염소계 농약도 토양 속에 장기간 잔류하고 축적되는 주요 토양오염물질 중 하나이다.

폐수 내에 존재하는 질소나 인은 농토에 공급되어 좋은 영향을 미치지만 유독성 물질이 포함된 공장폐수는 매우 위협적이며 환경문제를 유발시킬 수 있다. 도시하수에는 세균, 곰팡이, 바이러스 등이 많이 함유되어 있어 상수원 및 지하수를 오염시킬 수 있으며, 병원균이 토양 속에 증식되어 농업생산에 많은 차질을 초래할 수 있다. 또한, 도시하수는 일반적으로 유기성분이 높으나, 사진관이나 도금시설 등 소규모의 금속공장이나 시설물에서 나오는 폐수가 혼재되어 있을 수 있다.

1 | 중금속

급격한 산업발전에 따라 카드뮴 등의 중금속에 의한 토양오염도 전형적인 공해로 부각되고 있다. 특히 석탄광산에 함유되었던 황이 물 혹은 공기에 노출되어 산화과정을 거쳐 갱내에서 녹으면 pH를 낮추고 황산(SO_4^{2-})을 다량 함유하게 되어 토양을 산성화시키고 농경지에 피해를 준다. 우리나라의 경우 금속폐광 지역에서 이러한 사례가 발생하고 있다.

중금속의 배출이 장기간에 걸쳐 계속되면 발생원 주변의 토양 중에 중금속이 축적되어 하천 등에 서식하는 어패류, 미세조류 등에 농축 혹은 작물에 흡수, 축적되어 먹이연쇄를 통하여 인간에게 전달된다. 그 외에 토양 중 유해중금속으로서는 납(Pb), 아연(Zn), 니켈(Ni), 수은(Hg), 크롬(Cr) 등이 있다.

2 | 유기염소계 농약

농약은 농작물에 대한 병해충의 제거·예방에 사용되는 살충제, 제초제나 생장촉진제 등의 약제를 말하며 일반적으로 토양 내에 잔류하고 농축되어 토양과 수질에 오염물질로 작용한다. 살포한 농약은 대기권으로 확산·희석되거나 용해되어 수생태계로 이동하는 경우도 있고, 토양 중 미생물에 의해 분해되어 새로운 물질이 생성되기도 한다.

유기염소계 농약은 유기염소화합물로 우리가 알고 있는 대표적인 것이 DDT이다. 이것은 다른 살충제에 비하여 사람과 가축에 급성독성이 비교적 작은 반면, 물에 잘 녹지 않고 살충력과 지속성이 강할 뿐만 아니라 제조단가가 낮기 때문에 제2차 세계대전 이후 세계 각 나라에서는 이를 대량생산하여 사용하였다.

이러한 DDT에 대해 전면 사용금지 문제가 대두된 것은 1946년에 DDT가 지방조직에 축적되어 있고, 체외로 아주 서서히 배출된다는 것이 밝혀진 이후였다. DDT는 지방에 용해되기 때문에 인체 내에 들어오면 부신, 고환, 갑상선에 대량으로 축적되며, 또한 간장, 신장, 장간막의 지방에도 축적된다.

유기염소계 농약은 PCB(Polychlorinated biphenyl, 폴리염화비페닐), 경성세제 성분인 ABS(alkylbenzene sulfonate), 합성수지류 등의 물질과 같이 자연계에 존재하지 않던 것으로 이를 분해할 수 있는 미생물이 존재하지 않는다. 따라서 토양이 오염되지 않게 하려면 농약 사용량을 최소화하는 등 농약 처리방법을 개선하거나 미생물 또는 화학적으로 잘 분해되고 2차 산물에 의해 유해작용을 초래하지 않는 친환경적인 농약 개발이 필요하다.

3 | 고체폐기물

고체폐기물[5]을 매립으로 처리할 때, 위생매립이나 안전매립 등으로 제대로 매립하지 않았을 경우, 고체폐기물로부터 용출된 중금속 등의 유해물질이 섞여 있어 토양 및 지하수 오염을 초래할 수 있다.

4 | 방사성 물질

2011년 후쿠시마핵발전소 사고나 핵실험의 경우, 먼 곳까지 방사성 물질이 운반되어 비와 함께 낙하하는데, 이를 방사성 낙진이라 하며 토양 표면은 물론 하천, 농작물, 농토 등을 오염시킨다.

5 | 대기오염물질

오존, 불소, 구리, 니켈과 같은 오염물질은 대기로부터 땅 표면에 침적되어 토양과 식물에 영향을 끼치는데, 이 물질들은 토양 내에서 확산, 흡착, 침전 그리고 고정됨에 따라 토양의 화학적 성질을 변화시킨다.

대기오염물질인 질소산화물 및 황산화물 등은 산성비를 초래하여 농작물에 직접적인 피해를 줄 뿐 아니라 토양을 산성화시켜 생산능력을 감소시킨다.

---

5 가정, 산업, 농촌 등 다양한 곳에서 발생하는 고체 상태의 폐기물로, 음식물쓰레기, 종이, 플라스틱, 나무, 폐가전, 폐가구 등이 포함된다.

1 | 토양의 사막화

사막화는 사막의 주변에서 발생하기 쉬우나 반드시 사막 자체의 확대만을 의미하는 것은 아니다. 강한 인위적 충격이 작용하면 사막에서 떨어져 있는 반습윤 지역에서도 사막화가 발생할 수 있다. 여기서 잊지 말아야 할 것은 사막화가 어느 정도 진행되면 다시 원상태로 돌이킬 수 없게 된다는 점이다.

UNEP(United Nation Environment Programs, 유엔환경계획)에 따르면 지구의 전체 육지 면적의 47.2%가 건조 지역에 포함된다. 건조 지역은 연 강수량과 가능 증발량의 비율을 지표로 하여 초건조, 건조, 반건조, 건조 반습윤의 4단계로 구분할 수 있다. 초건조에서 건조로 분류되는 지역이 일반적으로 말하는 사막지역이다. 사막은 전체 육지 면적의 20%를 차지하고 있으며, 대개 위도 15도에서 35도의 아열대 지역에 집중되어 있다. 현재 사막화가 진행되고 있거나 그 위험에 있는 지역은 초건조 지역 주변에 있는 약간 습윤한 지역이다.

이미 사막인 지역을 제외한 건조 지역 중 약 20%의 지역에서 사막화가 일어난다고 한다. 또 건조 지역의 약 50%에서 식생(어떤 장소에 모여 살고 있는 특유한 식물의 집단)들이 사막화의 위험에 노출되어 있다. 이들을 모두 합하면 건조 지역의 약 70%에 해당하는 약 36억 ha(1ha=1만 m²)가 사막화의 피해를 입고 있는 실정이다.

최근에 와서 인위적인 원인에 의한 사막화에 관심이 모아지고 있는데, 이는 이산화탄소와 같은 온실가스 효과에 의한 지구온난화 현상으로 대기의 기온이 상승하여 사막화가 더욱더 가속화된다는 것이다. UNEP의 사막방지회의에서 세계 45개 지역의 사막화 현상을 조사한 결과, 이상기후나 기상조건의 변화로 인한 자연적인 원인에 의한 사막화는 13% 정도이고, 나머지 87%는 인류의 인위적인 영향에 의한 사막화로 추정된다.

또한 삼림의 벌채나 빗물의 산성화로 인해 토양이 산성화되어 식물이 살 수 없는 사막화로 발전되기도 한다. 삼림 벌채에 의한 인위적인 사막화의 대표적인 예가 아프리카의 사헬 지방과 인도네시아, 브라질 등이다. 지구의 허파 역할을 하는 열대우림 등의 삼림파괴는 대기 중 이산화탄소량을 증가시켜 지구온난화를 가중시킬 뿐만 아니라, 지구환경오염의 모든 문제와 관계가 있으며, 특히 사막화의 직접적인 원인이라고 할 수 있다.

2 | 토양의 산성화

토양의 산성화는 강우량이 증발량보다 클 때 산염의 분해로 유리된 염기가 유실되어 산성토양이 되는 기후에 의한 토양 반응이 있고, 규산염 광물과 가수분해 산물의 분해, 부식이나 비료에 의한 산성화, 산성비와 공해물질 유입으로 인한 산성화 등이 있다.

비료에는 황산암모늄, 과인산석회, 황산칼륨 등이 들어 있는데, 식물이 자라는 데 질소, 인산, 칼륨을 이용하여, 황산만 남기 때문에 흙이 산성으로 변하게 된다. 또한 식물은 성장을 위해 흙 속에서 염기성 금속을 섭취하는데 염기를 충분히 섭취한 작물을 뿌리째 뽑으면 흙이 염기를 빼앗겨 산성이 강해진다.

산성비는 자동차의 매연 등으로 생긴 이산화황과 산화질소 같은 대기오염 물질이 공기 중에 섞여 있다가 비에 의해 강하하는 것이다. 산성비는 강이나 하천의 pH를 떨어뜨려 수은, 납, 카드뮴, 알루미늄 등 중금속의 용출량을 증대시키고 어류의 생태계에 나쁜 영향을 미친다. 또한 산림 건조물에 피해를 주며, 토양도 산성화시킨다. 즉 토양수로 흡수되어 수소, 암모니아, 노벨륨(No) 등 토양에 이롭지 않은 물질을 증가시키고 이 물질들은 원래 토양교질 입자에 결합되어 있던 마그네슘, 석회, 칼륨, 나트륨 등의 이온과 치환되어 토양 내 영양분을 용탈시키고 독성물질을 축적시킨다.

3 | 식물의 생장불균형

농업용수의 염도가 큰 경우에는 일반적으로 삼투압이 증가하여 식물의 성장을 저해하게 된다. 그러나 토양의 질이 좋아 배수가 잘 되는 경우에는 그 영향이 감소한다. 농업용수 내에 Na^+의 양이 Ca^{2+}의 양과 비교하여 과다한 경우, Na^+가 Ca^{2+}와 치환되어 배수불량 토양이 되며, 일시적으로 알칼리성이나 물속의 H^+에 의해 산성으로 변하게 된다.

중금속은 식물에 유해한 경우가 많은데, 작물에 대한 영향은 각 금속별로 다르지만, 식물세포에 전반적인 영향을 미치는 것(As, Cr, Ni, Mo, Pb, Se, Sr, V, Zn, Cu 등), 식물의 생육에서 다른 영양소의 결핍을 유발하는 것(As, Cu, Mn 등), 식품, 먹이에 이행되어 안전성을 위협하는 것(As, Cd, Hg, Mo, V 등)의 세 가지로 분류할 수 있다. 예를 들어, Cu^{2+}, Zn^{2+} 등이 과잉 존재할 경우 세포 내의 단백질과 결합하여 세포 내의 물질대사를 저해한다. 작물의 금속에 의한 피해는 일반적으로 낮은 pH에서 발생되며, 이때 석회(lime) 등을 가하여 중화시키기도 한다. 토양 속 금속은 지각 중에 있는 자연함유된 것도 있지만 폐광유출수, 폐수, 폐기물매립지에서 유출되는 침출수 등도 원인이 된다.

이외에 유기물질에 의해 용존산소가 부족한 환원성 토양의 생성으로 식물 뿌리의 성장이 저해될 수 있으며, 관개용수 내의 부유물질에 의한 토양공극의 폐쇄도 식생에 중요한 영향을 미칠 수 있다.

4 | 동물 및 인체에 미치는 영향

토양오염은 토양생물에 생육장애를 가져오고, 육상의 식물에 영향을 미칠 뿐 아니라 지하수를 오염시키고 결국 동물의 먹이와 인간의 식량원을 오염시킨다는 점에서 인류의 생존을 크게 위협한다. 이타이이타이병은 카드뮴에 오염된 농작물과 식수를 장기간 섭취하여 신장기능장애, 골격계 장애, 요통, 보행곤란 등이 나타난 질환이며, 러브캐널 사건은 유해폐기물 매립지 주변지역에서 PCB, 다이옥신, 린데인(lindane) 등에 오염된 식수를 장기간 음용하여 임산부가 정신지체아 출산, 사산 등의 위험이 높아진 사건이다.

토양오염물질 중에서 유기물은 토양 중에 존재하는 미생물에 의해 점차 분해되며, 무기염류도 토양입자에 흡수되거나 용해 유실되어 실제 토양 중에 남는 양은 적으므로 오염의 정도가 크게 문제되지는 않는다. 그러나 금속과 방사성 물질은 오랫동안 토양 속에 잔류하여 식물의 성장을 저해하고 이러한 식물을 먹이로 하는 생물체를 거쳐서 결국 사람의 건강에 피해를 주게 된다. 이는 생태계 내 먹이사슬의 결과로 나타나는 것이므로 최종적으로 인체에 모든 피해가 축적되어 나타나는 것이다.

2.5. 토양오염의 관리와 대책

토양오염은 일단 한 번 발생하면 그 처리 및 처분이 어렵기 때문에, 오염된 토양을 다시 살리는 것은 쉽지 않다. 따라서 토양오염은 예방이 가장 중요하다. 폐수와 폐기물의 적정처리, 농약과 비료 사용의 최소화, 잔류성 물질의 대체, 청정기술 도입, 토양오염 모니터링, 대국민 홍보 등의 노력이 필요하다.

토양오염처리기술은 토양오염확산방지기술과 오염토양정화기술로 대별할 수 있다. 토양오염확산방지기술은 다시 고형화 및 안정화, 수직차단벽, 반응벽을 이용한 화학적 처리로 크게 나눈다. 오염토양정화기술은 다시 물리화학적 처리, 열적 처리, 생물학적 처리로 분류된다. 물리화학적 처리 정화기술로는 토양세척법, 토양세정법, 토양증기추출법, 동전기정화법, 공기분사법 등이 있다. 열적 처리 정화기술로는 열탈착법, 소각법, 유리화법, 열분해법 등이 있다. 생물학적 처리 정화기술로는 생물학적 분해, 바이오벤팅, 식물정화법, 토양경작법, 퇴비화법, 자연저감법 등이 있다.

규제와 법적인 대책은 토양오염 기준치를 설정하고 관련 법을 운용하는 것이다. 우리나라의 경우 1996년 1월부터 시행된 「토양환경보전법」이 있는데, 토양오염으로 인한 국민건강 및 환경상의 위해를 예방하고, 토양생태계의 보전을 위하여 오염된 토양을 정화하는 등 토양을 적정하게 관리, 보전하기 위한 대책을 명시하고 있다.

기후에너지환경부는 1987년도에 250개 지점의 토양측정망(전국망)을 설치하고 토양오염도를 상시 측정하기 시작한 후, 1997년부터는 지역망까지 확대하였고, 2023년에는 1,000개 지점의 토양측정망과 2,452개 지역에 대한 토양오염실태조사를 실시하였다.

　조사결과, 전국 2,452개 지점 중 48개 지점(2.0%)에서 토양오염 우려기준을 초과하였고, 그중 11개 지점은 대책기준도 초과하였다. 시·도별 초과율은 부산(6.7%), 서울(4.5%), 인천(4.2%), 광주·제주(4.0%), 전남(2.6%), 강원(2.1%), 경남(1.8%), 경북(1.2%), 경기(1.0%), 충북(0.9%), 전북(0.6%) 순으로 나타났다. 중점 오염원 지역에서는 총 29개 지점(60.4%)에서 기준 초과가 확인되었으며, 어린이 놀이시설(12개), 폐기물 처리·재활용 지역(10개), 산업단지·공장지역(7개) 순이었다. 전체 기준초과 48개 지점도 어린이 놀이시설(12개), 폐기물 처리·재활용(10개), 산업단지·공장(7개), 교통시설(6개), 원광석·고철 보관·사용지역(4개), 사격장(2개) 순으로 분포하였다. 토양오염물질별 기준 초과는 총 72건(10개 항목)이며, Zn(22건), F(14건), Cd(8건), Db(7건), Cu(7건), TPH(6건), Ni·As(각 3건), 페놀·Hg(각 1건) 순으로 조사되었다.

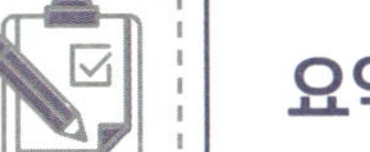

1. 폐기물이란 쓰레기, 연소재, 오니, 폐유, 폐산, 폐알칼리 및 동물의 사체 등으로서 사람의 생활이나 사업활동에 필요하지 아니하게 된 물질을 말하며, 1차적으로는 발생원과 폐기물 발생량에 따라 생활폐기물과 사업장폐기물(건설폐기물 포함)로 구분되며, 2차적으로는 유해성에 따라 사업장 일반폐기물과 지정폐기물로, 3차적으로는 발생 특성에 따라 사업장 생활계폐기물, 사업장 배출시설계폐기물, 건설폐기물, 의료폐기물 등으로 분류된다.

2. 우리나라는 '폐기물 전자정보처리시스템(올바로시스템)'을 통해 폐기물 처리의 전 과정을 모니터링하고 폐기물의 부적정 처리를 방지하고 있다. 폐기물의 중간 처리방법으로는 폐기물을 재활용하기 위한 전 단계로 파쇄, 선별 등의 방법, 운반을 용이하게 하기 위한 압축, 부피를 줄이고 그 열을 회수하기 위한 열적 처리공정, 유기물을 재활용하기 위한 퇴비화, 중금속 함량이 높은 물질을 고형화시키는 고화처리 등 다양한 방법이 적용된다.

3. 토양오염이란 사업활동이나 그 밖의 사람의 활동에 의하여 토양이 오염되는 것으로서 사람의 건강·재산이나 환경에 피해를 주는 상태를 말한다. 토양오염의 원인으로는 공장이나 도시에서 배출되는 유기물, 무기염류, 비료, 농약, 광산이나 공장의 폐수 등을 들 수 있다.

4. 토양오염으로 인해 토양의 사막화, 토양의 산성화, 식물의 생장불균형이 야기될 수 있으며, 동물 및 사람에게도 피해가 발생할 수 있다. 토양오염처리기술은 토양오염확산방지기술과 오염토양정화기술로 대별할 수 있으며, 토양오염 기준치와 법령, 토양오염 모니터링을 통해 토양오염을 관리하고 있다.

연습문제

1. 우리나라의 폐기물 분류에서 의료폐기물이 속하는 것은?

① 가정 생활폐기물　　　　② 사업장 생활계폐기물
③ 건설폐기물　　　　　　④ 지정폐기물

2. 폐기물의 최종 처리방법에 속하는 것은?

① 부피감소화　　　　　　② 매립
③ 호기성 퇴비화　　　　　④ 에너지회수

3. 토양오염에 대한 설명으로 옳지 <u>않은</u> 것은?

① 사업활동, 기타 사람의 활동에 따라 토양이 오염되는 것으로서 사람
　의 건강이나 환경에 피해를 주는 상태를 말한다.
② 토양오염의 영향은 대기나 물과 달리 간접적이다.
③ 토양오염은 쉽게 복원될 수 있다.
④ 대기오염물질이 땅 표면에 침적됨으로써 토양이 오염될 수 있다.

4. 토양오염의 영향으로 거리가 <u>먼</u> 것은?

① 토양의 산성화
② 토양의 사막화
③ 오염 중금속에 의한 건강 피해
④ 염의 축적에 의한 식물의 성장 촉진

정답 | 1. ④　2. ②　3. ③　4. ④

더 생각해 보기

1. 국내 폐기물의 대표적 매립지인 수도권 매립지의 포화에 대하여 생각해 보고 대안을 생각해 보자.

2. 국내에서 발생한 토양오염 사례를 조사해 보자.

참고문헌

고토 시게루. 《산업중독편람》. 의치약출판사. 1977.

김희만·황용식 외. 《교양 환경과 공해》. 형설출판사. 2018. 165~219쪽.

배재근. 《신편 폐기물처리공학》. 구미서관. 2005.

손종렬·이정주. 《실내환경과 건강》. 신광문화사. 2010.

이민효. 《토양·지하수오염》. 도서출판 동화기술. 2003.

정재춘 외. 《폐기물처리(환경시리즈-15)》. 도서출판 동화기술. 2013.

평전 건정, 배계선 외 옮김. 《토양과 지하수 오염 대책》. 21세기사. 2004.

한국환경보건학회. 《환경보건학》. 신광출판사. 2008.

환경부. 〈2023년 전국 폐기물 발생 및 처리현황〉. 2024.

환경부. 《환경백서》. 2017.

환경부. 《환경백서》. 2022.

법제처 국가법령정보센터. www.law.go.kr.

KOSIS. 폐기물 발생량 및 처리현황_사업장비배출시설계(생활계)폐기물. 2025.

KOSIS. 폐기물 발생량 및 처리현황_생활폐기물. 2025.

기후에너지환경부. 〈2023년도 토양측정망 및 토양오염실태조사 결과〉. 2025.

제 9 장

식품오염 관리

식품은 생산에서 소비에 이르는 과정에서 다양한 유해인자에 노출된다. 생물학적·화학적·물리적 오염은 모두 인체 건강에 직간접적 영향을 미칠 수 있으며, 이를 예방하고 관리하려면 국가적 차원의 제도와 체계가 필요하다. 이 장에서는 식품오염의 유형과 특징, 건강장애 그리고 이를 예방하기 위한 관리제도에 대해 알아본다.

학습목표

1. 식품오염의 정의와 주요 유형을 설명할 수 있다.
2. 생물학적·화학적·물리적 오염 사례와 건강영향을 설명할 수 있다.
3. 환경오염이 식품을 통해 건강에 미치는 영향을 설명할 수 있다.
4. 식품안전 확보를 위한 관리제도(HACCP, GAP, 식품이력추적관리시스템)를 설명할 수 있다.

주요용어

식품오염 | 식품안전 | 식중독 | 소독 | 잔류농약 | 내분비계 장애물질
아크릴아마이드 | HACCP | GAP | 식품이력추적관리시스템

1. 식품오염의 개념과 식품안전

1.1. 식품오염의 정의와 범위

식품오염(food contamination)이란 식품 내에 원래 존재하지 않아야 할 유해물질이나 미생물이 혼입되거나 증식하는 현상을 의미한다. 이러한 오염은 생산, 가공, 유통, 조리 및 보관 과정 등 식품의 전 과정에서 발생할 수 있으며, 생물학적·화학적·물리적 요인 등 다양한 형태로 나타난다. 즉, 식품오염은 소비자의 건강을 위협하고 식품안전을 저해할 수 있는 모든 상황을 포괄하는 개념으로, 급성 중독이나 감염뿐 아니라 장기적으로 만성질환에 이르기까지 폭넓은 영향을 미칠 수 있다.

1 | 식품오염의 특징과 분류

식품오염은 다양한 원인과 양상을 지니며, 이를 종합적으로 이해하려면 여러 관점에서 접근해야 한다. 특히 오염 형태에 따라 예방과 관리 방법이 달라지므로, 식품안전을 체계적으로 다루려면 분류가 필요하다. 일반적으로 식품오염은 생물체에서 기인하는 생물학적 오염, 화학물질과 관련된 화학적 오염 그리고 외부 이물질이 혼입되는 물리적 오염으로 구분된다. 이러한 분류는 식품오염의 특성을 명확히 이해하고, 효과적인 안전관리 전략을 마련하는 데 중요한 기초가 된다.

(1) 생물학적 오염

생물학적 오염은 세균, 바이러스, 기생충, 곰팡이와 같은 병원체에 의해 발생한다. 세균의 대표적인 예로는 살모넬라(*Salmonella*), 장출혈성 대장균(Enterohemorrhagic *Escherichia coli*), 리스테리아(*Listeria monocytogenes*) 등이 있

표 9.1. 생물학적 오염의 대표 예와 주요 영향

구분	대표 예	주요 영향
세균	살모넬라(Salmonella)	식중독, 장관감염
	장출혈성 대장균(*Escherichia coli* O157:H7)	출혈성 대장염, 용혈성 요독증후군(HUS)
	리스테리아(*Listeria monocytogenes*)	리스테리아증(유산·패혈증)
바이러스	노로바이러스(Norovirus)	급성 위장염, 구토·설사
기생충	A형 간염 바이러스(HAV)	급성 간염, 집단감염
	간흡충(*Clonorchis sinensis*)	담도 질환, 간암 위험 증가
	아메바이질원충(*Entamoeba histolytica*)	아메바성 이질, 간농양
	회충(*Ascaris lumbricoides*)	장폐색, 영양흡수장애
곰팡이 및 독소	아플라톡신(aflatoxin)	간독성, 간세포암
	오크라톡신(ochratoxin)	신독성, 발암 가능성

으며, 주로 식중독과 장관감염을 일으킨다. 바이러스에는 노로바이러스(Norovirus)와 A형 간염 바이러스(HAV)가 대표적이며, 특히 집단급식과 같이 위생관리가 미흡한 환경에서 대규모 감염을 유발할 수 있다. 기생충으로는 간흡충(*Clonorchis sinensis*), 아메바이질원충(*Entamoeba histolytica*), 회충(*Ascaris lumbricoides*) 등이 있으며, 덜 익힌 민물고기나 흙에 오염된 채소를 통해 감염된다. 또한 곰팡이는 직접적으로 문제를 일으키기보다는, 아플라톡신(aflatoxin)이나 오크라톡신(ochratoxin)과 같은 독성 2차 대사산물을 생산하여 만성 간질환을 유발하고, 장기간 노출 시 발암 위험을 증가시킨다(표 9.1).

(2) 화학적 오염

화학적 오염은 식품에 혼입되거나 생성되는 다양한 화학물질에 의해 발생한다. 대표적으로 농약 및 동물용 의약품은 식품에 잔류하여 장기간 노출 시 인체에 부정적인 영향을 미칠 수 있다. 중금속은 카드뮴, 납, 메틸수은, 비소 등이 대표적이며, 이들은 생물농축과 체내 축적을 통해 신장손상, 신경계 장애, 발암 등 심각한 건강문제를 유발한다. 환경호르몬(내분비계 교란물질, endocrine disrupting chemicals, EDCs)으로는 비스페놀 A와 프탈레이트가 있으

표 9.2. 화학적 오염의 대표 예와 주요 영향

구분	대표 예	주요 영향
농약·동물용 의약품	잔류 농약, 항생제, 호르몬제	장기 노출 시 발암, 내분비계 이상, 항생제 내성
중금속	카드뮴(Cd)	신장손상, 이타이이타이병
	납(Pb)	신경발달장애, 빈혈
	메틸수은(MeHg)	신경독성, 미나마타병
	비소(As)	피부·폐·방광암
환경호르몬(EDCs)	비스페놀 A(BPA)	호르몬 교란, 생식독성, 내분비계 이상
	프탈레이트	
조리·가공 부산물	아크릴아마이드	발암 가능성
	벤조[a]피렌	강력한 발암물질, 돌연변이 유발
	퓨란	간 독성, 발암성 보고
방사성 물질	세슘-137(Cs-137)	갑상선암, 백혈병, 장기손상
	요오드-131(I-131)	
	스트론튬-90(Sr-90)	

며, 호르몬 기능을 방해하여 생식독성 및 내분비계 이상을 일으킬 수 있다. 조리 및 가공 부산물로는 아크릴아마이드, 벤조[a]피렌, 퓨란 등이 있으며, 주로 고온조리 과정에서 생성되어 발암 위험을 높이는 것으로 알려져 있다. 또한 방사성 물질은 원전사고나 환경적 요인으로 식품에 축적될 수 있으며, 세슘-137, 요오드-131, 스트론튬-90 등이 대표적이다(표 9.2).

(3) 물리적 오염

물리적 오염은 식품의 생산, 제조, 가공, 유통, 소비 전 과정에서 원래 식품에 존재하지 않는 고형 이물질이 혼입되는 현상을 말한다. 발생원으로는 원료 단계에서 들어오는 돌, 모래, 곡물 껍질, 뼈와 비늘, 과일씨 등의 천연 부산물이 있으며, 설비의 마모나 유지보수 과정에서 발생하는 금속 조각, 나사, 철선, 페인트와 녹 조각 등도 이에 포함된다. 또한 용기나 조명 등에서 발생하는 유리 파편과 충격에 의해 쉽게 파손되는 플라스틱 재질의 조각, 포장재와 작업도구에서 유래하는 플라스틱·고무·목재 조각, 곤충 파편이나 동물털과 같은 비병원성 생물 유래 이물도 물리적 오염의 원인이 된다.

물리적 오염은 구강·치아 손상, 질식, 소화관상해와 같은 직접적인 위해를 일으킬 수 있으며, 이물에 부착된 세균이나 화학물질로 인한 2차 오염을 유발할 수도 있다. 위해 정도는 이물의 크기와 모양, 단단함, 날카로움 등 물리적 특성뿐 아니라 소비자의 연령이나 건강 상태에 따라 달라진다. 예방하려면 원료 선별과 세척, 금속검출기, X-선 검사와 같은 이물 검출장치를 활용해야 하며, 설비 관리와 포장재 관리 등 선행요건 프로그램을 철저히 운영하고 필요 시 HACCP을 통해 관리하는 것이 중요하다.

1.2. 식품안전의 개념

식품안전(food safety)이란 식품이 생산, 가공, 유통, 조리, 소비에 이르는 모든 단계에서 소비자의 건강에 위해를 주지 않는 상태를 의미한다. 식품안전은 단순히 식중독과 같은 급성 위해를 예방하는 차원을 넘어, 만성질환 예방, 영양학적 적정성 확보, 사회적 신뢰 구축까지 포함하는 포괄적 개념으로 이해된다. 나아가 식품안전은 국민건강 증진과 더불어 국가경쟁력, 국제교역, 사회적 비용 절감에도 직접적인 영향을 미친다. 실제로 국제식품규격위원회(Codex Alimentarius Commission)는 세계무역기구(WTO) 협정에서 식품 교역의 기본 규범으로 기능하며, 이는 식품안전이 단순한 보건문제를 넘어 국제경제 질서와도 긴밀히 연결되어 있음을 보여 준다.

또한 식품안전은 농업, 축산업, 수산업, 환경과학, 보건의료, 법학, 사회학 등 다양한 학문과 실천 분야가 교차하는 영역으로, '농장에서 식탁까지(from farm to table)'라는 전 과정 관리체계를 통해 종합적으로 접근해야 한다.

1 | 식품안전의 의미

(1) 식품안전이란

식품안전이란 소비자가 식품을 섭취했을 때 건강상 위해를 받지 않는 상태를 의미하며, 단순히 유해물질이 없는 수준을 넘어 생산부터 소비까지 전 과정에서 위험요인을 관리하는 적극적인 개념이다.

보건학적 측면에서 식품안전은 식중독과 같은 급성 질환 예방뿐 아니라 중금속, 환경호르몬, 가공부산물 노출에 따른 만성질환과 발암 위험을 줄이는 데 중요하다. 사회·경제적 측면에서는 소비자의 신뢰 형성과 식품산업 경쟁력 강화에 직결되며, 국제적 측면에서는 Codex 기준과 WTO 협정을 통해 국가 간 식품교역의 기본 전제가 된다. 또한 정책·제도적으로는 법과 제도를 기반으로 정부가 관리해야 하는 영역으로, HACCP, GAP, 이력추적제도 등이 대표적 관리수단이다.

따라서 식품안전은 단순히 위해가 없는 식품을 의미하는 것이 아니라, 건강, 산업, 국제교역, 사회적 신뢰까지 포괄하는 종합적 개념이다.

(2) 식품안전을 위협하는 요인

식품안전은 다양한 내외부 요인에 의해 영향을 받으며, 이러한 요인은 단기적으로는 식중독이나 급성 중독을 일으킬 수 있고 장기적으로는 만성질환을 초래할 수도 있다. 따라서 식품안전을 이해하려면 자연환경, 생물학적 요인, 생산·유통 과정, 환경오염 및 생활오염 그리고 예기치 못한 사고와 같은 주요 위협요인을 살펴봐야 한다.

① 자연환경 요인

자연환경은 식품안전에 기본적인 영향을 미친다. 기후변화로 고온다습한 환경이 증가하면 곰팡이 생육이 활발해지고, 이로 인해 아플라톡신과 오크라톡신 같은 곰팡이독소 발생 위험이 높아진다. 또한 해양환경 변화로 플랑크톤이 과도하게 증식하면 삭시톡신, 도모익산 등의 패류독이 발생하여 식중독 사고를 일으킬 수 있다.

② 생물학적 요인

세균, 바이러스, 기생충, 곰팡이와 같은 병원성 생물은 대표적인 식품안전 위협요인이다. 살모넬라균은 오염된 달걀이나 육류에서 식중독을 유발하고, 노로바이러스는 겨울철 집단급식에서 대규모 설사 환자를 발생시킨다. 또한, 간흡충은 덜 익힌 민물고기를 통해 감염되고, 아메바이질원충은 오염된 물이나 채소를 통해 전파되어 만성적인 간질환이나 장관 질환으로 이어질 수 있다.

③ 생산·유통 과정 요인

식품은 생산, 가공, 저장, 유통, 조리의 모든 단계에서 오염될 수 있다. 농산물 재배 시 과도한 농약 사용이나 도축 과정의 위생관리 미흡은 잔류 농약 및 병원체 오염으로 이어질 수 있다. 또한 냉장·냉동 유통 과정이 제대로 유지되지 않으면 병원성 미생물이 증식할 수 있으며, 실제로 냉장 유통 과정의 문제로 리스테리아 식중독이 발생한 사례가 다수 보고되었다.

④ 환경오염 및 생활오염 요인

산업화와 도시화는 대기·수질·토양 오염을 심화시켜 식품안전에 구조적인 위험을 초래한다. 납, 카드뮴, 수은, 비소와 같은 중금속은 농산물, 수산물 등에 축적되어 장기간 노출 시 신경계 질환, 신장기능 저하, 발암 등을 유발할 수 있다. 또한 생활하수나 폐기물이 적절히 처리되지 못할 경우 병원체와 화학물질이 농·수산물에 잔류하여 만성적인 식품안전 문제를 일으킬 수 있다.

⑤ 사고 요인

예기치 못한 사고 역시 식품안전을 심각하게 위협한다. 대표적으로 후쿠시마원전사고 이후 방사성 세슘과 요오드가 수산물에서 검출되어 국제적인 식품안전 문제가 제기되었다. 또한 대형 식품공장에서 기계 오작동으로 금속성 이물이 제품에 혼입되거나, 화학물질 누출 사고로 식품 원료가 오염되는 경우가 있다. 이러한 사고는 단기간에 광범위한 위해를 일으킬 수 있으므로, 신속한 위기관리체계가 필수적이다.

2. 생물학적 오염과 건강장애

2.1. 식중독

1 | 식중독의 정의와 범위

식중독(food poisoning)이란 병원체나 유해물질에 오염된 식품이나 음료를 섭취한 후 인체에 이상 증상이 나타나는 질환을 말한다. 원인인자는 세균, 바이러스, 기생충, 곰팡이독소, 자연독소, 화학물질 등 매우 다양하며, 대부분 섭취 후 수 시간에서 수일 내에 구토, 설사, 복통과 같은 위장관 증상이 발생한다. 경우에 따라 발열, 탈수, 신경학적 증상, 장기손상과 같은 전신적 증상으로 진행된다.

일반적으로 식중독은 급성 질환으로 인식되지만, 일부 곰팡이독소나 화학물질은 장기간 노출 시 만성질환이나 발암 위험으로 이어질 수 있다. 따라서 식중독은 단기적인 건강 피해뿐 아니라 장기적인 영향까지 고려해야 하는 개념이다.

식중독은 개인의 위생관리뿐 아니라 사회적·환경적 요인에 따라 발생양상이 달라진다. 〈그림 9.1〉은 2006년부터 2024년까지 우리나라에서 보고된 식중독 발생건수와 환자수의 변화를 보여 준다. 연간 식중독 발생건수는 대체로 200~500건 수준에서 유지되고 있으며, 환자수는 연도별로 큰 차이를 보인다. 이러한 추이는 집단급식, 위생관리 수준, 사회적 환경변화 등과 밀접하게 관련되어 있다.

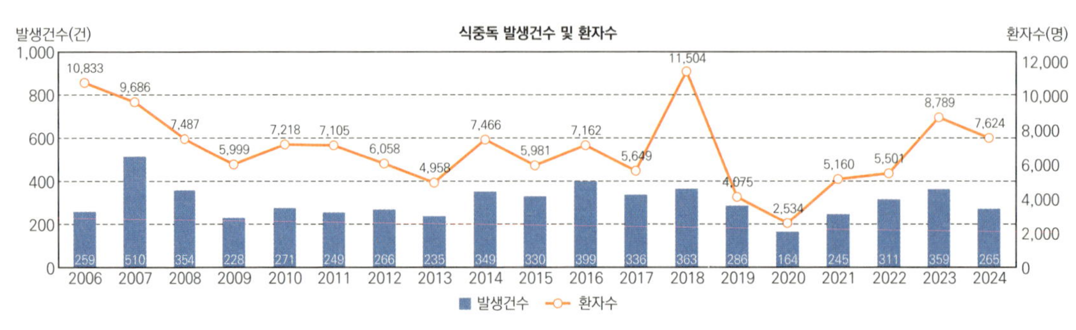

그림 9.1. 연도별 식중독 발생 건수와 환자 수 추이(2006~2024)

2 | 식중독의 분류와 특징

식중독은 원인물질에 따라 여러 유형으로 나눌 수 있으며, 각 유형은 발생경로와 건강영향이 다르다.

(1) 세균성 식중독

세균성 식중독은 가장 흔한 형태로, 대표적인 원인균으로는 살모넬라, 장출혈성 대장균, 리스테리아, 황색포도상구균, 비브리오균 등이 있다. 주로 육류, 가금류, 어패류, 유제품에서 발생하며, 조리과정에서 교차오염을 통해 집단적으로 확산될 수 있다. 증상은 발열, 복통, 설사 등이 일반적이며, 리스테리아는 면역저하자와 임산부에서 뇌수막염, 패혈증, 태아감염을 유발할 수 있어 특히 위험하다.

(2) 바이러스성 식중독

바이러스성 식중독은 노로바이러스, 로타바이러스, A형 간염바이러스가 대표적이다. 바이러스는 식품 내에서 증식하지 않지만 소량으로도 감염이 가능하며, 사람 간 전파가 매우 용이하다. 노로바이러스는 겨울철 학교, 요양시설 등에서 집단적으로 유행하고, 환자는 구토, 설사, 탈수를 주 증상으로 보

인다. 조개류는 A형 간염바이러스의 주요 매개체로, 간기능이상을 일으킬 수
있다.

(3) 화학성 식중독

화학성 식중독은 식품 중 자연독성물질이나 조리·저장 과정에서 혼입된 화
학물질로 인해 발생한다. 아미그달린(청매실 씨앗)은 체내에서 청산을 방출해
중독을 유발하고, 솔라닌(싹 난 감자)은 신경계에 작용해 구토, 어지럼증을 일
으킨다. 또한 구리, 납과 같은 금속이 조리기구에서 용출될 때도 중독이 발생
할 수 있다. 급성 발현이 많지만 반복 노출 시 만성 손상으로 이어질 수 있다.

(4) 자연독 식중독

자연독 식중독은 생물체에 존재하는 독소에 의해 발생한다. 대표적으로 복
어의 테트로도톡신은 소량으로도 신경마비와 호흡부전을 일으킬 수 있다. 또
한 조개류에 축적되는 삭시톡신과 도모익산은 플랑크톤 독소에서 기인하며,
각각 마비성 패류독, 기억상실성 패류독을 유발한다. 이러한 독소는 열에 안
정적이므로 조리로 제거되지 않아 식품 선택 단계에서 예방이 중요하다.

(5) 곰팡이독소중독증

곰팡이독소는 곰팡이가 생성하는 2차 대사산물로, 장기간 저장된 곡류, 견
과류, 건조식품에서 흔히 발견된다. 아플라톡신은 강력한 발암물질로 오염된
땅콩이나 옥수수 섭취 시 간암 위험을 높인다. 오크라톡신은 신장독성을, 제
랄레논은 호르몬 유사 작용으로 생식장애를 일으킬 수 있다. 이러한 독소는
급성보다는 만성 노출로 건강문제를 일으키며, 국제 곡물교역에서 중요한 규
제 대상이다.

식품매개성 감염병(foodborne infectious diseases)이란 세균, 바이러스, 기생충 등 병원체가 오염된 식품이나 음료를 통해 인체에 침입하여 발생하는 감염성 질환을 말한다. 단순히 독소를 섭취해 일어나는 식중독과 달리, 식품매개성 감염병은 병원체가 체내에서 증식하여 질환을 일으킨다는 특징이 있다. 이러한 식품매개성 감염병은 위생수준이 낮은 환경에서 발생하기 쉽고, 오염된 급식이나 식수 공급을 통해 대규모로 확산될 수 있어 공중보건학적으로 중요한 질환군이다.

(1) 경구감염병

경구감염병은 오염된 음식이나 물을 섭취하면서 병원체가 소화관을 통해 체내로 들어와 발생하는 감염병이다. 대표적인 질환으로 콜레라, 장티푸스, 파라티푸스, 세균성이질이 있다.

① 콜레라: 비브리오 콜레라균에 오염된 물이나 해산물을 통해 감염되며, 갑작스러운 수양성 설사와 급성 탈수를 일으켜 적절히 치료하지 않으면 단기간 내 사망에 이를 수 있다.
② 장티푸스와 파라티푸스: 살모넬라 티피균과 파라티피균에 의해 발생하며, 고열, 두통, 장기손상 등을 동반한다.
③ 세균성이질: 이질균(*Shigella* spp.)에 의해 발생하며, 소량의 세균만으로도 감염될 수 있어서 전염력이 높고, 혈성 설사와 복통이 주요 증상이다.

이러한 경구감염병은 식수위생, 하수처리, 개인위생, 조리환경의 청결과 밀접하게 연관된다. 따라서 안전한 식수 공급과 위생관리체계는 경구감염병 예방의 핵심이다.

(2) 인수공통감염병

인수공통감염병(zoonoses)은 동물과 사람 모두 감염될 수 있는 질환으로, 특히 축산물·수산물과 같은 동물성 식품을 통해 전파되는 경우가 많다. 대표적인 예로 브루셀라증, 톡소플라스마증, 장출혈성 대장균 감염이 있다.

① 브루셀라증: 살균되지 않은 원유나 유제품을 통해 전파되며, 발열, 발한, 관절통 같은 만성적 증상을 유발한다.
② 톡소플라스마증: 덜 익힌 돼지고기나 양고기 섭취와 관련이 있으며, 대부분 성인에서는 무증상이지만 임산부 감염 시 태아기형이나 유산을 유발할 수 있다.
③ 출혈성 대장균 감염(*E. coli* O157:H7 등)은 소, 돼지, 닭과 같은 가축을 매개로 인체에 전파되며, 용혈성 요독증후군(HUS)과 같은 중증 합병증을 일으킬 수 있다.

인수공통감염병은 축산물 위생관리, 도축 및 가공 환경의 위생수준, 식육의 조리 상태와 밀접하게 관련되어 있다. 최근에는 국제 식품유통망이 확대되면서 특정 지역에서 발생한 감염병이 다른 나라로 확산될 위험성이 커지고 있어, 국가 간 협력을 통한 감시와 규제가 더욱 중요해지고 있다.

2.3. 식품매개성 기생충 질환

식품매개성 기생충 질환은 기생충이 오염된 식품이나 물을 통해 인체에 침입하여 발생하는 질환을 말한다. 과거에는 주로 위생환경이 열악한 지역에서 광범위하게 발생했으나, 현재는 드문 질병이 되었다. 그러나 날것을 선호하는 식습관, 해외여행 증가, 수입 농·수산물 소비 확대와 함께 여전히 중요한 공중보건 문제로 남아 있다.

대표적인 기생충 질환으로는 간흡충, 회충, 아메바성 이질, 톡소플라스마,

표 9.3. 대표적인 식품매개성 기생충 질환

분류	기생충명	주요 감염원 / 매개식품	주요 증상·합병증	예방방법
흡충류	간흡충	덜 익힌 민물고기	복통, 황달, 소화불량, 만성 시 담관암	민물고기 완전 가열
선충류	회충	위생적으로 관리되지 않은 채소, 오염된 물	복통, 소화불량, 체중감소, 장폐색	채소 철저 세척, 위생적 조리
원충류	아메바이질원충	오염된 물, 채소	혈성 설사, 복통, 발열, 간농양	안전한 식수 사용, 손 씻기
원충류	톡소포자충 (*Toxoplasma gondii*)	덜 익힌 돼지고기·양고기, 고양이 분변	대부분 무증상, 임산부 감염 시 태아기형·유산	육류 충분히 가열, 임산부 고양이 접촉 주의
선충류	아니사키스 (*Anisakis* spp.)	덜 익힌 해산물(특히 생선회)	급성 복통, 구토, 장벽 침투	생선 완전 가열 또는 냉동 처리

아니사키스 감염 등이 있다. 각 질환의 주요 감염원, 증상, 예방방법은 〈표 9.3〉과 같다.

이처럼 식품매개성 기생충 질환은 생활환경 개선과 더불어 식습관의 변화로 상당 부분 예방할 수 있다. 채소는 철저히 세척하고, 육류와 수산물은 반드시 충분히 가열하여 섭취하는 것이 가장 효과적인 예방법이다. 또한 국제교역이 확대되면서 수입식품에 대한 기생충 검사와 검역체계 강화도 점차 중요해지고 있다.

2.4. 기타 생물학적 요인

식품오염은 세균, 바이러스, 기생충뿐 아니라 곤충이나 설치류와 같은 동물에 의해서도 발생할 수 있다. 이들은 식품을 직접 오염시키거나 병원체를 운반하는 매개체 역할을 하여 식품안전의 중요한 위협요인이 된다.

1 | 위생곤충

위생곤충은 사람 주변에 서식하며 병원성 미생물을 운반할 수 있는 곤충을 말한다. 대표적으로 파리, 바퀴벌레, 모기 등이 있다. 파리는 배설물이나 쓰레기장에서 세균을 옮겨 음식물에 전파하여 장티푸스, 세균성 이질, 콜레라와 같은 수인성 전염병을 유발할 수 있다. 바퀴벌레는 주방과 저장고에 서식하며 식중독균, 곰팡이 포자, 기생충 알 등을 퍼뜨린다. 이 곤충들은 식품의 품질을 떨어뜨리고 소비자에게 혐오감을 주며, 장기적으로는 위생 불신을 초래한다. 따라서 음식물 쓰레기의 신속한 처리, 보관환경 개선, 방충관리가 필수적이다.

2 | 진드기

진드기는 곡류, 견과류, 건조식품, 분말식품 등 장기 저장되는 식품에서 흔히 발견된다. 곡류진드기, 가루진드기 등은 번식력이 강해 저장식품을 쉽게 오염시킨다. 이들은 직접 감염병을 일으키지는 않지만, 식품을 섭취한 사람에게 알레르기 반응을 유발할 수 있다. 특히 아토피피부염, 천식, 알레르기성 비염을 악화시키는 요인이 될 수 있다. 또한 곡물 품질과 외관을 손상시켜 경제적 손실을 초래한다. 따라서 저장시설의 청결 유지와 온도·습도 관리가 중요하다.

3 | 설치류

쥐와 같은 설치류는 곡류저장고, 식품창고, 가공공장에서 자주 발견된다. 이들은 식품을 직접 오염시키거나 배설물을 통해 살모넬라, 렙토스피라 같은 병원체를 전파한다. 설치류의 털과 분변은 곰팡이 발생을 촉진해 식품 부패를 가속화하며, 한타바이러스 감염과 같은 심각한 인수공통감염병으로 이어질 수 있다. 또한 전선을 갉아 화재를 유발하거나 포장재를 훼손하는 등 간접적인 피해도 크다. 설치류 방제를 위한 트랩 설치, 건물구조 개선, 저장식품 관리가 필수적이다.

3. 화학적·물리적 오염과 건강장애

3.1. 화학적 오염물질

식품의 안전을 위협하는 요인 가운데 화학적 오염물질은 가장 광범위하고 장기적인 영향을 미친다. 농약, 중금속, 환경호르몬, 방사성물질, 조리·가공 부산물, 식품첨가물, GMO 등 다양한 형태로 존재하며, 대부분 눈으로 식별이 어렵다. 미량이라도 장기간 노출되면 인체 건강에 누적적 위해를 초래할 수 있으므로, 발생원인별로 체계적으로 관리해야 한다.

화학적 오염물질은 발생경로에 따라 다음 네 가지로 구분할 수 있다(표 9.4).

표 9.4. 화학적 오염물질의 발생경로별 분류와 주요 예시

구분	주요 예시	주요 발생 원인
① 식품 생산 단계의 잔류물 및 첨가물	농약, 항생제, 식품첨가물	재배·사육·가공 단계에서 인위적으로 사용되어 식품에 잔류
② 포장·보관 중 유입물질	비스페놀 A, 프탈레이트	포장재·용기에서 식품으로 이행
③ 조리 중 생성물질	아크릴아마이드, HCAs, PAHs, 퓨란	고온 조리·직화 시 비의도적으로 생성
④ 환경 기원 오염물질	중금속, 방사성물질 등	토양·수질·대기 오염이나 먹이사슬 농축을 통해 축적

1 │ 식품 생산 단계의 잔류물 및 첨가물

농산물 재배나 가공 과정에서 사용되는 농약과 식품첨가물은 대표적인 화학적 잔류물이다. 농약은 세척이나 조리로 일부 제거되지만, 과다 사용이나 기준 초과 시 발암성, 신경독성, 생식독성을 유발할 수 있다. 어린이·임산부 등 민감집단은 특히 위험하며, 각국은 농약잔류허용기준(Maximum Residue Limit, MRL)을 설정해 관리하고 있다.

식품첨가물은 보존성이나 기호성을 높이기 위해 사용되지만, 과량 섭취나 불법 사용 시 위해가 발생할 수 있다. 보존료, 산화방지제, 착색료, 감미료, 발색제 등이 대표적이며, 일부 합성착색료는 행동장애와의 연관성이 보고되어 있다. 우리나라는 「식품첨가물 공전」을 통해 허용범위와 사용기준을 관리하고, 표시제를 통해 소비자가 확인할 수 있다.

2 │ 포장·보관 중 유입물질

식품은 보관·유통 과정에서 다양한 포장재나 용기와 접촉하면서 화학물질이 식품으로 이행될 수 있다. 대표적인 물질은 비스페놀 A(BPA)와 프탈레이트로, 플라스틱 용기·캔 내벽·식품포장재 등에서 용출될 수 있다. 이들은 호르몬 작용을 방해하거나 모방하여 생식능력 저하, 조기 성숙, 갑상선기능이상 등을 유발할 수 있다. 특히 내분비계 장애물질(Endocrine Disrupting Chemicals, EDCs)은 저용량이라도 장기간 노출 시 만성적 건강문제를 초래하므로 친환경 포장재 개발과 사용제한이 전 세계적으로 강화되고 있다.

3 │ 조리 중 생성물질

조리과정에서 고온·직화·가열 등의 조건에 의해 식품 내 성분이 반응하면서 유해물질이 생성될 수 있다. 대표적으로 아크릴아마이드는 전분식품(감자튀김, 커피 등)을 고온 조리할 때 당과 아미노산이 반응해 생성되며, 발암성·신경독성이 보고되었다. 육류를 직화로 조리하면 불완전연소로 다환방향족탄화수소(PAHs)가, 단백질 식품을 고온 가열할 때는 헤테로사이클릭아민(HCAs)이 생성된다. 또한 통조림·커피 음료 등에서는 가열 중 퓨란(furan)이 검출되기도 한다. 이 물질들은 조리온도와 시간, 수분함량 등에 따라 생성량이 달라지므로, 저온·간접 가열 조리법을 적용해 위해를 줄이는 것이 중요하다.

4 | 환경 기원 오염물질

중금속과 방사성물질은 환경오염을 통해 식품에 축적되는 대표적 오염물질이다. 납은 낡은 수도관·대기오염을 통해 유입되어 아동의 신경계 발달을 저해하며, 카드뮴은 곡류·채소 섭취를 통해 들어와 장기간 노출 시 신장손상과 이타이이타이병을 일으킨다. 메틸수은은 어류에 축적되어 태아와 영유아의 신경발달장애를 유발할 수 있다. 또한 원전사고나 핵실험에서 방출되는 세슘-137, 요오드-131 등 방사성물질은 수산물·해조류·유제품을 통해 인체로 유입될 수 있다. WHO와 FAO는 잠정주당섭취허용량(Provisional Tolerable Weekly Intake, PTWI)을 제시하고 있으며, 국내에서도 수입 수산물의 방사능검사를 지속적으로 시행하고 있다.

5 | 생명공학 및 기능성 관련 물질

유전자변형생물(GMO)은 해충저항성, 제초제 내성, 영양강화 등을 목적으로 개발되었으나, 장기 섭취에 따른 알레르기 가능성과 생태계 영향에 대한 우려로 GMO 표시제가 운영되고 있다. 현재까지 과학적 근거는 안전성을 지지하지만, 사회적 수용성 확보가 과제로 남아 있다. 한편 기능성 식품은 오메가-3, 유산균, 홍삼 등 특정 건강효과를 목적으로 섭취되지만, 과량 섭취 시 위장장애, 간기능이상, 약물 상호작용 등의 부작용이 나타날 수 있다. 따라서 기능성 식품도 과학적 근거 기반의 안전성 검증과 표시 관리가 필수이다.

환경오염은 식품안전을 위협하는 중요한 요인으로, 대기·수질·토양의 오염은 식품 생산과정에 직접적인 영향을 미친다. 이 오염물질들은 식품에 잔류하여 장기적으로 인체 건강에 부정적인 영향을 미칠 수 있으므로, 안전한 식품 공급을 위해 반드시 고려해야 한다.

1 │ 대기오염

대기오염은 산업화, 교통량 증가, 화석연료 사용 등으로 배출되는 유해물질에 의해 발생한다. 대표적인 오염원으로는 중금속(납, 카드뮴, 수은 등), 다환방향족탄화수소(PAHs), 다이옥신, 초미세먼지($PM_{2.5}$)가 있다. 이들은 대기 중에서 농작물 표면에 직접 침착되거나 강우와 함께 토양·수계로 이동해 식품에 축적된다.

예를 들어, 대기 중 납과 카드뮴은 잎채소 표면에 부착되거나 뿌리 작물에 흡수되어 인체로 유입될 수 있다. 다이옥신과 같은 잔류성 유기오염물질은 대기 중으로 배출된 뒤 목초를 오염시키고, 이를 먹은 가축의 고기·우유·달걀에 농축된다. 이 물질들은 인체에 축적될 경우 발암, 면역억제, 생식 및 발달장애를 일으키므로 국제적으로 엄격한 규제가 적용되고 있다.

2 │ 수질오염

수질오염은 산업폐수, 생활하수, 농약·비료의 유출, 중금속 및 병원성 미생물에 의해 발생한다. 오염된 수질이 농업용수로 사용될 경우 곡류와 채소의 오염을 초래할 수 잇으며, 하천이나 해양생태계를 통해 수산물 오염으로 이어질 수 있다.

특히 수은은 수계에서 메틸수은으로 전환되어 어류 체내에 농축되며, 참치·상어와 같은 대형 어종에서 높은 농도로 발견된다. 메틸수은은 태아와 영유아의 신경계 발달에 심각한 영향을 미쳐 임산부의 섭취가 제한된다. 또한 질산성 질소나 농약 성분이 지하수로 유입되면 음용수오염으로 이어져 영아 메트헤모글로빈혈증(청색증) 같은 건강문제가 발생할 수 있다. 오염된 수질에서 양식된 어패류는 장티푸스, 콜레라 등 수인성 감염병의 매개체가 되기도 한다.

3 | 토양오염

토양오염은 중금속, 산업폐기물, 농약·비료의 과다 사용으로 발생한다. 납, 카드뮴, 비소 등은 토양에 축적되어 곡류·채소·과일을 통해 인체로 유입될 수 있다. 대표적으로 일본 도야마현의 '이타이이타이병'은 카드뮴으로 오염된 쌀을 장기간 섭취한 주민에게서 신장손상과 골연화증이 발생한 사례이다.

또한 토양에 잔류한 농약은 뿌리 작물에 흡수되어 인체에 들어오며, 장기간 노출될 경우 발암성과 내분비계 교란을 초래할 수 있다. 방사성 물질 역시 토양에 잔류하여 농작물에 흡수되며, 후쿠시마원전사고 이후 이러한 문제가 국제적으로 주목받고 있다.

3.3. 물리적 오염

물리적 오염(physical contamination)이란 식품의 제조, 가공, 포장, 유통, 조리 과정에서 본래 식품에 존재하지 않아야 할 이물질이 혼입되는 현상을 의미한다. 이러한 오염은 화학적·생물학적 요인과 달리 독성물질이나 병원체에 의한 것이 아니더라도, 소비자에게 직접적인 상해를 입히거나 식품에 대한 불신을 초래할 수 있어 중요한 식품안전 문제로 다루어진다.

1 | 제조·포장 과정 이물질

식품 제조 및 포장 과정에서 발생하는 이물질 혼입은 가장 대표적인 물리적 오염이다. 제조기계의 마모나 파손으로 금속 조각이 떨어져 나가거나, 포장재가 손상되면서 플라스틱 파편이 식품 속에 들어갈 수 있다. 또한 작업자의 부주의로 머리카락, 손톱, 장신구 등이 혼입되기도 한다. 이러한 이물질은 소비자의 거부감을 유발할 뿐 아니라 치아 파절, 구강점막손상, 소화관손상과 같은 직접적인 신체적 피해로 이어질 수 있다. 특히 어린이나 노약자가 이물질을 삼킬 경우 기도폐쇄나 장폐색과 같은 응급상황을 유발할 수 있다.

2 | 금속·유리·플라스틱 등

물리적 오염의 주요 형태로는 제조·포장 과정에서 발생하는 금속, 유리, 플라스틱 조각과 같은 이물질이 있다. 가공기계의 마모나 파손으로 금속 조각이 식품 속에 혼입될 수 있으며, 병음료 생산 과정에서는 유리병 파편이 제품에 들어가 문제가 되기도 한다. 또한 플라스틱 용기나 포장재가 손상되면서 조각이 식품에 섞이는 경우도 보고된다. 이외에도 곤충의 날개, 작은 돌, 나뭇조각과 같은 이물질도 물리적 오염 사례로 발생한다.

이러한 오염은 식품의 외관과 품질을 심각하게 훼손할 뿐 아니라, 소비자의 구강손상과 소화기계 손상 등 직접적인 위해를 초래할 수 있다. 더 나아가 소비자 불만, 기업신뢰도 하락, 법적 분쟁으로 이어질 수 있으며, 이물 혼입에 따른 식품 리콜은 유통중단과 회수비용을 발생시켜 식품산업 전반에 경제적 영향을 미친다.

따라서 물리적 오염을 예방하려면 제조공정에서 금속검출기, 엑스레이 검사기, 체와 필터 시스템 등을 활용해 이물 혼입을 사전에 차단해야 한다. 또한 작업자의 위생·복장 관리, 원재료의 철저한 세척과 선별, 포장재의 품질관리가 필수이다. 무엇보다도 기업 차원에서 소비자 클레임에 신속히 대응하고, 원인을 분석해 문제를 근본적으로 해결하는 관리체계를 확립해야 한다.

4. 식품안전관리체계와 제도적 접근

4.1. 식품안전 확보 방안

1 | 소독과 멸균

식품은 생산에서 소비까지 다양한 오염 위험에 노출되며, 이를 효과적으로 통제하지 않으면 식중독이나 감염병으로 이어질 수 있다. 따라서 식품안전 확보를 위해서는 위생적인 환경관리, 조리 도구와 기구의 청결 유지, 식품 자체의 미생물 저감화가 필요하다. 이러한 관리수단 중 가장 기본적이고 보편적으로 활용되는 방법이 바로 소독과 멸균이다.

(1) 소독과 멸균의 의미

발생 위험을 예방하는 과정을 말한다. 소독은 모든 미생물을 완전히 제거하지는 않으며, 인체 건강에 위해를 주지 않을 수준까지 감소시키는 것을 목표로 한다. 따라서 주방도구, 식기, 작업대 표면 등 일상적 위생관리에 주로 적용된다.

멸균(sterilization)은 세균의 영양세포뿐만 아니라 내성이 강한 포자까지 포함하여 모든 미생물을 사멸시켜 완전한 무균 상태를 만드는 과정을 의미한다. 멸균은 주로 통조림과 같이 장기간 보관이 필요한 식품, 의료용·실험용 식재료 등 무균 상태가 반드시 보장되어야 하는 경우에 적용된다.

(2) 소독과 멸균법

소독법에는 가열소독(끓이기, 증기 처리), 화학소독(염소, 알코올, 차아염소산수 등), 자외선조사, 오존처리 등이 있다. 예를 들어 식기소독기에 의한 고온처리나 염소 소독수에 의한 세척이 이에 해당한다.

"

멸균법에는 고압증기멸균(autoclave), 건열멸균, 여과멸균, 방사선멸균 등이 대표적이다. 예를 들어 고압증기멸균은 통조림과 우유 살균공정에서 활용되며, 방사선멸균은 향신료 살균과 발아 방지 목적으로 사용된다.

소독과 멸균은 식품의 종류, 저장·유통 목적, 소비자 안전 요구 수준에 따라 적절히 선택되어야 한다. 즉, 일반적인 식품 위생관리에서는 소독만으로도 충분한 경우가 많지만, 장기간 보존이 요구되거나 특수목적을 가진 식품에서는 멸균이 필요하다.

2 | 식품의 변질 억제 및 보존 방법

식품은 수분, 영양소, 미생물이 풍부하여 쉽게 변질되므로 오래전부터 다양한 보존법이 개발되어 왔다. 현대의 보존기술은 전통적 방법을 과학적으로 발전시킨 것으로, 크게 물리적 방법, 화학적 방법, 식품첨가물 사용으로 구분된다.

(1) 물리적 방법

물리적 방법은 온도, 수분, 포장 등 물리적 조건을 변화시켜 미생물 증식과 화학적 변화를 억제하는 방법이다.

① 건조법: 식품에서 수분을 제거하여 미생물의 생육을 억제하는 방법이다. 곡류, 건어물, 말린 과일 등에 적용되며 저장성과 휴대성을 높인다.
② 냉동·냉장법: 온도를 낮춰 미생물의 증식 속도를 억제하는 방법이다. 냉장은 단기 보존에, 냉동은 장기 보존에 효과적이다.
③ 가열법: 열을 가해 병원성 미생물을 사멸시키는 방법이다. 저온살균(63℃ 30분)과 고온살균(72℃ 15초)이 대표적이다.
④ 밀봉법: 공기와 산소의 접촉을 차단해 산화와 미생물오염을 막는 방법이다. 진공포장, 캔 포장이 이에 해당한다.
⑤ 방사선조사법: 감마선, 전자선을 조사하여 미생물을 사멸하고 발아를 억제하는 방법이다. 향신료 살균, 감자 발아 억제에 활용된다.

⑥ 통조림법: 식품을 용기에 넣고 가열멸균 후 밀봉하는 방법이다. 장기간 상온 보관이 가능하지만 제조과정에서 철저한 위생관리가 필요하다.

(2) 화학적 방법

화학적 방법은 소금, 설탕, 산, 연기 성분, 가스 등 화학적 요인을 이용하여 미생물의 성장을 억제하거나 저장성을 높이는 방법이다.

① 염장법: 소금을 이용해 삼투압을 높여 미생물 생육을 억제하는 방법이다. 김치, 절임식품, 염장 생선에 적용된다.

② 당장법: 설탕을 첨가하여 수분활성을 낮추고 미생물 성장을 억제하는 방법이다. 잼, 젤리, 시럽류에 사용된다.

③ 산저장법: 식초, 젖산, 구연산 등 산을 첨가해 pH를 낮추는 방법이다. 피클, 발효식품에 흔히 활용된다.

④ 훈연법: 연기 속 항균 성분(포름알데하이드, 페놀류 등)을 활용하는 방법으로, 풍미도 부여한다. 햄, 베이컨, 훈제 연어 등이 있다.

⑤ 가스저장법: 질소, 이산화탄소 등 기체를 식품 포장에 주입해 산소를 차단하거나 특정 미생물의 성장을 억제하는 방법이다. 신선편의식품, 육류 포장에 활용된다.

⑥ 훈증법: 곡류, 견과류 저장고에 훈증제를 사용하여 곰팡이나 해충을 방제하는 방법이다. 다만 약제의 잔류 안전성이 보장되어야 한다.

(3) 식품첨가물 사용

식품첨가물 사용은 보존성, 기호성, 외관, 가공 적성을 개선하기 위해 인위적으로 물질을 첨가하는 방법이다. 대표적인 첨가물과 기능은 다음과 같다.

① 보존료: 세균과 곰팡이 증식을 억제하여 식품의 부패를 지연시킴. 예 안식향산, 소르빈산

② 산화방지제: 지방과 색소의 산화를 방지하여 변질, 색 변화 및 불쾌 취

발생을 억제함. 예 아스코르브산, 토코페롤

③ 감미료: 설탕을 대체하여 단맛을 제공함. 예 아스파탐, 스테비올배당체

④ 착색료·향미증진제(MSG): 식품의 기호성 향상

⑤ 유화제: 기름과 물이 잘 섞이도록 도움

⑥ 발색제: 햄·소시지의 특유 색과 풍미 유지

식품첨가물은 소비자 건강과 직결되므로 국제적으로 FAO/WHO 합동식품 첨가물전문가위원회(JECFA)의 안전성 평가를 거쳐, 일일섭취허용량(ADI)과 사용 기준이 설정된다. 우리나라에서도 「식품첨가물 공전」을 통해 허용범위 가 규정되며, 제품에는 반드시 첨가물 명칭과 용도가 표시된다.

3 | 개인위생과 교차오염 관리

(1) 개인위생의 개념

개인위생이란 식품을 취급하는 사람이 자신의 청결을 유지하고, 조리·가 공·유통 과정에서 병원체나 이물질이 식품에 옮겨가지 않도록 관리하는 것을 말한다. 개인위생은 식품안전 확보의 가장 기본적이고 중요한 원칙으로, 첨단 설비를 갖추더라도 종사자의 위생이 미흡하면 식품오염을 막을 수 없다. 따라 서 모든 식품 관련 종사자가 반드시 준수해야 하는 핵심 관리요소이다.

(2) 주요 실천 수칙

개인위생은 구체적인 생활습관과 작업습관을 통해 실천된다.

① 손 위생

손은 가장 흔한 오염 매개체로, 세균과 바이러스가 쉽게 전파된다. 식품 취 급 전·후, 화장실 사용 후, 원재료를 만진 후에는 반드시 손을 깨끗이 씻어야 한다. 흐르는 물과 비누로 30초 이상 손 씻기를 실천하고, 필요할 경우 알코올 소독제를 병행한다. 손톱은 짧게 유지하고 매니큐어나 반지를 착용하지 않는

것이 바람직하다.

② 보호장구 사용

위생모, 마스크, 장갑, 위생복 등은 조리자의 머리카락, 비말, 피부에서 발생하는 오염을 차단한다. 위생모는 머리카락의 혼입을 방지하고, 마스크는 기침이나 대화 중 발생하는 비말 전파를 줄인다. 장갑은 오염된 손에서 식품으로 세균이 직접 전이되는 것을 막지만, 장갑 자체가 오염원이 될 수 있으므로 반드시 자주 교체해야 한다.

③ 교차오염 예방수칙

교차오염(cross-contamination)은 원재료의 병원체가 조리된 식품이나 다른 원재료로 옮겨가 오염을 일으키는 현상을 말한다. 이를 예방하기 위해 다음과 같은 원칙을 지켜야 한다.

- 식재·완제품 도구 분리: 채소용 칼과 도마, 육류용 칼과 도마를 구분하여 사용한다.
- 조리·보관 온도 준수: 냉장식품은 5℃ 이하, 냉동식품은 -18℃ 이하에서 보관하고, 조리 시 중심온도 75℃ 이상을 확보한다.
- 작업 동선 분리: 원재료 손질 구역과 완제품 조리 구역을 분리하고, 작업자가 이동할 때 오염이 전파되지 않도록 동선을 설계한다.

개인위생과 교차오염 관리가 잘 이루어질 경우, 세균성 식중독과 같은 급성질환은 물론 장기적 건강위해도 상당 부분 예방할 수 있다. 따라서 개인위생은 단순한 습관이 아니라 식품안전 확보를 위한 과학적 관리 활동으로 이해되어야 한다.

식품안전은 국민건강 보호와 직결되므로, 국가 차원에서 법과 제도를 통해 체계적으로 관리한다. 우리나라에서는 중앙정부와 지방자치단체가 역할을 분담하여 식품위생 행정을 수행하며, 관련 법규는 식품의 생산에서 소비까지 전 과정을 규제한다.

1 | 식품위생 행정기구

(1) 중앙기구

우리나라에서 식품안전을 총괄하는 중앙기구는 식품의약품안전처(MFDS)이다. 식품의 제조, 가공, 유통, 수입, 판매 전 과정에 대한 안전기준을 마련하고 관리하는 역할을 담당한다. MFDS는 위해성평가를 통한 안전기준 설정, 식품첨가물 및 잔류농약기준 관리, 수입식품 검사, 식품 리콜과 같은 사후관리까지 포괄적으로 수행한다. 이외에도 농림축산식품부, 해양수산부, 보건복지부 등도 각각 농산물, 수산물, 영양정책과 같은 특정 분야에서 식품위생과 관련된 역할을 분담한다.

(2) 지방기구

지방자치단체는 지역 내 식품위생 관리의 실무를 맡는다. 시·도 보건환경연구원은 식품검사와 위해성평가를 실시하며, 시·군·구 보건소는 식품접객업소, 급식소, 소규모 제조업체에 대한 위생 지도·점검을 수행한다. 또한 집단 식중독이 발생했을 때 신속한 역학조사와 현장조치를 담당하는 것도 지방기구의 중요한 역할이다. 이처럼 중앙과 지방의 유기적 협력 체계는 식품안전관리의 효율성을 높이는 핵심 요소이다.

우리나라의 식품안전관리체계는 다양한 법률에 근거하여 운영된다. 이 법규들은 식품의 제조·가공·유통·판매 전 과정을 규제하며, 특정 식품군이나 소비자 집단을 보호하기 위한 특별 법률까지 포함한다.

(1) 식품위생법

「식품위생법」은 우리나라 식품안전 관리의 근간이 되는 법률이다. 이 법은 식품의 제조, 가공, 유통, 판매 등 전 과정을 규제하며, 국민의 건강을 보호하기 위해 기본적인 위생기준을 정하고 있다. 또한 위해식품의 판매 금지, 리콜 제도, 표시제도, 위반 시 행정처분 등 구체적인 규정을 포함한다.

(2) 건강기능식품에 관한 법률

「건강기능식품에 관한 법률」은 기능성 표시가 가능한 식품의 범위, 안전성·기능성 평가 절차, 제조·유통 관리기준을 규정한다. 이를 통해 소비자가 건강기능식품을 신뢰하고 선택할 수 있도록 하며, 허위·과대 광고를 방지한다. 최근 건강기능식품 시장이 확대됨에 따라 이 법의 중요성은 더욱 커지고 있다.

(3) 기타 관계법규

식품안전 관리의 특수 분야를 다루는 법률도 존재한다.

- 「축산물 위생관리법」: 도축, 가공, 판매 단계에서의 축산물 위생 관리
- 「수산물 품질관리법」 및 「농수산물 품질관리법」: 수산물 및 농수산물의 품질과 안전성 확보
- 「어린이 식생활안전관리 특별법」: 어린이 기호식품 품질기준, 학교 주변 불량식품 판매 제한 등 아동·청소년 보호

이러한 법률은 특정 식품군(축산물, 수산물 등)이나 특정 대상(어린이 등)을 보

호하기 위한 맞춤형 관리도구로서, 「식품위생법」과 함께 종합적인 식품안전 관리체계를 이루고 있다.

4.3. 식품안전관리제도

식품안전은 소비자의 주의만으로는 확보되기 어렵기 때문에, 국가와 산업 전반에서 과학적이고 체계적인 관리제도를 도입하여 운영하고 있다. 대표적인 제도로는 HACCP, GAP, 식품이력추적시스템이 있으며, 이들은 생산에서 소비에 이르는 전 과정에서 식품의 안전성을 보장하기 위한 장치이다.

1 | HACCP

HACCP(Hazard Analysis and Critical Control Point)은 '위해요소중점관리기준'으로, 식품의 생산·가공·유통 과정에서 발생할 수 있는 위해요소를 사전에 분석하고 중점적으로 관리하는 제도이다. 이는 최종 제품을 검사해 불량품을 걸러내는 전통적 방식과 달리, 공정 전반에서 위해 발생을 사전에 예방하는 관리체계라는 점이 특징이다.

HACCP은 식품안전 관리의 국제표준으로, 본격적인 7원칙을 적용하기에 앞서 기본적인 준비 단계가 필요하다. 준비 단계는 HACCP 적용을 위한 기반을 마련하는 과정으로 총 5단계로 이루어진다(그림 9.2).

먼저, ① HACCP 팀을 구성하여 식품위생, 공정, 품질관리 등 다양한 분야의 전문가로 조직을 꾸린다. 이어 ② 제품설명서를 작성하여 원재료, 성분, 물리·화학적 특성, 보존조건, 유통방식 등을 정리한다. 그다음 ③ 제품의 의도된 사용용도를 확인하여 일반 소비자뿐 아니라 영유아, 환자 등 민감한 집단이 섭취할 가능성까지 고려한다. 이어서 ④ 공정흐름도를 작성해 원재료 입고부터 최종 소비에 이르기까지의 모든 단계를 도식화한다. 마지막으로 ⑤ 현장확인을 통해 공정흐름도가 실제 공정과 일치하는지 점검한다.

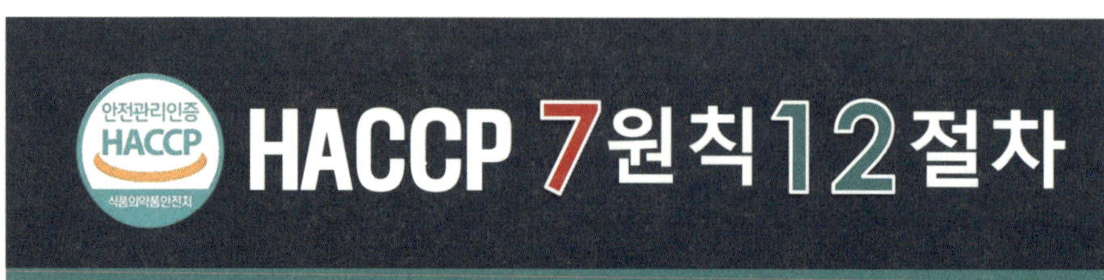

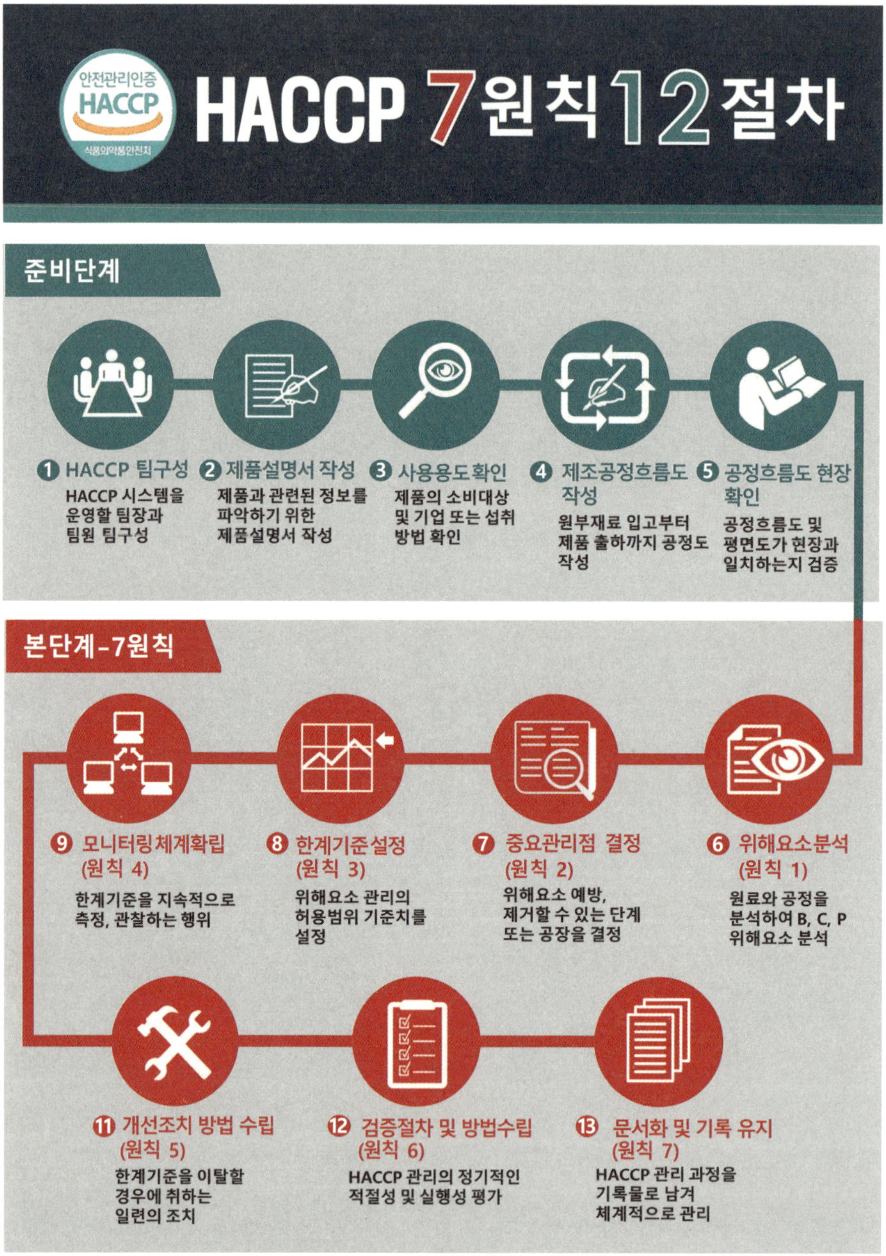

그림 9.2. HACCP 7원칙 12절차

자료: 한국식품안전관리인증원.

이러한 준비 단계를 거친 후 HACCP의 본체라 할 수 있는 7원칙을 적용한다. ① 위해요소를 분석하여 생물학적·화학적·물리적 위해를 식별하고, ② 중요관리점(CCP)을 결정한다. 이어 ③ 각 CCP에서 달성해야 하는 한계기준을 설정하고, ④ CCP가 기준에 맞게 관리되는지를 점검하는 모니터링체계를 확립한다. 만약 기준에서 벗어날 경우를 대비해 ⑤ 개선조치를 마련하고, 제도가 제대로 작동하는지를 확인하기 위한 ⑥ 검증절차를 운영한다. 마지막으로 ⑦ 모든 과정과 결과를 문서화하고 기록을 유지하여 체계적 관리와 추적성을 보장한다.

즉, 준비 단계 5단계는 HACCP 적용을 위한 토대를 다지는 과정이며, 7원칙은 실제로 위해요소를 통제하고 식품안전을 확보하는 구체적 실행지침이라 할 수 있다.

2 | GAP

GAP(Good Agricultural Practices, 농산물우수관리)는 농산물 생산 단계에서부터 농약과 비료의 안전한 사용, 용수관리, 토양관리, 수확·저장·운송 관리, 작업자 개인위생 등을 통합적으로 관리하는 제도이다. GAP 인증을 받은 농산물은 잔류농약과 중금속오염 위험이 낮고, 안전성과 품질이 보장된다는 점에서 소비자 신뢰를 얻는다.

예를 들어, GAP 인증을 받은 채소 농가는 농약 사용 내역을 기록·관리하고, 재배에 사용된 물의 수질검사 결과를 제출해야 한다. 또한, 수확 후 세척·포장 단계에서도 위생적 관리가 이루어진다. GAP는 농가의 체계적 관리와 소비자의 안전한 선택을 동시에 보장하는 제도라 할 수 있다.

3 | 식품이력추적관리시스템 및 검사제도

식품이력추적관리시스템는 식품을 제조·가공 단계부터 판매 단계까지 각 단계별로 이력추적정보를 기록·관리하여 소비자에게 제공함으로써 안전한

국내식품	수입식품
• 식품이력추적관리번호 • 제조업소 명칭 및 소재지 • 제조일자 • 유통/소비기한 또는 품질유지기한 • 제품 원재료 관련 정보[원재료명 또는 성분명, 원산지(국가명), 유전자재조합식품 여부] • 기능성 내용(건강기능식품에 한함) • 출고일자 • 회수대상 여부 및 회수사유	• 수입식품 등의 유통이력추적관리번호 • 수입업소 명칭 및 소재지 • 제조국 • 제조회사 명칭 및 소재지 • 유전자재조합식품 표시 • 제조일자 • 유통/소비기한 또는 품질유지기한 • 수입일자 • 원재료명 또는 성분명 • 기능성 내용(건강기능식품에 한함) • 회수대상 여부 및 회수사유

식품선택을 위한 '소비자의 알권리'를 보장하고, 해당 식품의 안전성 등에 문제가 발생할 경우, 신속한 유통차단과 회수조치를 할 수 있도록 관리하는 제도이다. 축산물, 수산물, 가공식품 등 다양한 품목에 적용되며, 소비자는 이력번호를 통해 제품의 생산지, 제조·가공 내역을 확인할 수 있다(표 9.5).

예를 들어, 쇠고기의 경우 귀표번호와 이력번호를 통해 소의 사육 농장, 사료 사용내역, 도축장, 가공장, 유통경로를 추적할 수 있다. 이 제도는 구제역, 광우병 등 가축 전염병 발생 시 오염원을 신속히 추적하고 피해 확산을 막는 데 중요한 역할을 한다.

검사제도는 수입식품 및 국내 유통식품의 안전성을 확보하기 위해 시행된다. 정부는 정기적·수시적 검사를 통해 농약 잔류, 중금속, 미생물 오염 여부를 확인하고, 기준을 초과하는 경우 판매금지, 회수, 폐기 등의 조치를 취한다. 이를 통해 시장에 유통되는 식품의 안전성을 사후적으로 보장할 수 있다.

요약

1. 식품오염은 본래 식품에 존재하지 않아야 할 미생물, 화학물질, 이물질 등이 혼입되거나 증식하는 현상을 의미한다. 이는 급성 식중독뿐만 아니라 만성적인 건강장애로 이어질 수 있어 공중보건학적으로 중요한 문제이다.

2. 생물학적 오염에는 세균, 바이러스, 기생충, 곰팡이독소 등이 포함되며, 이는 식중독, 식품매개 감염병, 기생충 질환, 위생곤충 및 설치류를 통해 발생한다. 화학적 오염은 농약, 중금속, 환경호르몬, 방사성 물질, 가공부산물, 식품첨가물, GMO 등 다양한 요인으로 나타난다. 물리적 오염은 금속, 유리, 플라스틱 등 제조·포장 과정에서 발생하는 이물질이 대표적이다. 또한 대기·수질·토양 오염과 같은 환경오염은 식품을 매개로 인체 건강에 장기간 영향을 미친다.

3. 이러한 위해를 예방하기 위해 소독과 멸균, 식품 보존 방법, 개인위생과 교차오염 관리가 필요하다. 더불어 식품위생 행정과 법규, HACCP, GAP, 식품이력추적관리시스템과 같은 관리제도를 운영하여 식품안전을 제도적으로 보장하고 있다.

4. 식품안전은 단순히 개인 차원의 위생관리만으로는 충분하지 않으며, 생산에서 소비까지 전 과정을 포괄하는 통합적 관리체계가 필수이다.

연습문제

1. 다음 중 세균성 식중독의 대표적 원인균이 <u>아닌</u> 것은?

① 리스테리아(*Listeria monocytogenes*)

② 황색포도상구균(*Staphylococcus aureus*)

③ 장출혈성 대장균(*E. coli* O157:H7)

④ 노로바이러스(Norovirus)

2. 잔류농약, 중금속, 환경호르몬, 방사성 물질 등으로 인한 식품오염은 어떤 유형에 해당하는가?

① 생물학적 오염 ② 화학적 오염

③ 물리적 오염 ④ 환경적 요인

3. 다음 중 물리적 오염의 사례로 가장 적절한 것은?

① 아플라톡신이 생성된 땅콩

② 포장재 파손으로 섞인 플라스틱 조각

③ 농약이 잔류한 채소

④ 메틸수은이 축적된 참치

4. HACCP 제도의 핵심 원칙에 해당하지 <u>않는</u> 것은?

① 위해요소 분석 ② 중요관리점(CCP) 결정

③ 모니터링체계 확립 ④ 최종 제품의 무작위 시식

5. GAP(농산물우수관리) 제도의 주요 목적에 해당하는 것은?

① 농산물 생산 단계에서 안전성을 확보하는 것

② 농산물의 기호성과 외관을 향상시키는 것

③ 농산물 가공과 포장 효율성을 강화하는 것

④ 농산물 유통 기간을 연장하는 것

정답 | 1. ④ 2. ② 3. ② 4. ④ 5. ①

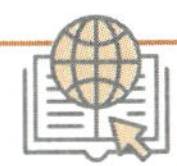 ## 더 생각해 보기

1. 최근 환경변화(⬛ 기후변화, 산업화)가 식품오염 문제를 어떻게 심화시키고 있는지 사례를 찾아보자.

2. '무첨가' 식품에 대한 소비자 선호가 실제 식품안전과 어떤 관계를 맺고 있는지 생각해 보자.

 ## 참고문헌

김승민·오세욱·이선영.《식품위생학》. 한국방송통신대학교출판문화원. 2021.

농림축산식품부.《GAP 인증 농산물 관리 매뉴얼》. 농림축산식품부. 2022.

박경진 외.《식품위생학》. 창지사. 2023.

송형익·홍보미향 외.《에센스 식품위생학》. 지구문화사. 2025.

식품의약품안전처.《식품안전관리지침2022》. 식품의약품안전처. 2022.

식품의약품안전처.《식품이력추적관리시스템제도 운영지침》. 식품의약품안전처. 2021.

이경무·고광필.《환경보건역학》. 한국방송통신대학교출판문화원. 2025.

이인숙 외.《식품위생학식품위생학의 원리 및 이론과 실무》, 제2판. 백산출판사. 2025.

정효지·이경무.《보건영양》. 한국방송통신대학교출판문화원. 2016.

질병관리청 감염병 포털. 〈감염병 감시 연보〉. 질병관리청. 2021.

AO/WHO. *HACCP System and Guidelines for its Application*. Rome: FAO; 2020.

Codex Alimentarius Commission. *General Principles of Food Hygiene CXC 1-1969*. Rome: FAO/WHO.

Codex Alimentarius Commission. *General Standard for Food Additives(CODEX STAN 192-1995)*. Rome: FAO/WHO.

EFSA. "Lead dietary exposure in the European population." *EFSA Journal* 10(7). 2012. p. 2831.

EFSA. "Risk assessment of acrylamide in food." *EFSA Journal* 16(6). 2015. p. 5364.

IARC. "Arsenic, metals, fibres, and dusts." *IARC Monographs on the Evaluation of Carcinogenic Risks to Humans*. Vol. 100C. Lyon: IARC; 2012.

WHO. *Multicriteria-based ranking for risk management of food-borne parasites*. Geneva: World Health Organization. 2014.

WHO. *WHO estimates of the global burden of foodborne diseases: foodborne disease burden epidemiology reference group 2007~2015*. Geneva: WHO Press. 2015.

제 10 장

실내환경 관리

개 관

이 장에서는 사람이 생활하는 공간에서 건강을 유지하는 데 핵심적인 역할을 하는 실내공기질을 다룬다. 실내공기질의 개념과 중요성에 대해 알아보고, 이를 결정하는 다양한 요인과 실내공기오염이 건강에 미치는 영향 그리고 실내환경 관리에 대해 학습한다.

학습목표

1. 실내공기질의 정의와 중요성을 설명할 수 있다.
2. 실내공기질에 영향을 미치는 요인을 구분하고 설명할 수 있다.
3. 실내공기오염이 건강에 미치는 영향을 이해하고 대표적인 증후군을 설명할 수 있다.
4. 실내환경 관리와 실내공기질 관리법을 이해하고 적용방안을 설명할 수 있다.

주요용어

실내공기질 | 휘발성유기화합물 | 포름알데하이드 | 라돈 | 환경성 담배연기
빌딩증후군 | 새집증후군 | 실내환경 관리 | 환기 | 실내공기질관리법
다중이용시설 | 유지기준 | 권고기준

1.1. 실내공기질의 개념

실내공기질(indoor air quality, IAQ)은 우리가 생활하는 실내환경에 포함된 오염물질의 상태와 그 영향을 종합적으로 나타내는 개념이다.

세계보건기구(WHO)는 실내공기질을 '건물이나 실내환경 내의 오염물질 농도가 인체의 건강과 복지에 부정적인 영향을 미치지 않을 정도로 관리된 상태'로 정의하고 있다. 이에 따라 WHO는 화학적 요인(예 라돈, 포름알데하이드 등)과 생물학적 요인(예 곰팡이)을 포함한 다양한 유해인자에 대해 가이드라인을 제시하였으며, 특히 아동이나 난방과 취사에 석탄을 사용하는 지역주민 등 취약집단을 대상으로 실내오염원 제거, 환기 개선, 노출저감 등의 사업을 지원함으로써 공중보건 향상에 기여하고 있다.

1.2. 실내공기질의 중요성

사람은 더위, 추위, 소음, 각종 공해 등 다양한 외부환경으로부터 신체를 보호하기 위해 외부와 차단된 공간이 필요하다. 선사시대에는 자연 동굴이 이러한 역할을 했지만, 현대사회에서는 건축된 주거지 및 업무공간이 그러한 역할을 담당하고 있다. 현대에는 밀폐된 실내공간에서 많은 시간을 보내는 생활방식이 보편화됨으로써 건축자재에 포함된 화학물질, 환기 부족, 외부오염의 실내 유입 등으로 인해 실내공기질이 쉽게 악화되어 사람의 건강에 큰 영향을 미치게 되었다. 가정뿐만 아니라 학교, 직장, 병원, 자동차와 같은 대중교통 등에서 생활하는 시간을 포함하면 하루의 약 80% 이상을 실내에서 보낸다. 따라서 실내에 머무는 사람들이 쾌적하고 건강하게 생활할 수 있도록 실내공기를 유지·관리하는 것은 실외 대기질의 관리만큼이나 중요하다.

이에 WHO는 2000년 '건강한 실내공기에 대한 권리(The Right to Healthy Indoor Air)'를 선언하며, 깨끗한 실내공기는 단순한 환경관리 차원을 넘어 인간의 기본권으로 보장되어야 함을 강조하였다. WHO에 따르면, 실내공기오염으로 인한 사망자가 매년 280만여 명에 달하며, 실외 대기오염보다 인체에 전달되는 오염물질 농도가 최대 1,000배까지도 높을 수 있다고 한다.

1.3. 실내공기질에 영향을 미치는 요인

1 │ 실내 기상

실내공기질은 온도, 습도, 공기 흐름 등과 같은 실내 기상조건에 큰 영향을 받는다. 적정한 온도와 습도는 쾌적한 실내환경에 필수적인 요소이며, 오염물질의 발생정도(농도)에도 직접적인 영향을 미친다. 예를 들어, 온도가 높을수록 휘발성유기화합물(VOCs)이나 포름알데하이드의 방출량이 증가하며, 습도가 높으면 곰팡이나 세균의 번식이 쉬워져 실내공기질이 악화되기 쉽다. 반대로 습도가 너무 낮으면 눈이나 피부가 건조해지고, 먼지가 발생하여 불쾌감이 증가할 수 있다. 또한 환기와 공기 흐름이 원활하지 않으면 이산화탄소, 미세먼지, 일산화탄소 등 각종 오염물질이 실내에 축적되어 건강에 악영향을 미칠 수 있다. 따라서 실내 기상 요인을 적절하게 조절하고 환기를 통해 신선한 공기를 공급하는 것이 중요하다.

(1) 온도

실내온도는 거주자의 쾌적감과 건강에 직접적인 영향을 미친다. 일반적으로 적정 실내온도는 $18\pm2℃$이며, 침실은 $15\pm2℃$ 정도가 적절하다. 온도가 너무 낮으면 체온 유지에 에너지를 소모하게 되어 피로와 면역력 저하를 초래할 수 있고, 26℃ 이상으로 높으면 불쾌감, 집중력 저하, 열 스트레스 등의 문제가 발생할 수 있다. 또한 실내외 온도 차가 5~7℃를 초과하면 불쾌감이 증가하고, 10℃ 이상 차이가 날 경우 냉방병 등 건강문제가 나타날 수 있다.

(2) 습도

기습(humidity, 습도)은 실내환경의 쾌적성과 밀접하게 관련되어 있으며, 보건학적·건축학적 관점에서 적정 실내 상대습도는 40~70% 정도이다. 상대습도(relative humidity, RH)는 같은 온도에서 공기 단위 체적 중 포함된 수증기량을, 동일한 온도에서 포화상태의 공기가 포함할 수 있는 최대 수증기량과 비교한 것으로서 일반적으로 백분율(%)로 나타낸다. 예를 들어 RH 50%라면 공기 중에 존재하는 수증기량이 해당 온도에서 포화가능한 수증기량의 절반이라는 의미이다. 습도가 높으면 곰팡이와 세균이 증식하기 쉽고, 습도가 낮으면 피부건조, 호흡기 자극 등이 발생할 수 있으므로 적절한 습도 조절이 필요하다.

기습은 온도와도 밀접한 관계가 있으며, 동일한 수증기량이라도 온도가 높아지면 상대습도는 낮아지고, 온도가 낮아지면 상대습도는 높아진다. 따라서 실내공기질 관리에서는 온도와 기습을 동시에 고려하여 환기, 가습기, 제습기 등을 활용하여 적정환경을 유지하는 것이 중요하다.

$$상대습도(\%) = \frac{공기(t\,℃) \ 중의 \ 수증기 \ 농도}{t\,℃에서 \ 포화한 \ 때의 \ 수증기 \ 농도} \times 100$$

불쾌지수(discomfort index)는 실내온도와 상대습도를 종합하여 사람이 느끼는 쾌적감 또는 불쾌감을 수치화한 지표이다. 일반적으로 다음 식으로 산출하는데, 대부분의 사람은 불쾌지수가 85~93%일 때 불쾌감을 느낀다.

$$불쾌지수 = 40.6 + 0.72(건구온도\,℃ + 습구온도\,℃)$$

(3) 공기 흐름

실내공기의 흐름과 환기 상태는 오염물질 농도를 결정하는 핵심 요인이다. 환기가 충분하지 않으면 이산화탄소, 미세먼지, 포름알데하이드 등 다양한 오염물질의 농도가 높아질 수 있으며, 머무는 사람의 건강과 쾌적성에 악영향을 미친다. 환기방법은 크게 자연환기와 기계환기로 나뉘는데, 최근에는 공기청정기의 사용도 보편화되었다. 환기의 효율에 따라 실내공기질이 달라지는데, 환기의 효율에 영향을 미치는 요인으로는 창문의 크기, 환기구 위치 등을 들 수 있다.

2 | 대기(외기) 상태

실내공기의 질은 외부의 대기(ambient atmosphere), 즉 외기 상태에 큰 영향을 받는다. 대기오염이 심한 지역에서는 미세먼지, 오존, 질소산화물 등의 외부 오염물질이 건물 내부로 유입될 수 있으며, 이로 인해 실내공기질이 저하될 수 있다. 외기의 기온, 습도, 풍속 등의 기상요인 변화도 실내공기의 상태와 환기 효율에 영향을 미쳐 거주자의 쾌적감과 건강에 영향을 미친다.

3 | 실내환경 요인

(1) 건축물의 구조와 규모

건물의 기밀성(건축물의 외피를 통해 공기가 의도하지 않게 새어 나가는 것을 막는 정도), 층고, 공간 배치, 창문의 위치와 크기, 단열 상태 등은 환기 효율과 공기 순환에 직접적인 영향을 미친다. 예를 들어, 단열이 미흡하거나 환기구가 적절히 설계되지 않은 건물에서는 실내에 오염물질이 축적될 가능성이 높아 건강에 악영향을 줄 수 있다.

(2) 각종 설비, 기구와 그 사용방법

난방기, 에어컨, 공기청정기, 가스레인지, 청소기 등 다양한 장치는 공기 흐름과 오염물질 발생에 영향을 미친다. 같은 종류의 장치라도 사용방법과 관리 상태에 따라 오염물질 배출량이 달라질 수 있어, 정기적인 점검과 적절한 사용이 중요하다.

(3) 작업내용과 원재료

작업장 또는 가정 내 작업활동 그리고 사용하는 원재료의 특성도 실내공기질에 영향을 미친다. 예를 들어, 조리과정은 연료의 연소를 동반하며, 청소는 먼지를 발생시킨다. 실내에서 도료, 접착제 등을 사용할 경우 실내공기에 휘발성유기화합물(VOCs)의 농도가 높아진다. 작업량이 많거나 특히 유해한 화학물질을 사용하는 경우에는 충분한 환기와 보호장치가 필수이다.

(4) 인원 수와 행동 특성

실내에 머무는 사람의 수와 활동 패턴은 공기질에 큰 영향을 미친다. 인원밀도가 높을수록 이산화탄소 농도가 상승하며, 흡연, 청소 습관, 창문 개폐 등 생활습관 역시 실내 오염물질 농도와 공기 순환에 영향을 미친다.

2. 실내공기 오염물질

〈그림 10.1〉은 가정에서 발생할 수 있는 다양한 실내공기 오염물질을 보여주며, 〈표 10.1〉은 실내공기 오염물질을 입자상 오염물질, 가스상 오염물질, 생물학적 요인으로 구분하여 주요 발생원, 대표 오염물질, 건강영향을 보여준다.

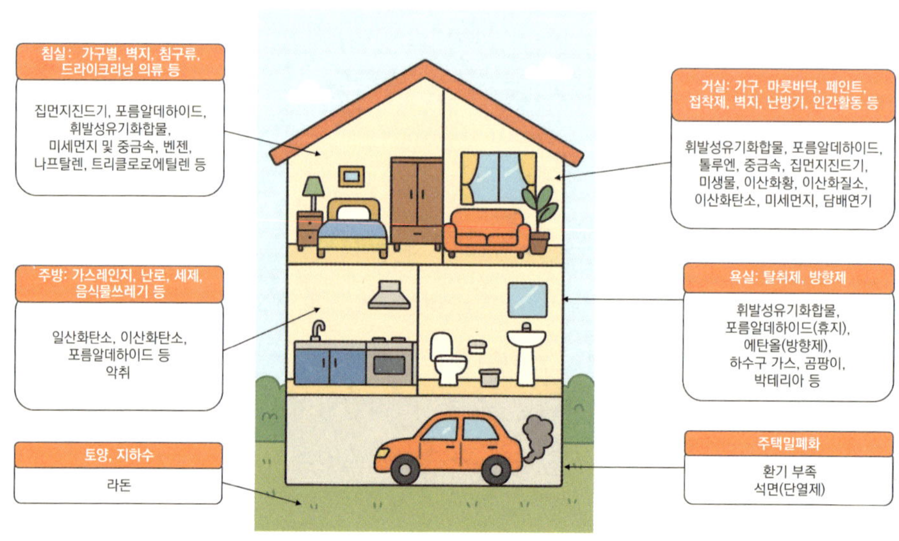

그림 10.1. 가정 내 실내공기 오염물질

표 10.1. 실내공기 오염물질의 구분

오염물질 유형	주요 발생원	대표 오염물질	건강영향
입자상 오염물질	조리활동, 난방기기, 청소, 건축자재 마모	미세먼지($PM_{2.5}$, PM_{10}), 중금속(납, 카드뮴, 수은), 석면	폐기능 저하, 기관지염증, 천식 악화, 심혈관계 질환, 폐암(석면)
가스상 오염물질	연료 연소, 가스레인지, 보일러, 페인트, 접착제, 탈취제, 방향제	VOCs, 포름알데하이드, 라돈, CO, CO_2, 오존	두통, 어지럼증, 피로, 호흡기 자극, 심혈관 질환, 신경계 손상, 암
생물학적 요인	습기, 누수, 환기 부족, 노후 건물	세균(박테리아), 곰팡이	알레르기 비염, 천식, 아토피피부염, 호흡기 감염, 면역력 저하

2.1. 입자상 오염물질

입자상 오염물질은 공기 중에 떠다니는 고체 또는 액체상 물질을 의미하며,

크기에 따라 PM_{10}, $PM_{2.5}$ 등으로 구분된다. 주요 발생원으로는 실내의 조리활동, 담배연기, 난방기기, 청소 시 발생하는 먼지, 건축자재 마모 등이 있으며, 실외 대기의 먼지도 해당된다. 입자상 오염물질에는 납, 수은, 카드뮴과 같은 중금속, 석면 등 다양한 화학물질이 포함될 수 있다. 입자상 물질은 호흡기를 통해 체내로 유입되어 폐기능 저하, 기관지염증, 천식 악화, 심혈관계 질환 등의 건강영향을 유발할 수 있다. 일부 초미세입자는 폐포까지 도달하여 장기간 체내에 남거나 혈류로 흡수될 수 있다. 이로 인해 기관지염증, 폐기능 저하, 천식 악화 등 호흡기 질환뿐만 아니라, 심근경색, 뇌졸중, 고혈압과 같은 심혈관 질환 발생 위험도 증가할 수 있다. 특히 어린이, 노약자, 호흡기 질환자는 민감하게 반응한다.

2.2. 가스상 오염물질

가스상 오염물질은 공기 중에 기체 형태로 존재하는 화학물질을 말하며, 대표적인 예로 휘발성유기화합물(VOCs), 포름알데하이드, 라돈, 일산화탄소(CO), 이산화탄소(CO_2) 등이 있다. 발생원은 연료의 연소, 가스레인지, 보일러, 페인트 및 접착제, 탈취제, 방향제 등이 포함된다. 이 물질들은 두통, 어지럼증, 피로, 호흡기 자극 등을 유발하며, 장기 노출 시에는 심혈관 질환, 신경계 손상, 암 등 심각한 건강영향을 초래할 수 있다.

1 | 휘발성유기화합물

휘발성유기화합물은 실내공기 중에 기체 형태로 존재하는 유기화학물질로 분자량이 작고 휘발성이 높아 상온에서도 쉽게 증발하는 물질을 말한다. 대부분의 휘발성유기화합물은 무색이거나 약한 냄새를 가지며, 물리화학적 특성상 수용성이 낮고 지용성이 높은 경우가 많아, 공기 중에 장시간 잔류하거나 실내 표면에 흡착될 수 있다. 또한, 일부 휘발성유기화합물은 광화학반응이나 산화과정에서 오존(O$_3$)과 같은 2차 오염물질을 생성하기도 한다.

실내에서 휘발성유기화합물은 페인트, 접착제, 바닥재, 가구, 방향제, 탈취제, 청소용 세제 등 다양한 생활용품과 건축자재에서 발생한다. 특히 새 건물이나 리모델링된 공간에서는 방출량이 높아, 환기가 부족한 밀폐된 환경에서는 농도가 급격히 상승할 수 있다. 주방조리, 난방기기 사용, 흡연 등도 농도를 증가시키는 원인이다.

인체 건강에 미치는 영향은 노출 농도와 기간에 따라 달라진다. 단기간 노출 시 눈, 코, 목점막 자극, 두통, 피로감, 어지럼증을 유발할 수 있으며, 장기간 노출될 경우 간손상, 신경계 손상, 호흡기 질환 및 일부 물질에서는 발암가능성도 알려져 있다.

휘발성유기화합물 농도를 낮추려면 새 건축자재나 가구를 선택할 때 저방출 제품을 사용하고, 환기를 통해 공기 순환을 충분히 확보하는 것이 중요하다. 활성탄 필터를 포함한 공기청정기 등 휘발성유기화합물을 제거하는 장치를 활용할 수도 있다. 그리고 실내공기의 오염수준을 정기적으로 모니터링하는 것도 매우 중요하다.

2 | 포름알데하이드

포름알데하이드(formaldehyde, HCHO)는 합판, 가구, 바닥재, 우레아 단열재, 접착제 등 다양한 건축자재와 실내용품에서 방출되는 무색, 자극성의 가연성 기체이다. 포름알데하이드는 휘발성 화합물이지만 VOC 분석에 적용되는 GC(gas chromatography)에 의해서 검출될 수 없기 때문에 흔히 휘발성유기화합물과 다르게 분류된다. 흡입을 통한 단기 노출 시 눈, 코, 목의 자극과 호흡기 불편을 유발하며, 장기 노출 시 후두암, 비강암 등 발암 위험이 보고되어 있다. 국제암연구소(IARC)는 포름알데하이드를 발암추정물질(probably carcinogenic to humans, Group 2A)로 분류하였다. 포름알데하이드 노출은 눈, 코, 호흡기 만성 자극 외에도 정서적 불안정, 집중력 저하, 기억력 문제 등 건강에 다양한 영향을 미칠 수 있다.

포름알데하이드의 실내농도는 온도와 습도, 건축물의 연령, 환기율에 따라 크게 달라진다. 실내온도와 습도가 높을수록 방출량이 증가하며, 특히 지하 공간이나 환기가 부족한 밀폐환경에서 농도가 높게 유지될 수 있다. 가스난로 사용, 흡연, 가구 도장 과정 등에서도 포름알데하이드가 방출될 수 있으며, 일부 건축자재에서는 방출기간이 수십 년에 이를 수 있다.

3 | 라돈

라돈(Rn)은 퀴리 부부에 의해 발견된 자연방사성 가스로, 지각 내 우라늄이 방사성 붕괴 과정을 거쳐 생성되는 무색·무취·무미의 불활성 기체이다. 공기보다 약 9배 무겁고 화학적으로 다른 물질과 결합하지 않으며, 지구상 어디에나 존재한다.

실내공기의 주요 오염원은 건물 지반, 주변 토양, 광석, 지하수, 건축자재 등이다. 라돈은 건물 균열, 배수관·오수관 주변 틈, 전기·가스·상하수도 연결부를 통해 실내로 유입될 수 있어, 특히 지하층이나 환기가 부족한 건물에서 농도가 높게 나타난다. 라돈이 붕괴하면서 생성되는 자손핵종(radon daughter)은 호흡을 통해 폐에 흡착되고, 붕괴 과정에서 방출되는 알파선이 폐 조직에 손상을 주어 장기적으로 폐암 발생 위험을 높인다.

생활환경에서 라돈 노출은 흡연 다음으로 폐암 발생률을 증가시키는 주요 요인으로 알려져 있다. 실내 라돈 관리 방안으로는 정기적인 라돈 측정, 충분한 환기, 라돈 차단 건축자재 사용 등을 들 수 있다.

4 | 일산화탄소

일산화탄소는 연료 연소 과정에서 산소가 부족할 때 발생하는 불완전연소 산물로, 무색·무취·무미의 기체이다. 실내의 주요 발생원은 취사, 난방용 연탄 사용, 흡연 등이며, 산업공정, 폐기물 소각, 수송 과정에서도 생성될 수 있다. 산업현장에서는 가연성 가스의 주성분으로 사용되어 위험도가 높다. 터널, 화재 현장 등에서는 100ppm 이상 고농도의 일산화탄소가 존재할 수 있다.

일산화탄소는 헤모글로빈과 결합하여 카복시헤모글로빈을 형성함으로써 혈액 내 산소 운반을 방해하며, 고농도 노출 시 저산소증, 두통, 어지럼증, 심하면 의식상실이나 사망을 초래할 수 있다. 치료는 인공호흡과 고압산소요법이 핵심이다. 급성 중독 시 즉시 신선한 공기를 공급하고, 필요시 의료기관에서 산소치료를 시행하여 일산화탄소와 혈색소의 결합을 해소하고 조직 내 산소 공급을 회복시킨다.

낮은 농도에 장기간 노출되더라도 신경계 손상, 만성 호흡기 질환, 기존 질환 악화 등 다양한 건강문제가 발생할 수 있다. 실내 일산화탄소 관리를 위해서는 특히 밀폐된 공간에서 적절한 환기, 연료 연소장치의 안전관리, 일산화탄소 감지기 설치 등 각별한 주의가 필요하다.

5 | 이산화탄소

이산화탄소는 무색·무취·무미의 기체로, 사람의 호흡과 실내활동, 연료 연소 과정에서 발생하며 밀폐된 공간에 축적될 수 있다. 실내 이산화탄소 농도는 공간 체적, 실내 인원 수, 난방 여부, 환기 상태 등에 따라 달라진다. 이산화탄소 자체는 낮은 농도에서는 건강에 큰 영향을 미치지 않으나, 실내공기질의 주요 지표로 활용된다. 농도가 높아지면 집중력 저하, 피로, 졸림, 두통, 불쾌감 등이 나타나며, 1,000~2,000ppm 범위에서는 호흡과 맥박 증가, 혈압 상승 등 생리적 반응이 유발될 수 있다.

밀폐된 공간에 많은 인원이 오랜 시간 머무르면, 실내의 산소 농도는 낮아지고 이산화탄소와 각종 오염물질이 축적되어 신체에 부정적인 생리적 반응이 나타날 수 있다. 이러한 환경에서는 불쾌감, 피로감, 두통, 어지럼증, 구토 등의 증상이 발생하며, 심한 경우 의식을 잃기도 한다. 이와 같은 현상을 군집독(crowd poisoning)이라고 한다.

생물학적 요인에는 실내에 존재하는 곰팡이, 세균, 바이러스, 집먼지진드기, 곤충 배설물 등 인체에 영향을 줄 수 있는 미생물과 항원(allergen)이 포함되며, 주로 노후된 건물, 습기가 많은 환경, 환기가 부족한 공간에서 발생한다. 건강에 미치는 영향으로는 알레르기 비염, 천식, 아토피피부염, 호흡기 감염 등이 있으며, 장기간 노출될 경우 면역반응이 약화되거나 만성질환이 악화될 수 있다.

1 | 세균(박테리아)

세균은 환기 부족과 습기가 많은 환경에서 쉽게 증식하며, 호흡기 감염, 피부 감염, 알레르기 등을 유발할 수 있다. 특히 병원성 세균은 실내공기 중으로 확산되어 면역력이 약한 사람에게 위험을 초래할 수 있다. 실내환경에서 인체에 감염영향을 미치는 대표적인 세균으로는 결핵균, 레지오넬라, 녹농균, 폐렴균 등이 있으며, 이들은 주로 비말이나 비말핵을 통해 전파된다. 실내의 세균농도를 낮추려면 정기적인 청소, 습기 제거, 환기 개선이 필수이다.

2 | 곰팡이(진균)

곰팡이는 습기, 누수, 결로 등이 발생하는 환경에서 성장하는 사상균을 말하며, 유기물을 분해해 영양을 섭취한다. 곰팡이는 온도 20~30℃, 습도 60% 이상에서 활발히 증식하며, 포자를 통해 번식한다. 겨울철 난방과 가습기 사용으로 인해 실내에 적합한 서식환경이 조성될 수 있다. 건물 단열이 미흡하면 벽과 실내공기 간 온도 차로 결로가 발생하며, 벽 모서리, 창문 주변, 장판 밑, 욕실 타일 등 습기가 차 있는 곳에서 곰팡이가 자주 발생한다.

곰팡이에 노출되면 천식, 알레르기 비염, 아토피피부염 등 호흡기 질환이 악화될 수 있으며, 일부 곰팡이는 독소를 생성하여 면역체계를 약화시키고 만성질환을 유발할 수 있다. 곰팡이 예방을 위해서는 실내 습도를 적절히 유지하고, 결로 방지, 누수 수리, 정기 청소, 환기 등을 통해 습기를 외부로 배출하는 것이 중요하다.

2.4. 환경성 담배연기

흔히 간접흡연(second-hand smoke)이라 불리는 환경성 담배연기(environmental tobacco smoke, ETS)는 흡연자가 흡입한 뒤 내뿜는 주류연(mainstream smoke)과 담배 끝에서 자연스럽게 발생하는 부류연(sidestream smoke)이 혼합된 것을 의미한다. 간접흡연은 비흡연자에게 마치 흡연을 하는 것과 같은 영향을 주게 된다. 최근에는 흡연자와 같은 공간에서 발생하는 2차 간접흡연뿐만 아니라, 장난감, 옷 등 물체를 통해 전달되는 3차 간접흡연까지 큰 관심사가 되고 있다.

담배연기에는 입자상 물질과 가스상 물질을 모두 포함한 7,000종 이상의 화학물질이 존재하며, 그중 수백 종이 유해화학물질이고, 약 70종 이상이 발암물질로 알려져 있다. 주요 성분으로는 니코틴, 일산화탄소, 포름알데하이드, 벤젠, 타르, 초미세먼지($PM_{2.5}$) 등이 있으며, 이들은 호흡기 질환, 심혈관 질환, 암 발생 가능성을 높인다. 특히 아동, 임산부, 호흡기 질환자는 더욱 민감하게 반응한다.

WHO에 따르면, 전 세계적으로 간접흡연으로 매년 약 60만 명이 조기 사망하며, 그중 약 64%가 여성이다. WHO가 2005년 채택한 담배규제기본협약(Framework Convention on Tobacco Control, FCTC)은 국제사회가 공동으로 담배 위험에 대응하도록 하는 보건 분야 최초의 국제협약으로, 지난 20년간 각국의 담배규제정책 도입과 흡연율 감소에 중요한 역할을 수행해 왔다. 현재 170개국이 FCTC를 비준하였는데, 제8조는 금연구역을 지정해 간접흡연으로부터 대중을 보호할 것을 권고한다. 2025년 보고서에 따르면 74개국이 모든 실내 공공장소와 직장에 완전한 금연환경을 조성하였고, 전 세계 인구의 4분의 1

이상이 관련 정책의 보호를 받고 있다.

금연구역은 공공장소와 실외구역까지 확대되고 있으며, 일부 국가는 신종 담배 사용 금지와 미성년자 동승 차량 내 흡연 금지까지 포함하고 있다. 우리 나라에서는 정부청사, 학교, 의료기관, 어린이집, 교통시설, 대규모 점포, 공연 장, 체육시설 등 다양한 장소를 금연구역으로 지정하고 있으며, 위반 시 업주 에게는 최대 500만 원, 흡연자에게는 최대 10만 원의 과태료가 부과된다. 흡 연자가 금연교육을 이수하거나 금연 서비스에 등록하면 과태료를 감면받을 수 있다.

3. 실내공기질과 건강영향

3.1. 빌딩증후군

빌딩증후군(sick building syndrome, SBS)은 주로 사무용 건물, 학교, 병원 등 대규모 공공·상업용 건물에서 발생하는 실내공기질 관련 건강문제를 말한다. 빌딩증후군이라는 용어는 1970년대 미국에서 신축건물 근무자와 학교 학생 들이 두통, 눈 가려움증 등 다양한 증상을 호소한 것을 계기로 처음 사용되었 다. 빌딩증후군의 대표적인 증상으로는 두통, 피로, 집중력 저하, 눈·코·목의 자극, 어지럼증, 피부 가려움 등이 있으며, 건물에 장시간 머무를 때 증상이 심해지고, 건물을 떠나면 증상이 완화되는 경향이 있다.

빌딩증후군의 주요 원인은 건축자재, 가구, 바닥재, 페인트, 청소용 화학물 질, 공조 설비 등을 통해 발생하는 휘발성유기화합물과 미세먼지, 곰팡이, 세 균 등이다. 또한 환기 부족, 온·습도 불균형, 조명, 소음 등도 증상의 발생과 관련이 있다.

새집증후군(sick house syndrome)은 신축건물이나 최근 리모델링한 건물에서 발생하는 실내공기질 문제이다. 주된 원인은 건축자재, 바닥재, 벽지, 접착제, 페인트, 빌트인(built-in) 가구 등에서 방출되는 휘발성유기화합물과 포름알데하이드, 톨루엔, 크실렌, 에틸벤젠, 스티렌, 아세트알데하이드 등 다양한 화학물질이다. 빌딩증후군과 새집증후군을 비교하면 〈표 10.2〉와 같다.

신축건물에 쓰인 자재의 건조과정이 완료되지 않았거나, 공기순환이 충분하지 않을 경우 이러한 유해물질이 실내공기 중으로 고농도로 방출될 수 있다. 특히 입주 초기 6개월 동안 급속히 방출되며, 일부 물질은 최대 4년까지 미량이 지속적으로 방출되는 것으로 알려져 있다.

신축건물 거주자는 이로 인해 눈, 코, 목의 자극, 두통, 피로감, 어지럼증, 구토 등 다양한 증상을 경험할 수 있으며, 어린이, 노약자, 호흡기 질환자 등에서 증상이 더 심하게 나타날 수 있다. 새집증후군 예방을 위한 방안으로는 초기 입주 전의 충분한 환기 또는 베이크아웃(bake-out), 저방출 친환경 건축자재 사용 등을 들 수 있다.

표 10.2. 빌딩증후군과 새집증후군 비교

구분	빌딩증후군	새집증후군
발생 장소	직장, 사무실, 학교 등 특정 건물	신축건물, 리모델링 직후 주택
주요 원인	환기 부족, 온·습도 불균형, 조명, 미세먼지, 곰팡이 등 실내환경 복합요인	건축자재, 바닥재, 벽지, 접착제, 가구에서 방출되는 포름알데하이드, VOCs 등 화학물질
증상	두통, 피로, 눈·코·목 자극, 집중력 저하, 어지럼증 등	눈·코·목 자극, 두통, 피로, 어지럼증, 구토, 아토피·천식 악화 등
지속기간	건물 체류 시 발생, 떠나면 증상 호전	입주 초기 몇 개월~최대 몇 년까지, 화학물질 방출량 감소와 함께 호전
관리/예방	충분한 환기, 공기순환, 온·습도 조절, 청소, 오염원 제거	저방출 자재 사용, 충분한 환기, 실내공기질 측정 및 관리, 초기 입주 전 공기질 조정

3.3. 헌집증후군

    헌집증후군은 오래된 건물에서 발생하는 실내공기질 오염 현상을 말한다. 노후된 건물은 단열과 방수 성능이 떨어져 내부 습도가 높아지기 쉽고, 이로 인해 곰팡이나 세균이 번식하기 좋은 환경이 형성된다. 또한 오랜 기간 쌓인 먼지, 진드기, 해충의 배설물 등이 공기 중으로 부유하면서 호흡기 자극과 알레르기 증상을 유발할 수 있다.

    과거 건축에 사용된 자재 중 일부는 석면, 납 성분 페인트 등 인체에 해로운 물질을 포함하고 있으며, 이러한 자재가 노후되어 부서질 경우 미세입자 형태로 실내공기에 퍼져 눈, 코, 목의 자극, 두통, 피로감, 집중력 저하, 알레르기 비염, 천식, 아토피 등의 악화 등 건강에 악영향을 줄 수 있다. 또한 낡은 배관이나 연료시설에서 라돈, 일산화탄소, 휘발성유기화합물 등이 누출되는 사례도 보고되고 있다.

3.4. 화학물질과민증

    화학물질과민증(multiple chemical sensitivity, MCS, 다중화학물질과민증)은 실내 및 주변 환경에서 흔히 접할 수 있는 제품(향수, 화장품, 방향제, 세제, 페인트, 화학약품, 담배연기, 잉크 등)에 포함된 다양한 화학물질에 대해 인체가 과민한 반응을 보이는 상태를 말한다. 이러한 반응은 특정 농도에 국한되지 않으며, 매우 낮은 농도에서도 증상이 나타날 수 있다.

    화학물질과민증의 증상은 개인차가 크고 다양하며, 호흡기, 피부, 신경계, 소화기 및 전신에 걸쳐 나타날 수 있다. 호흡기 증상으로는 기침, 재채기, 코막힘, 호흡곤란 등이 있으며, 피부에서는 발진, 가려움, 홍반이 발생할 수 있다. 또한 두통, 현기증, 피로감, 집중력 저하와 같은 신경계 증상이 나타나기도 하고, 구토, 복통, 메스꺼움과 같은 소화기 증상이 동반될 수 있다. 개인적 요인으로는 유전적 소인, 기존 호흡기 질환, 면역체계의 민감도 등이 과민반응의 발생에 관여한다.

4. 실내환경 관리

  실내환경을 쾌적하게 유지하려면 먼저 실내공기질을 악화시키는 오염물질을 파악하고 이를 적절히 통제하는 것이 중요하다. 이를 위해서는 실외 대기오염의 유형, 실내에서 발생하는 오염물질의 종류와 양, 외부 오염원과의 거리, 건물의 침투성, 환기 및 공기조화 시스템, 지역의 지리적·기상학적 특성, 에너지 효율 관리방식 등 다양한 요소를 종합적으로 고려해야 한다. 〈표 10.3〉은 실내공기질 관리를 위한 체크리스트이다.

표 10.3. 실내공기질 관리를 위한 체크리스트

점검내용	관리대상 물질
○ 터미널, 주차장이 주변에 위치해 있는가?	일산화탄소, 이산화탄소
○ 실내 주차장이 있는가? ○ 실내 주차장은 독립적인 환기설비를 갖추고 있는가?	
○ 주변에 큰 대로가 위치해 있는가?	
○ 특별히 사람들이 밀집되는 곳인가?	이산화탄소
○ 주변에 미용실, 세탁소 등이 있는가?	휘발성유기화합물
○ 주변에 농약, 세척제 등 화학물질 저장소가 있는가?	
○ 화석연료를 난방연료로 사용하는가?	
○ 최근 건물을 개보수한 적이 있는가?	휘발성유기화합물 포름알데하이드
○ 새 가구를 구입/배치한 적이 있는가?	포름알데하이드
○ 건물에 포름알데하이드 포말로 도포된 곳이 확인되는가?	
○ 지하공간일 경우, 벽의 균열이나 지하수 누수가 확인되는가?	라돈

질문	관련 오염물질
○ 건물에 공조/환기 설비가 있는가? ○ 공조/환기 설비의 필터는 양호한가?	먼지
○ 유동인구가 많은가?	
○ 건물이 노후되었는가? ○ 벽과 기둥의 상태는 양호한가?	먼지, 중금속
○ 단열재, 절연재가 사용되었는가?	석면
○ 누수되는 부분이 있거나 고여 있는 물이 있는가?	박테리아 곰팡이 꽃가루
○ 건물이나 설비의 표면에 곰팡이의 번식이 관찰되는가?	
○ 거주자 중에서 알레르기성 천식 또는 비염 증상을 호소한 경우가 있는가?	

실내공기 오염물질을 제어하는 대표적인 방법으로는 오염물질의 발생원 관리, 실내외 환기, 오염물질 저감장치 활용이 있다.

또한 공기청정기나 필터 장치와 같은 오염물질 제거장치를 활용하면 실내공간의 오염물질을 직접 제거하거나 농도를 낮출 수 있다. 이러한 장치는 환기와 함께 사용할 때 효과가 더욱 높으며, 특정 오염물질을 집중적으로 제거할 수 있어 쾌적한 실내환경을 유지하는 데 큰 도움이 된다.

4.1.　오염물질의 발생원 관리

발생원 관리란 오염물질이 발생하지 않도록 하거나 발생량을 최소화하는 것을 의미한다. 이러한 조치는 실내공기질을 근본적으로 개선하는 효과가 있다. 실내공기질이 악화되는 경우는 크게 세 가지로 구분할 수 있다. 첫째, 실내 내부에 존재하는 오염원이 공기 중 농도를 높이는 경우, 둘째, 외부에서 발생한 오염물질이 실내로 유입되는 경우, 셋째, 공기조화 시스템이나 환기설비의 오염으로 실내공기가 오염되는 경우이다.

실내 오염물질의 발생원을 줄이기 위한 방법으로는 건축자재 사용을 제한하거나 친환경 대체 자재를 사용하는 방법, 취사과정에서 연소물질과 산화물질 발생을 줄이는 조리법 적용, 음식물 쓰레기를 신속하게 처리하는 방법 등이 있다.

외부에서 유입되는 오염물질에는 자동차 배기가스, 공장 배출가스, 꽃가루, 미세먼지, 라돈 등이 포함된다. 이러한 오염물질은 대부분 제거가 어렵기 때문에, 발생원 특성과 계절적·시간적 변화를 모니터링하고 공기청정기 등을 활용해 농도를 낮추는 방법이 중요하다.

공기조화 시스템과 환기설비의 덕트 내부에 먼지나 곰팡이가 쌓이면 외부 공기와 함께 오염된 공기가 실내로 유입될 수 있다. 따라서 공기조화 시스템과 환기시설은 정기적으로 청소하고, 누수나 결로 여부를 확인하고 시스템이 규정대로 정상 가동되는지 지속적으로 감독해야 한다.

4.2. 실내외 환기

환기는 실내공기질을 제어하는 가장 일반적이고 효과적인 방법이다. 환기는 공간 규모와 필요에 따라 전체환기와 국소환기(국소배기)로 구분된다. 전체환기는 맑은 외부 공기를 실내 전체로 유입시켜 오염 정도를 낮추는 방식이며, 국소환기는 특정 공간에 한정하여 신선한 공기를 공급하는 방식이다. 어느 방식을 선택할지는 공기 주입 방식, 시설 위치와 규모, 경제성 등을 종합적으로 고려하여 결정해야 한다. 환기는 방식에 따라 자연환기와 인공환기로 구분하기도 한다.

1 | 자연환기

자연환기는 외부의 풍력, 실내외 온도차, 기체의 확산력 등 자연적인 힘에 의해 이루어진다. 대표적인 방식으로 중력환기가 있으며, 실내온도가 외부보다 높을 경우 공기밀도 차이로 압력차가 생기면서 실내 하부로 공기가 들어오고 상부로 배출된다. 이때 실내외 압력이 같아 공기의 흐름이 거의 없는 높이를 중성대라고 하며, 중성대가 상부에 위치할수록 환기량이 증가한다. 이외에

도 바람의 힘이나 기체의 확산작용에 의해 자연스럽게 환기가 이루어지기도
한다.

2 | 인공환기

영화관, 체육관, 밀폐된 실험실, 선박 등과 같이 많은 사람이 밀집하거나 공
기순환이 어려운 공간에서는 동력을 이용한 인공환기가 필요하다. 인공환기
에서는 환기량, 즉 1시간 내 실내에서 교환되는 공기량이 중요하며, 공간 유
형에 따라 표준환기량이 설정되어 있다. 송기식 환기법은 외부의 신선한 공기
를 공급하여 실내공기를 희석하는 방식으로, 오염물 제거에는 효과가 제한적
이다. 배기법은 실내 오염공기를 외부로 배출하는 방식으로, 오염물 제거나
처리가 용이하다. 병용법은 송기와 배기 기능을 동시에 사용하여 실내공기의
흐름에 균형을 맞춤으로써 효율적인 공기교환을 가능하게 한다.

4.3. 오염물질 저감장치의 이용

공기청정기와 같은 오염 저감장치를 활용하여 실내공기 중에 존재하는 다
양한 오염물질을 제거하거나 농도를 낮추는 방법이다. 공기청정기는 오염물
질의 종류와 작동방식에 따라 먼지를 제거하거나 포집하는 방식, 유해가스를
제거하는 방식, 작동원리에 따라 기계식, 전기식, 복합식 등으로 구분할 수
있다.

공기청정기를 선택할 때는 성능뿐만 아니라 안전성도 고려해야 한다. 점검
할 주요 요소로는 정격 풍량, 집진 효율, 정화 또는 처리용량, 오존발생량, 소
음, 탈취 효율 등이 있다. 일부 공기청정기는 처리 성능이 높게 나타나지만,
기준치를 초과하는 오존을 발생시킬 수 있어 주의해야 한다.

실내공기질 관리 현황

우리나라 정부의 실내공기질 관리는 2004년 제정된 기후에너지환경부의 「다중이용시설 등의 실내공기질관리법」(2016년 「실내공기질관리법」으로 개정) 외 「공중위생관리법」, 「산업안전보건법」, 「학교보건법」, 「주차장법」 등 다양한 법률을 통해 관리되고 있다. 이러한 관리체계는 국민의 생활공간에서의 건강보호와 쾌적한 실내환경 조성을 법적으로 뒷받침하기 위한 기반이 되고 있다. 그중 「실내공기질관리법」을 중심으로 살펴보면 다음과 같다.

5.1. 실내공기질관리법

1 | 적용대상

현재 「실내공기질관리법」에 따라 다중이용시설의 소유자 등을 대상으로 시설 내부의 공기질을 측정·관리하고 관련 교육을 이수하도록 의무화하고 있다. 「실내공기질관리법」의 적용대상이 되는 다중이용시설은 26개 시설군으로, 다음과 같다.

표 10.4. 「실내공기질관리법」 다중이용시설 적용 대상

구분	적용 대상
지하역사	출입통로, 대합실, 승강장 및 환승통로와 이에 딸린 시설을 포함한 모든 지하역사
지하도상가	지상건물에 딸린 지하층 시설을 포함한 지하도상가로 연면적 2천 m^2 이상
철도역사의 대합실	철도의 출입, 화물운송 등을 위한 시설의 대합실로 연면적 2천 m^2 이상
여객자동차터미널의 대합실	승합자동차를 정류시키거나 여객을 승하차시키기 위한 시설의 대합실로 연면적 2천 m^2 이상

항만시설 중 대합실	선박의 출입, 사람의 승선·하선 등을 위한 시설과 화물의 조립·가공 등을 위한 시설의 대합실로 연면적 5천 m^2 이상
공항시설 중 여객터미널	항공기의 이륙·착륙 및 항행, 여객 및 화물의 운송을 위한 시설의 여객터미널로 연면적 1천5백 m^2 이상
도서관	문화·예술·학문의 발전 등에 이바지하기 위하여 역사·민속·예술·과학·기술 등에 관한 자료를 수집·관리·보존·조사·연구·전시하는 시설인 박물관과 그중 특히 서화·조각·공예·건축·사진 등 미술에 관한 자료를 수집·관리·보존·조사·연구·전시하는 미술관의 연면적 3천 m^2 이상
박물관 및 미술관	국민에게 필요한 도서관 자료를 수집·정리·보존·제공하는 시설로 연면적 3천 m^2 이상
의료기관	연면적 2천 m^2 이상이거나 병상 수 100개 이상
산후조리원	산후조리 및 요양 등에 필요한 인력과 시설을 갖춘 곳에서 분만 직후의 임산부나 출생 직후의 영유아에게 급식·요양과 그 밖에 일상생활에 필요한 편의를 제공하기 위한 시설로 연면적 500m^2 이상
노인요양시설	도움을 필요로 하는 노인을 입소시켜 급식·요양과 그 밖에 일상생활에 필요한 편의를 제공하기 위한 시설로 연면적 1천 m^2 이상
어린이집	영유아의 보육을 위한 시설로 연면적 430m^2 이상
실내 어린이 놀이시설	어린이놀이기구가 설치된 실내 또는 실외 놀이터로 연면적 430m^2 이상
대규모 점포	둘 이상의 연접 건물에 하나 이상으로 나누어 설치, 상시 운영되는 매장을 보유한 점포의 집단으로 면적 합계가 3천 m^2 이상
장례식장	장례의식을 위한 시설로 연면적 1천 m^2 이상
영화상영관	영리를 목적으로 영화를 상영하기 위한 시설(실내 영화상영관으로 한정)
학원	학습자 또는 불특정다수에게 30일 이상 지식·기술·예능을 교습하거나 학습장소로 제공되는 시설로 연면적 1천 m^2 이상
전시시설	전시회 및 전시회 부대행사 개최에 필요한 시설과 관련 부대시설에 따른 전시시설(옥내시설로 한정) 중 연면적 2천 m^2 이상
인터넷컴퓨터 게임시설 제공업의 영업시설	컴퓨터 등 필요한 기자재를 갖추고 공중이 게임물을 이용하게 하거나 부수적으로 그 밖의 정보 제공물을 이용할 수 있도록 하는 영업시설 중 연면적 300m^2 이상
실내주차장	기계식 주차장을 제외한 실내주차장 중 연면적 2천 m^2 이상
업무시설	주거시설에 해당하지 않은 업무시설 중 연면적 3천 m^2 이상
둘 이상의 용도에 사용되는 건축물	토지에 정착한 공작물 중 지붕과 기둥 또는 벽이 있는 것과 이에 딸린 시설물, 지하나 고가의 공작물에 설치하는 사무소·공연장·점포·차고·창고 등의 시설로 연면적 2천 m^2 이상
실내 공연장	공연을 주된 목적으로 설치된 시설로 객석 수 1천 석 이상
실내 체육시설	체육활동을 위한 시설로 관람석 1천석 이상
목욕장업의 영업시설	열기 또는 원적외선 등을 이용하여 땀을 낼 수 있는 시설 및 설비 등의 서비스를 제공하기 위한 시설로 연면적 1천 m^2 이상

다중이용시설의 소유자 등이 시설 내부의 공기질을 쾌적하게 유지하도록
유지기준과 권고기준을 마련하여 규제하고 있다. 유지기준 대상물질은 미세

표 10.5. 다중이용시설 실내공기질 유지기준

오염물질 항목 다중이용시설	미세먼지 (PM₁₀) (μg/m³)	초미세먼지 (PM₂.₅) (μg/m³)	이산화탄소 (ppm)	포름알데 하이드 (μg/m³)	총부유세균 (CFU/m³)	일산화탄소 (ppm)
가. 지하역사, 지하도상가, 철도역사의 대합실, 여객자동차터미널의 대합실, 항만시설 중 대합실, 공항시설 중 여객터미널, 장례식장, 영화상영관, 전시시설, 인터넷컴퓨터게임시설 제공업의 영업시설, 목욕장업의 영업시설	100 이하	50 이하	1,000 이하	100 이하	–	10 이하
나. 도서관, 박물관, 미술관, 대규모 점포, 학원		40 이하				
다. 의료기관, 산후조리원, 노인요양시설, 어린이집, 실내 어린이놀이시설	75 이하	35 이하		80 이하	800 이하	
라. 실내주차장	200 이하	–		100 이하	–	25 이하
마. 실내 체육시설, 실내공연장, 업무시설, 둘 이상의 용도에 사용되는 건축물		–	–	–	–	–

1. 도서관, 영화상영관, 학원, 인터넷컴퓨터게임시설 제공업의 영업시설 중 자연환기가 불가능하여 자연환기설비 또는 기계환기설비를 이용하는 경우에는 이산화탄소의 기준을 1,500ppm 이하로 함.
2. 실내 체육시설, 실내공연장, 업무시설, 또는 둘 이상의 용도에 사용되는 건축물로서 실내 미세먼지(PM₁₀)의 농도가 200μg/m³에 근접하여 기준을 초과할 우려가 있는 경우에는 실내공기질의 유지를 위하여 다음 각 목의 실내공기정화시설(덕트) 및 설비를 교체 또는 청소해야 함.
① 공기정화기와 이에 연결된 급·배기관(급·배기구를 포함한다)
② 중앙집중식 냉·난방시설의 급·배기구
③ 실내공기의 단순배기관
④ 화장실용 배기관
⑤ 조리용 배기관

표 10.6. 다중이용시설 실내공기질 권고기준

오염물질 항목 다중이용시설	이산화질소 (ppm)	라돈 (Bq/m^3)	총휘발성 유기화합물 $(\mu g/m^3)$	곰팡이 (CFU/m^3)
가. 지하역사, 지하도상가, 철도역사의 대합실, 여객자동차터미널의 대합실, 항만시설 중 대합실, 공항시설 중 여객터미널, 도서관, 박물관 및 미술관, 대규모 점포, 장례식장, 영화상영관, 학원, 전시시설, 인터넷컴퓨터게임시설제공업의 영업시설, 목욕장업의 영업시설	0.1 이하	148 이하	500 이하	–
나. 의료기관, 산후조리원, 노인요양시설, 어린이집, 실내 어린이놀이시설	0.05 이하		400 이하	500 이하
다. 실내주차장	0.30 이하		1,000 이하	–

먼지(PM_{10}), 초미세먼지($PM_{2.5}$), 이산화탄소, 포름알데하이드, 총부유세균, 일산화탄소이며, 기준 위반 시 과태료를 부과한다. 권고기준 대상물질은 이산화질소, 라돈, 총휘발성유기화합물, 곰팡이이다. 실내공기 오염물질 노출 시 건강피해 우려가 큰 취약계층이 주로 이용하는 의료기관, 산후조리원, 노인요양시설, 어린이집, 실내 어린이놀이시설에 대해서는 더욱 엄격한 기준을 적용하고 있다.

5.2. 실내공기질 관리 현황

다중이용시설의 수는 매년 꾸준히 증가하고 있으며, 2004년 「다중이용시설 등의 실내공기질관리법」이 제정된 이후 약 20년간 그 수가 10배 이상 증가하였다. 법 시행을 계기로 본격적인 실내공기질 관리가 이루어지기 시작하였으며, 이에 발맞추어 다중이용시설의 실내공기질 관리범위와 세부사항 또한 지속적으로 확대되고 있는 추세이다. 또한 실내공기질에 대한 대국민적 관심이 높아짐에 따라, 보다 더 체계적인 관리가 요구되고 있다.

표 10.7. 연도별 다중이용시설 수 증가 추이

연도	시설 수(개소)	증가율(%)
2017	42,487	−
2018	45,817	7.8
2019	48,161	5.1
2020	49,102	2.0
2021	51,225	4.3
2022	51,779	1.1
2023	54,193	4.7

《2023년 「다중이용시설·신축공동주택·대중교통차량 실내공기질 지도·점검 결과 보고》(환경부 생활환경과, 2024)에 따르면 2023년도 다중이용시설은 총 54,193개소로 2022년 대비 4.7%(2,414개소) 증가하였다. 다중이용시설은 주로 수도권 지역에 집중 분포하고 있으며, 시설군별로는 공중이용시설 29,438개소(54.3%), 실내주차장 6,592개소(12.2%), 어린이집 5,541개소(10.2%), 의료기관 3,380개소(6.2%) 순으로 많았다.

2023년도 다중이용시설 오염도 검사결과를 보면, 오염도 검사율이 4.5%(2,426개소)로 2022년 대비 0.8% 감소하였다. 시설군별로는 지하도상가(45.8%), 철도역사의 대합실(41.4%), 지하역사(18.3%) 등 이용객이 많은 대규모 시설의 검사율이 비교적 높게 나타났다. 유지기준 초과율은 비교적 낮은 수준으로 전국적으로 1.4%(35개소)로 2022년 대비 0.2%(3개소) 증가하였다. 시설군별로는 초과시설 35개소 중 어린이집(15개소)의 비중이 가장 높았으며, 초과율은 학원(18.2%)이 가장 높았다. 오염물질별로는 총부유세균(16건), 포름알데하이드(8건), $PM_{2.5}$(6건), 이산화탄소(4건), PM_{10}(2건) 순으로 많았다. 또한, 자가 측정 및 교육 이수에 대한 법적 의무가 있는 다중이용시설(24,755개소) 중 121개소에서 실내공기질을 측정하지 않았고, 47개소에서 교육을 이수하지 않은 것으로 확인되었다. 특히 교육 미이수 시설이 2022년 35건에서 2023년 47건으로 늘어나 시설관리자들이 법정 의무를 이행할 수 있도록 지자체 차원

표 10.8. 다중이용시설 실내공기질 오염도 검사결과 위반 및 처분 내역

(단위: 개소)

구분		2022년	2023년
대상시설 수		24,472	24,755
위반시설 수(위반율)		159(0.6%)	168(0.7%)
위반내역 건수	계	191	203
	유지기준 위반	32	35
	실내공기질 미측정	124	121
	교육 미이수	35	47
처분내역 건수	계	236	230
	개선명령	46	29
	과태료 부과 건수	190건	201건
	과태료(만 원)	24,860	25,213

의 체계적인 관리대책 마련이 요구된다.

5.3. 실내공기질 자가측정

「실내공기질관리법」 제12조에 따라 다중이용시설의 소유자 등이 실내공기질을 직접 측정하거나 기후에너지환경부령으로 정하는 자로 하여금 측정하도록 하고, 그 결과를 10년 동안 기록·보존하도록 규정하고 있다. 단, 측정기기를 설치운영하고 있는 등의 경우는 자가측정 의무가 면제된다.

다중이용시설의 소유자 등은 유지기준 항목에 대해 연 1회, 권고기준 항목에 대해 2년에 1회 공기질을 측정해야 한다. 만약 시설 소유자가 스스로 측정할 수 없는 경우 「환경분야 시험·검사 등에 관한 법률」 제16조 제1항에 따라 등록된 실내공기질 측정 대행업체를 통해 측정을 의뢰할 수 있다. 실내공기질 측정 대행업체의 등록 현황은 기후에너지환경부 홈페이지에서 확인할 수 있다.

실내공기질의 측정시기는 시설유형에 따라 구분된다. 민감계층 이용시설인 어린이집, 의료기관, 노인요양시설, 산후조리원, 실내 어린이놀이시설은 매년

7월 1일부터 12월 31일 사이에 측정한다. 그 밖의 일반시설은 1월 1일부터 6월 30일 사이에 측정한다. 한 명의 소유자가 민감계층 이용시설과 일반시설을 함께 관리하는 경우 1월 1일부터 12월 31일까지 측정을 진행하며, 동시 측정이 가능하다. 단, 「감염병의 예방 및 관리에 관한 법률」 제49조에 따른 감염병 예방조치 또는 「재난 및 안전관리 기본법」 제3조 제1호에 따른 재난 발생으로 인하여 다중이용시설의 정상운영이 곤란할 경우, 실내공기질의 측정시기를 연기할 수 있다. 다중이용시설의 소유자 등은 실내공기질을 측정한 날부터 30일 이내에 실내공기질 측정 결과, 다중이용시설 현황, 공기정화설비 및 환기설비의 현황을 지방자치단체에 서면으로 제출하거나 실내공기질 관리 종합정보망(www.inair.or.kr)에 입력하여야 한다. 측정결과는 「실내공기질 관리법」 제12조에 따라 10년간 기록·보존할 의무가 있으며, 실내공기질 관리 종

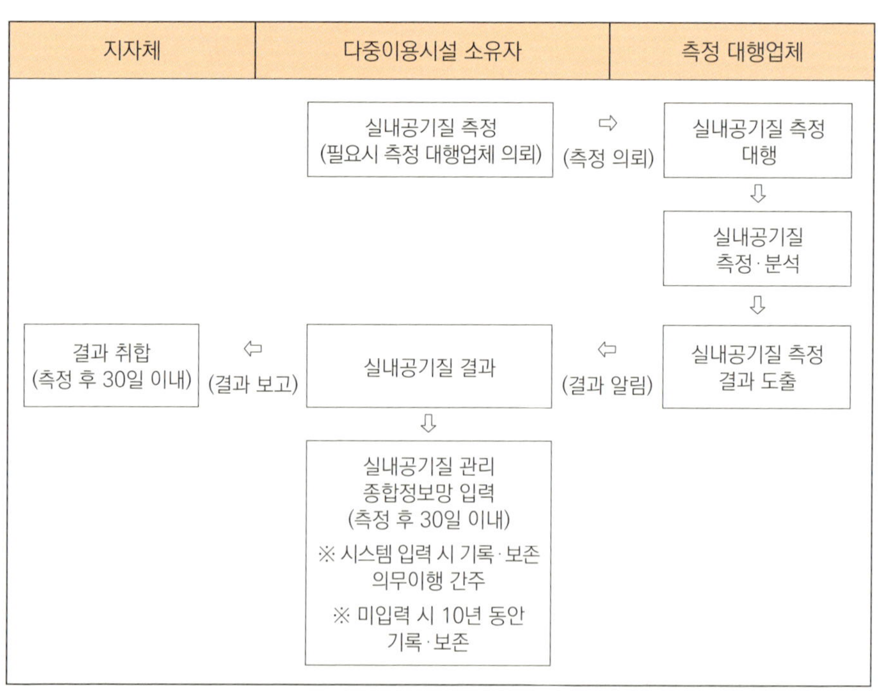

그림 10.2. 다중이용시설 실내공기질 자가측정 절차

합정보망에 측정결과를 입력한 경우 해당 의무를 이행한 것으로 간주한다. 만일 측정결과를 기록·보존하지 않거나 거짓으로 기록하여 보존할 경우 과태료가 부과된다.

5.4. 실내공기질 지도·점검

「실내공기질관리법」 제4조의3에 따라 기후에너지환경부장관은 5년마다 실내공기질 관리에 필요한 기본계획을 수립하여야 하며, 제4조의4에 따라 관계 중앙행정기관의 장은 기본계획 시행에 필요한 세부계획을 수립·시행한다. 기본계획에는 다음과 같은 사항이 포함된다.

- 다중이용시설 등의 실내공기질 관리의 기본목표와 추진 방향
- 다중이용시설 등의 실내공기질 관리 현황과 전망
- 다중이용시설과 대중교통차량의 실내공기질 측정망 설치 및 운영
- 다중이용시설 등의 실내공기질 관리 기준 설정 및 변경
- 그 밖에 실내공기질 관리에 필요한 사항

이러한 기본계획과 시행계획을 효율적으로 수립·시행하기 위하여, 각 시설의 실내공기질 관리에 관한 실태를 연 1회 점검하고 있다. 단, 대상시설의 수와 측정 및 분석 여건 등은 점검.기관의 실정을 고려하여 조정할 수 있으며, 지도·점검의 주요 항목은 다음과 같다.

- 환기 및 공조기 현황
- 공기정화설비 등 설치 현황 및 시설관리 적정 여부

다중이용시설 소유자와 관리자가 실내공기질 측정, 교육 등 법적 의무를 성실히 이행하는 것 또한 중요하다. 정기적인 공기질 측정 및 지도·점검을 수행하고, 유지기준 초과 시 지자체 개선명령에 따라 필요한 조치를 취해야 한다. 오염도 검사기관은 국립환경과학원, 보건환경연구원, 유역환경청 및 지방환경청 등의 기관과, 「국가표준기본법」 제23조 제2항 및 동법 시행령 제16조의 규정에 따른 인정을 받은 자로서 기후에너지환경부장관이 검사능력이 있다고 판단하여 고시하는 자로 구성된다.

5.5. 실내공기질 관리 교육

다중이용시설 실내공기질 관리 교육은 신규교육과 보수교육으로 구분되며, 교육의 대상은 "다중이용시설 소유자·점유자 또는 관리자 등 관리 책임이 있는 자", "다중이용시설을 위탁관리하는 경우 관리법인의 실내공기 담당 직원"이다.

신규교육은 다중이용시설의 소유자(관리책임자)로 임명된 날로부터 1년 이내에 1회 이수하여야 하며 보수교육은 신규교육을 받은 날을 기준으로 3년마다 1회 이수하여야 한다.

기간 내 실내공기질 관리 교육을 미시행하는 경우 「실내공기질관리법」 제16조에 의해 1차 위반 시 50만 원, 2차 위반 시 70만 원, 3차 이상 위반 시 100만 원의 과태료가 부과된다.

요약

1. 현대인은 일상생활의 대부분을 실내에서 생활하고 있어, 실내환경, 특히 실내공기의 좋고 나쁨이 인간의 건강에 큰 영향을 미친다.

2. 실내공기 오염물질로는 입자상 오염물질, 가스상 오염물질, 생물학적 요인으로 구분할 수 있다.

3. 환경성 담배연기, 빌딩증후군, 새집증후군, 헌집증후군, 화학물질과민증 등과 같은 이슈는 실내공기질이 인체에 각종 유해한 영향을 미칠 수 있음을 보여 주는 좋은 예이다.

4. 실내공기 오염물질을 제어하기 위한 대표적인 대책으로는 오염물질의 발생원 관리, 실내외 환기, 오염물질의 제거 및 저감 장치를 활용한 방법 등이 있다.

5. 다중이용시설의 소유자와 관리자는 「실내공기질관리법」 등 법적 기준에 따라 실내공기질을 철저히 관리하고, 측정·교육·개선 조치를 통해 쾌적한 환경을 유지해야 한다.

연습문제

1. 실내온도와 관련된 설명으로 옳지 <u>않은</u> 것은?

① 일반적인 거주공간에서 적정 실내온도는 18±2℃ 정도가 권장된다.

② 침실의 적정온도는 약 15±2℃이다.

③ 실내외 온도 차이가 10℃를 초과하면 냉방병 등 건강문제가 발생할 수 있다.

④ 온도가 높을수록 휘발성유기화합물(VOCs)의 방출량이 감소한다.

2. 실내공기오염을 줄이는 방법 중 오염물질 농도를 가장 직접적이고 효과적으로 조절할 수 있는 방법은?

① 온·습도 조절　　　　　② 공기청정기 등 장치 사용

③ 환기　　　　　　　　　④ 건물 구조와 단열 개선

3. 「실내공기질관리법」의 유지기준에 해당하는 오염물질은 무엇인가?

① 라돈　　　　　　　　　② 미세먼지(PM_{10})

③ 이산화질소　　　　　　④ 총휘발성유기화합물(TVOC)

4. 다음 중 「실내공기질관리법」에서 일반 다중이용시설보다 더 엄격한 유지기준이 적용되는 시설은 어디인가?

① 지하역사　　　　　　　② 대규모 점포

③ 어린이집　　　　　　　④ 실내주차장

정답 | 1. ④　2. ③　3. ②　4. ③

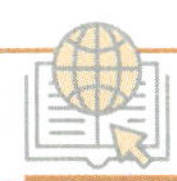

더 생각해 보기

1. 현재 생활하고 있는 실내공간에서 발생할 수 있는 오염원을 생각해 보자.

2. 실내공기질 관리를 위해 유지기준 위반 시 과태료 부과라는 방식만으로 충분할지, 아니면 다른 보완책이 필요할지 생각해 보자.

3. 다중이용시설의 수가 꾸준히 증가하는 상황에서, 지자체 차원의 실내공기질 관리 역량 강화를 위한 방안을 생각해 보자.

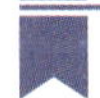

참고문헌

강경선 외.《환경위생학》. 문운당. 2014.

김윤신.《실내환경과학특론》. 신광출판사. 2010.

대한예방의학회.《예방의학과 공중보건학》. 2023.

양혜정 외.《알기 쉽게 정리한 공중보건학》. 수인메디컬. 2023.

윤희종 외.《공중보건학》. 현문사. 2024.

이주열.《공중보건학》 제2판. 계축문화사. 2021.

한국건강증진개발원.〈세계보건기구 담배규제기본협약(WHO FCTC) 20년, 담배로부터 건강을 지키기 위한 국제사회의 약속〉.《담배규제 팩트시트》 제59호. 2025.

한국건강증진개발원.〈FCTC 세계이행현황〉.《FCTC 15주년 기념자료집》 4권. 2025.

한국실내환경학회.《실내환경학개론》. 도서출판 동화기술. 2024.

환경부.《다중이용시설 실내공기질 자율적 관리를 위한 안내서》. 환경부. 2024.

환경부.《2022년 다중이용시설·신축공동주택·대중교통차량 실내공기질 지도·점검 결과 보고》. 2023.

환경부.《2023년 다중이용시설·신축공동주택·대중교통차량 실내공기질 지도·점검 결과 보고》. 2024.

환경부.「실내공기질관리법」. 2024.

환경부. 「실내공기질관리법 시행규칙」. 2024.
환경부. 「실내공기질관리법 시행령」. 2024.

World Health Organization Regional Office for the Eastern Mediterranean. "Second-hand smoke impacts health." 2025. WHO EMRO. www.emro.who.int/tfi/quit-now/secondhand-smoke-impacts-health.html(접속일: 2025-10-30).

제 11 장

작업환경 관리

개 관

이 장에서는 작업환경 관리의 핵심 원리와 실제적인 적용방법을 다룬다. 작업환경 관리는 산업현장에서 발생할 수 있는 다양한 유해요인으로부터 근로자의 건강을 보호하고 안전한 작업환경을 조성하기 위한 체계적인 활동이다. 미국산업위생학회(AIHA)가 제시하는 ARECC 프레임워크(예측–인지–평가–관리–확인)를 통해 작업환경을 과학적으로 관리하는 절차와 원리를 이해하고, 각 단계를 상세히 설명하여 현장 문제해결에 필요한 기초 지식과 실무적 접근법에 대해 알아본다.

학습목표

1. 작업환경 관리의 정의와 목표를 이해하고, 위험성 관리제도를 설명할 수 있다.
2. 작업환경 관리의 과학적 절차인 ARECC 프레임워크의 각 단계에 대해 설명할 수 있다.
3. 작업장에서 발생할 수 있는 화학적·물리적·생물학적 유해요인을 분류하고 식별하는 방법을 설명할 수 있다.
4. 주요 유해요인별 노출평가의 목적과 원리를 이해하고, '관리대책의 위계'에 따라 효과적인 관리방안을 수립할 수 있다.

주요용어

작업환경 관리 | ARECC 프레임워크 | 유해성(hazard) | 위험성(risk)
직업환경 측정 | 노출기준 | 생물학적 노출평가 | 관리대책 우선순위
국소배기장치 | 개인보호구 | 위험소통

1.1. 작업환경 관리의 정의

작업환경 관리란 산업위생학의 핵심 분야로서, 작업환경에 존재하는 다양한 건강 유해요인으로부터 근로자의 건강을 보호하고 직업성 질환을 예방하며, 궁극적으로 안전하고 쾌적한 작업환경을 조성하는 체계적인 과학·기술 활동을 의미한다. 이는 전문가의 직관이나 경험을 넘어, 과학적 프레임워크에 기반하여 수행되어 표준화된 기술을 접목할 수 있기 때문이다. 작업환경 관리는 건강한 작업환경 조성을 통해 근로자의 건강증진과 기업의 지속가능한 발전을 위한 필수적인 활동이다.

작업환경 관리의 목적은 첫째, 유해요인에 대한 근로자의 노출을 최소화하여 건강문제를 예방한다. 둘째, 법적 기준을 준수하고 기업의 사회적 책임을 다한다. 셋째, 건강한 사업장을 조성하여 기업의 지속가능한 성장에 기여하는 것이다.

1.2. 작업환경의 유해성과 위험성 개념

작업환경 관리를 이해하려면 '유해성(hazard)'과 '위험성(risk)'의 개념을 명확히 구분해야 한다.

1 │ 유해성

물질이나 작업 조건 자체가 가지고 있는 잠재적인 해로움의 근원을 의미한다. 예를 들어, 벤젠이라는 화학물질은 백혈병을 유발할 수 있는 고유의 독성,

즉 '유해성'을 가지고 있다.

2 | 위험성

특정 '유해성'에 노출되었을 때 건강상의 해로움이 실제로 발생할 가능성과 그 심각성을 조합한 개념이다.[1] 위험은 노출의 정도에 따라 달라진다. 아무리 독성이 강한 물질이라도 근로자가 전혀 노출되지 않는다면 건강상의 '위험성'은 0이다.

따라서 작업환경 관리의 핵심은 유해인자에 대한 노출을 관리하여, 잠재적 유해성이 실제적 위험성으로 이어지지 않도록 관리하는 것이다.

1.3. 작업환경 관리의 순환 과정

작업환경 관리는 일회성 활동이 아니라 지속적인 관리를 추구하는 순환적인 과정이다. 미국산업위생학회(AIHA)는 이 과정을 다음과 같은 5단계의 프레임워크, 즉 ARECC로 정의한다(그림 11.1). 이 과정에서 선제적인 예측, 정확한 평가, '관리대책의 우선순위'에 기반한 효과적인 관리 그리고 지속적인 확인 및 소통이 핵심적인 역할을 한다. 작업환경 관리 전문가는 한국산업보건학회, 한국환경보건학회, 영국직업위생학회(British Occupational Hygiene Society, BOHS), AIHA 등 공신력 있는 기관을 통해 최신 지식과 기술을 습득하고 전문성을 유지하며, ARECC 프레임워크를 현장에 충실히 적용하여 변화하는 산업환경에 능동적으로 대처해 나가야 한다.

---

1 고용노동부에서는 독성을 통한 건강영향과 안전사고를 포함한 개념으로서 위험성이라는 용어를 사용하고 있다. 기후에너지환경부, 식품의약품안전처 등에서는 위해성(risk)이라는 용어를 사용하고 있어 차이가 있다.

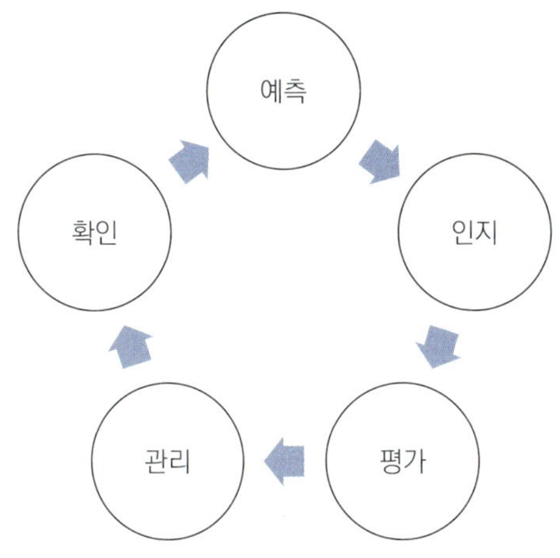

그림 11.1. 작업환경관리의 순환 과정

1 | 예측(anticipate)

새로운 공정, 설비, 화학물질 등이 도입되기 전 설계 단계에서부터 잠재적으로 발생할 수 있는 유해요인을 미리 예측하고 대비하는 선제적 활동이다.

2 | 인지(recognize)

현재 진행 중인 작업공정이나 환경에 존재하는 유해요인을 현장 순회, 자료 검토, 인터뷰 등을 통해 찾아내고 인지하는 활동이다.

3 | 평가(evaluate)

인지된 유해요인에 대해 근로자가 얼마나 노출되는지를 정량적으로 측정하고, 그 수준이 건강에 유해한지 노출기준과 비교하여 위험의 크기를 판단하는 활동이다. 작업환경 측정이 이에 해당된다.

4 | 관리(control)

평가결과를 바탕으로 유해요인에 대한 노출을 허용가능한 수준 이하로 낮추기 위해 효과적인 관리대책(제거, 대체, 공학적 관리 등)을 수립하고 적용하는 활동이다.

5 | 확인(confirm)

적용된 관리대책이 의도한 대로 효과적으로 작동하여 근로자 노출을 줄였는지 주기적으로 재평가하고, 그 결과를 모든 이해관계자와 공유하고 관리 시스템을 유지하는 활동이다.

2. 작업환경 유해요인 파악

효과적인 작업환경 관리의 첫걸음은 작업장에 어떤 유해인자가 존재하는지를 정확히 파악하는 '인식(recognition)' 단계이다. 그러나 무작정 유해인자를 찾아나서기 전에, 평가의 초점을 명확히 하고 자원을 효율적으로 사용하기 위한 사전 기획 단계인 '범위설정(scoping)'을 수행해야 한다.

범위설정이란 평가의 목적(왜?), 공간적 범위(어디서?), 대상 근로자(누구를?) 그리고 중점 유해인자(무엇을?) 등을 명확히 하여 평가의 전체적인 범위와 경계를 설정하는 과정이다. 예를 들어, '정기 평가'의 범위와 '특정 공정의 소음 민원 해결'의 범위는 완전히 다르다. 이처럼 명확한 범위는 이어지는 유해인자 식별, 노출평가, 관리대책 수립의 방향을 결정하는 역할을 한다.

산업위생학에서는 작업환경의 유해요인을 그 특성에 따라 크게 다섯 가지 범주로 분류한다(표 11.1). 또한, 나노물질과 같은 신규 유해인자가 계속 등장하고 있으며, 근로조건, 작업환경, 측정기술 또한 빠르게 발전하고 있다.

① 화학적 요인(chemical hazards): 가스, 증기, 미스트, 흄, 분진 등 화학물질로 인한 건강장해 유발요인

표 11.1. 작업환경 유해요인 분류 및 특성 요약표

유해요인 구분	주요 발생공정	대표적 인자	건강영향
화학적	• 도장, 세척, 도금 공정 • 용접, 용해, 주물 공정 • 화학물질 합성 및 분석 • 건설현장 분진 발생 작업	• 유기용제: 벤젠, 톨루엔 • 중금속: 납, 수은, 카드뮴 • 분진: 결정형 유리규산, 석면 • 가스/증기: 일산화탄소, 염소 • 흄(Fume): 용접흄	• 급성/만성 중독 • 직업성 암(백혈병, 폐암 등) • 호흡기 질환(진폐증, 천식) • 신경계 및 피부 질환
물리적	• 프레스, 단조 등 기계 작업 • 건설현장(착암, 항타) • 용광로 등 고열 작업 • 의료, 비파괴검사 • 냉동/냉장 창고 작업	• 소음 • 진동(전신, 손−팔) • 이상기온(고온, 한랭) • 방사선(이온화/비이온화) • 이상기압	• 소음성 난청 • 레이노증후군 • 열사병, 저체온증 • 백내장, 피부암, 백혈병 • 감압병
생물학적	• 보건의료업(병원 등) • 실험실 연구 • 농축산업, 수의업 • 하수 및 폐기물 처리	• 세균: 결핵균 등 • 바이러스: B형 간염, COVID−19 • 곰팡이 및 포자 • 혈액 매개 병원체	• 감염성 질환(결핵, 간염 등) • 호흡기 알레르기 질환 • 패혈증
인간공학적	• 반복적인 조립/포장 작업 • 중량물 취급 및 운반 • 부적절한 자세 • 사무직 VDT 작업	• 반복적인 동작 • 부자연스러운 자세 • 과도한 힘의 사용 • 중량물 취급	• 근골격계 질환(요통, 어깨 결림 등) • 손목터널증후군 • 경추/요추 디스크 질환
사회심리학적	• 고객응대 서비스업 • 과도한 업무 • 교대근무 및 야간근무 • 조직 내 대인관계	• 과도한 직무 요구 • 직무 자율성 부족 • 직장 내 괴롭힘, 관계 갈등 • 감정노동	• 직무 스트레스 • 우울증, 불안장애 • 수면장애 • 심뇌혈관 및 소화기계 질환

② 물리적 요인(physical hazards): 소음, 진동, 방사선, 이상기온(온열, 한랭), 이상기압 등 에너지로 인한 건강장해 유발요인

③ 생물학적 요인(biological hazards): 세균, 바이러스, 곰팡이 등 생물체로 인한 감염성 또는 알레르기성 질환 유발요인

④ 인간공학적 요인(ergonomic factors): 반복적인 동작, 부자연스러운 자세, 과도한 힘의 사용, 중량물 취급 등 신체에 과도한 부담을 주는 작업으로 인한 근골격계 질환 유발요인

⑤ 사회심리학적 요인(psychosocial factors): 과도한 직무 요구, 직무 자율성 부족, 관계 갈등, 직장 내 괴롭힘 등 직무 스트레스로 인한 정신적·육체적 건강장해 유발요인

2.2. 화학적 요인

화학적 유해요인은 가스, 증기, 분진, 흄, 미스트 등 다양한 형태로 존재하며, 호흡기, 피부, 소화기관 등을 통해 인체에 흡수되어 건강장해를 일으키는 물질을 말한다. 유기용제, 중금속, 산·알칼리 용액처럼 전통적인 산업현장에서 흔히 발견되는 것부터, 최근 반도체 공정이나 연구개발 과정에서 사용되는 특수 가스에 이르기까지 그 종류가 매우 다양하다. 일부 화학물질은 단기 노출 시 급성 중독을 일으키지만, 많은 경우 저농도로 장기간 노출되어 암, 신경계 이상, 직업성 천식 등 만성적인 질병을 유발하는 특성이 있다. 특히, 나노물질(nanomaterials)과 같이 새롭게 개발되는 물질은 기존의 물질과 화학성분은 같아도 입자의 크기나 표면 특성에 따라 전혀 다른 독성을 보일 수 있어, 기존의 기준을 넘어선 새로운 관점의 위험성 평가가 요구된다.

2.3. 물리적 요인

물리적 유해요인은 소음, 진동, 방사선, 이상기온 및 기압 등 에너지의 형태로 근로자에게 영향을 미치는 요인을 총칭한다. 공장의 기계 소음이나 건설현장의 착암기 진동처럼 쉽게 인지할 수 있는 요인도 있지만, 방사선이나 고주파, 마이크로파처럼 인간의 감각으로는 감지할 수 없어 인지하기 어려운 보이지 않는 에너지도 존재한다. 이러한 요인들은 특정 신체 부위에 직접적인 손상(소음성 난청 등)을 주거나, 전신에 영향을 미쳐(열사병, 잠수병 등) 건강문제를 야기한다. 따라서 감각에만 의존해서는 위험을 파악하기가 어려우므로, 반드시 정밀한 측정장비를 통한 정량적 평가와 관리가 필수이다.

2.4. 생물학적 요인

생물학적 유해요인은 세균, 바이러스, 곰팡이, 기생충 등 살아 있는 유기체 또는 이들로부터 유래한 부산물에 의해 발생하는 감염성·알레르기성 질환의 원인이 된다. 주로 보건의료업 종사자, 실험실 연구원, 농축산업 및 폐기물 처리업 종사자 등 특정 직업군에서 높은 노출 위험을 가진다. 생물학적 유해요인이 다른 유해요인과 구별되는 가장 큰 특징은 '전파'와 '증식'이 가능하다는 점이다. 한 명의 감염이 지역사회 전체로 확산될 잠재력이 있다는 점에서 다른 유해인자와 차별화된다. 특히 코로나-19 팬데믹을 통해 확인되었듯이, 신종 감염병의 등장은 의료현장을 넘어 모든 사업장에서의 감염병 예방 및 관리 체계의 중요성을 부각시키는 계기가 되었다.

2.5. 인간공학적 요인

인간공학적(ergonomic) 요인은 작업환경이나 작업방식이 신체에 적합하지 않아 발생하는 부담으로, 산업현장에서 가장 흔한 직업병 중 하나인 근골격계 질환의 주된 원인이 된다. 조립 라인에서의 반복적인 동작, 불편한 자세에서의 장시간 작업, 무거운 물건을 들어 올리는 작업, 부적절한 높이의 작업대 사용 등이 대표적인 예이다. 이러한 요인들은 단 한 번의 노출로 문제를 일으키기보다는 장기간에 걸쳐 신체에 미세한 손상을 누적시키는 특징이 있다. 특히, 현대사회에서는 컴퓨터를 이용한 장시간의 사무작업(VDT 작업)으로 인한 거북목, 손목터널증후군 등 새로운 형태의 인간공학적 문제가 중요하게 다뤄지고 있다.

2.6. 사회심리학적 요인

사회심리학적(psychosocial) 요인은 직무, 조직문화, 대인관계 등 사회적·심리적 환경에서 비롯되는 스트레스 요인을 말한다. 정신건강뿐만 아니라 신체건강에도 영향을 미쳐 최근 그 중요성이 더욱 부각되고 있다. 과도한 업무량과 압박감, 직무에 대한 자율성 부족, 직장 내 괴롭힘이나 폭언과 같은 관계 갈등, 고용불안, 고객응대 시 겪는 감정노동, 외로움이 이에 해당한다. 이러한 스트레스는 우울증, 번아웃과 같은 정신적 문제로 이어질 뿐만 아니라, 심혈관계 질환이나 소화기계 질환 등 신체적 질병의 원인이 되기도 하여 '보이지 않는 위험'으로 인식된다.

2.7. 유해요인 인식방법

잠재적 유해요인을 체계적으로 파악하려면 다음과 같은 방법을 종합적으로 활용해야 한다.

1 | 범위설정(scoping)

본격적인 유해인자 파악 및 평가에 앞서 "무엇을, 어디까지, 왜, 어떻게 평가할 것인지"에 대한 범위와 경계를 설정하는 사전기획 단계이다.

① 평가의 목적: 법적 규제 준수 때문인가? 근로자 건강문제(민원) 해결을 위함인가? 새로운 공정 도입 전 예방 차원인가?

② 평가의 공간적 범위: 전체 사업장을 대상으로 하는가? 특정 공정이나 부서에 한정하는가?

③ 평가의 대상: 모든 근로자인가? 특정 작업을 수행하는 근로자 그룹(similar exposure group, SEG)인가?

④ 평가대상 유해인자: 화학물질, 소음, 분진 등 모든 유해인자를 다룰 것인가? 아니면 특정 유해인자(예 벤젠)에 집중할 것인가?

⑤ 평가 방법론: 간단한 현장순회 점검으로 충분한가? 정밀한 공기 시료 채취와 분석이 필요한가?

2 | 작업공정 분석

산업위생 전문가가 원료 투입부터 완제품 생산까지 모든 공정과 활동을 면밀히 조사하고, 각 단계에서 사용되는 물질과 발생하는 부산물을 파악한다.

3 | 물질안전보건자료 검토

사용하는 모든 화학물질의 물질안전보건자료(Material Safety Data Sheet, MSDS)를 확보하여 구성성분, 유해성·위험성 정보, 취급주의사항 등을 확인한다. 이는 화학적 유해요인 파악의 가장 기본적이고 중요한 자료이다.

4 | 근로자 및 관리자 인터뷰

실제 작업을 수행하는 근로자와의 인터뷰를 통해 공식적인 절차서에는 없는 비정기적 작업, 비상상황, 잠재적인 노출 가능성, 과거의 사고 사례 등에 대한 정보를 얻을 수 있다.

5 | 현장순회 점검(walk-through survey)

전문가가 직접 작업현장을 둘러보며 냄새, 소음, 분진 발생 여부, 작업습관 등을 관찰하여 잠재적 유해요인을 관찰한다.

3. 작업환경 노출평가(평가 단계)

유해물질이 인체로 들어오는 경로는 일반적으로는 세 가지로 정리되는데

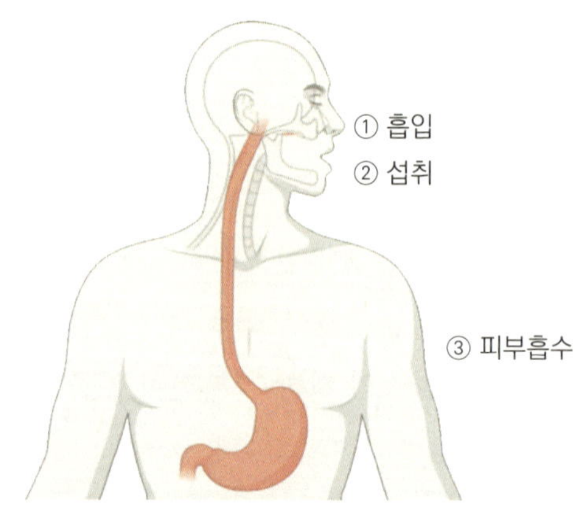

그림 11.2. 유해물질의 노출경로

(그림 11.2), ① 흡입(inhalation), ② 섭취(ingestion), ③ 피부흡수(dermal absorption)
가 그것이다. 또한 병원 등과 같은 환경에서는 주입(injection) 등이 추가될 수
있다.

유해요인이 파악되면, 다음 단계는 해당 요인에 근로자가 얼마나 노출되고
있는지를 과학적인 방법으로 측정하고 위험의 크기를 판단하는 것이다. 이는
ARECC 프레임워크의 평가(evaluate) 단계에 해당한다.

3.1. 작업환경 측정

정확한 평가를 위해서는 체계적인 계획이 필수이다. 측정 목적, 대상, 시간,
방법, 분석법을 사전에 결정하고, 사용하는 모든 측정장비는 정기적으로 보정
및 교정하여 신뢰도를 확보해야 한다.

1 | 측정목적

① 위험성 평가: 유해요인에 대한 노출수준이 건강에 영향을 미칠 수 있는
수준인지 판단한다.
② 노출기준 준수 확인: 허용기준 또는 화학물질 및 물리적 인자의 노출기
준과 측정값을 비교하여 관리의 필요성과 수준을 결정한다.
③ 관리대책 효과 평가: 설치된 환기장치나 관리된 작업방법이 실제로 노출
을 줄였는지 확인한다. 국내에서는 관리대책 효과 평가를 위해 작업환경
관리 모니터링 위원회 제도를 운영하고 있으나, 아직 활성화 단계는 아
니다.
④ 역학조사 기초자료: 직업병 발생 시 과거 노출수준을 추정하는 자료로
활용한다.

2 | 작업환경 측정 방법

(1) 개인 시료채취

노출평가를 위한 시료채취 방법은 측정 대상과 목적에 따라 크게 개인 시료채취(personal sampling)와 지역 시료채취(area sampling)로 구분된다. 두 방법은 상호보완적인 관계에 있으며, 각각의 목적을 이해하고 적절히 활용하는 것이 중요하다.

개인 시료채취는 작업자의 호흡기 근처(breathing zone)[2]에 측정장비를 착용시켜 유해인자를 채취하는 방법이다. 이는 작업자의 움직임, 작업습관, 발생원과의 거리 변화 등 실제 작업조건을 모두 반영하므로, 개인의 정확한 노출량을 평가하는 가장 신뢰도 높은 방법이다. 따라서 우리나라에서는 법적 노출기준 준수 여부를 판단할 때 개인 시료채취 결과를 기준으로 삼는 것을 원칙으로 한다.

(2) 지역 시료채취

특정 위치에 시료채취 기기를 고정하여 해당 지역의 유해인자 농도를 측정하는 방법이다. 작업자 개인의 정확한 노출량을 대변하기는 어렵지만, 다음과 같은 목적으로 활용된다.

① 유해인자 발생원 확인: 의심되는 발생원 근처에 장비를 설치하여 누출 여부나 주된 오염원을 찾아낼 수 있다.

② 관리대책 효과 평가: 국소배기장치 설치 전후의 동일 지점 농도를 비교하여 관리 효과를 객관적으로 평가할 수 있다.

③ 공간적 오염분포 파악: 여러 지점의 농도를 측정하여 작업장 내 오염 확산범위를 파악하는 데 유용하다.

④ 경보 시스템 운영: 특정 지점에 실시간 감지기를 설치하여 농도가 위험 수준에 도달했을 때 경보를 울리는 용도로 사용된다.

---

2 보통 호흡기에서 30cm 이내를 말한다.

1 | 분진 및 섬유상 물질

입자상 물질은 크기에 따라 인체에 미치는 영향이 다르다. 100μm 이하의 입자를 '흡입성(inhalable) 분진'이라 하고, 10μm 이하의 입자는 흉곽성(thoracic) 분진이라고 한다. 폐의 가장 깊은 곳인 폐포까지 도달할 수 있는 4μm 이하의 입자는 '호흡성(respirable) 분진'이라고 한다. 흡입성 분진 채취기는 〈그림 11.3〉에 호흡성 분진 채취기는 〈그림 11.4〉에 제시되었다. 사이클론과 호흡성 분진 채취기는 사이클론을 이용하여 작은 입자는 필터에 포집을 하고, 큰 입자는 중력에 따라 입자들이 밑에 가라앉아서 입자를 분리하는 장비이다. 따라서 측정 시 건강영향과 관련된 특정 크기의 입자만 선택적으로 채취하는 장비를 사용해야 한다.

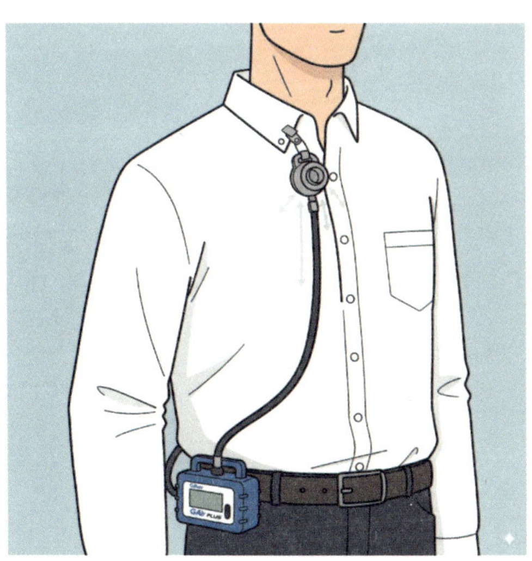

그림 11.3. IOM[3] 흡입성 분진 채취기와 개인용 공기 펌프 착용 모습

---

3 Institute of Occupational Medicine, 직업의학연구소(영국 애든버러).

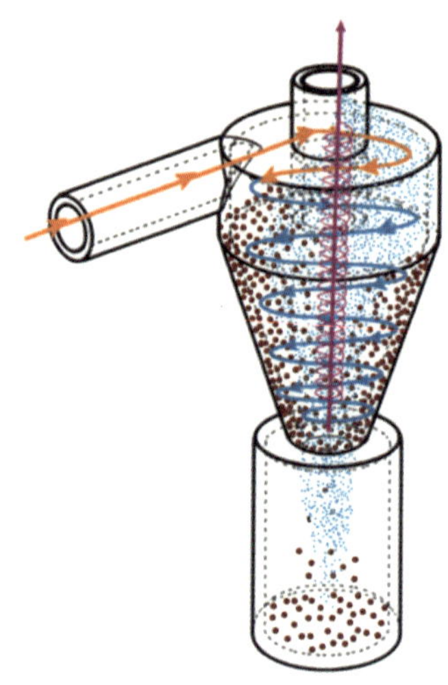

그림 11.4. 사이클론 호흡성 분진 채취기

(1) 필터 채취법

개인용 공기 펌프에 필터가 장착된 필터 홀더를 연결하여 일정 시간 동안 일정한 유량으로 공기를 흡입시킨 후, 채취 전후의 필터 무게 차이를 이용해 공기 중 농도를 계산한다.

(2) 직독식 장비(direct-reading instrument)

광산란 방식 등을 이용하여 실시간으로 분진 농도를 측정할 수 있다. 농도 변화 추이를 파악하는 데 유용하며, 현장점검이나 예비조사 때 사용이 가능하다.

2 | 가스 및 증기

기체상 물질의 측정에는 흡착, 흡수, 직독식 장비 등 다양한 방법이 사용된다. 최근 피부를 통해 흡수되어 전신 독성을 일으키는 유해물질에 대한 관심이 증가하면서 피부 노출평가의 중요성도 커지고 있다.

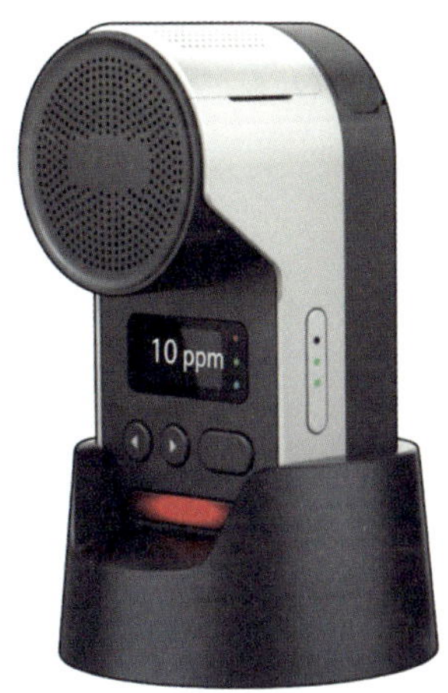

그림 11.5. 휴대용 가스 감지기

자료: 한국산업안전보건공단.

(1) 호흡기 노출 측정

① 고체 흡착관법: 활성탄이나 실리카겔 같은 흡착제가 채워진 작은 유리관에 펌프로 공기를 통과시켜 유해물질을 흡착시킨 후, 실험실에서 탈착시켜 분석한다. 가장 널리 사용되는 방법이다.

② 확산 시료채취기: 펌프 없이 분자확산 원리를 이용해 유해물질을 채취하는 방식이다. 작고 가벼워 근로자가 착용하기 편리하나 여러 제약조건이 있어 특수한 경우에만 사용한다.

③ 직독식 장비: 검지관, 전기화학식 센서 등을 이용해 특정 가스의 농도를 실시간으로 보여 주는 장비이다. 급성 중독이 가능한 공간이나 밀폐공간 작업 전 산소 및 유해가스 농도 측정에 필수이다(그림 11.5).

(2) 피부 노출 측정

근로자의 피부나 보호복 표면에 패치를 부착하여 오염량을 측정하는 패치샘플링(patch sampling)이나, 손을 씻은 용액이나 피부 표면을 닦아낸 거즈를 분석하는 방법이 사용된다.

(3) 섭취 노출 측정

오염된 손을 통해 입으로 전달되는 경로가 주를 이루며, 아직 표준화된 측정방법은 개발 초기 단계에 있다.

3 | 소음

소음수준은 데시벨(dB) 단위로 측정하며, 사람의 청각 특성을 반영한 A-가중치(A-weighted) 측정값, 즉 dB(A)를 주로 사용한다. 측정장비로서 소음계(sound level meter)는 특정 시점과 장소의 소음수준을 측정하며, 개인 소음 노출계(noise dosimeter)는 근로자가 하루 동안 노출되는 총 소음 에너지를 측정하는 데 사용된다.

4 | 진동

진동은 인체에 전달되는 부위에 따라 손-팔 진동(hand-arm vibration)과 전신 진동(whole-body vibration)으로 구분한다. 진동의 세기는 가속도(m/s²)의 실효값(root mean square, RMS)으로 평가한다. 진동가속도계가 부착된 센서를 진동이

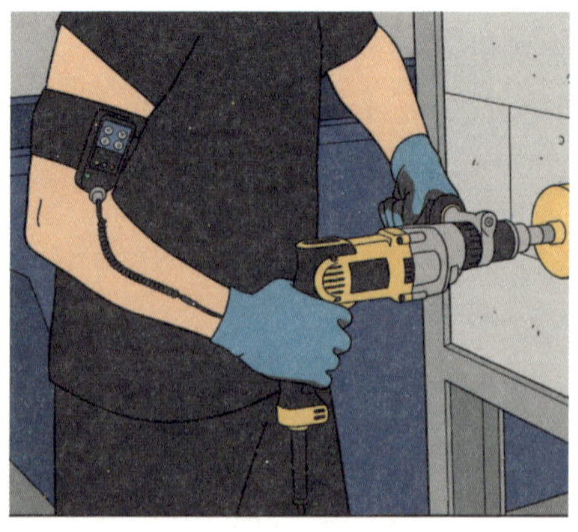

그림 11.6. 손-팔 진동 측정장비

발생하는 공구의 손잡이나 차량의 좌석에 부착하여 3축(x, y, z) 방향의 진동을 측정한다(그림 11.6).

5 | 고온 및 한랭

열 스트레스 평가는 단순히 기온뿐만 아니라 습도, 복사열, 기류(풍속)를 종합적으로 고려해야 한다. 이를 위해 습구흑구온도(wet bulb globe temperature, WBGT)가 널리 사용된다. 법규 개정에 따라 2025년 7월 17일부터 일반 사업장은 체감온도(℃)를 기준으로 관리하며, 기존의 고열작업 장소는 계속해서 습구흑구온도를 사용한다. 체감온도는 일반온습도계로 측정하고, 고열작업은 건구온도, 습구온도, 흑구온도를 동시에 측정할 수 있는 WBGT 측정기를 사용한다.

6 | 조명

작업장의 조명수준은 조도를 측정하여 평가하며, 단위는 럭스(lux)를 사용한다. 조도계를 사용하여 작업면의 조도를 측정할 수 있다.

7 | 방사선(이온화 및 비이온화)

(1) 이온화방사선

인체에 흡수된 에너지의 양인 흡수선량(단위: Gy)과 생물학적 영향을 고려한 선량당량(단위: Sv)으로 평가한다. 가이거-뮐러 계수기(Geiger-Müller counter)와 같은 장비 또는 개인이 착용하는 열형광선량계(TLD)를 사용하여 측정할 수 있다.

(2) 비이온화방사선

자외선, 적외선, 레이저, 마이크로파 등 종류가 다양하며, 각 방사선의 종류와 파장에 맞는 전용 측정기를 사용해야 한다.

3.3. 생물학적 노출평가

작업환경 측정이 작업장 공기와 같은 인체 외부환경의 유해인자 농도를 평가하는 것이라면, 생물학적 노출평가(biological monitoring, 생체 모니터링)는 실제로 인체 내부에 흡수된 내부 노출량을 평가하는 보완적인 방법으로, 혈액, 소변, 날숨 등을 채취하여, 그 안에 존재하는 유해물질 또는 그 대사산물의 농도를 분석하는 평가방법이다.

이러한 방법을 이용하면 호흡기뿐만 아니라 피부흡수, 섭취 등 모든 경로를 통해 인체에 들어온 유해물질의 총량을 종합적으로 평가할 수 있다. 즉, 동일한 작업을 하더라도 개인의 작업습관, 대사 능력, 개인보호구 착용 상태 등에 따라 달라지는 실제 흡수량을 직접적으로 파악할 수 있다. 또한, 공학적 대책이나 개인보호구의 효과가 실제 작업자의 내적 노출량을 얼마나 감소시켰는지 객관적으로 검증하는 데 유용하다. 주로 작업 종료시점이나 다음 근무 시작 전 등 정해진 시점에 혈액이나 소변을 채취하여 분석한다. 측정결과는 생물학적 노출지표를 비교하여 노출수준을 평가한다.

4. 작업환경 관리대책 수립 및 적용

노출평가를 통해 유해요인에 대한 근로자의 노출이 허용기준을 초과하거나 건강에 위협이 될 수 있다고 판단되면, 노출을 줄이기 위한 효과적인 관리대책을 수립하고 적용해야 한다.

 관리대책의 우선순위

모든 관리대책이 동일한 효과를 갖는 것은 아니다. 위험 통제방법은 그 효과성과 신뢰성에 따라 우선순위가 정해져 있으며, 이를 '관리대책의 우선순위'라고 한다(그림 11.7). 가장 효과적인 방법을 순서대로 적용하도록 검토해야 한다.

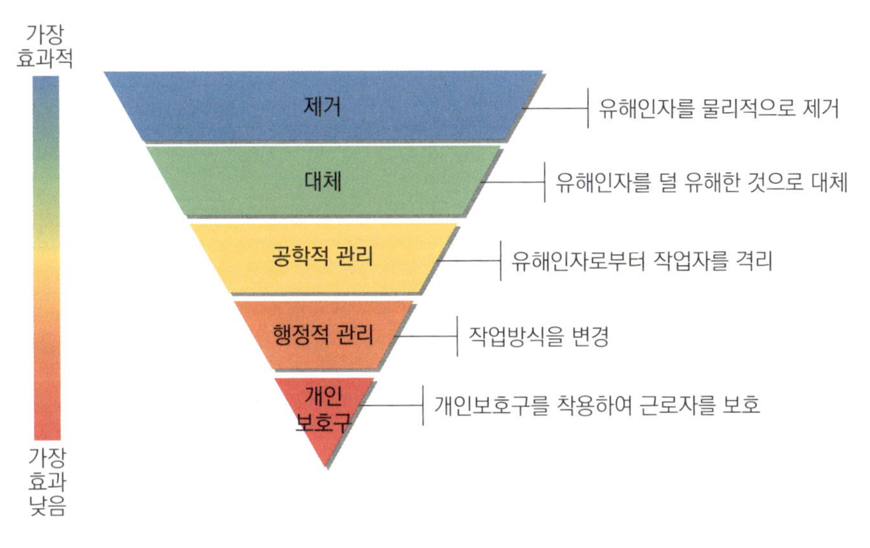

그림 11.7. 관리대책의 우선순위

자료: 미국 국립산업안전보건원(NIOSH).

1 | 제거(elimination)

가장 효과적이고 근본적인 대책으로, 유해한 공정이나 물질 자체를 없애는 것이다. 예를 들어 소음이 심한 공정을 근로자 투입을 최소화하는 자동화공정으로 변경할 수 있다.

사례 1 **'침묵의 살인자' 석면, 완전한 제거만이 정답인 이유**

석면(asbestos)은 저렴한 가격, 뛰어난 단열성·내구성·방음성 때문에 20세기 초부터 '기적의 물질'이라 불리며 건축자재, 단열재, 브레이크 라이닝 등 우리 생활 곳곳에 광범위하게 사용되었다. 하지만 이 기적의 이면에는 치명적인 위험성이 있었다.

석면의 가장 큰 문제는 눈에 보이지 않을 정도로 미세한 섬유상 입자로 공기 중에 흩날린다는 점이다. 이 섬유가 호흡기를 통해 폐로 들어가면, 수십 년의 잠복기를 거쳐 폐암, 악성중피종, 석면폐증 등 치명적인 질병을 유발한다. 특히 악성중피종은 석면에 노출된 사람에게서만 나타나는 특이적인 암으로, 진단 후 평균 생존기간이 1년이 채 되지 않을 정도로 치명적이다.

초기에는 마스크 착용이나 환기 등 노출을 '관리'하려는 시도가 있었다. 하지만 석면 섬유는 워낙 미세하여 일반 마스크로는 완벽한 차단이 어렵고, 한 번 비산되면 공기 중에 오랫동안 떠다녀 완벽한 관리가 불가능했다. 또한, 석면이 사용된 건물이 철거될 때마다 석면 섬유가 발생하여 작업자는 물론 인근 주민의 건강까지 위협했다.

결국 국제사회는 석면의 위험성은 '관리'될 수 있는 수준이 아니며, 유일한 해결책은 사용을 전면 금지하여 유해요인 자체를 없애는 제거뿐이라는 결론에 도달했다. 우리나라도 이러한 흐름에 맞춰 2009년부터 석면이 0.1% 이상 함유된 모든 제품의 제조, 수입, 사용을 전면 금지했다.

석면 사례는 아무리 유용한 물질이라도 그 유해성이 인간의 건강에 치명적이고 안전한 노출수준을 보장할 수 없다면, 가장 우선적으로 '제거' 대책을 적용해야 한다는 것을 보여 주는 가장 강력한 교훈이다. 이는 관리방법의 우선순위에서 '제거'가 최상위 대책인 이유를 보여 주는 것이다.

2 | 대체(substitution)

유해성이 높은 물질이나 공정을 유해성이 낮은 것으로 바꾸는 것이다. 예를 들어 발암성 물질인 벤젠 대신에 톨루엔을 세척제로 사용하거나, 유리세척제를 메탄올에서 에탄올로 대체할 수 있다.

 빛을 잃게 한 투명한 액체, 메탄올중독 사건으로 본 대체의 중요성

2016년 스마트폰 부품 공장에서 일하던 20~30대 근로자들이 스마트폰 부품의 세척제로 사용되던 메탄올(methanol)에 급성 중독되어 시력을 잃는 사건이 연이어 발생하였다. 환기가 불량한 좁은 작업공간에서 장시간 일했던 이들은 메탄올 증기를 흡입하거나 피부를 통해 흡수되었고, 이는 시신경에 치명적인 손상을 입혔다.

메탄올은 인체에 흡수되면 독성이 강한 물질인 '포름산'으로 변환되어 중추신경계와 시신경을 파괴하고, 심하면 사망에 이르게 하는 유해한 물질이다. 그럼에도 현장에서 사용된 이유는 에탄올(ethanol)보다 가격이 저렴하고 증발속도가 빨랐기 때문이다.

안타까운 지점은 메탄올보다 훨씬 안전한 '대체재'가 있었다는 사실이다. 같은 알코올 계열 세척제인 에탄올은 메탄올과 유사한 세척 성능을 가지면서도, 시신경을 손상시키는 등의 심각한 독성은 낮았다. 물론 에탄올도 과다 노출 시 유해할 수 있지만, 메탄올과 비교하면 유해성이 현저히 낮다.

사건 이후 정부는 메탄올 취급 사업장에 대한 관리·감독을 대폭 강화했고, 많은 기업들이 세척공정에서 메탄올을 제거하고 에탄올로 대체하는 조치를 취했다. 만약 처음부터 비용을 조금 더 지불하더라도 안전한 에탄올을 사용했다면, 이 비극은 막을 수 있었을 것이다.

메탄올중독 사건은 단순히 비용이 저렴하다는 이유로 유해성이 높은 물질을 사용하는 것이 얼마나 큰 결과를 초래하는지를 보여 주었다. 공정상 필수적인 화학물질이라 '제거'할 수 없다면, 차선책으로 유해성이 낮은 물질로 '대체'하는 것이 얼마나 중요한지를 일깨워 준 사건이다. 이는 관리대책의 우선순위에서 '대체'가 '공학적 관리'나 '개인보호구'보다 우선되어야 하는 이유를 보여 준다.

유해요인의 발생원과 근로자 사이에 물리적인 차단벽을 설치하여 노출경로를 차단하는 방법이다. 근로자의 행동과 무관하게 지속적인 효과를 발휘하므로 신뢰도가 높다.

① 밀폐(enclosure): 유해물질 발생원을 완전히 감싸 외부로 유출되지 않도록 하는 것으로 방사성 동위원소를 다루는 글러브 박스를 예로 들 수 있다.

② 격리(isolation): 유해공정을 별도의 공간에 배치하거나 제어실을 설치하여 근로자를 공간적으로 분리하는 것으로 소음 발생원에 방음 부스를 설치하는 것을 예로 들 수 있다.

③ 국소배기환기(local exhaust ventilation, LEV): 유해물질이 발생원에서 작업장 전체로 퍼지기 전에 후드로 포집하여 외부로 배출하는 가장 대표적인 공학적 관리방법이다. 후드의 형태와 위치, 적절한 제어풍속 확보가 성능을 좌우한다(그림 11.8).

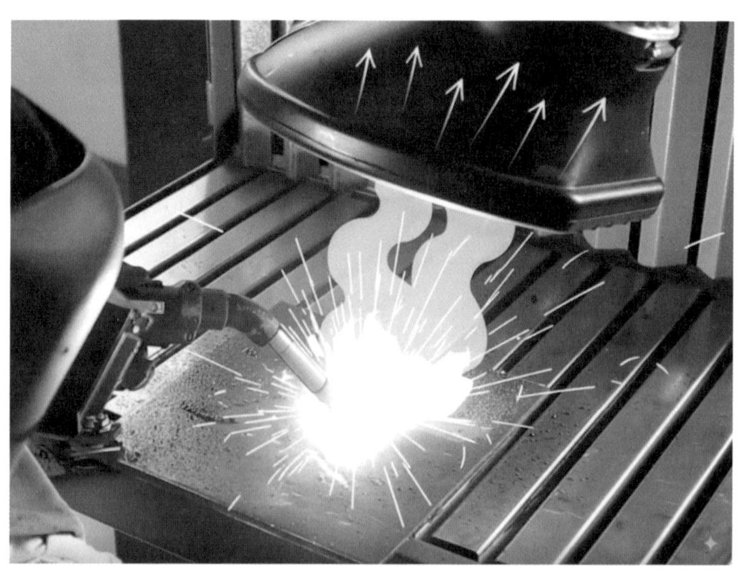

그림 11.8. 국소배기장치 후드의 올바른 배치 예시

4 | 행정적 관리(administrative controls)

작업 절차나 방식을 변경하여 노출을 줄이는 방법으로 유해 작업시간 단축 (작업 순환 근무), 근로자 교육 및 훈련, 위험구역 출입통제 및 경고표지판 부착, 개인위생수칙 강화(작업 후 손 씻기 등) 등을 예로 들 수 있다.

5 | 개인보호구(personal protective equipment, PPE)

상위 단계의 대책으로도 노출을 기준치 이하로 낮출 수 없을 때, 최후의 수단으로 사용하는 보호장비이다. 방진/방독 마스크, 안전모, 보안경, 보호복, 안전화 등이 해당된다. 개인보호구는 근로자가 올바르게 착용하고 관리해야만 효과가 있으며, 불편함으로 인해 착용을 기피할 수 있어 가장 신뢰도가 낮은 대책으로 간주된다.

4.2. 개인보호구의 선정 및 관리

개인보호구(PPE)는 최후의 수단이지만, 비상시나 단시간 작업 등에서는 필수이다. 효과적인 보호를 위해 다음 사항을 반드시 고려해야 한다.

1 | 적절한 PPE 선정

유해요인의 종류와 노출수준을 고려하여 보호 성능이 충분한 제품을 선택해야 한다. 예를 들어, 호흡보호구는 노출 농도를 보호구 착용 시 안면부 내부 농도로 나눈 값인 보호계수(assigned protection factor, APF)를 고려하여 선정해야 한다(그림 11.9).

2 | 개인별 착용 밀착도검사

특히 밀착형 호흡보호구(마스크)의 경우, 착용자의 얼굴에 제대로 밀착되지 않으면 오염된 공기가 틈새로 새어 들어와 보호 효과가 급격히 떨어진다. 따라서 개인별로 안면부 밀착이 잘 되는지 정량적 또는 정성적 방법으로 검사해야 한다. 국내에서는 아직 법적 의무사항이 아니지만 미국, 호주 등 국가에서는 밀착도검사(fit-testing)를 의무화하고 있다.

3 | 교육 및 관리

근로자는 PPE를 올바르게 착용, 점검, 보관하는 방법에 대해 교육을 충분히 받아야 하며, 정기적인 점검과 교체가 이루어져야 한다.

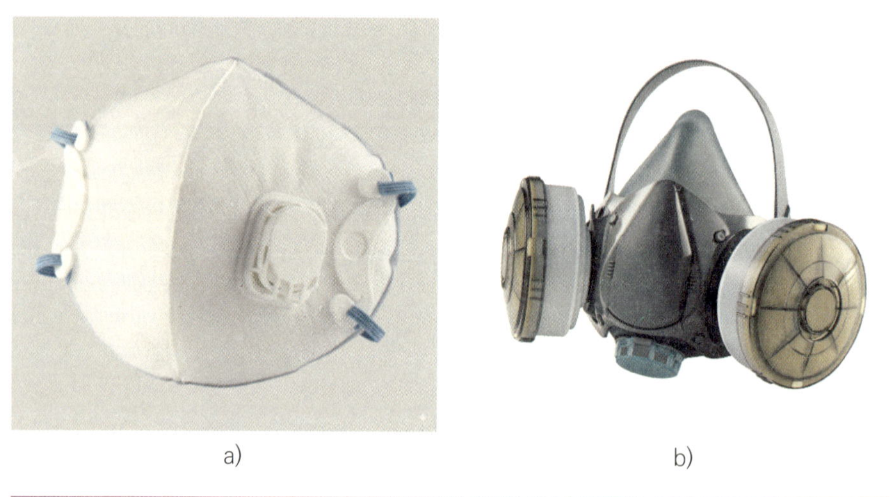

그림 11.9. 다양한 종류의 호흡보호구. a) 안면부여과식 마스크, b) 방진방독 마스크

5. 관리대책 효과 평가 및 위험소통

관리대책을 적용한 후에는 그 효과를 반드시 확인하고 지속적으로 유지·관리해야 한다. 이는 작업환경 관리 순환 과정의 마지막이자, 다음 관리를 위한 첫 단계가 되는 확인(confirm) 단계이다. 우리나라에서는 작업환경 측정 이후에 근로자가 결과를 볼 수 있도록 게시하도록 하고 있다.

5.1. 관리대책 효과 확인

1 | 노출 재평가

관리대책 적용 후, 근로자 노출을 다시 측정하여 관리 전과 비교함으로써 대책의 효과를 정량적으로 확인한다.

2 | 설비 성능 점검

국소배기장치의 경우, 제어풍속이나 압력 등을 정기적으로 측정하여 설계 성능이 유지되고 있는지 확인한다. 국내 법규에서는 정기적인 자체검사를 의무화하고 있다.

5.2. 위험소통

확인된 모든 결과는 관련 이해관계자, 특히 위험에 직접 노출되는 근로자와 이를 관리하는 경영진에게 명확하고 효과적으로 전달되어야 한다.

1 | 목표

위험소통의 목표는 단순히 정보를 전달하는 것을 넘어, 위험수준을 올바르게 인식시키고, 관리대책의 필요성에 공감하며, 안전한 행동 변화를 유도하는 데 있다.

2 | 위험 인식의 차이

전문가가 평가한 객관적 위험성과 일반인이 주관적으로 느끼는 인식 사이의 차이를 이해하는 것이 중요하다.

3 | 효과적인 소통 전략

효과적인 위험 소통을 위해서는 전문용어 사용을 최소화하면서 간결하고 명확한 언어를 사용하는 것이 바람직하다.

관련 보고서는 핵심 결론과 권고사항을 명확히 제시해야 하며, 필요시 시각 자료를 잘 활용할 필요가 있다. 또한 위험 소통 시에는 의견수렴을 포함하는 양방향 소통이 필수이다.

요약

1. 작업환경 관리는 작업장 내 유해요인을 예측, 인지, 평가, 확인하여 근로자의 건강을 보호하는 체계적인 활동이다. 이 관리활동은 유해성(hazard)이 노출(exposure)을 통해 실제적인 위험성(risk)으로 발전하는 것을 차단하는 것을 목표로 한다.

2. 작업환경 관리 과정은 유해요인 파악, 노출평가, 관리대책 수립 및 적용, 관리대책 효과 평가 및 위험소통의 네 단계로 이루어진다. '유해요인 파악' 단계에서는 작업공정 분석, 물질안전보건자료(MSDS) 검토, 현장순회 점검 등을 통해 화학적·물리적·생물학적·인간공학적·사회심리학적 유해요인을 식별한다.

3. '노출평가' 단계에서는 개인 시료채취를 중심으로 유해요인에 대한 근로자의 노출수준을 정량적으로 측정하고 노출기준과 비교하여 위험수준을 판단한다.

4. '관리대책 수립 및 적용' 단계에서는 평가 결과를 바탕으로 '관리대책 우선순위' 원칙에 따라 가장 효과적인 제거, 대체, 공학적 관리부터 순차적으로 적용을 검토한다. 국소배기장치와 같은 공학적 관리가 핵심이며, 행정적 관리와 개인보호구는 보조적인 수단으로 활용된다.

5. '관리대책 효과 평가 및 위험소통' 단계에서는 적용된 대책이 실제로 노출을 줄였는지 재평가하고, 그 모든 결과를 근로자 및 경영진과 명확하게 소통하여 지속적인 관리를 유도한다. 이러한 과학적이고 체계적인 순환과정을 통해 안전하고 건강한 작업환경을 구현할 수 있다.

연습문제

1. 다음 중 물질이나 작업조건 자체가 가진 근본적인 해로움의 근원을 의미하는 용어로 가장 올바른 것은?

① 위험성(risk)   ② 유해성(hazard)
③ 노출(exposure)   ④ 관리(control)

2. 작업환경 관리대책 수립 시, 가장 효과적이고 우선적으로 고려해야 할 단계는 무엇인가?

① 행정적 관리   ② 공학적 관리
③ 대체   ④ 제거

3. 공장 기계에서 발생하는 시끄러운 소음, 건설현장의 진동 등은 작업환경 유해인자 중 어느 범주에 속하는가?

① 화학적 요인   ② 물리적 요인
③ 생물학적 요인   ④ 인간공학적 요인

4. 작업환경 노출평가 시, 특정 장소의 농도를 측정하는 '지역 시료채취'보다 작업자의 호흡기 근처에서 측정하는 '개인 시료채취'를 원칙으로 하는 이유로 가장 적절한 것은?

① 측정에 걸리는 시간이 더 짧기 때문에
② 작업장 전체의 평균 오염도를 알 수 있기 때문에
③ 작업자의 실제 노출수준을 가장 정확하게 반영하기 때문에
④ 유해인자의 발생 위치를 찾는 데 더 유리하기 때문에

정답 | 1. ② 2. ④ 3. ② 4. ③

1. 최근 급격히 사용이 늘고 있는 나노물질의 경우, 기존의 화학물질과 동일한 방법으로 작업환경을 평가하고 관리하는 것이 적절한지, 나노물질의 특수성을 고려할 때, 작업환경 관리 측면에서 추가적으로 고려해야 할 점은 무엇인지 알아보자.

2. 본인을 중소기업의 안전보건관리자라고 가정하고, 비용문제로 인해 공학적 대책(예 국소배기장치 설치)보다 저렴한 개인보호구 지급을 선호하는 경영진에게 공학적 대책의 필요성과 장기적인 이점을 어떻게 설득할 것인지 구체적인 소통전략을 구상해 보자.

3. 최근 증가하는 다양한 근로형태(시간제, N잡 등)에 따른 미래 작업환경 관리 방법에 대하여 생각해 보자.

참고문헌

한국산업안전보건공단.《작업환경측정 및 평가 지침》. 2022.

Cherrie, J., and Howie, R.. *Monitoring for Health Hazards at Work* (Fourth Edition). BOHS Enterprises Ltd. 2017.

제 4 편

환경유해인자의 건강영향 연구방법

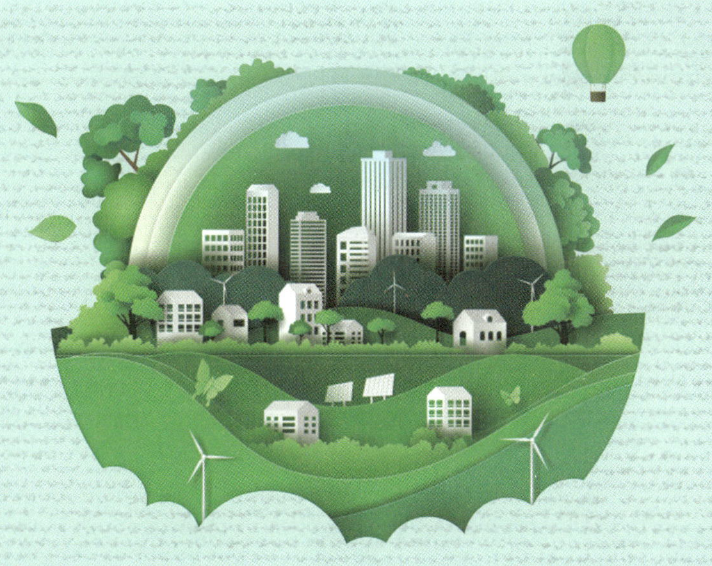

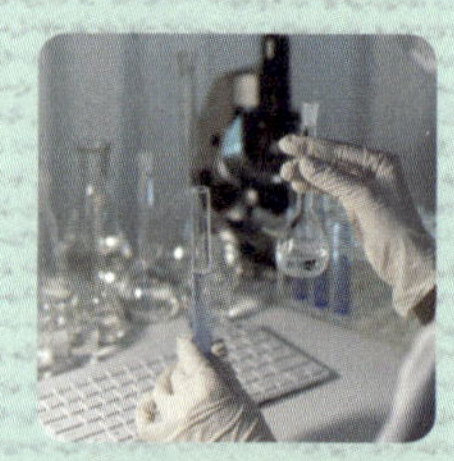

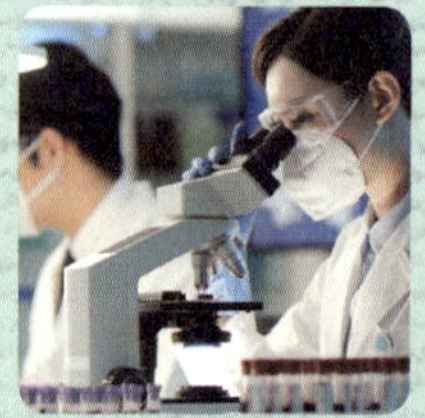
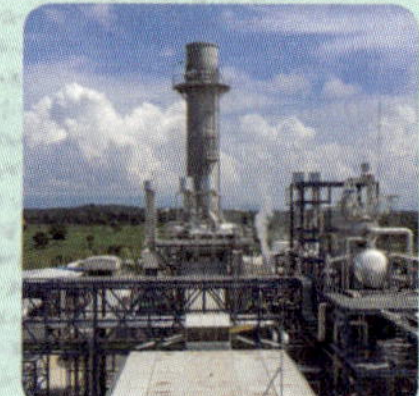
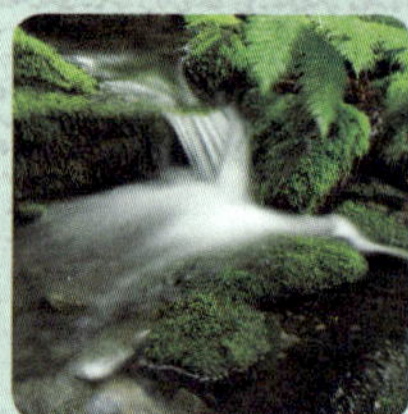
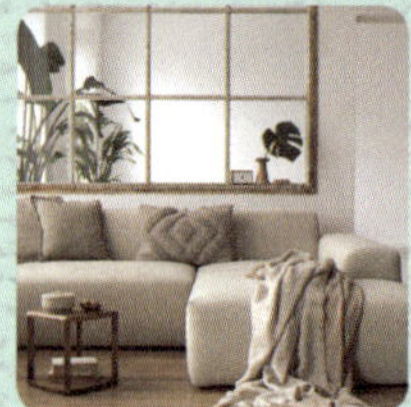

Environmental Health
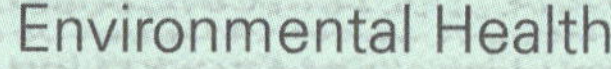
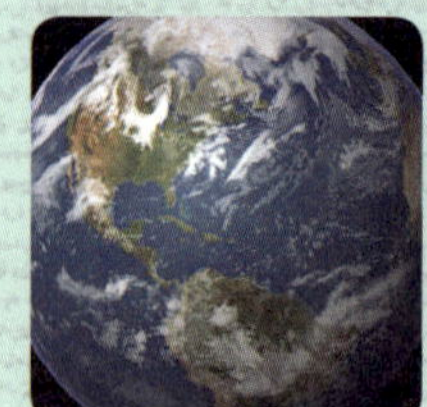
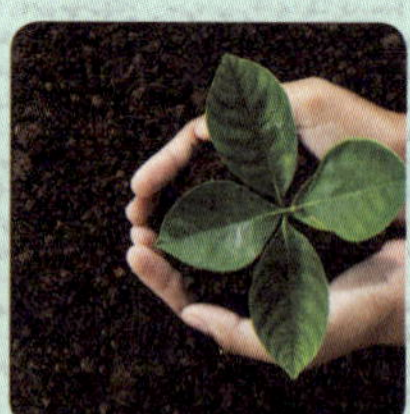
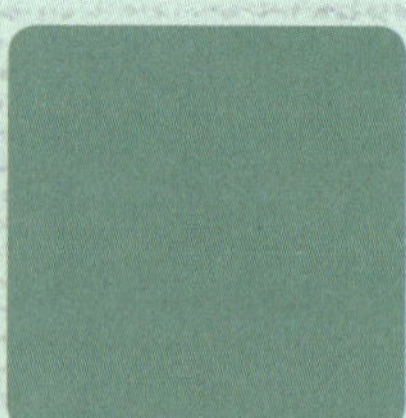

제 12 장

노출평가와 측정

개 관

이 장에서는 환경적 유해인자에 노출되는 특성을 양적으로 규명하는 노출평가와
측정에 대해 공부한다. 노출평가는 환경적 유해인자의 건강영향을 규명하기 위
한 필수 과정이다. 먼저 노출과 노출평가의 개념을 살펴보고, 노출평가의 중요
성, 노출평가 방법 그리고 환경시료 및 생체시료에서 화학물질의 원물질 또는 대
사산물을 측정하는 방법에 대해 알아보자.

학습목표

1. 노출과 노출평가의 개념을 설명할 수 있다.
2. 노출평가의 의의와 중요성에 대해 설명할 수 있다.
3. 노출평가 방법을 간접적인 방법과 직접적인 방법으로 구분하여 설명할 수 있다.
4. 노출평가에 활용할 수 있는 최신 기술과 동향에 대해 설명할 수 있다.

주요용어

노출 | 노출평가 | 노출경로 | 외적노출 | 내적노출 | 생체지표
위해성평가 | 환경노출 모델 | 약물동역학 모델 | 생체 모니터링
정도관리 | 참고치

1.1. 노출과 노출평가의 개념

노출(exposure)이란 인체 또는 생물체가 환경 중 유해인자에 접하는 행동이나 상태를 의미한다. 노출은 환경오염물질이 공기, 물, 음식, 토양, 제품 등 다양한 매체를 통해 인체에 도달하는 것이다. 세계보건기구(WHO)는 '노출은 사람이나 개체군이 특정 오염물질에 접촉하는 사건으로, 시간과 공간에 걸쳐 발생한다'고 설명하며, 미국 환경보호청(USEPA)은 '노출이란 환경 내 오염물질이 인체 표면(피부, 호흡기, 소화기 등)에 접촉하여 흡수 가능성이 있는 상태'라고 정의한다.

노출평가(exposure assessment)는 특정 유해인자가 인체에 도달하는 경로(pathway)와 과정(process)을 체계적으로 분석하여, 인체가 실제로 흡수한 양(dose)을 추정하는 과정이다. 노출평가는 단순히 오염물질의 존재 여부를 확인하는 것을 넘어, 아래와 같은 항목들을 포괄적으로 고려한다.

- 누가(who): 대상 인구집단
- 무엇에(what): 특정 화학물질 또는 물리·생물학적 요인
- 어떻게(how): 노출경로(흡입·섭취·피부흡수 등)
- 얼마나(how much): 오염물질의 농도 또는 노출량, 노출빈도
- 언제, 얼마나 오래(when/how long): 노출시점, 노출기간

노출평가는 오염물질의 환경 내 농도뿐 아니라 사람의 행동양식, 생활환경, 생리적 특성 등을 종합적으로 고려하여 실제 인체가 받는 '유효 노출량'을 추

정한다는 점에서 단순한 환경측정과 구별된다.

〈표 12.1〉은 노출평가 관련 용어를 정리한 것이다. 노출은 일반적으로 외적노출(external exposure)과 내적노출(internal exposure)로 구분된다. 외적노출은 환경매체(공기, 물, 토양 등)에 존재하는 오염물질의 농도, 예를 들어 실내 공기 중 벤젠 농도가 이에 해당한다. 반면, 내적노출은 인체 내 생체시료(혈액, 소변 등)를 분석해 확인할 수 있으며, 예를 들어 혈액시료 중 벤젠 대사체 농도가 이에 해당된다.

표 12.1. 노출평가 관련 용어 설명

구분	정의/설명
노출(exposure)	사람이 환경 중 유해인자(화학물질, 물리적·생물학적 요인 등)에 접촉하는 과정 또는 상태. 노출＝오염물질 농도×접촉시간
농도(concentration)	공기, 물, 음식, 제품 등 노출 매체 내의 오염물질 농도. 단위: mg/m^3, $\mu g/L$ 등
노출빈도(frequency)	일정 기간 동안 오염물질에 접촉한 횟수. 예 1일 2회, 주 5일
노출기간(duration)	오염물질에 노출된 총 시간. 예 하루 8시간, 총 5년
노출경로 (exposure route)	오염물질이 인체에 들어오는 통로: 흡입, 섭취, 피부접촉, 주사기를 통한 주입 등
다경로 노출 (multiple pathways of exposure)	공기·물·식품·토양 등 여러 매체와 경로를 통해 동시에 노출되는 개념. 단일 경로 평가 시 실제 노출을 과소 추정할 수 있음
외적노출 (external dose)	환경매체(공기, 물, 토양, 음식 등)에 존재하는 오염물질 농도 기반으로 추정한 잠재적 노출수준
내적노출 (internal dose)	인체 내부에서 실제 측정된 오염물질 또는 대사체의 농도. 바이오 모니터링으로 평가됨
측정(measurement)	현장·실험을 통해 오염물질의 실제 농도를 직접 파악
용량 (dose, 체내 흡수량)	노출된 오염물질 중 실제로 인체에 흡수되어 체내로 들어온 양. 흡입, 섭취, 피부흡수 등을 통해 유입됨
생체지표(biomarker)	체내 오염물질, 대사산물 또는 생물학적 반응(산화 스트레스, DNA 손상 등)을 측정한 지표

1 │ 노출평가와 위해성평가

노출평가는 건강영향평가(health impact assessment)나 위해성평가(risk assessment)의 기초자료로 활용되며, 환경기준 설정, 유해물질 관리대책 수립, 취약집단 보호대책 마련 등 환경보건정책의 과학적 근거를 제공한다. 따라서 노출평가는 환경오염의 원인 규명과 더불어 건강보호를 위한 예방 중심의 환경관리체계를 구축하는 데 필수적인 과정이다.

노출평가는 위해성평가의 네 단계 중 중간 단계로, 다른 단계와의 연결고리 역할을 하는 핵심적인 단계이다. 즉 최종 단계인 위해도결정 단계에서 사용될 입력자료를 제공한다. 예를 들어, 물질 A의 동물실험 결과를 살펴보았을 때 발암성이 확인되었더라도, 일반 인구가 해당 물질에 거의 노출되지 않는다면 실제 위해성은 매우 낮을 수 있다. 반대로, 물질 B가 물질 A에 비해 독성은 낮은데 광범위하게 노출된다면 공중보건 측면에서는 물질 A보다 물질 B에 대해 더 관심을 가져야 한다.

건강영향평가와 위해성평가

건강영향평가는 정책, 계획, 프로그램, 프로젝트 등이 사람들의 건강에 미치는 영향을 사전에 예측하고 평가하는 도구 및 절차를 말한다. 건강영향평가 대상 사업은 국가산업단지 개발사업(면적 15만 m² 이상), 화력발전소(용량 1만 kW 이상), 폐기물·분뇨·축산 폐수 처리시설 설치 등이 있으며, 이 밖에도 각종 개발사업 및 행정계획 중 대통령령으로 정하는 것들이 포함된다.

위해성평가는 유해물질이 사람이나 환경에 노출되었을 때 발생할 수 있는 피해 정도를 과학적으로 평가하는 과정이다. 이 과정은 보통 유해성확인(hazard identification), 용량–반응평가(dose-response assessment, 노출량–반응평가), 노출평가, 위해도결정 (risk characterization)의 4단계로 진행되며, 결과를 바탕으로 위험을 관리하기 위한 대책을 마련하는 데 활용된다(그림 12.1).

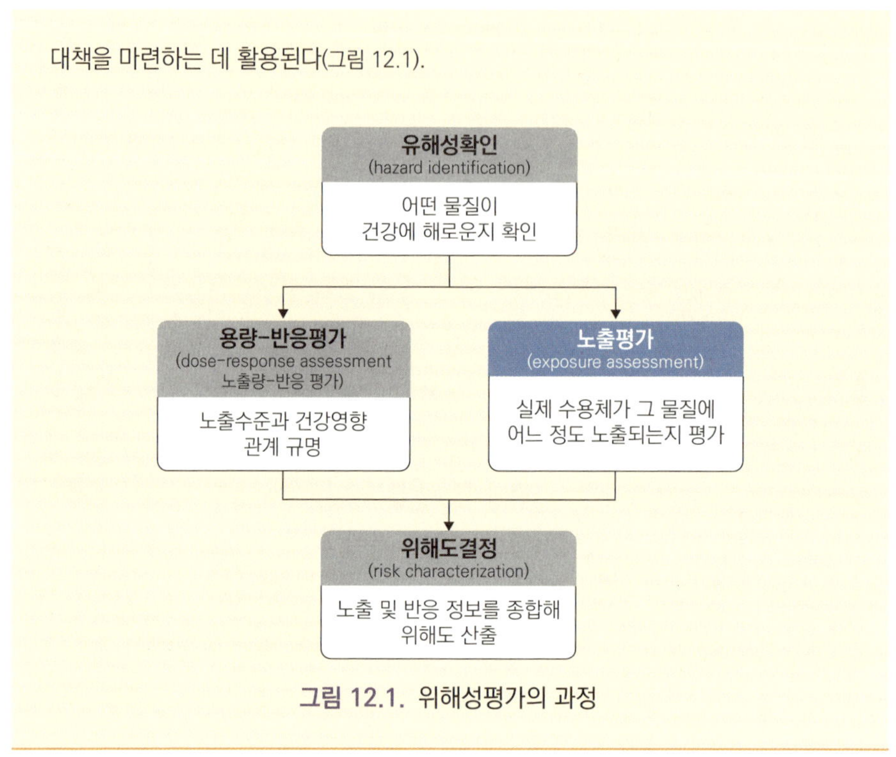

그림 12.1. 위해성평가의 과정

2 | 노출평가의 환경보건학적 활용도

(1) 환경성질환의 원인규명과 예방전략 수립에 기여

천식, 알레르기 비염, 아토피피부염과 같은 다양한 질환은 환경오염물질과 밀접한 관련이 있다. 노출평가는 이러한 질환의 원인규명과 예방전략 수립에 필수적이다. 예를 들면, 휘발성유기화합물(VOCs) 노출이 아토피피부염 유병률을 증가시키는지를 평가할 때 정확한 노출평가가 이루어져야 한다.

(2) 환경규제 및 기준 설정에 기여

대기질, 수질, 토양오염 기준 등은 노출평가 결과를 근거로 설정된다. 예를 들어, WHO 및 미국 환경보호청(EPA)은 납, 벤젠, 미세먼지 등 주요 오염물질의 노출자료를 바탕으로 건강기준치를 설정하고 있다.

(3) 위해관리 및 자원배분의 합리화에 기여

노출평가 과정이 포함된 위해성평가 결과를 토대로 노출저감 프로그램이나 건강증진 사업 등 위해관리 정책이 수행된다. 이때 어떤 집단이 가장 높은 위험에 처해 있는지를 확인할 수 있다. 그리고 이를 통해 정책자원을 고위험군(어린이, 임산부, 직업적 노출 집단 등)에 우선적으로 배분할 수 있다.

(4) 최신 환경문제 대응전략 수립에 기여

신규 오염물질의 위해성은 아직 명확하게 밝혀지지 않은 경우가 많다. 이러한 오염물질은 건강영향 연구 이전에 우선적으로 노출평가를 수행하여 모니터링해야 한다. 이를 통해 새로운 화학물질의 측정기술 개발에도 기여할 수 있다.

2. 노출평가 방법

노출평가 접근방법은 인체가 환경오염물질에 어느 정도 노출되었는지를 정량화하기 위한 절차와 기술을 포괄한다. 자료수집 방법에 따라 간접적인 방법(indirect estimation)과 직접적인 방법(direct measurement)으로 구분할 수 있다.

노출평가는 다양한 변수와 가정을 포함할 수 있기 때문에 불확실성(uncertainty)이 존재한다. 불확실성의 주요 원인은 샘플링, 기기, 분석 과정에서 발생하는 측정오류, 개인 간 생활습관 차이와 같은 행동 패턴의 다양성, 흡수율, 노출빈도 추정치의 불확실성에서 발생하는 모델 가정의 한계 등이 있다. 이러한 불확실성을 줄이기 위해 QA/QC 관리, 통계적 기법, 민감도 분석 등을 활용한다.

간접적인 노출평가 방법은 인체의 실제 노출을 직접 측정하지 않고, 환경농도 자료와 개인의 생활행동 정보를 이용하여 노출수준을 간접적으로 추정하는 접근법이다. 이 방법은 대규모 인구집단의 노출을 효율적으로 평가할 수 있으며, 생체시료 확보가 어렵거나 윤리적 제약이 있는 경우에 특히 유용하다. 주요 접근방식에는 환경매체 내 오염물질 측정, 대상자의 행동 특성 조사 그리고 수학적 모델링을 통한 노출량 추정이 포함된다.

1 | 환경매체 내 오염물질 측정

환경매체 내 오염물질 측정은 대기, 수질, 토양, 실내먼지, 식품 등 다양한 환경매체 내의 농도를 직접 측정하여 인체의 노출수준을 추정하는 방법이다. 이 방법은 비교적 단순하고 표준화가 잘 되어 있어, 국가 단위의 환경감시체계(예 대기질측정망, 상수도 수질검사 등)에 활용되며, 개인의 생활습관 정보를 결합하면 보다 현실적인 노출추정이 가능하다.

각 매체의 오염농도를 개인의 환기량, 식품섭취량, 체중 등과 결합하여 일일노출량(estimated daily intake, EDI)을 계산할 수 있다. 예를 들어, 실내 포름알데하이드 농도에 1일 호흡량을 곱하면 흡입에 의한 포름알데하이드 노출량을 산출할 수 있으며, 식품 중 수은 농도에 1일 어패류 섭취량을 곱하면 식이를

표 12.2. 환경매체별 측정방법 및 노출경로

매체	측정방법	노출경로
대기	고정식 측정망, 이동식 측정	흡입
실내공기	실내공기 포집기	흡입
먹는물/강물/호수	정기적 채수 및 분석	섭취
토양/먼지	실내먼지 청소기 포집, 토양시료 채취	섭취, 피부접촉
식품	식품오염도 조사	섭취

통한 수은 노출량을 추정할 수 있다. 다만, 환경농도가 개개인의 행동 차이나 대사 특성이 반영된 실제 인체 흡수량을 정확하게 산출하지는 못할 수 있다.

각 환경매체는 물리적·화학적 특성이 다르기 때문에, 시료의 채취방법, 보존 및 운송 절차 그리고 분석기법 또한 서로 다르다. 따라서 매체별 특성을 충분히 고려한 표준화된 측정절차를 따르는 것이 매우 중요하다. 〈표 12.2〉는 환경매체별 측정방법 및 노출경로를 보여 준다.

(1) 대기(공기)오염 측정

대기 중 오염물질은 인체의 흡입노출(inhalation exposure)과 가장 직접적으로 관련되기 때문에, 정확한 대기질 측정은 노출평가의 기초 자료가 된다. 각 물질의 성질에 따라 측정원리와 분석장비가 달라지는데, 오염물질별 측정원리와 분석기기를 나타내면 〈표 12.3〉과 같다.

표 12.3. 대기(공기)오염 물질별 측정원리와 분석기기

오염물질	측정원리	대표 기기
입자상 물질(PM_{10}, $PM_{2.5}$)	중량법, 광산란법, β선 흡수법	표준측정기, 간이측정기
NOx(질소산화물)	화학발광법(chemiluminescence)	NOx 분석기
SO_2(이산화황)	자외선 형광법(UV fluorescence)	SO_2 분석기
O_3(오존)	자외선 광도법(UV photometric)	O_3 분석기
VOCs(BTEX[1]), PAHs, phthalates 등	기체 크로마토그래피-질량분석법(GC-MS[2]), GC-FID,[3] GC-MS/MS	GC-MS
POPs(다이옥신, PCBs)	GC-HRMS,[4] GC-MS/MS	GC-HRMS

(2) 수질오염 측정

음용수(식수), 생활용수, 농업용수 등을 통해 오염물질이 인체로 유입될 수

---

1   benzene, toluene, ethylbenzene, xylene.

2   gas chromatography–mass spectrometer.

3   gas chromatography–flame ionization detector.

4   gas chromatography–high resolution mass spectrometer.

있으므로, 정확한 수질 측정은 인체 노출평가의 필수 단계이다. 수질오염 측정은 시료의 채취(샘플링)부터 보존, 운송, 분석에 이르기까지 체계적이고 표준화된 절차를 따라야 한다. 이때 시료의 오염, 변질, 손실을 최소화하는 것이 가장 중요하다.

표층수 채수는 일반적인 수질조사에서 가장 많이 사용하는 방법이다. 심층수 채수는 호수나 저수지처럼 수심이 깊은 곳에서 특정 깊이의 수질 특성을 파악하기 위한 목적으로 다층 채수기(multi-layer sampler)나 니스큰 보틀(Niskin bottle) 등의 전문장비를 사용하여 채취한다. 수돗물 시료는 수도꼭지를 연 직후 또는 일정 시간 물을 흘린 뒤 채취한다. 채취 후 중금속 분석용 시료는 오염물질이 용기 벽에 흡착되거나 침전되는 것을 방지하기 위해 질산(HNO_3)을 첨가하여 pH를 2 이하로 유지한다. 미생물 분석용 시료는 온도에 민감하므로 4℃ 이하에서 냉장 보관하고, 가능한 한 채취 후 24시간 이내에 분석을 실시해야 한다. 시료는 채취 즉시 라벨링하고, 빛·온도·시간의 영향을 최소화하여 운반해야 한다. 수질오염 측정 항목별 분석방법은 〈표 12.4〉와 같다.

표 12.4. 수질오염 측정 항목별 분석방법

항목	방법
중금속(납, 카드뮴)	ICP-MS,[5] ICP-AES,[6] AAS[7]
미생물(대장균군 등)	배양법, 막여과법
영양염류(질산염, 인산염 등)	분광광도법
유기오염물질(VOCs, 농약 등)	GC-MS, HPLC,[8] LC-MS/MS 등

---

5 inductively coupled plasma mass spectrometry: 납, 카드뮴, 수은 등 중금속 분석에 사용되며, ppt(10^{-12}) 수준까지 검출 가능하다.

6 inductively coupled plasma atomic emission spectrometry.

7 atomic absorption spectroscopy.

8 high-performance liquid chromatography.

(3) 토양/먼지 측정

토양과 실내먼지는 대기나 물과 달리 눈에 잘 띄지 않지만, 특히 어린이의 비의도적 섭취(hand-to-mouth behavior) 및 피부접촉(dermal contact)을 통해 인체에 오염물질이 흡수될 수 있는 중요한 노출원이다. 따라서 이러한 환경매체에 포함된 유해물질의 농도를 정확히 측정하는 것은 노출평가와 건강영향 연구의 필수적인 과정이다.

산업단지 주변, 학교 운동장, 놀이터, 농경지 등은 인체 노출 가능성이 높은 대표적인 토양시료 채취 지역이다. 토양시료는 깊이에 따라 표층(0~5cm)과 하층(5~20cm)으로 구분하여 채취한다. 이는 오염물질의 침투 깊이를 구분하고, 인체 접촉 가능성이 높은 표면층의 오염수준을 파악하기 위함이다. 채취과정에서는 금속제 도구 사용을 피하고, 플라스틱이나 테프론 재질의 장비를 사용하여 시료의 2차 오염을 방지한다. 여러 지점에서 채취한 토양은 대표성을 확보하기 위해 균질하게 혼합하여 혼합시료(composite sample)를 제작한다.

다음 단계로는 건조 → 균질화 → 체질 → 분석의 절차를 거친다. 토양의 함수량을 일정하게 맞추기 위해 건조한 뒤, 입자 크기를 균일하게 조정하고, 체(sieve)를 통해 불필요한 큰 입자를 제거한다. 주요 분석 항목에는 중금속(납, 비소, 카드뮴 등), 잔류농약, 유기오염물질(예 PAHs, POPs, PFAS 등)이 포함된다. 분석기법으로는 ICP-MS, GC-MS, GC-HrMS, LC-MS/MS 등이 사용된다.

실내먼지는 가정, 학교, 어린이집 등 생활공간 내에서 발생하는 다양한 미세입자와 섬유질, 피부각질, 오염물질이 혼합된 복합체이다. 실내먼지는 특히 휘발성유기화합물(VOCs), 난연제(fire retardants), 과불화화합물(per- and polyfluoroalkyl substances, PFAS) 등의 지용성 화학물질(lipophilic chemicals)이 잘 축적되는 매체로 알려져 있다. 어린이는 바닥에서 활동하는 시간이 길고, 손-입 행동이 많으며, 체중당 호흡량이 높기 때문에 성인보다 실내먼지에 포함된 유해물질에 상대적으로 높은 노출 위험을 가진다. 따라서 실내먼지 분석은 실내환경 오염수준을 평가하는 지표로서, 특히 신흥오염물질(emerging contaminants)의 노출 모니터링에 매우 유용하다.

실내먼지는 일반적으로 청소기(vacuum cleaner)에 특수 필터(filter attachment)

를 부착하여 채취(sampling)한 후 전처리를 거쳐 분석한다. 가정, 학교, 사무실 등 조사대상 공간의 바닥이나 가구 표면에서 일정 면적을 기준으로 먼지를 채취하고 건조(drying)시킨 후, 이물질을 제거하고 균질화(homogenization)하여 대표성을 높인다. 분석(analysis)은 오염물질의 특성에 따라 GC-MS, LC-MS/MS, 또는 ICP-MS 등의 분석장비를 이용한다. 대상물질에 따라 유기화합물, 난연제, 과불화화합물, 중금속 등을 정량할 수 있다. 분석결과는 주로 질량 기준 농도(ng/g) 또는 표면적 기준 농도(ng/cm^2)로 표현한다. 필요시 인체 노출량 계산을 할 때 입력값으로 활용할 수도 있다.

(4) 식품 중 유해물질 측정

식품 섭취는 주요 노출경로 중 하나로, 그 안에 존재하는 중금속, 농약, 환경오염물질, 식품첨가물 등은 인체 건강에 직접적인 영향을 미칠 수 있다. 따라서 식품 중 유해물질의 농도를 정확히 측정하는 것은 식품안전성 평가 및 인체 노출량 산정의 기초 단계로 매우 중요하다. 식품 분석은 시료의 종류가 다양하고 조성(수분, 지방, 단백질 등)이 복잡하기 때문에 각기 다른 전처리 과정과 분석법을 적용해야 한다.

조사 목적에 따라 시장, 가정, 급식소 등 다양한 장소에서 식품을 수집하며, 가능한 한 대표성(representativeness)을 확보하기 위해 여러 제품을 혼합해 시료를 구성한다. 채취된 식품은 냉장 또는 냉동 상태로 보관하며, 변질이나 성분 변화가 일어나지 않도록 주의한다. 이후 시료는 세절(cutting) → 건조 → 분쇄 등의 전처리 과정을 거친다. 특히 지방 함량이 높은 식품(예 육류, 유제품)은 추출 시 용매 선택이 중요하며, 수분이 많은 시료(예 과일, 채소)는 냉동건조 (freeze-drying) 후 국제적으로 공인된 표준분석법[예 AOAC(Association of Official Analytical Chemists), Codex, 식약처 고시법 등]을 적용한다.

중금속(납, 카드뮴, 수은 등)은 ICP-MS, AAS(원자흡광광도법)를 이용하며, 농약 및 잔류화합물은 GC-MS, LC-MS/MS, 유기오염물질(다이옥신, PCB, PFAS 등)의 경우 GC-HRMS, LC-MS/MS를 활용한다. 식품첨가물 및 가공부산물(니트로사민, 아크릴아마이드 등)의 경우 GC-MS, HPLC 등을 이용하여 분석 가능하다.

분석결과는 보통 농도 단위(μg/kg, ng/g 등)로 표현되며, 이를 기반으로 일일 섭취량(estimated daily intake, EDI) 또는 체중당 섭취량(μg/kg bw/day)을 계산해 인체 노출수준을 평가한다. 이때 국제기구(엑 WHO, FAO, EFSA)에서 제시한 일일섭취허용량(tolerable daily intake, TDI)과 비교하여 인체 위해 가능성을 판단할 수 있다. 또한, 식품 중 오염물질 농도는 환경오염 정도를 간접적으로 반영하기 때문에, 환경정책 수립과 식품위생 관리에도 중요한 근거로 활용된다.

2 | 설문조사 및 활동패턴 자료

설문조사와 활동패턴 자료는 대상자의 생활습관, 식습관, 직업, 거주환경, 이동경로 등 행동 특성에 관한 정보를 수집하여 노출을 추정하는 방법이다. 이러한 정보를 환경측정 자료와 결합하면 개인별 또는 집단별 노출량을 산출할 수 있다. 따라서 생체 모니터링이나 환경측정이 어려운 대규모 연구에서 효과적으로 활용된다. 예를 들어 어패류 섭취량, 가공식품 섭취량과 같은 ① 식품섭취빈도, ② 작업장에서 사용하는 화학물질 종류 및 사용시간과 같은 직업 관련 노출, ③ 실내 환기, 난방 방식, 흡연 여부와 같은 주거환경, ④ 출퇴근 시간, 실외활동 시간과 같은 이동 및 활동 패턴 조사를 위해 이용할 수 있다.

출생 코호트 연구에서는 임산부의 식품섭취빈도 조사(FFQ)를 통해 프탈레이트나 PFAS 등 식이를 통한 노출량을 추정할 수 있으며, 어린이 대상 연구에서는 학교·가정·야외활동 시간 기록을 통해 초미세먼지($PM_{2.5}$) 노출 모델을 구축할 수 있다. 이러한 자료는 개인의 일상적 행동을 기반으로 하여, 환경농도와 결합할 경우 실제 노출수준에 가까운 추정이 가능하지만, 응답의 정확도와 기억편향(recall bias) 등에 따른 불확실성도 반드시 고려해야 한다.

3 | 수학적 모델링

수학적 모델링(mathematical modeling)은 이미 측정된 환경매체 농도와 개인의 노출 및 행동 특성(호흡량, 섭취량, 체중 등)을 나타내는 정보값을 이용하여 노출수준을 계산하거나 생체시료 내 농도 자료를 이용하여 체내 동태를 예측하는 방법이다. 이러한 방법은 실제 측정이 불가능하거나 어려운 인구집단에 대해 현재의 노출에 대한 평가 또는 미래의 노출 시나리오 예측에 매우 유용하다. 주요 모델에는 환경노출 모델(exposure model)과 약물동역학 모델(physiologically based pharmacokinetic model, PBPK)이 있다.

(1) 환경노출 모델

환경노출 모델은 특정 오염물질의 환경농도와 생활습관 데이터를 결합하여 개인 또는 인구집단의 평균 노출량을 산출하는 방법이다. 예를 들어, 일일평균 호흡노출량(average daily dose for inhalation)을 추정하기 위한 기본적인 수학식을 환경매체 농도와 노출 특성 변수[이를 노출계수(exposure coefficient)라고 함]를 이용하여 다음과 같이 표현할 수 있다.

$$ADDinh = \frac{C \times InhR \times ET \times EF \times ED}{BW \times AT} \qquad \text{(식 12-1)}$$

ADDinh: 흡입을 통한 일일평균 호흡노출량(예 mg/kg-day)

C: 오염물질의 농도(예 μg/m^3)

InhR: 호흡률(예 11.3~15.3m^3/day)

ET: 노출시간(예 hours/day)

EF: 노출빈도(예 days/year)

ED: 노출기간(예 years)

BW: 평균체중(kg)

AT: 평균 산정기간[비발암성 물질의 경우 노출기간(ED)과 동일하게 적용하고, 발암성 물질의 경우 평생 평균 수명(예 70년)을 적용할 수 있음]

다양한 노출경로별 노출량을 각각 산출한 후 합산하여 통합노출량을 산출하면 인체 노출량을 보다 정확하게 추정할 수 있다. 노출경로별로 식 12-1은 조금씩 다르게 적용될 수 있는데, 식품 섭취의 경우 식품 중 수은 농도에 1일

어패류 섭취량을 곱해 일일 수은섭취량을 계산하고, 체중과 기간을 고려해 장기 평균 섭취량을 추정할 수 있다.

(2) 약물동역학(PBPK) 모델

PBPK 모델은 인체를 간, 신장, 폐, 지방조직 등 여러 장기 구획(compartment)으로 나누어, 오염물질이 체내에서 흡수(absorption), 분포(distribution), 대사(metabolism), 배설(excretion)되는 과정을 수학적으로 시뮬레이션하는 고도화된 모델이다. 이 모델은 물질의 물리화학적 특성과 인체의 생리학적 변수(혈류량, 조직분배계수, 효소활성 등)를 입력하여, 특정 조건하에서의 혈중 농도, 장기별 축적량, 배설속도를 시간단위로 예측할 수 있다.

예를 들어, PBPK 모델을 이용하면 휘발성유기화합물이 흡입된 후 혈중 농도가 시간에 따라 어떻게 변화하는지를 예측하거나, 임산부의 체내 화학물질이 태아로 전이되는 과정을 시뮬레이션할 수 있다. 이러한 모델은 개인 특성(연령, 성별, 건강상태 등)을 반영한 맞춤형 노출평가가 가능하다는 장점이 있으나, 정확한 생리적·화학적 노출계수를 확보하고 검증하는 과정이 반드시 필요하다.

2.2. 직접적인 방법

직접적인 노출평가는 조사대상자의 실제 노출수준을 생리적·화학적으로 직접 계량하는 방법으로, 가장 신뢰도가 높은 노출평가 방법이다. 이 방법은 인체 내부의 생체시료(혈액, 소변, 모유, 모발 등)를 분석하여 오염물질 또는 그 대사체의 농도를 측정하는 생체 모니터링(biomonitoring, 바이오모니터링)과, 개인이 생활하는 환경에서 오염물질의 농도를 측정하는 개인 노출측정(personal exposure monitoring, 개인 모니터링)으로 구분할 수 있다. 환경 중 오염물질의 농도는 단지 '잠재적 노출(potential exposure)'을 보여 줄 뿐이지만, 생체 모니터링은 인체 내부에 축적된 실제 노출(actual exposure)을 직접 측정한다는 점에서 의미가 크다. 즉 생체 모니터링은 환경매체 농도만으로는 파악하기 어려운 개인 간 노출 차이와 누적 체내부하(body burden)를 확인할 수 있다.

이러한 직접적 방법은 실제 노출을 반영한다는 장점이 있으나, 시료 채취의 침습성, 높은 분석비용, 연구윤리위원회(Institutional Review Board, IRB) 심의 등 관리절차의 부담으로 인해 대규모 인구집단에 적용하기에는 제한점이 있다.

1 | 생체 모니터링

(1) 생체 모니터링의 의의

생체 모니터링은 인체의 혈액, 소변, 모발, 모유 등 생체시료를 채취하여, 환경오염물질 또는 그 대사산물의 체내 농도를 정량적으로 측정하는 방법이다. 이는 인체에 실제로 다양한 경로로 유입된 내적노출의 총합을 측정하는 것이기 때문에, 노출평가에서 가장 과학적이고 정확한 결과를 제공한다.

〈표 12.5〉는 다양한 생체시료의 종류와 특징, 측정가능한 물질을 보여 준다. 혈액은 단기 및 장기 노출평가, 소변은 단기 노출평가, 모발과 손톱은 장기 누적 노출평가, 모유는 지용성 물질의 전이 평가에 각각 적합하다. 연구목

표 12.5. 생체시료의 종류별 특징

시료	장점	단점	측정가능한 물질
혈액	단기·장기 노출 모두 반영 가능	침습적 채취방법	지용성 또는 반감기가 긴 화학물질 (중금속, PCB, DDT, PFAS 등)
소변	채취 용이. 최근 1~3일간의 단기 노출 반영	지용성 물질에 부적합	반감기가 짧은 수용성 물질이나 대사체(프탈레이트, PAHs, VOCs 등)
모발	장기간(수 개월에서 수년) 누적 노출평가 가능	외부환경(예 샴푸, 먼지 등)에 의한 오염	금속류(수은, 비소 등), 마약류, 금지약물 등
모유	모체-태아 간 전이 노출평가에 활용		지용성 물질(POPs, PFAS 등)
호기	채취 용이		VOCs, 산화 스트레스 관련 지표
타액	채취 용이		금속류, 호르몬(cortisol 등)
땀	웨어러블 센서와 결합 가능		금속류, 수용성유기화합물

적에 따라 적절한 생체시료를 선택하고, 채취·보관·분석 과정에서 오염이나 손실을 최소화하는 것이 생체 모니터링의 정확성을 결정짓는 핵심 요소이다.

(2) 시료 채취 및 보관

생체 모니터링의 신뢰성은 시료 채취, 운반, 보관 관리에 의해 좌우된다. 오염방지와 시료 안정성 확보가 필수이며, 모든 과정은 표준작업지침(standard operating procedure, SOP)에 따라 수행한다. 주요 내용을 간단히 소개하면 다음과 같다.

① 시료 채취 시 기본 원칙

반드시 표준작업지침(SOP)에 따라 사전에 채취용기, 시약, 라벨링, 채취 일정 등을 준비해야 한다. 연구목적에 맞게 시료 종류(혈액, 소변, 모발, 모유 등)를 명확히 정하고, 대상자의 특성(연령, 성별, 건강상태 등)에 맞게 채취시간을 조정한다. 채취자는 멸균장갑을 착용하고 금속도구나 플라스틱 제품 등으로부터 교차오염을 방지해야 한다. 특히 금속분석용 시료는 금속성 주삿바늘이나 뚜껑이 오염원이 될 수 있으므로, 금속용기 사용을 피하고 고순도 플라스틱 또는 테플론이 아닌 폴리프로필렌(PP) 소재의 용기를 사용하는 것이 원칙이다.

② 시료별 채취 요령과 주의사항

혈액시료는 주로 정맥혈을 채취하며, 항응고제(EDTA, heparin 등)가 들어 있는 진공튜브를 사용한다. 채취 전후로 외부환경(예 담배연기, 금속표면 등)에의 노출을 최소화해야 하며, 채혈 후에는 즉시 냉장 보관한다. 소변시료는 아침 첫 소변 또는 24시간 소변을 채취할 수 있으며, 가능한 한 오염되지 않은 전용 폴리프로필렌 튜브를 사용한다. 플라스틱에서 용출될 수 있는 프탈레이트 등의 분석을 위해서는 무첨가 튜브(non-additive tube)를 사용하는 것이 바람직하다. 모발 및 손톱 시료는 세정 전후의 외부오염 여부를 반드시 확인해야 하며, 채취 전 금속제 가위는 피하고, 대상자가 최근 염색이나 파마 시술을 받았는지 기록한다. 모유시료는 채취 전 손과 유두 부위를 세정하고, 채취된 시료는 빛과 공기 노출을 최소화하여 냉동 보관한다.

③ 오염방지와 시료 보존조건

ㄱ. 오염방지: 금속분석 시 금속성 재질의 도구, 주사기, 뚜껑 등은 사용하지 않는다. 플라스틱 용기는 분석대상 물질에 따라 오염원이 될 수 있으므로, 과불화화합물(PFAS)이나 프탈레이트 분석 시에는 PP 용기만 사용하고, 테플론(Teflon) 제품은 절대 금지한다. 채취자 및 피검자는 채취 전 금속류 접촉, 화장품·로션 사용, 식음 등을 피하도록 안내한다.

ㄴ. 보존조건: 단기 보존의 경우 4℃ 이하 냉장 보관하며, 장기 보존이 필요한 소변시료의 경우 -20℃ 이하 냉동 보관하는 것이 좋으며, 혈액시료의 경우 -80℃ 이하 보존이 권장된다. 시료는 채취 즉시 냉장 상태로 운반하고, 반복적인 동결-해동(freeze-thaw)을 피해야 한다.

ㄷ. 식이 및 개인 위생 통제: 채취 전 8시간 이상 금식이 권장되며, 특히 카페인·알코올·해산물 섭취는 피해야 한다. 손 씻기 및 금속제품(반지, 시계 등) 제거 후 시료를 채취한다. 생리주기, 약물복용, 최근 의료처치 등은 기록하여 결과 해석 시 참고한다.

ㄹ. 시료 라벨링 및 운반

모든 시료는 채취 즉시 식별번호(ID), 채취 일시, 대상자 코드, 시료 종류를 명확히 라벨링해야 하며, 라벨은 냉동·습기에 강한 방수용 스티커를 사용한다. 운반 시에는 냉장 박스(cooler box)를 이용하고, 운반시간은 최소화한다. 장거리 운반 시에는 건식 아이스팩 또는 드라이아이스를 사용한다. 시료 도착 후에는 즉시 데이터베이스에 등록하고, 이상 여부(용기 파손, 누출, 변색 등)를 점검해야 한다.

(3) 물질별 생체 모니터링

① 중금속

혈액, 소변, 모발 등의 시료를 산 분해 후 ICP-MS 또는 ICP-AES로 분석하며, 혈액은 μg/dL, 소변은 μg/L 또는 μg/g creatinine 단위로 보고하여 WHO

나 미국 질병통제예방센터(CDC)가 제시하는 참고치와 비교해 건강위해 가능
성을 평가한다.

② 잔류성 유기오염물질

혈청·혈장, 모유, 지방조직을 시료로 사용하며, 유기용매 추출 후 지방을
제거하고 정제·농축 과정을 거쳐 GC-ECD,[9] HRGC/HRMS 또는 LC-MS/
MS로 극미량 농도를 분석한다. 결과는 잔류성 유기오염물질이 지방에 용해
되는 특성을 반영하여 일반적으로 ng/g lipid 또는 pg/g lipid와 같이 지방 보
정 농도로 표현하고, 인구집단 간·세대 간 노출수준 비교와 장기적 노출추세
평가에 활용한다.

③ 과불화화합물

주로 혈청 또는 혈장을 사용하며, 단백질 침전과 고체상 추출(solid phase
extration, SPE) 전처리 후 LC-MS/MS로 PFOS, PFOA, PFHxS, PFNA 등의
농도를 ng/mL 단위로 정량한다. 해석 시에는 개별 농도뿐 아니라 ΣPFAS 또
는 ΣPFAS$_4$와 같은 합계 지표를 사용해 국민환경보건 기초조사나 국외 바이
오모니터링 사업 등에서 보고된 참조자료와 비교함으로써 고노출군 여부와
국가 간 상대적 노출수준을 평가한다.

④ 휘발성유기화합물 대사체

휘발성유기화합물은 흡입을 통해 인체에 들어온 뒤 간의 사이토크롬
P450(cytochrome P450, CYP450) 효소에 의해 빠르게 수용성 대사체로 전환되
어 소변으로 배설되므로, 혈중 농도보다는 소변 중 대사체 농도가 최근 단기
노출평가에 더 유용하다. 예를 들어 벤젠은 요중 뮤콘산(t,t-muconic acid, MA)
과 S-페닐머캅투르산(S-phenylmercapturic acid, SPMA), 톨루엔은 o-크레졸
(cresol)과 마뇨산(hippuric acid), 자일렌은 메틸마뇨산(methylhippuric acids), 1,3-

---

9 gas chromatography-electron capture detector.

부타디엔은 MHBMA, 아크롤레인은 3-HPMA 등의 대사체로 측정된다. 생체 모니터링에는 소변 시료를 사용하며, 포합형 대사체(conjugate metabolite)를 β-글루쿠로니다제(glucuronidase)로 가수분해한 후 SPE로 정제하고 LC-MS/MS(또는 필요시 유도체화 후 GC-MS)로 분석한다. 결과는 μg/L 또는 μg/g creatinine 단위로 보고하고, 최근 24~48시간 노출을 반영하므로 흡연, 직업환경, 실내공기질 등과 함께 해석하는 것이 중요하다.

⑤ 프탈레이트 대사체(phthalate metabolites)

프탈레이트와 DEHA, DEHTP, DINCH, DEHCH, ATBC, ATEC 등 비프탈레이트 대체가소제는 먼저 모노에스터(1차 대사체)로 가수분해된 뒤, 산화과정을 거쳐 OH-, oxo-, cx- 형태의 2차 대사체로 전환되며, 이 대사체들이 소변 내 노출지표로 이용된다(표 12.6). 프탈레이트 무첨가 폴리프로필렌 용기에 채

표 12.6. 주요 프탈레이트와 대체가소제의 대사체

원물질(parent compound)		1차 대사체 (monoester)	2차 대사체(oxidized metabolite)
프탈레이트계 가소제	DEHP	MEHP	OH-MEHP, oxo-MEHP, cx-MEHP
	DBP	MnBP	
	BBzP	MBzP	
	DEP	MEP	
	DiNP	MiNP	OH-MiNP, oxo-MiNP, cx-MiNP
	DiDP	MiDP	OH-MiDP. cx-MiDP
	DnOP	MnOP	MCPP
비프탈레이트계 가소제	DEHA	MEHA	OH-MEHA, oxo-MEHA, cx-MEHA
	DEHTP	MEHTP	OH-MEHTP, oxo-MEHTP, cx-MEHTP
	DINCH	MINCH	OH-MINCH, oxo-MINCH, cx-MINCH
	TEHTM	DEHTM, MEHTM	OH-MEHTM, oxo-MEHTM, cx-MEHTM
	DEHCH	MEHCH	OH-MEHCH, oxo-MEHCH, cx-MEHCH
	ATBC	ADBC, TBC	DBC, OH-ADBC
	ATEC	ADEC, TEC	DEC

취한 소변을 β-글루쿠로니다제로 처리한 후 SPE와 LC-MS/MS를 이용해 다수의 대사체를 동시에 분석한다. 농도는 μg/L 또는 μg/g creatinine 단위로 표현하며, 기존에 보고된 중앙값과 95백분위수와 비교해 상대적 노출수준을 판단한다. MEP나 MnBP 상승 시 개인 위생용품 사용, DEHP 및 대체가소제 대사체 상승 시 플라스틱·의료기기·식품포장재 노출을 의심할 수 있다.

⑥ 환경성 페놀류

환경성 페놀류[비스페놀 A(BPA), 트리클로산(triclosan), 벤조페논류(benzophe-nones), 파라벤류(parabens) 등]의 생체 모니터링은 주로 소변을 대상으로 하며, 포합형 대사체를 β-글루쿠로니다제로 처리해 유리형으로 전환한 후 SPE와 LC-MS/MS로 정량한다. 농도는 μg/L 또는 μg/g creatinine으로 보고되며, 국민환경보건 기초조사 등의 자료에서 여성과 화장품·위생용품 사용빈도가 높을수록 농도가 높은 경향이 일관되게 보고되고 있다.

⑦ 다환방향족탄화수소 대사체

다환방향족탄화수소(PAHs) 자체보다는 체내에서 산화된 후 소변으로 배설되는 OH-PAHs(예 1-OH-pyrene, 여러 OH-phenanthrene 등)를 측정하며, 특히 1-OH-pyrene(1-OHP)은 다양한 PAHs의 총노출을 반영하는 대표적인 지표이다. 소변시료는 β-글루쿠로니다제로 가수분해한 후 C18 SPE로 정제하며, HPLC-FLD[10] 또는 LC-MS/MS로 분석해 μg/L 또는 μg/g creatinine 단위로 보고한다. 소변 내 OH-PAHs 농도는 최근 24~48시간 노출을 반영하며, 값이 높을수록 흡연, 대기오염, 구운 음식 섭취, 연소 관련 직업노출과 연관될 가능성이 높으므로 이러한 환경·생활 요인과 함께 해석하는 것이 중요하다.

(4) 정도관리 및 결과의 해석

생체 모니터링에서 얻은 결과는 매우 미량(ng~μg 단위)의 농도를 다루기 때

---

10 high performance liquid chromatography-fluorescence detector.

문에, 분석의 정확도(accuracy)와 정밀도(precision)를 유지하는 것이 필수이다. 시료 채취에서부터 기기분석, 자료해석에 이르는 모든 단계에서 정도관리 (QA/QC: quality assurance/quality control)를 철저히 수행해야만 신뢰성 있는 데이터를 얻을 수 있다.

① 정도관리의 개념

품질보증(quality assurance, QA)이란 분석 전 단계(pre-analytical stage)에서 오류를 예방하기 위한 체계적 절차이다. 즉, 표준화된 시료채취법, 적절한 저장·운반, 교차오염 방지, 장비 교정(calibration), 분석자 교육 등이 포함된다.

정도관리(quality control, QC)란 실제 분석 단계에서 결과의 정확성과 일관성을 검증하기 위한 절차이다. 표준물질, 공시료(blank), 중복시료(duplicate), 검증용 시료(spiked sample) 등을 사용하여 분석과정의 오차를 평가하고 보정한다. 이 두 과정은 상호 보완적으로 작동하며, 분석실은 국제기준(예 ISO/IEC 17025)에 맞추어 QA/QC 절차를 운영해야 한다.

모든 분석기기는 검정곡선(calibration curve)을 통해 정량성을 확보해야 하며, 내부표준물질(internal standard)을 함께 주입하여 신호의 변동을 보정한다. 또한, 분석 전후에는 기기 상태 점검, 백그라운드 확인, 시료 간 교차오염 (carry-over) 여부를 반드시 확인해야 한다.

② 정도관리 관련 용어

ㄱ. 공시료(blank sample): 시약, 용기, 분석 환경의 오염 여부를 확인하기 위해 본 사료와 함께 분석 전처리과정을 거친다. 공시료에서 오염이 검출될 경우, 모든 시료를 재검토한다.

ㄴ. 표준참고물질(standard reference material, SRM): 농도가 알려져 있는 인증참고물질(CRM)을 이용하여 분석 정확도를 검증한다. 표준물질의 예로는 Seronorm™, NIST 표준물질 등을 들 수 있다.

ㄷ. 중복시료(duplicate sample): 동일 시료를 반복 분석하여 정밀도(precision)를 평가한다.

ㄹ. 스파이크 회수율(spike recovery): 시료에 소량의 표준물질을 인위적으로 첨가한 뒤, 분석회수율(%)을 계산하여 분석효율을 검증한다. 일반적으로 회수율이 80~120% 범위에 있으면 양호한 것으로 평가한다.

ㅁ. 기기 검출한계(limit of detection, LOD) 및 정량한계(limit of quantification, LOQ): 분석물질의 최소 검출 농도를 설정하고, 검출한계 이하의 값은 보고 시 '<LOD' 또는 ND로 표기한다.

③ 결과의 해석과 단위변환

생체시료 내 물질의 측정결과는 일반적으로 소변은 μg/L, 혈액은 ng/mL 단위로 표현된다. 그러나 시료의 농도는 개인의 수분 상태나 희석 정도에 따라 달라질 수 있으므로, 특히 소변시료의 경우 희석보정(dilution correction)이 필수이다. 이와 같은 보정과정을 거치면 개인 간 수분섭취 차이로 인한 오차를 줄일 수 있다. 크레아티닌 보정은 소변 내 크레아티닌 농도로 나누어 μg/g creatinine 단위로 변환하는 것이고, 비중 보정은 시료의 비중(specific gravity)을 이용해 '측정된 농도×(표준요비중−1)/(측정된 요비중−1)'로 보정하는 방법이다. 이때 표준요비중은 보통 1.024 또는 1.030을 사용한다. 잔류성유기오염물질 등 지방에 용해되는 물질은 지방량에 대해 보정하여 제시하기도 한다.

(5) 비교기준 및 해석 지표

분석결과는 단순한 농도 수치 이상의 의미를 갖기 위해, 다양한 기준값과 비교하여 해석한다. 비교기준이 되는 수치를 참고치(reference value)라고 한다. 참고치를 설정하는 방식은 크게 두 가지가 있는데, 하나는 인구집단 기반 참고치, 다른 하나는 위해기반 참고치이다. 인구집단 기반 참고치는 일반 인구집단에서의 95백분위수에 해당하는 값(P95, 상위 5% 기준)으로 정하며, 위해기반 참고치는 평가를 통해 건강영향이 우려되는 수준을 정한 것이다. 생체 모니터링을 통해 얻은 결과치는 국민환경보건 기초조사 등 기존에 조사된 결과와 비교하거나, WHO, 미국 질병통제예방센터(CDC), 유럽화학물질청(ECHA) 등 여러 공신력 있는 국제기구에서 제시한 참고치와 비교하여 해석하면 된다.

예를 들어, WHO는 혈중 납 농도 $5\mu g/dL$을 초과하는 경우를 건강위해 가능성이 있는 수준으로 보고 있다. 또한, 여러 번 지속적으로 생체 모니터링 결과를 얻을 경우 여러 시점에서 얻어진 시계열 데이터를 서로 비교함으로써 추세변화를 평가할 수 있다.

2 | 개인 노출측정

개인 노출측정은 대상자가 생활하는 실제 환경에서 오염물질의 농도를 직접 측정하여 개인별 노출수준을 파악하는 방법이다. 이 방법은 개인이 착용하거나 휴대하는 개인 시료 채취기(personal sampler) 또는 웨어러블 센서(wearable sensor)를 이용하여 시간·장소별 노출 변화를 실시간으로 모니터링하는 것이다. 〈표 12.7〉은 개인 노출측정 시 사용하는 기기와 측정대상 오염물질을 제시한 것이다.

이 방법은 개인의 활동패턴, 직업환경, 생활공간의 차이를 반영할 수 있어 개인 맞춤형 노출평가에 매우 유용하다. 예를 들어, 천식을 가진 아동에게 $PM_{2.5}$ 센서를 착용시켜 학교·가정·야외활동 시 초미세먼지 노출수준을 비교하거나, 산업 근로자에게 개인 샘플러를 부착해 벤젠 노출 농도를 측정함으로써 작업환경의 위험도를 평가할 수 있다. 장점으로는 개인별 실생활 행동에 따른 시간·공간적 노출패턴을 정밀하게 파악할 수 있고, 특정 직업군이나 취약집단의 고위험 노출을 조기에 발견할 수 있다는 점을 들 수 있다. 반면 한계

표 12.7. 개인 노출측정 기기별 오염물질과 활용

측정기기	측정대상 오염물질	활용 예시
개인 시료 채취기 (personal air sampler)	미세먼지($PM_{2.5}$, PM_{10}) VOCs, 벤젠 등	가방·의류에 부착하여 외부공기 노출평가
수동 채취기 (passive sampler)	이산화질소, 방사선, 포름알데하이드, 유기용제 등	실내공간·작업환경 평가에 활용
웨어러블 센서 (wearable sensor)	이산화질소, 오존, 일산화탄소, 미세먼지 등	모바일 연동 실시간 측정 가능

점으로는 장기간 착용 시 불편감과 협조도 저하, 기기 유지비용 부담, 대규모 인구집단 연구에는 적용이 어려운 점을 들 수 있다.

최근에는 소형화된 센서 기술의 발전으로, 블루투스 기반 실시간 데이터 전송과 위치정보(GPS) 연동이 가능해져 개인 환경노출의 시공간적 추적(spatiotemporal tracking) 연구가 활발히 이루어지고 있다. 이러한 기술적 진보는 향후 노출평가의 정밀화와 개인 맞춤형 건강관리체계 구축으로 이어질 것으로 기대된다.

3 | 국내외 주요 생체 모니터링 사례

(1) 국민환경보건 기초조사

2009년 이후 3년 단위로 시행되고 있는 국민환경보건 기초조사(Korea National Environmental Health Survey, KoNEHS)는 기후에너지환경부 국립환경과학원이 주관하는 국가 단위 생체 모니터링 사업으로, 전국을 대표하는 성인, 아동 및 청소년 표본에서 혈액·소변 시료를 분석해 중금속(Pb, Hg, Cd, As, Ni, Mn, Se 등), 휘발성유기화합물 대사체(벤젠, 톨루엔 대사체), 프탈레이트(MEHP, MEOHP, MEHHP, MnBP, MBzP, MEP 등), 환경성 페놀류(비스페놀A, 트리클로산, 벤조페논류, 파라벤류 등), 다환방향족탄화수소(1-OHP, 2-naphthol 등), 과불화화합물(PFOS, PFOA, PFHxS, PFNA, PFDA 등), 잔류성 유기오염물질[폴리염화비페닐(PCB), DDT/DDE, 헥사클로로벤젠(HCB), PBDEs 등] 등 다양한 유해화학물질 농도를 정기적으로 측정한다.[11]

모든 참여자에 대해서 노출 관련 정보를 수집하기 위해 설문조사를 실시하며, 소변에서 측정할 수 있는 임상지표를 측정하고 있다. 혈액을 채취하는 청소년과 성인에 대해서는 혈액에서 측정할 수 있는 다양한 임상지표도 함께 측정하고 있다. 또한, 일부 참여자에 대해서는 가정에서 채취한 실내공기와 먼지에서 유해화학물질을 측정한다. 이러한 자료는 국민의 체내 화학물질 노출

---

11 제6기(2024~2026) 조사의 경우 총 71종의 유해물질을 측정하였다.

수준과 변화추세를 파악하고, 취약집단 관리 및 환경보건정책을 수립하는 근거로 활용된다.

(2) 어린이환경보건출생코호트

어린이환경보건출생코호트(Ko-CHENS)는 환경유해인자가 아동의 성장과 발달, 알레르기 질환, 신경인지 및 정서 발달에 미치는 영향을 태아기부터 청소년기까지 장기간 추적 관찰하여 그 인과관계를 규명하는 국가적 연구사업이다. 이 사업은 2015년부터 시작되어 전국적으로 약 7만 명의 임신부와 그 출생아를 대상으로 수행되고 있으며, 대규모 코호트와 상세 코호트의 두 그룹으로 나누어 장기 추적조사가 진행되고 있다.

주요 조사내용은 환경설문조사, 생체시료 검사(혈액, 소변, 모유, 재대혈 등), 성장 및 인지발달 평가, 거주지 실내환경 및 개인 노출측정, 임상검사(피부단자검사, 폐기능검사 등) 등으로 구성된다. 생체시료 분석항목은 중금속, 프탈레이트, 비스페놀 A, 과불화화합물, 잔류성 유기오염물질, 휘발성유기화합물 대사체, 다환방향족탄화수소 대사체 등이다.

(3) 미국 NBP

CDC가 주관하는 전국 규모의 국민건강영양조사(National Health and Nutrition Examination Survey, NHANES)에 기반한 조사인 NBP(National Biomonitoring Program)는 혈액·소변을 통해 중금속, PFAS, 프탈레이트, BPA 등 300여 종의 화학물질을 정기적으로 분석한다. 그 결과는 국민의 환경노출 수준과 만성질환(비만, 당뇨, 심혈관 질환 등)의 연관성을 규명하며 정책을 수립하는 데 활용된다.

(4) 유럽연합 HBM4EU

HBM4EU(Human Biomonitoring for Europe)는 EU 28개국이 공동으로 추진하는 생체 모니터링 협력 프로젝트로, 2017년부터 유럽인의 환경유해물질 노출 수준을 통합적으로 평가하였다. 혈액·소변 등 인체시료를 기반으로 표준화된 분석체계와 국가 간 비교가능한 데이터를 구축하며, 과불화화합물(PFAS), 프탈레이트, 비소, 크롬, 난연제 등 우선 관리물질군을 대상으로 공통 지침과 정도관리(QA/QC) 시스템을 운영하고, 그 결과는 EU 화학물질규제(REACH) 정책, 건강보호 전략 등에 과학적 근거로 활용되도록 하면서, 시민 참여·윤리·데이터 공유를 강조한 모범적 연구협력 모델로 평가되고 있다.

3. 최신 기술과 동향

환경오염물질과 건강문제는 갈수록 복잡해지고 있어, 기존의 단일 매체·단일 물질 중심의 노출평가로는 다경로·다물질 노출을 충분히 설명하기 어렵다. 이에 따라 최근에는 정밀 측정기술, 첨단 데이터 분석기법, 국제표준화를 결합한 차세대 노출평가(next-generation exposure assessment)가 주목받고 있다.

3.1. 차세대 노출평가

노출평가의 신뢰성은 정확한 측정기술에 기반하며, 최근에는 비침습적·실시간·다중지표 측정이 가능하도록 기술이 발전하고 있다.

1 | 비침습적 샘플링

전통적인 노출평가에서는 주로 혈액과 같은 침습적 시료가 사용되었으나, 연구 참여자의 부담을 줄이고 대규모 인구집단 적용을 위해 비침습적 샘플링 기술(non-invasive sampling)이 확산되고 있다. 주로 연구되고 있는 시료는 알데하이드류, 휘발성유기화합물 노출을 평가할 수 있는 호기(breath), 코르티솔(스트레스 호르몬), 금속류를 측정할 수 있는 타액(saliva), 불소(F), 중금속(비소, 카드뮴)을 측정할 수 있는 손톱·발톱, 나트륨, 중금속, 일부 유기화합물을 측정할 수 있는 땀(sweat) 등이다.

2 | 오믹스 기반 바이오마커

최근에는 오믹스(omics) 기술을 활용해 환경노출과 생체반응을 총체적으로 이해하려는 시도가 활발하다. 이는 환경오염물질이 유전자, 단백질, 대사체 수준에서 미치는 영향을 동시에 평가할 수 있게 한다.

메타볼로믹스(metabolomics)는 체내 대사산물의 총체적 분석을 수행하는 것으로, VOCs 노출 후 소변 내 총체적인 대사체 패턴을 관찰하는 연구를 예로 들 수 있다. 프로테오믹스(proteomics)는 총체적인 단백질 발현 및 변형 분석을 수행하는 것으로, 난연제 노출에 따른 염증 단백질 변화를 관찰하는 연구를 예로 들 수 있다. 트랜스크립토믹스(transcriptomics)는 총체적인 mRNA 발현 수준을 평가하는 것으로, 미세먼지 노출과 폐세포반응을 규명하는 연구를 예로 들 수 있다. 후성유전체학(epigenomics)은 DNA 메틸화 등 유전적 발현 조절을 총체적으로 분석하는 것으로, 중금속 노출에 따른 DNA 메틸화 변화를 살펴보는 연구를 예로 들 수 있다.

이와 같은 오믹스 접근법은 기존의 단일 노출지표를 넘어 다중 노출의 복합적 효과를 규명할 수 있으며, 질병의 초기 경고신호(early warning biomarker) 탐색에 활용 가능하다.

3 | 웨어러블 환경센서

IoT[12] 기술의 발전으로 웨어러블 센서 기반의 실시간 노출측정이 가능해지고 있다. 이는 개인 활동패턴과 노출수준을 동시에 기록하여, 개인 맞춤형 노

---

12 Internet of Things(사물인터넷).

출평가를 가능하게 한다. 예를 들어 $PM_{2.5} \cdot PM_{10}$을 측정할 수 있는 휴대형 미세먼지 센서, $CO \cdot NO_2 \cdot O_3 \cdot VOCs$를 측정할 수 있는 가스 센서, 다중 오염물질을 측정할 수 있으며 GPS와 연계할 수 있는 복합 센서, 개인 활동량과 실시간 대기질 측정을 수행할 수 있는 스마트워치 연동형 센서 등이 있다.

 ## 빅데이터와 AI 활용

1 | 노출추정 및 예측 모델링

최근에는 빅데이터와 AI(인공지능)를 활용하여 보다 정밀하고 실시간 예측이 가능한 모델링이 가능해졌다. 다중 요인 기반 노출패턴을 탐지하여 미세먼지, VOCs 농도를 예측할 수 있는 예측머신러닝(ML), 복잡한 비선형 관계를 분석하여 기후변화와 대기오염을 연구하는 딥러닝(DL), 공간적 노출 분포를 시각화하여 도시 단위 오염지도를 작성하는 GIS-AI 통합 모델, 가상도시를 시뮬레이션하여 정책변경 시 노출 감소 효과를 예측하는 디지털 트윈(digital twin) 등이 있다.

2 | 다중노출분석

현대사회에서는 한 사람이 동시에 수십~수백 가지 오염물질에 노출되며, 각각의 상호작용을 이해하는 것이 중요하다. AI는 이러한 복합 데이터를 분석하여 상호작용 패턴을 규명할 수 있다. 베이지안 네트워크(Bayesian network) 모델은 다중노출(mixture exposure) 인자 간의 확률적 관계를 파악할 수 있으며, 노출지수(exposome index)로 다양한 오염물질을 통합한 총체적 노출점수를 산출할 수 있다.

글로벌 차원에서 환경노출 평가와 관리의 일관성을 확보하기 위해 국제표준화와 규제 강화가 이루어지고 있다. 주요 기관별 역할과 활동은 다음과 같다.

- WHO: 환경보건지표 개발 및 국제 가이드라인 제시, WHO 공기질 가이드라인(Air Quality Guidelines)(2021), 화학물질 노출 지침
- US EPA: 미국 내 환경기준 설정 및 위해성평가, IRIS(통합위해성 정보 시스템) 운영
- ECHA: 유럽 내 화학물질 등록·평가·허가·제한(REACH), PFAS, 난연제 등 오염물질 규제
- OECD: 회원국 간 화학물질 정보 공유 및 시험법 표준화, OECD 테스트 가이드라인(Test Guidelines)

국제규제의 최근 흐름은 과불화화합물(PFAS) 전면 규제 강화, 노출평가 데이터의 국제 공유, 환경보건 빅데이터 표준화 등을 들 수 있다. EU는 PFAS를 '영원한 화학물질(forever chemical)'로 지정, 2025년 이후 단계적 사용금지를 추진하고 있으며, 미국도 음용수 중 PFAS 기준치를 강화(2023)하였다. 또한, WHO 주도하에 환경 및 생체 자료의 데이터 표준화 논의가 확대되고 있으며, 국가 단위 데이터를 공유하여 글로벌 환경보건 협력이 강화되고 있다.

1. 노출평가는 특정 유해인자가 인체에 도달하는 경로와 과정을 체계적으로 분석하여, 인체가 실제로 흡수한 양(dose)을 추정하는 과정이다.

2. 노출평가는 건강영향평가나 위해성평가의 기초자료로 활용되며, 환경기준 설정, 위해물질 관리정책 수립, 취약집단 보호대책 마련 등 환경보건정책의 과학적 근거를 제공한다.

3. 노출평가 방법은 간접적인 방법과 직접적인 방법으로 구분할 수 있다. 간접적인 방법은 환경매체 내 오염물질 측정, 설문조사 및 활동패턴 자료, 수학적 모델링이 있고, 직접적 방법은 생체 모니터링과 개인 노출측정이 있다.

4. 국내외 주요 생체 모니터링 사례로는 국민환경보건 기초조사, 어린이환경보건출생코호트, 미국 NBP, 유럽연합 HBM4EU 등을 들 수 있다.

연습문제

1. 노출평가의 주요 목적으로 가장 적절한 것은?

① 환경오염물질의 독성을 규명한다.

② 인체에 유입된 오염물질의 양과 경로를 정량적으로 파악한다.

③ 오염물질의 배출원을 추적한다.

④ 위해성 관리방안을 직접 제시한다.

2. 직접적인 노출평가 방법의 장점으로 가장 알맞은 것은?

① 대규모 인구조사에 용이하다.

② 개인의 실제 노출수준을 정확히 반영한다.

③ 불확실성이 크다.

④ 노출평가 과정이 간단하다.

3. 중금속을 측정하는 장비로 옳은 것은?

① GC-MS   ② LC-MS

③ 분광광도계   ④ ICP-MS

4. 우리나라에서 국민의 환경오염물질 노출수준을 파악하기 위해 수행하는
대표적인 생체 모니터링 사업으로 옳은 것은?

① 국민환경보건 기초조사

② 국가기후변화적응조사

③ 환경통합배출량조사

④ 생활화학제품안전관리조사

정답 | 1.② 2.② 3.④ 4.①

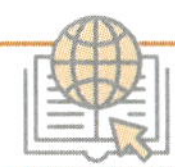

1. 본인이 현재 생활하고 있는 공간(가정, 학교, 직장 등)에서 가장 높은 수준으로 노출되고 있는 화학물질은 무엇인가? 그 물질에 대한 노출을 평가하기 위한 방법을 생각해 보자.

2. 국민환경보건 기초조사를 통해 조사된 우리나라 국민의 혈중 납 농도 자료를 찾아 경시적인 변화추세를 확인해 보자.

참고문헌

대한예방의학회. 《예방의학과 공중보건학》. 2023.
이경무. 《환경보건역학》. 한국방송통신대학교출판문화원. 2025.
지경희. 《환경위해관리를 위한 노출평가》. 동화기술. 2020.
한국직업능력개발원. 〈5장 '인체노출평가'〉. 《위해성관리 NCS 학습모듈》. 2015.
한국환경보건학회. 《환경위해관리》. 신광출판사. 2019.
환경부. 〈제6기 국민환경보건 기초조사 실시… 국민 체내 71종 유해물질 농도 조사〉. 2024.

Kofi Asante-Duah. *Public health rish assessment for human exposure to chemicals*. Springer nature. 2017.

제 13 장

환경독성학

개관

사회가 발전함에 따라 사용하는 화학물질의 수가 급증하였고, 화학물질이 인체 건강과 생태계에 미치는 영향을 연구하는 환경독성학도 발전하고 있다. 이 장에서는 환경독성학의 정의와 범위, 용량-반응평가, 환경오염물질의 독성시험법, 동물대체시험법의 특징과 활용에 대해 살펴본다.

학습목표

1. 환경독성학의 정의와 범위를 설명할 수 있다.
2. 용량-반응평가에 사용되는 방법의 특징과 용어를 설명할 수 있다.
3. 환경오염물질의 독성을 평가하는 시험법의 종류와 특성을 설명할 수 있다.
4. 동물대체시험법의 특징과 활용방법을 설명할 수 있다.

주요용어

환경독성학 | 용량-반응평가 | 무영향관찰농도(NOAEC) | 독성참고치(RfD)
불확실성 계수(UF) | 평가계수(AF) | 독성시험 | 동물대체시험법
정량적 구조-활성 관계(QSAR) | 독성발현경로(AOP)

1. 환경독성학의 역사와 기본 용어

1.1. 환경독성학의 역사

환경독성학(environmental toxicology)은 환경에 존재하는 물리적·화학적·생물학적 유해요인이 인간 건강과 생태계의 건전성에 미치는 부정적 영향을 연구하는 학문이다. 이 분야는 독성학(toxicology), 환경과학(environmental science), 생물학(biology), 화학(chemistry), 컴퓨터 모델링 등 다양한 학문이 융합된 형태로, 인류의 산업화 과정과 궤를 같이하며 발전해 왔다.

환경독성학의 토대가 되는 독성학은 고대부터 인류의 역사와 함께 존재해 왔다. 예를 들어, 고대 사회에서는 독을 사냥에 사용하였고, 그리스-로마 시대에는 전쟁과 정치적 암살에 활용하였다. 중세 이후에는 실험과 관찰을 통해 용량-반응 관계(dose-response relationship, 노출량-반응 관계) 개념이 정립되었고, 19세기 후반 산업혁명 이후 독성학에서 분화된 응용 학문으로서 환경독성학이 형성되기 시작했다. 당시 석탄 연소, 금속제련, 염색산업 등이 급속히 확장되면서 대기와 수질 오염이 심화되었고, 이에 따른 노동자와 지역 주민의 건강피해가 보고되었다. 대표적인 사례로는 1952년 12월 영국에서 발생한 '런던스모그' 사건과 1956년 일본 미나마타시에서 수은중독으로 발병한 '미나마타병'이 있다.

20세기 중반, 환경독성학의 발전을 촉발한 결정적인 계기는 1962년 레이첼 카슨(Rachel Carson)의 저서 《침묵의 봄(*silent spring*)》이었다. 카슨은 농약 DDT(dichloro-diphenyl-trichloroethane)의 무분별한 사용이 생태계와 인체 건강에 장기적 피해를 야기할 수 있음을 경고하였고, 이는 대중과 정책 결정자들에게 환경오염의 심각성을 각인시키는 계기가 되었다. 이후 폴리염화비페닐(polychlorinated biphenyls, PCBs), 납, 석면 등 유해화학물질로 인한 피해 사례가 잇달아 보고되며, 환경오염이 지역 문제를 넘어 전 지구적 보건 위협이라는 인식이 확산되었다.

1970년대 이후, 각국 정부는 환경규제와 함께 환경독성 연구를 제도적으로 뒷받침하기 시작했다. 미국은 1970년 환경보호청(Environmental Protection Agency, EPA)을 설립하고, 1976년 「독성물질관리법(Toxic Substances Control Act, TSCA)」을 제정하여 유통 화학물질을 관리하기 시작했다. 일본 역시 1973년 「화학물질의 심사 및 제조 등의 규제에 관한 법률」을 제정하여 화학물질의 사전심사제도를 도입했다. 이 시기 학문적으로는 환경 중 오염물질의 거동(fate), 생물농축, 생물학적 반응에 관한 실험과 모델 연구가 체계화되었다. 또한 생물지표종(bioindicator)을 이용한 독성평가, 미량 분석기술(예 GC-MS, HPLC)의 발전 등 기술혁신이 연구 확산을 가속시켰다.

1980~1990년대에는 생태독성학(ecotoxicology) 개념이 부각되었다. 이는 개체 수준의 독성 평가를 넘어 개체군, 군집, 생태계 구조와 기능에 대한 영향을 포괄적으로 연구하는 접근이다. 이 시기에는 내분비계 장애물질(endocrine disrupting chemicals, EDCs), 잔류성 유기오염물질(persistent organic pollutants, POPs) 연구가 활발히 진행되었으며, 국제적으로는 2001년 「스톡홀름 협약(Stockholm Convention)」을 통해 POPs 규제가 강화되었다.

21세기 들어 환경독성학은 기후변화와 결합된 독성영향의 변화, 신종 오염물질의 독성영향평가, 혼합 독성의 상호작용, 환경·보건·정책을 연결하는 위해성소통(risk communication) 등 새로운 도전에 직면해 있다. 전통적인 화학분석과 생물학적 독성시험에 더해, 유전체학(genomics, 지노믹스), 단백질체학(proteomics, 프로테오믹스), 대사체학(metabolomics, 메타볼로믹스), 빅데이터 기반의 예측독성학(predictive toxicology) 등이 도입되고 있으며, 다국적 협력 연구와 과학 기반 정책결정이 중요한 과제로 부상하고 있다.

환경독성학의 역사는 오염 사건 → 과학적 규명 → 제도적 대응 → 기술혁신의 순환 속에서 발전해 왔다. 이는 환경문제 해결과정에서 학문과 사회가 상호작용하는 전형적인 모델을 제시하며, 앞으로도 지속가능한 환경과 인류 건강을 위한 핵심적 학문으로서 그 중요성이 더욱 커질 것이다.

1.2. 환경독성학의 기본 용어

환경독성학은 다양한 전문용어를 사용하며, 전문용어의 정확한 이해는 연구 수행과 결과 해석에 필수적이다. 「화학물질 위해성평가의 구체적 방법 등에 관한 규정」(국립환경과학원고시 제2024-67호)에 제시된 주요 용어와 의미를 〈표 13.1〉에 제시하였다.

표 13.1. 환경독성학에서 사용되는 주요 용어와 그 의미

용어	의미
위해성평가 (risk assessment)	유해성이 있는 화학물질이 사람과 환경에 노출되는 경우 사람의 건강이나 환경에 미치는 결과를 예측하기 위해 체계적으로 검토하고 평가하는 것
유해성확인 (hazard identification)	화학물질의 특성, 유해성 및 작용기 등에 대한 연구자료를 바탕으로 화학물질이 사람의 건강이나 환경에 좋지 아니한 영향을 미치는 것을 규명하고 그 증거의 확실성을 검증하는 것
노출평가 (exposure assessment)	환경 중에 화학물질의 정성 및 정량 분석자료를 근거로 화학물질이 인체 또는 기타 수용체 내부로 들어오는 노출수준을 추정하는 것
생체지표 (biomarker)	화학물질의 노출과 관련하여 생체 내에서 측정된 화학물질을 말하거나, 화학물질의 대사체 또는 그 화학물질이 특정 분자나 세포와 작용하여 생성된 화학물질
내부용량 (internal dose)	노출된 화학물질이 생체 내로 흡수된 노출량
용량-반응평가 (dose-response assessment, 노출량-반응평가)	환경유해인자에 대한 수용체의 노출수준과 이에 따른 인체 및 생태에 미치는 영향의 상관성을 규명하는 것
위해도결정 (risk characterization)	노출평가와 용량-반응평가 결과를 바탕으로 화학물질의 노출에 의한 정량적인 위해수준을 추정하고 그 불확실성을 제시하는 것
수용체 (receptor)	화학물질로 인해 영향을 받을 수 있는 생태계 내의 개체군 또는 해당 종
생물농축 (bioconcentration)	생물의 조직 내 화학물질의 농도가 환경매체 내에서의 농도에 비해 상대적으로 증가하는 것
생물확장 (biomagnification)	화학물질이 생태계의 먹이연쇄를 통해 그 물질의 농도가 포식자로 갈수록 증가하는 것

용어	의미
발암성 (carcinogenicity)	화학물질이 암을 유발하거나 암의 유발을 증가시키는 성질
역치(threshold)	그 수준 이하에서 유해한 영향이 발생하지 않을 것으로 기대되는 용량
무영향관찰용량/무영향관찰농도 (no observed adverse effect level, NO(A)EL)/(no observed (adverse) effect concentration, NO(A)EC)	용량-반응평가에서 노출집단과 적절한 무처리 집단 간 악영향의 빈도나 심각성이 통계적으로 또는 생물학적으로 유의한 차이가 없는 노출량 또는 농도
최소영향관찰용량/최소영향관찰농도(lowest observed adverse effect level, LO(A)EC)/(lowest observed (adverse) effect concentration, LO(A)EC)	용량-반응평가에서 노출집단과 적절한 무처리 집단 간 악영향의 빈도나 심각성이 통계적으로 또는 생물학적으로 유의성 있는 증가를 보이는 노출량 중 처음으로 관찰되기 시작하는 가장 최소의 노출량 또는 농도
기준용량 (benchmark dose, BMD)	독성영향이 대조집단에 비해 특정 증가분(예 5%, 10%)이 발생했을 때 이에 해당되는 노출량을 추정한 값
기준용량하한값 (BMD lower bound, BMDL)	용량-반응 모형에서 추정된 기준용량 신뢰구간의 하한값
노출한계 (margin of exposure, MOE)	무영향관찰용량(NOAEL), 예측무영향농도(PNEC) 또는 기준용량하한값(BMDL)을 노출수준으로 나눈 비율
독성참고치 (reference dose; RfD), (reference concentration; RfC)	- 화학물질이 인체에 유입되었을 경우 유해한 영향이 나타나지 않는다고 판단되는 노출량 또는 농도 - 내용일일섭취량(TDI), 일일섭취허용량(ADI), 잠정주간섭취허용량(PTWI), 흡입독성참고치(RfC) 값도 충분한 검토를 거쳐 RfD와 동일한 개념으로 사용할 수 있음
외삽 (extrapolation)	관찰할 수 없는 저농도 화학물질의 위해수준을 관찰가능한 범위로부터 추정하는 것
불확실성 계수/평가계수 (uncertainty factor, UF)/ (assessment factor, AF)	화학물질의 독성에 대한 실험결과를 외삽하거나 민감한 대상까지 적용하기 위한 임의적 보정값
예측무영향농도(predicted no effect concentration, PNEC)	생태계에 서식하는 생물에게 유해한 영향이 나타나지 않는다고 예측되는 농도
우수실험실 운영규정(good laboratory practice, GLP)	- 시험기관에서 행해지는 시험의 계획, 실행, 점검, 기록, 보고되는 체계적인 과정과 이와 관련된 전반적인 사항을 규정한 것 - 경제협력개발기구에서 정한 GLP를 원칙으로 함
독성종말점 (endpoint)	화학물질의 위해성과 관련된 특정한 독성을 정성 및 정량적으로 표현한 것

용어	의미
유해지수 (hazard quotient, HQ)	화학물질의 위해도를 표현하기 위해 인체 노출량을 RfD로 나누거나 PEC를 PNEC로 나눈 수치
종민감도분포 (species sensitivity distribution, SSD)	특정 화학물질에 대한 독성반응 및 스트레스에 대한 생물종간 민감도, 다양성을 나타내는 누적분포
발암잠재력 (carcinogenic slope factor, CSF)	– 평균 체중의 건강한 성인이 화학물질의 단위 노출량으로 오염된 환경매체(물, 공기, 식품 등)를 기대수명 기간 동안 접촉하였을 경우, 그로 인해 발생할 수 있는 초과발암확률의 95% 상한값 – 저농도 노출 시 암 발생과의 직선 상관식의 기울기
초과발암확률 (excess cancer risk, ECR)	일정 크기의 집단 내에서 발암위해도를 초과하는 경우의 수

2. 용량-반응 관계

2.1. 용량의 단위

환경독성학에서는 화학물질이 생물체나 환경에 미치는 영향을 정량적으로 평가하기 위해 다양한 용량 단위를 사용한다. 가장 일반적인 단위는 mg/kg으로, 실험동물 연구에서 시험생물의 체중 대비 물질의 투여량을 나타낼 때 사용한다. 수중 생태독성 연구에서는 μg/L, ng/L와 같은 농도 기반 단위를 사용한다. 대기 중 노출을 평가할 때에는 mg/m^{3}나 부피비(parts per million, ppm) 같은 단위를 자주 사용한다.

특정 상황에서는 독성 영향을 표준화하기 위해 특별한 단위가 사용된다. 예를 들어, 반수치사량(median lethal dose, LD$_{50}$) 또는 반수치사농도(median lethal concentration, LC$_{50}$)는 전체 실험동물 개체의 50%를 치사시키는 물질의 용량 또는 농도를 의미하며, 물질의 급성독성을 비교하는 데 사용된다. 무영향관찰용량(NOAEL), 무영향관찰농도(NOAEC)는 동물실험에서 부작용이 나타나지 않는 최대 용량 또는 농도를 의미하며, 최소영향관찰용량(LOAEL), 최소영향관찰농도(LOAEC)는 동물실험에서 부작용이 나타나는 최소 용량 또는 농도를 의미한다. 이러한 단위는 물질의 만성독성을 비교하는 데 사용되며, 독성참고치(RfD) 또는 예측무영향농도(PNEC)를 설정하는 데 중요한 역할을 한다.

2.2. 용량-반응 관계 곡선

환경독성학에서 용량-반응 관계(dose-response relationship)는 독성물질의 투여량이 생물학적 반응 크기와 어떻게 연관되는지를 나타낼 뿐만 아니라, 해당 물질이 생물체에 영향을 일으키기 시작하거나 더 이상 영향을 일으키지 않는 '문제가 되는 용량'을 규명하기 위한 핵심 도구이다. 이러한 용량을 파악함으로써 안전한 노출수준과 위해수준을 구분할 수 있다.

일반적으로 화학물질을 투여한 실험동물의 민감도는 일정한 분포를 따르는데, 이를 시각화한 것이 정규분포 곡선(normal distribution curve)이다. 실험동물에 투여한 화학물질의 용량을 x축, 관찰된 영향의 빈도수를 y축으로 나타내면 종 모양(bell-shaped)의 곡선이 그려진다. 정규분포 곡선은 동일한 종의 개체들이 동일한 물질에 노출될 때 일부는 독성물질에 대한 민감성(sensitivity)이 크며, 다수는 중간 수준의 반응을 보임을 설명한다.

정규분포 곡선을 기반으로 누적 용량-반응 곡선(cumulative dose-response curve)을 작성할 수 있다. 이는 특정 용량 이상에서 반응을 보이는 개체의 비율을 누적하여 표현한 것으로, 일반적으로 S자형(sigmoidal) 곡선을 나타낸다. 이 곡선을 통해 반수치사량(LD_{50}), 반수치사농도(LC_{50}), 반수영향농도(median effective concentration, EC_{50})와 같은 지표를 쉽게 도출할 수 있다.

그러나 S자형 누적 용량-반응 곡선은 분석과 해석이 다소 복잡할 수 있어 이를 직선 형태로 변환한 것이 확률 곡선(probit curve)이다. 프로비트 분석에서는 반응비율을 확률 단위(probit unit)로 변환하여 y축에 표시하고, 용량이나 농

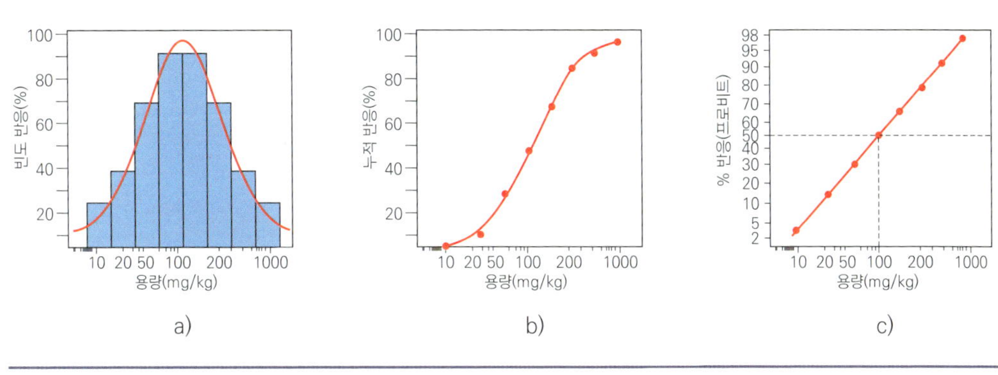

그림 13.1. a) 정규분포 곡선, b) 누적 용량-반응 곡선, c) 확률 곡선의 예

화학물질 정보 수집

↓

유해성확인(hazard identification)

↓

독성시험 수행(in vivo, in vitro, in silico)

↓

용량-반응평가(dose-response assessment, 노출량-반응평가)
  └ 반수치사량(LD$_{50}$), 반수영향농도(EC$_{50}$) 등 독성지표 산출
  └ 독성시작값(POD: NOAEL, LOAEL, BME 등) 도출

↓

독성참고치 산출(RfD, RfC)
  └ 보정된 POD/ 평가계수(AF) 적용
  └ 인체 위해평가 기준값 설정

↓

생태계 영향평가(PNEC 산출)
  └ 결정론적 방법(NOAEC/AF)
  └ 확률론적 방법(HC$_5$/AF)

↓

노출평가(exposure assessment)
  └ 환경매체(공기, 물, 토양 등) 중 농도 산정
  └ 인체 또는 생물체 내 내부용량 추정

↓

위해도결정(risk characterization)
  └ 인체: HQ = 노출량 / RfD
  └ 생태계: HQ = PEC / PNEC

↓

위해관리 및 소통(risk management & communication)

그림 13.2. 위해성평가의 한 과정 중 용량-반응평가

도를 로그값으로 변환하여 x축에 배치한다. 이 경우 자료가 직선에 가까워지므로 통계적 해석이 쉬워지고, 반수치사량(LD_{50}), 반수치사농도(LC_{50}), 반수영향농도(EC_{50}) 등의 독성지표를 더욱 정밀하게 추정할 수 있다.

노출량-반응 관계를 파악하는 이유는 단순히 독성의 강도를 비교하기 위한 것이 아니라, 부작용이 발생하지 않는 안전한 용량(NOAEL)과 영향을 일으키기 시작하는 최소 용량(LOAEL)을 구별함으로써 '문제가 되는 용량'을 과학적으로 결정하기 위함이다. 실험에서 도출된 NOAEL, LOAEL, EC_{50} 등의 값은 평가계수(AF)를 적용하여 인체 또는 생태계의 안전기준인 독성참고치(RfD)나 예측무영향농도(PNEC)를 산정하는 근거가 된다. 산정된 기준값은 노출평가를 통해 추정된 실제 노출수준과 비교되어 위해도를 판단하는 데 사용된다(그림 13.2).

2.3. 독성참고치 산출

독성참고치(RfD)는 화학물질이 인체에 유입되었을 경우 유해한 영향이 나타나지 않는다고 판단되는 노출량을 의미하며, 용량-반응평가에서의 시험동물 및 인체역학 연구자료를 기반으로 도출한다. 급성독성(경구, 경피, 흡입), 반복투여독성(설치류 28일, 90일 독성 등), 유전독성(*in vitro* 박테리아 내 유전자 돌연변이, 염색체이상, 시험동물을 이용한 유전독성 등), 발암성, 생식발달독성, 기타독성(피부 및 눈 자극성/부식성, 최기형성독성, 신경독성, 면역독성 등)에 해당되는 자료를 수집한 후, 연구의 설계와 수행 과정이 적절한지 검토한다. 우수실험실 운영규정(GLP)을 준수하거나, 국제적으로 공인된 시험법[예 경제협력개발기구(OECD) 테스트 가이드(test guideline)]에 따라 생산된 독성자료는 자료의 신뢰도가 높으므로 독성참고치를 산출하는 독성시작값(point of departure, POD)으로 선정될 수 있다.

독성시작값은 아주 낮은 농도에서 독성이 시작되는 지점을 의미하며, 무영향관찰용량(NOAEL), 무영향관찰농도(NOAEC), 최소영향관찰용량(LOAEL),

표 13.2. A 화학물질의 일반인 경구노출에 대한 독성참고치 산출 예시

구분		값(일반인-경구 노출)
독성시작값(POD) 결정	독성시작값 선정	A 화학물질의 랫드를 활용한 경구반복투여독성 13주 NOAEL 100mg/kg bw/day
	적절한 시작값으로 보정	흡수율(기본값): 50/50 – 랫드의 경구흡수율: 50% – 사람의 경구흡수율: 50%
	보정된 독성시작값	$100 \times (50/50) = 100$mg/kg bw/day
평가계수 적용	종간 다양성	2.5×4 (랫드 → 사람)
	종내 다양성	10(일반인)
	노출기간	2(아만성 → 만성)
	전체 평가계수(AF)	$(2.5 \times 4) \times 10 \times 2 = 200$
독성참고치(RfD)		100/200 = 0.5mg/kg bw/day

표 13.3. A 화학물질의 일반인 흡입노출에 대한 독성참고치 산출 예시

구분		값(일반인-흡입노출)
독성시작값 (POD) 결정	독성시작값 선정	A 화학물질의 랫드를 활용한 흡입반복투여독성 13주 NOAEC 100mg/m^3
	적절한 시작값으로 보정	흡수율(기본값): 100/100 – 랫드의 흡입흡수율: 100% – 사람의 흡입흡수율: 100% 노출기간: $6/24 \times 5/7$ – 실험조건: 6시간/일, 5일/주 – 일반인 노출 조건: 24시간/일, 7일/주 호흡량: 20/20 – 24시간 일반인 호흡량: 20m^3 – 표준 노출시간 일반인 호흡량: 20m^3
	보정된 독성시작값	$100 \times (100/100) \times (6/24) \times (5/7) \times (20/20) = 17.85$mg/m^3
평가계수 적용	종간 다양성	2.5
	종내 다양성	10(일반인)
	노출기간	2(아만성 → 만성)
	전체 평가계수(AF)	$2.5 \times 10 \times 2 = 50$
독성참고치(RfC)		$17.85/50 = 0.35$mg/m^3

최소영향관찰농도(LOAEC), 기준용량(BMD), 기준용량하한값(BMDL) 등을 활용할 수 있다. 노출기간이 길고 신뢰도가 높은 독성시작값이 선정되면 흡수율, 노출기간, 호흡량 등을 고려해 적절한 시작값으로 보정한다(표 13.2, 표 13.3). 종간 다양성, 종내 다양성, 노출기간, 용량-반응 관계 등을 위한 평가계수(AF)는 〈표 13.4〉를 참고할 수 있다. 독성참고치(RfD, RfC)는 보정된 독성시작값(POD)을 적절한 평가계수(AF)로 나누어 산출한다(식 13-1).

$$\text{독성참고치}(RfD,\ RfC) = \frac{\text{보정된 독성시작값}(POD)}{\text{평가계수}(AF)} \qquad \text{(식 13-1)}$$

표 13.4. 독성참고치에 사용되는 평가계수 기본값

평가계수		전신독성	국소독성
종간 (interspecies)	• 체중당 대사율의 차이에 대한 보정(상대성장)		
	– 랫드	4	–
	– 마우스	7	–
	– 햄스터	5	–
	– 기니피그	3	–
	– 토끼	2.4	–
	– 원숭이	2	–
	– 개	1.4	–
	• 다른 차이점에 대한 보정	2.5	1(피부, 위장관), 2.5(호흡기)
종내 (intraspecies)	• 작업자	5	5
	• 일반인	10	10
노출기간 (exposure duration)	• 아급성 → 아만성	3	3
	• 아만성 → 만성	2	2
	• 아급성 → 만성	6	6
용량-반응 관계 (dose-response)	• 용량-반응 관계의 신뢰성		
	– LOAEL로 산출	3~10	1
	– NOAEL로 산출	≥1	≥1
전체 자료의 품질 (quality of whole database)	• 사용가능한 자료의 완결성	≥1	≥1
	• 대체 자료의 신뢰성	≥1	≥1

자료: *Guidance on Information Requirements and Chemical Safety Assessment*(ECHA, 2012)를 참고하여 저자 재작성

예측무영향농도(PNEC)는 환경 중 화학물질이 생태계에 서식하는 생물에게 유해한 영향이 나타나지 않는다고 예측되는 농도를 의미하며, 용량-반응평가에서의 급·만성 독성값을 이용해 도출한다. 「화학물질 위해성평가의 구체적 방법 등에 관한 규정」(국립환경과학원고시 제2024-67호)에서는 확보된 독성자료의 질과 양에 따라 두 가지 방법(결정론적 방법, 확률론적 방법)을 제시한다(표 13.5).

표 13.5. 예측무영향농도를 산출하기 위한 결정론적 방법과 확률론적 방법의 비교

결정론적 방법	확률론적 방법
가장 민감한 종의 독성값 사용	모든 분류군의 독성값 사용
평가계수(AF) 사용	종민감도분포(SSD) 이용
불확실성이 높음	많은 정보가 제공되어 불확실성이 낮음
적어도 하나의 종에 대한 독성값이 있으면 사용 가능	자료 요구사항이 까다로움 (한국: 4개 분류군에서 최소 5종 이상) (EU: 8개 분류군에서 10~15개 만성 자료)
가용한 독성자료에 따라 평가계수(AF) 10~1,000 적용	가용한 독성자료에 따라 평가계수(AF) 1~5 적용

결정론적 방법은 가용한 독성정보가 부족하거나 민감군을 보호하기 위한 보수적인 값을 산출할 때 사용한다. 급성독성 종말점[예 반수치사농도(LC_{50}), 반수영향농도(EC_{50})]과 만성독성 종말점[예 무영향관찰농도(NOAEC), 최소영향관찰농도(LOAEC)]의 독성값 중 가장 민감한 독성값을 평가계수(표 13.6)로 나누어 예측무영향농도(PNEC)를 산출한다(식 13-2). 평가계수(AF)는 각 영양 단계(조류 1단계, 물벼룩 2단계, 어류 3단계)별로 존재하는 급·만성 독성값의 수에 따라 10에서 1,000까지 차등 부여한다.

$$PNEC = \frac{Lowest\,L(E)C_{50} \text{ 또는 } NOAEC}{AF} \qquad \text{(식 13-2)}$$

표 13.6. 이용가능한 독성자료 수에 따른 평가계수

이용가능한 독성자료	평가계수
급성독성값 1개(1개 영양단계)	1,000
급성독성값 3개(3개 영양단계 각각)	100
만성독성값 1개(1개 영양단계)	100
만성독성값 2개(2개 영양단계 각각)	50
만성독성값 3개(3개 영양단계 각각)	10

자료: 「화학물질 위해성평가의 구체적 방법 등에 관한 규정」(국립환경과학원고시 제2024-67호)

확률론적 방법은 가용한 만성독성자료가 충분할 때(표 13.7) 종민감도분포(species sensitivity distribution, SSD)를 이용하여 '특정한 %의 생물종을 보호하기 위한 농도(x% hazardous concentration, HCx)'를 산출하고, 요건에 따라 추가 평가계수(AF)를 적용하여 예측무영향농도(PNEC)를 산출한다(식 13-3). 일반적으로 HCx는 만성 노출 시 5%의 생물종이 영향을 받을 수 있는 농도(즉 95%의 생물종을 보호할 수 있는 농도)로 HC_5를 사용한다. 평가계수(AF)는 독성자료가 충분한 경우 1, 독성자료가 충분하지 않거나 대표성이 부족할 경우 최대 5까지 적용할 수 있다.

$$PNEC = \frac{HC_5}{AF} \qquad \text{(식 13-3)}$$

표 13.7. 종민감도분포 이용을 위한 최소 자료요건

구분	최소 자료요건
물	4개 분류군에서 최소 5종 이상 (조류, 무척추동물*2, 어류 등) *갑각류, 연체류 등
토양	4개 분류군에서 최소 5종 이상 (미생물, 식물류, 톡토기류, 지렁이류 등)
퇴적물	4개 분류군에서 최소 5종 이상 (미생물, 빈모류, 깔따구류, 단각류 등)

자료: 「화학물질 위해성평가의 구체적 방법 등에 관한 규정」(국립환경과학원고시 제2024-67호)

3.1.　담수조류 생장저해시험

경제협력개발기구(OECD) 테스트 가이드 201(담수조류 및 시아노박테리아의 생장저해시험) 등에 따라 담수조류 생장저해시험을 수행할 수 있다. 담수조류는 급성·만성독성시험의 노출기간이 동일(일반적으로 72시간)하며, 조류의 생장률에 미치는 시험물질의 반수영향농도(EC_{50})는 급성독성의 지표로, 무영향관찰농도(NOAEC), 최소영향관찰농도(LOAEC), 10% 영향농도(EC_{10})는 만성독성의 지표로 활용한다. 시험에 적합한 조류는 녹조류(green algae), 규조류(diatoms), 남조류(cyanobacteria)이며, 각 시험종과 초기 투여 농도를 〈표 13.8〉에 제시하였다.

표 13.8. 담수조류 급·만성독성시험에 이용하는 시험종과 초기 투여 농도

분류군	시험종	초기 투여 농도
녹조류	*Pseudokirchneriella subcapitata*	$5 \times 10^3 - 10^4 cell/mL$
	Desmodesmus subspicatus	$2 - 5 \times 10^3 cells/mL$
규조류	*Navicula pelliculosa*	$10^4 cells/mL$
남조류	*Anabaena flos-aquae*	$10^4 cells/mL$
	Synechococcus leopoliensis	$5 \times 10^4 - 10^5 cells/mL$

3.2.　물벼룩류 급·만성독성시험

OECD 테스트 가이드 202(*Daphnia* spp. 급성 유영저해 독성시험), 테스트 가이드 211(*Daphnia magna* 번식독성시험) 등에 따라 물벼룩류 급·만성독성시험을

표 13.9. 대표적인 물벼룩류 급·만성독성시험의 원리

분류	급성독성시험	만성독성시험
노출시간	• 48시간	• 21일: 3회 산란(brood) 이상
먹이 공급	• 먹이 미공급	• 매일 먹이 공급
종말점	• 유영저해의 EC_{50} • 생존의 LC_{50}	• 생존, 번식, 성장의 EC_{10}, EC_{50}, NOAEC, LOAEC
대조군 생존율	• 90% 이상	• 80% 이상

수행할 수 있다(표 13.9). 유영저해(immobilization)는 시험용기를 용기 내 용액이 교반되도록 가볍게 흔든 후 15초 이내에 물벼룩 더듬이의 움직임에 상관없이 물벼룩이 유영하지 못하는 것을 의미한다. 급성독성시험은 주로 48시간 노출 후 반수영향농도(EC_{50})를 산출하는 것을 목적으로 하며, 만성독성시험은 비치사 농도에 만성(물벼룩류 생애주기에 따라 다르며 *Daphnia magna*는 21일 노출)적으로 노출시킨 후, 성장, 번식 등에 대한 무영향관찰농도(NOAEC), 최소영향관찰농도(LOAEC), 10% 영향농도(EC_{10})를 산출하는 것을 목적으로 한다.

3.3. 어류 급·만성 독성시험

OECD 테스트 가이드 203(어류 급성독성시험), 테스트 가이드 210(어류 초기 생장 단계 독성시험), 테스트 가이드 236(어류 배아 급성독성시험) 등에 따라 어류 급·만성 독성시험을 수행할 수 있다(표 13.10). 급성독성시험은 주로 96시간 노출 후 반수치사농도(LC_{50})를 산출하는 것을 목적으로 하며, 만성독성시험은 비치사 농도에 만성(어류 생애주기에 따라 다르나 일반적으로 28일 이상을 의미)적으로 노출시킨 후, 성장, 번식 등에 대한 무영향관찰농도(NOAEC), 최소영향관찰농도(LOAEC), 10% 영향농도(EC_{10})를 산출하는 것을 목적으로 한다. 각 테스트 가이드에는 타당성 기준(validity criteria)이 제시되어 있으며, 이 기준을 만족하지 않을 때는 재시험을 수행한다.

OECD 테스트 가이드	원리
203 (어류 급성독성시험)	• 2차 성징(sexual maturity)에 도달하기 전인 어류를 시험물질에 96시간 노출함. • 24, 48, 72, 96시간에 치사율을 기록하여 어류의 50%를 치사시키는 농도(LC_{50})를 구함. • 노출기간(96시간)에는 먹이를 주지 않음.
210 (어류 초기 생장단계 독성시험)	• 수정란부터 치어가 될 때까지(시험종에 따라 다르며 부화 후 28~60일까지) 시험물질에 노출한 후 부화율, 치어의 치사율, 체장, 습중량, 기형 등을 기록함. • 생존과 성장에 대한 무영향관찰농도(NOAEC), 최소영향관찰농도(LOAEC), 영향농도(ECx)를 구함.
236 (어류 배아 급성독성시험)	• 수정란을 96시간 화학물질에 노출함. • 24, 48, 72, 96시간에 치사율을 기록하여 어류의 50%를 치사시키는 농도(LC_{50})를 구함. • 치사지표로 수정란 응고, 체절 형성 결여, 꼬리가 난황낭에서 분리되지 않음, 심박동 결여, 부화 여부, 치어의 치사 여부를 기록함. • 노출기간(96시간)에는 먹이를 주지 않음.

4. 비동물시험법의 활용

4.1. 정량적 구조-활성 관계를 활용한 예측독성

정량적 구조-활성 관계(quantitative structure-activity relationship, QSAR)는 화학물질의 분자구조적 특성과 그에 따른 생물학적 활성이나 독성 간의 상관관계를 수학적·통계적 모델로 표현하는 기법이다. 즉, 물질의 물리화학적 특성(예 지용성, 극성, 전하 분포, 분자량 등)과 독성영향 간의 상관관계를 정량적으로 규명하여, 실험을 수행하지 않아도 새로운 화학물질의 독성을 예측할 수 있게 한다. 이러한 방법은 특히 동물실험을 최소화하거나 대체할 수 있는 비동물시험법으로 주목받고 있으며, 신속하고 경제적으로 독성정보를 얻을 수 있다는 장점이 있다.

   정량적 구조-활성 관계 기반 예측을 위해 다양한 프로그램이 개발되어 있으며, 그중 대표적인 것이 생태학적 구조-활성 관계(Ecological Structure-Activity Relationships, ECOSAR)이다. ECOSAR는 미국 환경보호청(EPA)에서 개발한 소프트웨어로, 화학물질의 구조에 기초하여 수서생물(예 조류, 물벼룩류, 어류)에 대한 급성 및 만성독성을 예측할 수 있다. 이 프로그램은 신규 화학물질의 환경유해성평가 시 사전심사 단계에서 유용하게 활용되며, 실험자료가 부족한 화학물질에 대한 예측도구로 널리 사용되고 있다. 이외에 정량적 구조-활성 관계를 활용한 프로그램은 〈표 13.11〉과 같다.

표 13.11. 정량적 구조-활성 관계를 활용하는 프로그램

프로그램	설명
Ecological Structure-Activity Relationships(ECOSAR)	• 미국 환경보호청에서 개발 • 수서생물(조류, 물벼룩류, 어류)의 급·만성 독성 예측
Toxicity Estimation Software Tool(T.E.S.T.)	• 미국 환경보호청에서 개발 • 수서생물(조류, 물벼룩류, 어류)의 급성독성과 생물농축, 랫드 경구 급성독성, 유전독성 예측
OECD QSAR ToolBox	• OECD에서 개발 • 급성독성, 피부 자극성/부식성, 눈 자극성/부식성, 피부 과민성, 유전자 돌연변이, 포유류 염색체이상 예측
Deductive Estimate of Risk from Existing Knowledge (Derek®)	• 영국 데렉 넥서스(Derek Nexus)사에서 개발 • 피부 자극성/부식성, 눈 자극성/부식성, 피부과민성, 반복투여독성, 유전자 돌연변이, 포유류 염색체이상, 생식독성 등을 예측
Toxicity Prediction by Komputer Assisted Technology (TOPKAT®)	• 미국 디스커버리 스튜디오(Discovery Studio)사에서 개발 • 발암성, 변이원성, 발달독성, 급성독성, 피부과민성 등을 예측
Danish QSAR Database	• 덴마크 환경보호청(Danish EPA)에서 개발 • 수서생물(조류, 물벼룩류, 어류)의 급성독성, 설치류 급성독성, 피부 자극성/부식성, 피부과민성, 유전자 돌연변이, 포유류 염색체이상, 생식독성 등을 예측

독성발현경로(adverse outcome pathway, AOP)는 분자수준의 초기현상(molecular initiating event, MIE)을 주요 현상(key event, KE)과 눈으로 직접 관찰할 수 있는 최종 단계의 건강영향(adverse outcome, AO)까지 모든 기전을 묘사한 생물학적 지도를 의미한다. OECD에서는 동물 대체시험법을 이용한 분자수준의 지표를 위해성평가와 같은 환경규제정책에 활용할 수 있도록 하는 프레임워크로 독성발현경로 개념을 제시하였다. 또한, 독성발현경로 및 시험관내(in vitro) 시험법, 인 실리코(in silico) 시험법을 통합하여 독성 영향을 예측할 수 있는 통합시험평가접근법(integrated approaches to testing and assessment, IATA)을 제시하였다.

요약

1. 환경독성학(environmental toxicology)은 환경 중으로 배출되는 다양한 오염물질이 인체 건강과 생태계 건전성에 미치는 해로운 영향을 정량적으로 분석하고, 독성의 기전 및 영향인자 등을 연구하는 학문이다.

2. 용량-반응 관계(dose-response relationship)를 시각화하여 정규분포 곡선, 누적 용량-반응 곡선, 확률 곡선으로 나타낼 수 있다. 독성참고치(RfD, RfC)는 보정된 독성시작값(POD)을 적절한 평가계수(AF)로 나누어 산출한다. 예측무영향농도(PNEC)는 확보된 독성자료의 질과 양에 따라 결정론적 또는 확률론적 방법으로 산출한다.

3. 담수조류, 물벼룩류, 어류의 급·만성독성시험 지침에 따라 환경오염물질의 급·만성독성시험 결과를 확보할 수 있다. 급성독성의 지표로 반수치사농도(LC_{50}), 반수영향농도(EC_{50}), 만성독성의 지표로 무영향관찰농도(NOAEC), 최소영향관찰농도(LOAEC), 10% 영향농도(EC_{10}) 등을 사용한다.

4. 정량적 구조-활성 관계(QSAR)를 활용해 화학물질의 독성을 예측할 수 있으며, ECOSAR, T.E.S.T., OECD QSAR ToolBox 등의 프로그램이 개발되어 있다. 최근 독성발현경로(AOP), 시험관 내(in vitro) 시험법, 인 실리코(in silico) 시험법을 통합하여 독성영향을 예측할 수 있는 통합시험평가 접근법(IATA)이 제시되면서 비동물시험법의 활용이 증가하고 있다.

연습문제

1. 다음 그림은 화학물질 A와 B의 확률 곡선과 누적 용량−반응 곡선을 나타낸 것이다. 다음 설명 중 옳지 <u>않은</u> 것은?

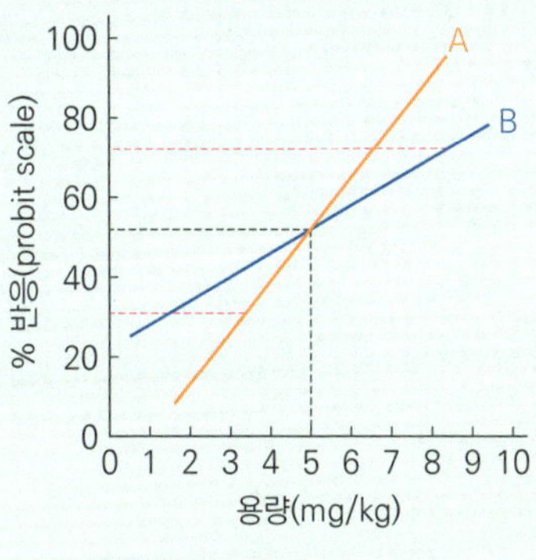

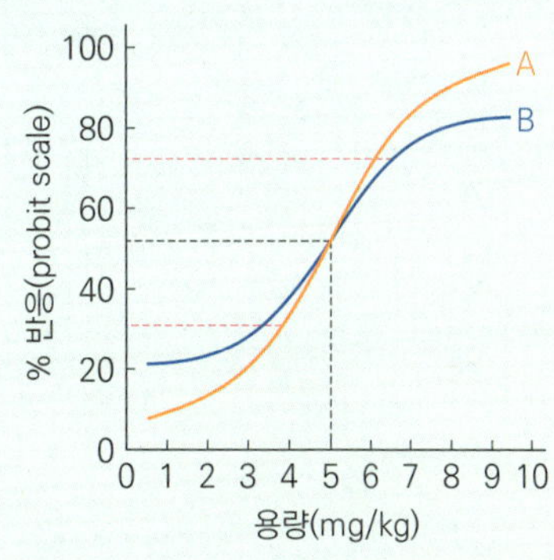

① A 물질과 B 물질의 반수영향용량(ED_{50})은 5mg/kg으로 동일하다.

② A 물질의 70% 영향용량(ED_{70})은 B 물질의 70% 영향용량(ED_{70})보다 작다.

③ B 물질의 30% 영향용량(ED_{30})은 A 물질의 30% 영향용량(ED_{30})보다 작다.

④ A 물질과 B 물질은 같은 물질이다.

2. A 화학물질의 마우스를 이용한 흡입 반복투여독성(13주, 6시간/일, 5일/주) 시험 결과, 최소영향관찰농도(LOAEC)가 100mg/m³였다. 이 독성시작값(POD)을 적절한 시작값으로 보정한 후, 평가계수를 적용해 작업자를 대상으로 한 흡입 독성참고치(RfC)를 산출하시오.

3. A 화학물질의 생태독성시험 결과를 정리한 표이다. 결정론적 방법으로 활용한 예측무영향농도(PNEC)로 <u>옳은</u> 것은?

분류군	생물종	시험기간/종말점	시험종류	농도(mg/L)
담수조류	*P. subcapitata*	72시간/생장저해 EC_{50}	급성	10
담수조류	*P. subcapitata*	72시간/생장저해 NOAEC	만성	0.5
물벼룩류	*D. pulex*	48시간/유영저해 EC_{50}	급성	70
물벼룩류	*D. pulex*	7일/번식 NOAEC	만성	0.8
물벼룩류	*D. magna*	48시간/유영저해 EC_{50}	급성	60
물벼룩류	*D. magna*	21일/번식 NOAEC	만성	0.4
어류	*D. rerio*	96시간/생존 LC_{50}	급성	5
어류	*P. promelas*	96시간/생존 LC_{50}	급성	3

① 0.0008   ② 0.008

③ 0.004   ④ 0.04

4. 정량적 구조–활성 관계(QSAR)를 활용하여 미국 환경보호청(US EPA)에서 개발하였으며, 수서생물(담수조류, 물벼룩류, 어류)의 급·만성독성을 예측할 수 있는 프로그램으로 <u>옳은</u> 것은?

① Danish QSAR database

② Derek

③ Ecological Structure Activity Relationships(ECOSAR)

④ OECD QSAR Toolbox

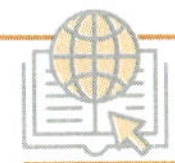

더 생각해 보기

1. 저서(sediment), 토양(soil) 환경에 서식하는 생물을 이용한 독성시험법의 종류와 특징을 알아보자.

2. 독성시험자료를 통해 도출된 독성참고치(RfD, RfC)와 예측무영향농도(PNEC)가 위해성평가에 어떻게 활용되는지 알아보자.

참고문헌

「화학물질 위해성평가의 구체적 방법 등에 관한 규정」(국립환경과학원고시 제 2024-67호).

ECHA. "Chapter R.8: Characterisation of Dose [Concentration]-Response for Human Health." *Guidance on Information Requirements and Chemicals Safety Assessment*. ECHA, Helsinki, Finland. 2012.

제 14 장

환경역학

개 관

제13장에서는 환경에서 노출될 수 있는 유해화학물질이 인체 건강과 생태계에 미치는 해로운 영향을 연구하는 방법으로서 환경독성학에 대해 알아보았다. 이 장에서는 유해화학물질을 포함한 환경에서 노출될 수 있는 위험요인과 인체 건강 간의 연관성을 평가하는 또 다른 연구방법으로서 환경역학에 대해 살펴본다.

학습목표

1. 역학 및 환경역학의 개념을 설명할 수 있다.
2. 코호트 연구, 환자-대조군 연구, 단면연구의 장단점을 비교하여 설명할 수 있다.
3. 역학 연구에서 관찰된 연관성을 비판적으로 평가하며 인과관계의 가능성을 판단할 수 있다.

주요용어

역학 | 기술역학 | 분석역학 | 환경역학 | 위험요인 | 코호트 연구
환자-대조군 연구 | 단면연구 | 무작위 오류 | 계통적 오류 | 바이어스
선택 바이어스 | 정보 바이어스 | 교란 | 인과성

역학 연구의 필요성

보건학에서 특정 질병이나 건강문제가 발생할 가능성을 증가시키는 요인을 위험요인(또는 위험인자, risk factor)이라고 한다. 제13장에서 다룬 것과 같이 실험적인 방법으로 특정 화학물질 노출이 인체의 건강에 위험요인이 될 수 있는지 평가하기 위해서 독성학적인 실험을 수행할 수 있다. 그러나 독성학과 같은 대부분의 실험연구에서는 실험대상이 사람이 아닌 동물이나 세포이기 때문에 독성학 연구에서 도출된 결과를 사람에 대해 그대로 적용하기 어려운 경우가 많다.

따라서 사람에서 질병 발생의 위험을 증가시키는 요인을 평가하려면 사람을 대상으로 하는 연구가 필수적이다. 역학(epidemiology)은 사람, 즉 인구집단을 대상으로 질병의 특성과 양상을 잘 기술하고, 질병의 원인을 밝히며, 질병의 예방대책을 수립하는 것을 목적으로 하는 학문이자 보건학에서의 중요한 방법론이다.

2. 역학 연구의 분류

2.1. 기술역학 연구

2020년 초 우리나라에서 코로나바이러스감염증-19 유행이 시작되었을 때 정부 당국에서 했던 작업은 질병 발생의 양상을 정리하는 것이었다. 질병 발생의 시간적 양상을 기술하기 위해 질병 발생빈도를 일자별로 정리하였고, 질병이 주로 어느 지역에서 발생하는지 지역에 따른 발생빈도를 시각적으로 기술하였다. 또한 성별, 연령과 같은 인구집단의 특성에 따라 질병 발생의 빈도를 정리하였다. 이와 같이 지역적·시간적·인적 변수에 따른 질병의 빈도와 분포를 기술하는 역학 연구를 기술역학(descriptive epidemiology)이라고 한다. 기술역학적 접근을 통해 우리나라 인구에 대한 비만 유병을 지역적·시간적·인적 변수에 따라 정리하면 비만에 취약한 인구집단을 파악할 수 있고, 이를 바탕으로 비만의 원인이 되는 위험요인을 유추할 수 있다. 이처럼 기술역학 연구는 그 자체로 질병과 원인에 대한 연관성을 평가하지는 못하지만, 질병의 원인이 되는 위험요인을 추정할 수 있는 기초자료를 제공한다.

<table><tr><td>2.2.</td><td>**분석역학 연구**</td></tr></table>

기술역학 연구가 위험요인과 질병 발생 간의 인과관계를 추정하는 단서를 제공한다면, 분석역학(analytic epidemiology) 연구에서는 위험요인과 질병 발생 사이의 인과관계를 추론하고 검증하는 연구를 수행한다. 특정 위험요인이 질병 발생의 원인이 되는지 확인하는 방법은 독성학 실험과 같은 통제된 환경에서 실험 연구를 수행하는 것이다. 하지만 실험동물을 사용한 독성학 실험에서 얻은 결과는 사람에서의 인과관계를 뒷받침하는 증거로써 활용될 수는 있지만 종간 차이로 인하여 실험동물에서 얻은 결과를 바탕으로 사람에서의 인과관계를 단정 지을 수는 없다.

따라서 사람에서의 위험요인과 질병 발생 간의 인과관계를 검증하는 데에는 사람을 대상으로 한 연구가 필요하다. 역학 분야에서 사람을 대상으로 하는 실험 연구를 실험역학 연구라고 한다. 대상자를 무작위로 노출과 비노출군으로 배정하는 무작위 배정 임상시험(randomized clinical trial)이 그 사례이다. 다만 윤리적인 문제로 인하여 환경역학 분야에서 다루는 위험요인들은 사람을 대상으로 한 실험에 적용하기는 어려워 실험역학 방법을 활용한 환경역학 연구는 흔치 않다. 따라서 이 책에서는 실험 연구가 아닌 관찰 연구방법에 속하는 분석역학 연구방법을 소개한다.

1 | 코호트 연구

코호트 연구(cohort study)는 특정 인구집단을 일정 기간 동안 추적하여 노출 요인과 질병 발생을 관찰하고 이 둘 사이의 관계를 분석하는 연구방법이다. 동일한 특성 또는 경험을 지닌 집단을 코호트라고 하며, 연구대상이 되는 코호트 구성원을 대상으로 연구 시작 시점에 노출 여부(또는 노출 수준)를 측정하고, 그 이후 일정 기간 동안 특정 질병의 발생 여부를 관찰한다. 실제 시간의 진행 방향과 인구집단을 관찰하는 시간의 방향이 동일하기 때문에 전향적 연구이며, 별다른 설명 없이 코호트 연구라고 하면 전향적 코호트 연구(prospective Cohort study)를 지칭한다.

(1) 전향적 코호트 연구

연구에서 검증하려고 하는 가설에 대한 인구집단이 연구 시작 시점에 정의되고, 노출과 질병 발생을 실제 시간의 진행과 평행하게 관찰하기 때문에 노출과 질병 발생 간 선후관계가 명확하다. 따라서 전향적 코호트 연구는 관찰역학 방법 중에서 가장 표준으로 간주된다. 그러나 관찰기간이 길어서 연구에 시간과 비용이 많이 소요되고, 발생이 희소한 질병의 경우에는 질병 발생 관찰에 필요한 환자 수를 확보하기 위해 초기 관찰대상이 많이 필요해진다. 긴 관찰기간에 따른 추적 소실도 전향적 코호트 연구의 단점 중 하나이다. 흡연이 폐암 위험을 증가시킨다는 중요한 증거를 제공한 영국 의사 코호트 연구가 대표적인 코호트 연구 사례이며, 우리나라에서 2015년부터 진행하고 있는 어린이환경보건출생코호트(Ko-CHENS)가 우리나라 환경보건 분야의 대표적인 코호트 연구 사례이다.

(2) 후향적 코호트 연구

후향적 코호트 연구(retrospective cohort study)는 과거 기록에 기반하여 코호트에 대한 연구자료를 후향적으로 구축하여 전향적 코호트 연구 자료를 분석하는 것과 유사하게 분석하는 연구방법이다. 실제 시간의 진행 방향과 반대로

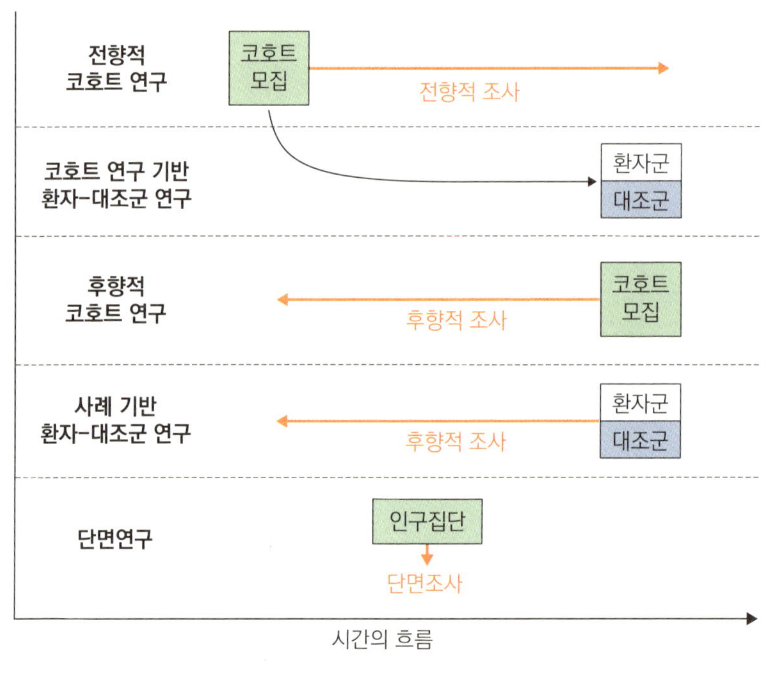

그림 14.1. 역학 연구방법별 인구집단을 관찰하는 시간의 방향 비교

자료를 조사하기 때문에 과거의 노출과 질병 발생 정보의 신뢰성이 중요하다. 또한 뒤에서 설명할 교란변수에 대한 정보가 정확하지 않거나 부족할 수 있다. 그러나 이러한 과거의 정보가 잘 기록되어 있다면 후향적 코호트 연구를 통해 적은 비용으로 짧은 시간 안에 전향적 코호트 연구와 유사한 수준의 연구결과를 도출할 수 있다는 장점이 있다. 후향적 코호트 연구의 좋은 사례로 C8 헬스 프로젝트(C8 Health Project) 연구를 들 수 있다. 이 연구는 과불화화합물의 일종인 과불화옥탄산(PFOA)에 고농도로 장기간 노출된 미국 지역 주민들을 대상으로, 과거의 PFOA 노출 정보와 질병 발생 기록을 후향적으로 재구성하여 둘 사이의 연관성을 규명하였다.

2 | 환자-대조군 연구

후향적인 조사를 통해 적은 비용과 짧은 시간 안에 질병 발생의 원인이 되는 위험요인을 파악하는 다른 방법으로는 환자-대조군 연구(case-control study)가 있다. 특정 질병이 있는 환자군과 해당 질병이 없는 대조군을 선정하고, 이들의 과거 노출요인을 후향적으로 조사하여 질병의 원인을 분석한다. 질병의 발생이 희귀한 경우에는 전향적 코호트에서 발생빈도가 낮아 질병의 위험요인을 밝히기 어려운 반면에, 환자-대조군 연구는 발생빈도가 낮은 질병의 원인을 파악하는 데에 효과적인 방법이다. 또한 하나의 질병에 대해 여러 노출요인에 대한 연구가 동시에 가능하다. 다만 과거의 노출을 주로 연구대상자의 기억에 의존하여 조사하기 때문에 회상편향(recall bias)에 취약한 편이다. 또한 환자군에 대한 적절한 대조군을 선정하는 것이 쉽지 않다. 2011년에 우리나라에서 원인미상의 폐질환 환자가 보고되어 질병관리본부에서 역학조사를 수행하여 가습기살균제 사용이 폐질환의 원인인 것을 밝혀낸 것이 환자-대조군 연구의 사례이다.

일반적인 환자-대조군 연구는 가습기살균제 연구 사례와 같이 환자 사례에 기반한 환자-대조군 연구이다. 이러한 사례 기반 환자-대조군 연구에서의 단점인 회상편향과 대조군 선정이 어려운 문제를 보완하는 방법으로 코호트 연구 기반 환자-대조군 연구 방법이 있다. 이 연구 디자인하에서는 코호트를 추적하며 질병의 발생이 확인된 대상자를 환자군으로 선정하고 코호트 내에서 대조군을 선정하여 질병의 원인을 파악한다.

코호트 연구 기반 환자-대조군 연구는 연구 시작 시점에 이미 정의된 코호트를 기반으로 대조군을 선정할 수 있고 질병 발생 전에 전향적으로 조사된 노출요인을 분석에 활용할 수 있다는 장점이 있다. 또한 연구 초기에 수집하여 보관된 생체시료에서 추후에 생체지표 측정을 통해 노출평가를 하는 경우에는, 전체 코호트를 대상으로 노출평가를 할 필요 없이 선정된 환자군과 대조군만을 대상으로 노출평가를 수행하면 되어 노출평가 비용을 획기적으로 낮출 수 있다. 이처럼 비용 효율적인 노출평가가 가능하다는 것은 생체지표의 활용도가 높은 환경역학 분야에서 코호트 연구 기반 환자-대조군 연구가 가지는 큰 장점이다. 코호트 연구 기반 환자-대조군 연구는 대조군 선정방식에 따라 구분되며, 대표적으로 코호트 내 환자-대조군 연구(nested case-control study)와 환자-코호트 연구(case-cohort study)가 있다.

3 | 단면연구

단면연구(cross-sectional study)는 한 시점에 노출요인과 질병 유병 상태를 동시에 조사하여, 이들 간의 연관성을 파악하는 연구방법이다. 짧은 시간 동안 비교적 적은 비용으로 조사할 수 있다는 장점이 있다. 하지만 단면연구는 질병 발생이 아닌 특정 시점의 유병 상태를 조사하므로, 노출과 질병 발생 간의 시간적 선후관계가 명확하지 않다는 본질적인 한계가 있다. 즉, 조사된 질병이 노출이 시작되기 전에 발생했는지, 혹은 그뒤에 발생했는지 판단할 수 없다. 이러한 이유로 단면연구는 위에서 설명한 다른 연구방법에 비해 질병 발생의 원인을 추론하는 근거수준이 낮다고 평가된다.

〈표 14.1〉은 연구방법에 따른 장단점을 정리한 것이다. 이 방법들은 역학

표 14.1. 역학 연구방법 분류에 따른 장단점 비교

연구 분류	장점	단점
전향적 코호트 연구	• 시간적 선후관계가 명확함	• 많은 비용과 시간이 소요 • 희귀한 질병의 경우 어려움 • 추적 소실의 문제
후향적 코호트 연구	• 전향적 코호트 연구에 비해 적은 비용과 짧은 시간이 소요	• 과거 정보가 정확하지 않거나 부족할 수 있음
사례 기반 환자-대조군 연구	• 상대적으로 적은 비용과 짧은 시간이 소요	• 회상편향에 취약 • 적절한 대조군 선택이 어려움
코호트 연구 기반 환자-대조군 연구	• 코호트에 기반한 대조군 선택 가능 • 시간적 선후관계가 명확함 • 바이오뱅킹 시료 효율적 활용 가능	• 코호트 연구의 단점을 공유
단면연구	• 상대적으로 적은 비용과 짧은 시간이 소요	• 시간적 선후관계가 명확하지 않음

분야의 전통적인 관찰 연구방법들로서 현재에도 환경역학 분야에서 널리 활용되고 있지만, 최근에는 환자-교차(case-crossover) 연구와 같은 새로운 연구방법도 환경역학 분야에 적용되고 있다.

3. 역학 연구에서의 인과성 추론

환경역학 연구의 궁극적인 목표는 환경에서 노출될 수 있는 위험요인과 건강영향 사이의 인과관계(causality)를 규명하는 것이다. 하지만 두 요인 사이에 통계적 연관성이 존재한다고 해서 곧바로 인과관계를 단정할 수는 없다. 올바른 인과성 추론을 위해서는 통계적 연관성의 의미를 정확히 이해하고, 연구 수행 과정에서 발생할 수 있는 여러 바이어스와 교란요인의 영향을 비판적으로 검토하는 과정이 필요하다.

우리가 환경에서 노출되는 위험요인은 일반적으로 노출수준이 높지 않으나 장기간에 걸쳐 지속적으로 노출되는 특성이 있다. 이러한 노출의 특성으로 인해 환경역학에서 다루는 위험요인에 의한 건강영향은 노출 시점과 질병 발생 사이에 긴 시간적 차이가 존재하는 지연성(latency)을 보이고, 관찰되는 효과 크기(effect size) 역시 크지 않은 경우가 많다. 뿐만 아니라, 실제 환경에서는 여러 위험요인에 동시에 노출되는 복합노출이 일반적이어서 특정 요인 하나만의 순수한 영향을 분리해 내기가 더욱 어렵다. 이처럼 환경역학 연구에서 마주하는 고유한 특성들로 인해, 두 변수 사이에서 관찰된 관계가 단순한 우연에 의한 것인지 실제 인과관계에 의한 것인지 신중하게 평가해야 한다.

환경역학 연구에서 두 변수 간의 인과성을 평가하기 위해 먼저 통계적인 연관성을 평가할 수 있다. 역학에서의 방법론을 기술역학과 분석역학으로 분류하는 것과 유사하게 환경보건 연구에 적용되는 통계적 방법론은 기술통계학(descriptive statistics)과 추론통계학(inferential statistics)으로 나눌 수 있다. 기술통계학은 자료를 정리하여 분포, 평균, 빈도 등을 요약하는 방법론을 의미한다면, 추론통계학은 모집단(population)을 대표할 수 있게 수집된 표본(sample) 자료를 분석하여 모집단의 특성(분포, 평균 등)이나 변수 간의 연관성을 통계적으로 추론하는 역할을 한다. 분석역학 연구에서는 관찰된 자료에서 추론통계학 분석을 수행하여 위험요인과 질병 위험 간의 연관성의 크기를 추정하고 통계적 유의성(statistical significance)을 평가함으로써 통계적 연관성(statistical association)을 파악한다.

연구에서 수집된 표본자료에서 관찰된 연관성이 우연에 의한 것인지 아닌지 평가하기 위한 통계적 도구가 통계적 유의성 검정이다. 통계적 추론은 통계적 가설검정을 통해 이루어진다. 가설검정에서는 먼저 '두 변수 간에 연관성이 없다'는 귀무가설(null hypothesis)을 가정한 상태에서 얻어지는 검정통계량의 확률분포를 도출한다. 이 분포를 기준으로, 연구에서 실제 관찰된 연관성이 나타날 확률(p-값)이 충분히 낮은지 판단하여, 그 결과가 우연에 의한 것인지 평가할 수 있다. 이때 판단기준이 되는 임계값을 유의수준(significance level, α)이라고 하며, 일반적으로 5%의 유의수준($\alpha = 0.05$)을 기준으로 삼는다. 만약 계산된 확률(p-값)이 0.05보다 작으면, 이 결과가 우연히 발생했을 가능성이 희박하다고 판단하여 귀무가설을 기각하고 '관찰된 연관성이 통계적으로 유의하다'라는 결론을 내린다.

그러나 통계적으로 유의미한 연관성이 발견되었다고 해서 그것이 항상 두 변수 간의 원인적 연관성(causal association)을 의미하는 것은 아니다. 연구 설계나 수행, 분석 과정에서 발생하는 오류로 인해 실제 관계와 다른 연관성이 나타날 수 있기 때문이다.

3.2. 역학에서의 측정 오류

역학 연구를 포함한 모든 측정과정에서는 오류(error)가 발생할 수 있다. 어떤 연구에서 연구 대상자들에게 체중계를 이용하여 체중을 측정할 때, 체중계의 품질에 따라 실제 체중과 다른 값이 측정되는 오류가 발생할 수 있다. 이러한 오류는 무작위 오류(random error)와 계통적 오류(systematic error, 체계적 오류)로 나뉜다(그림 14.2). 연구에 사용한 체중계의 정밀도(precision)에 문제가 있으면 실제 체중보다 크거나 작게 측정될 가능성이 있다. 이러한 경우에는 측정을 여러 번 반복하면 평균적으로 측정 오차가 0에 수렴하게 된다. 이러한 오류를 무작위 오류라고 한다. 반면에 체중계의 영점 보정이 제대로 안 된 상태로 체중을 측정하면, 모든 측정값이 평균적으로 0.5kg 낮게 측정될 수 있다. 이렇게 정확도에 문제가 있어서 측정값이 실제 값보다 평균적으로 벗어나는 오류를 계통적 오류라고 한다.

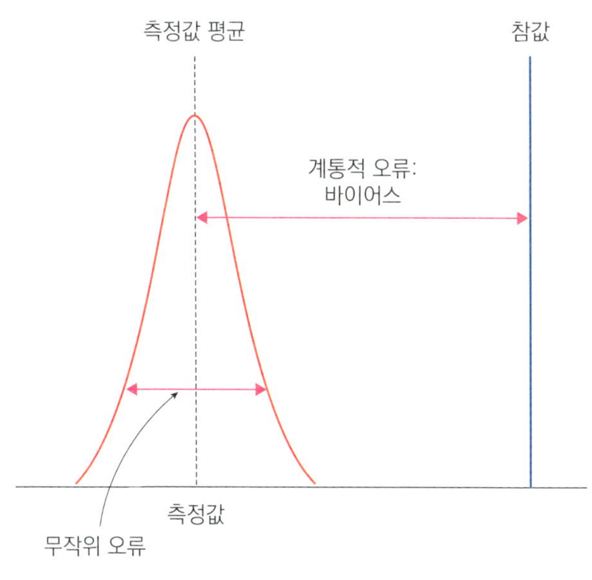

그림 14.2. 무작위 오류와 계통적 오류의 의미

3.3. **바이어스**

바이어스(또는 비뚤림, bias)는 역학 연구 과정에서 발생하는 계통적 오류로, 이로 인해 실제와 다른 값이 측정되거나 실제와 다른 연관성이 도출되는 것을 의미한다. 바이어스는 그 원인에 따라 크게 선택 바이어스(selection bias)와 정보 바이어스(information bias)로 구분할 수 있다.

1 | 선택 바이어스

연구대상을 선정하는 과정에서 연구집단이 모집단을 제대로 대표하지 못할 때 생기는 바이어스이다. 연구 설계에 따라 다양한 종류의 선택 바이어스가 발생할 수 있다. 코호트 연구에서는 시간이 지남에 따라 추적 소실이 발생하는데, 노출이나 질병에 의존적으로 추적 소실이 발생하여 남은 연구집단이 더 이상 연구 초기에 상정한 모집단을 대표하지 못하게 되면 연구결과에 바이어스가 발생할 수 있다. 단면연구나 환자-대조군 연구에서 연구 대상자 모집 전에 이미 사망한 중증 환자는 연구에 포함되지 못하여 상대적으로 경증인 환자가 연구 대상자로 포함될 확률이 높아지는 것도 선택 바이어스의 사례이다. 환자-대조군 연구에서는 환자 사례에 대한 모집단 설정이 어려워 대조군이 환자군에 대한 가상의 모집단과 다른 특성을 갖게 추출된다면 노출분포가 달라져 결과가 왜곡될 수 있다.

2 | 정보 바이어스

연구대상으로부터 노출이나 질병 상태에 대한 정보를 수집하는 과정에서 체계적 오류가 발생하는 것을 말한다. 대표적인 예로 회상편향이 있다. 특정 질병에 걸린 사람은 그렇지 않은 사람보다 노출 경험을 더 잘 기억해 낼 가능성이 높아, 실제의 연관성보다 더 강한 연관성이 관찰될 수 있다. 흡연과 같이 민감한 내용의 정보를 수집하거나 과거의 식품 섭취 빈도와 같이 부정확한 정보를 제공하기 쉬운 경우에도 정보 바이어스가 발생할 가능성이 크다.

3.4. 교란

실험연구에서는 노출요인을 제외한 다른 제3의 요인을 동일하게 처치하는 '변인 통제'가 중요하다. 반면에 관찰 연구에서는 관찰대상에 대해 변인 통제를 할 수 없으므로, 관찰 연구에서 관찰된 연관성을 통해 올바른 인과관계를 추론하려면 실험 디자인으로 통제하지 못한 제3의 요인을 통계적으로 통제해야 한다. 이러한 제3의 요인 중 하나가 교란요인(confounding factor)이고, 교란요인으로 인해 실제 연관성이 왜곡되는 현상을 교란(confounding)이라고 한다. X라는 요인이 교란요인이 되기 위해서는 다음 조건을 모두 만족해야 한다.

- X는 질병에 영향을 준다(질병의 위험요인).
- X는 노출요인과 연관성이 있다. 그러나 X는 노출요인의 결과는 아니어야 한다.

이를 시각적으로 표현하면 〈그림 14.3〉과 같다.

교란의 사례를 설명하기 위해, '삼겹살을 자주 섭취하면 암 발생 위험이 높아진다'는 연관성이 관찰되었다고 가정하자. 이때 음주 습관이 교란변수로 작용할 수 있다. 위에서 설명한 교란요인의 조건을 이용해 설명하면, 첫 번째로 음주는 암의 위험요인으로 잘 알려져 있다. 두 번째로 사회적으로 삼겹살을 먹을 때 술을 함께 마시는 경향이 강하므로 삼겹살 섭취와 음주 습관 사이에 연관성이 있을 가능성이 높다. 그러나 음주 습관은 삼겹살 섭취 자체의 직접적인 결과는 아니다. 따라서 관찰된 '삼겹살과 암의 연관성'은 삼겹살 자체의 효과보다는 음주라는 교란요인에 의해 왜곡되어 나타난 결과일 가능성이 크다.

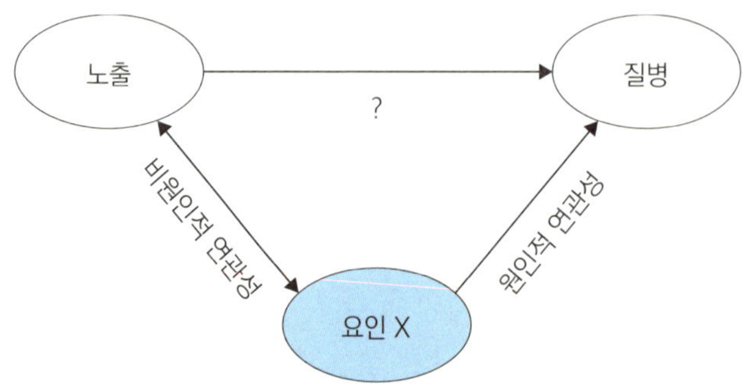

X가 교란요인이 될 수 있는 사례 1

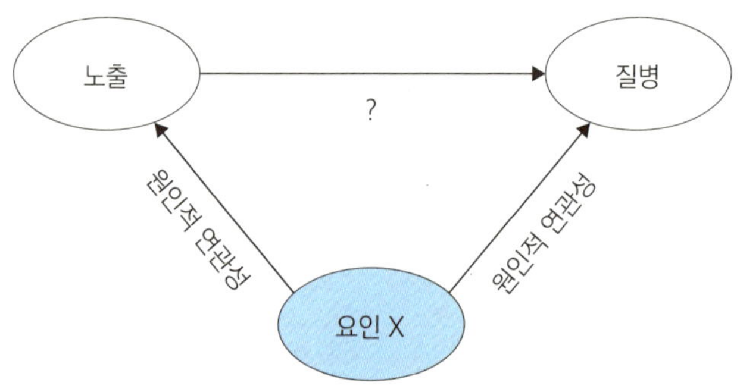

X가 교란요인이 될 수 있는 사례 2

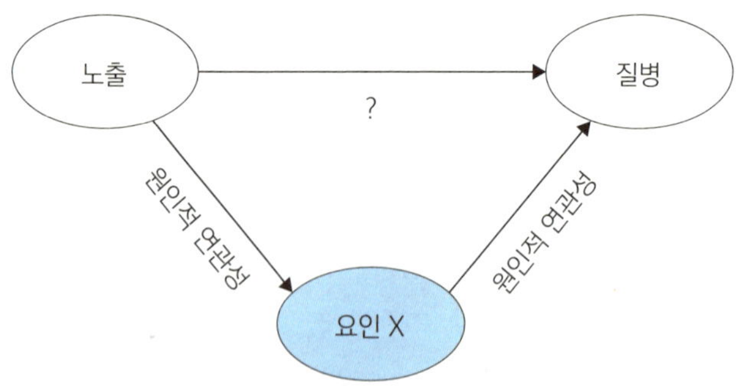

X가 교란요인이 될 수 없는 사례(X는 매개변수)

그림 14.3. 교란요인의 시각적 표현

1 | 원인적 연관성 판단기준

여러 학자들이 원인적 연관성을 판단하는 기준을 제시하였으며, 힐은 1965년에 다음의 9가지 기준(Bradford Hill criteria)을 제시하였다.

① 시간적 선후관계(temporality): 원인(노출)은 반드시 결과(질병)보다 시간적으로 앞서야 한다.

② 연관성의 강도(strength): 관찰된 연관성의 크기가 클수록 인과관계의 가능성이 크다.

③ 양-반응 관계(biological gradient): 노출의 양이나 기간이 증가함에 따라 질병의 위험도 증가할 경우 인과성을 지지한다.

④ 일관성(consistency): 동일한 연관성이 서로 다른 연구에서 반복적으로 관찰되면 인과관계의 신뢰성이 높아진다.

⑤ 기존 지식과의 일치성(coherence): 기존에 알려진 과학적 사실과 충돌하지 않아야 한다.

⑥ 원인적 특이성(specificity): 특정 노출이 단 하나의 질병과 연관될 때 인과관계를 강하게 지지한다.

⑦ 생물학적 개연성(plausibility): 관찰된 연관성을 설명할 수 있는 생물학적 기전이 존재한다면 인과관계를 지지한다.

⑧ 실험적 증거(experiment): 실험적 연구에서 도출된 결과는 강력한 근거가 된다.

⑨ 유사성(analogy): 이미 잘 알려진 인과관계와 유사한 점이 있다면, 현재 관찰된 연관성 역시 인과관계의 가능성이 크다.

힐이 제시한 9가지 기준을 모두 만족해야만 인과관계가 성립하는 것은 아니며, 연구자가 수집된 근거들을 종합하여 인과관계를 추론할 때 참고하는 가이드라인으로 활용할 수 있다. 하지만 이 기준 중 시간적 선후관계만큼은 인과관계 성립을 위한 필요조건으로써 가장 중요하게 고려될 수 있다.

시간적 선후관계와 관련하여 특히 주의해야 할 것이 바로 역인과관계(reverse causation)의 가능성이다. 역인과관계란, 추정했던 원인(노출)이 결과를 유발한 것이 아니라, 오히려 결과(질병)가 원인이 되어 노출에 변화를 가져오는 현상을 말한다. 이러한 문제는 한 시점에 노출과 질병을 동시에 조사하는 단면연구에서 특히 취약하게 나타난다.

예를 들어, 당뇨와 식습관의 관계를 단면연구로 분석했다고 가정하자. 당뇨를 진단받으면 환자들은 질병을 관리하기 위해 의식적으로 식단을 개선한다. 이로 인해 단면연구에서는 당뇨병 환자군이 건강한 대조군보다 더 건강한 식습관을 가진 것으로 관찰될 수 있다. 이와 유사하게, 암에 걸린 환자 가족이 금연하여 환자군에서의 소변 중 코티닌(담배 노출의 마커) 농도가 대조군에 비해 낮게 관찰될 수 있다. 치매에 걸린 환자가 인지기능 저하로 사회활동이 줄어들어 커피 섭취가 감소할 수 있다. 이에 따라 노인 대상의 연구에서 커피 섭취와 치매 간에 음의 연관성이 관찰된다면 이 또한 역인과관계의 사례이다.

특히, 생물학적 모니터링 기반의 환경역학 연구는 역인과관계에 취약하여 이를 잘 고려해야 한다. 생체시료에서의 농도는 외부 노출량뿐만 아니라 생물학적인 변화에도 큰 영향을 받기 때문이다. 즉, 질병 자체가 생물학적 지표의 측정치를 변화시킬 수 있다. 따라서 질병이 발생한 후에 채취된 생체시료에서 노출을 평가할 때는 역인과관계의 가능성이 있는지 신중하게 살펴봐야 한다. 다음은 환경역학 연구에서 발생할 수 있는 역인과관계의 사례이다.

(1) 지방대사와 잔류성 유기오염물질

잔류성 유기오염물질(POPs)은 주로 인체 지방조직에 축적되는데, 특정 질병에 의해 체중이 급격히 감소하면 지방조직이 분해되면서 혈중 POPs 농도가 일시적으로 증가할 수 있다.

(2) 신장 기능과 소변으로 배출되는 유해물질

과불화화합물이나 카드뮴 등의 중금속은 신장을 통해 소변으로 배출된다. 만약 신장 질환이 발생하여 배출 기능이 저하되면 혈중 과불화화합물 농도는 증가할 수 있고 소변에서의 카드뮴 농도는 감소할 수 있다.

(3) 뼈 건강과 혈중 납

인체에 존재하는 납의 약 90%는 뼈에 축적되어 있다. 골다공증이나 폐경으로 인해 뼈의 재흡수(분해)가 증가하면 뼈에 저장되어 있던 납이 혈액으로 방출되어 혈중 납 농도가 증가할 수 있다.

(4) 생리 변화와 혈중 유해물질 농도

생리는 여성에게 과불화화합물 주요 배출 경로 중 하나이다. 청소년 여성이 성조숙증이 발생하여 생리가 상대적으로 빨리 시작되거나 중년 여성이 조기 폐경이 일어나 생리가 중단되면 혈중 과불화화합물 농도에 영향을 줄 수 있다.

3.6. 현대적 인과성 추론

최근의 역학과 데이터과학 분야에서는 인과성을 더욱 엄밀하게 정의하기 위한 이론적인 발전이 있었다. 그중 중요한 개념이 반사실적(counterfactual) 모형이다. 이 모형은 '만약 노출되지 않았으면 어땠을까?'라는 질문을 바탕으로 잠재적 결과(potential outcome) 개념을 이용하여 인과성을 정의한다. 즉, 모든 개인은 노출되었을 때의 잠재적 결과인 Y(1)과 노출되지 않았을 때의 잠재적 결과인 Y(0)를 모두 가지고 있다고 가정한다. 이 모형에서 정의하는 인과적 효과는 이 두 잠재적 결과의 차이인 Y(1)−Y(0)로 정의된다.

그러나 현실에서는 개인의 상태가 노출되었거나 노출되지 않았거나 둘 중 하나의 상태만 있을 수 있기 때문에, 한 개인에 대해 두 가지 잠재적 결과 중 하나만 관찰된다. 이러한 인과성 추론의 근본적 문제로 인하여 역학 연구에서는 개인의 인과효과를 추정하는 대신 집단수준의 평균적인 인과효과를 추정하게 된다. 관찰된 연관성이 이 평균 인과효과와 같다고 해석하기 위해서는 '노출군과 비노출군이 비교 가능하다'는 교환가능성(exchangeability) 가정을 만족해야 한다. 즉 두 집단은 기저 특성이 동일해야 한다. 무작위 배정 임상시험의 경우에 이 가정을 만족시킨다. 관찰 연구에서는 모든 교란요인을 통계적으로 보정하면 비교하는 두 집단을 교환 가능하게 만들어 조건부 교환가능성(conditional exchangeability) 가정을 만족시킬 수 있다.

4. 환경역학 연구자료

환경역학 연구에서 활용하는 자료는 자료의 수집 주체에 따라 1차 자료와 2차 자료로 나뉜다. 1차 자료는 연구자가 직접 설문조사, 생체시료 수집, 환경측정, 신체 계측, 건강검진 등을 수행하여 수집한 자료를 의미한다. 처음부터 연구를 목적에 맞게 설계할 수 있고 자료의 질을 직접 통제할 수 있다는 장점이 있다.

2차 자료는 다른 목적을 위해 이미 수집된 기존의 자료를 연구자가 자신의 목적에 맞게 활용하는 것을 의미한다. 환경역학 연구에 활용할 수 있는 2차 자료로는 통계청 사망자료와 같이 우리나라에서 생성되는 통계자료, 국민환경보건 기초조사와 같이 정부기관 주도로 수행한 인구집단조사 자료, 대기오염 측정자료와 같이 환경에서 측정되는 자료가 포함된다.

〈표 14.2〉는 환경역학 연구에 활용할 수 있는 자료의 종류와 자료원을 정리한 것이다.

표 14.2. 환경역학 연구에 활용할 수 있는 2차 자료의 예

자료(제공기관)	주요 내용
사망 또는 질병에 관한 자료	
사망원인 자료(통계청)	사망 시점, 원인 등
건강보험 청구 자료(국민건강보험공단)	진료내역, 건강검진 등
암등록 자료(국립암센터)	암진단 시점, 암질병 분류
국가 단위 인구집단조사 자료	
국민환경보건 기초조사(국립환경과학원)	생체시료 유해물질 농도, 임상지표, 설문자료
어린이환경보건출생코호트 (국립환경과학원)	임신부/출생아의 생체시료 유해물질 농도, 임상지표, 설문자료, 환경노출, 출산기록
국민건강영양조사(질병관리청)	건강 및 영양 상태, 검진, 설문자료
지역사회건강조사(질병관리청)	지역 단위 건강 행태, 유병률
미국 국민건강영양조사(미국 CDC)	생체시료 유해물질 농도, 임상지표, 설문자료, 영양 상태
환경측정 자료	
대기오염측정망 자료 (한국환경공단, AirKorea)	미세먼지, 오존, 일산화탄소, 이산화질소 등 대기오염물질 농도
대기오염 배출량 자료 (기후에너지환경부)	미세먼지, 일산화탄소, 휘발성유기오염물질 등 대기오염물질 배출량
기상관측 자료(기상청)	기온, 습도, 강수량 등
화학물질 배출량 자료(기후에너지환경부)	사업장 화학물질 배출/이동량
토양지하수정보 시스템 자료 (기후에너지환경부)	토양 및 지하수 오염 자료
소음측정망 자료 (한국환경공단, 국가소음정보시스템)	도로, 공항 등 소음측정 자료
국가환경방사선자동감시망 자료 (한국원자력안전기술원)	환경방사능 농도

요약

1. 환경역학은 사람을 대상으로 질병의 원인을 규명하고 질병의 예방대책을 수립하는 것을 목적으로 하는 학문으로, 질병의 분포를 기술하거나 질병의 원인을 알아내는 연구를 포함한다.

2. 분석역학 방법으로 코호트 연구, 환자-대조군 연구, 단면연구 등이 있는데 각각의 연구방법에 따른 장단점이 존재하며 새로운 연구방법도 적용되고 있다.

3. 역학 연구에서 통계적 연관성이 관찰되었더라도, 그것이 실제 인과관계인지 판단하려면 우연, 바이어스, 교란 등의 영향을 평가해야 한다. 역학 연구의 계통적 오류인 바이어스는 선택 바이어스와 정보 바이어스로 구분할 수 있으며, 노출과 질병 외의 제3의 원인으로 인해 실제 연관성이 왜곡되는 교란을 통계적으로 통제해야 한다. 인과성 추론 시에는 원인적 연관성 판단기준으로 힐의 기준 등을 참고할 수 있다.

연습문제

1. 다음 중 위험요인 노출과 질병 발생 간의 시간적 선후관계를 명확히 조사할 수 있는 연구방법은?

① 전향적 코호트 연구 　　② 후향적 코호트 연구
③ 환자-대조군 연구 　　　④ 단면연구

2. 다음 중 특정 지역사회에서 매우 드물게 발생하는 희귀암의 위험요인을 가
장 효율적으로 탐색하기 적합한 연구방법은?

① 전향적 코호트 연구 　　　　② 후향적 코호트 연구
③ 환자-대조군 연구 　　　　　④ 단면연구

3. 대기오염이 심한 공장 근처에 사는 주민들의 호흡기 질환 유병률을 조사하
기 위한 연구를 설계했다. 건강에 관심이 많고 시간적 여유가 있는 주민들
이 주로 연구에 참여했다면, 어떤 종류의 문제가 발생할 가능성이 높은가?

① 회상편향 　　　　　　　　② 선택 바이어스
③ 정보 바이어스 　　　　　　④ 교란

4. 여름에 수행된 한 연구에서 아이스크림 판매량이 높은 날에 익사사고 발생
률이 높게 관찰되었다. 이 연관성은 인과관계라기보다는 더운 날씨로 인해
왜곡되어 관찰된 관계이다. 이를 설명하는 개념은?

① 선택 바이어스 　　　　　　② 정보 바이어스
③ 교란 　　　　　　　　　　④ 원인적 연관성

5. 다음 중 '역인과관계'의 사례로 가장 적절한 것은?

① 폐암 환자가 비흡연자에 비해 과거 흡연력이 높게 나타났다.
② 연구 참여를 거부한 사람들이 연구 참여자에 비해 특정 유해물질
　노출수준이 높았다.
③ 신장 질환 진단을 받은 후, 체내 화학물질 배출 능력이 떨어져 혈중
　농도가 높아졌다.
④ 음주를 많이 하는 사람들이 특정 질병에 더 많이 걸리는 것으로 나
　타났다.

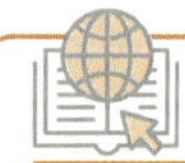

더 생각해 보기

1. 환경역학 연구에서는 윤리적 문제로 사람을 대상으로 한 실험연구를 수행하기 어렵다. 특정 화학물질의 유해성에 대한 관찰 연구 결과만 존재한다고 할 때, 이 결과만으로 인과관계를 입증하고 이를 바탕으로 규제정책을 수립하는 것이 타당한가?

2. 역학연구 결과를 소개한 뉴스 기사를 찾아보고 바이어스나 교란, 역인과관계 등 인과성 해석에 주의해야 할 지점이 있는지 생각해 보자.

참고문헌

Celentano, D. D., Szklo, M.. 한국역학회 옮김, 《고디스 역학》. 범문에듀케이션. 2020.

Szklo, M., Nieto, F. J.. 천병철 외 옮김.《중급 역학 제4판》. 범문에듀케이션. 2023.

이경무·고광필·김성균.《환경보건역학》. 한국방송통신대학교출판문화원. 2014.

질병관리본부.〈가습기살균제, 사용 중단 강력 권고〉. 2011년 8월 31일 보도자료.

Doll, R., and Hill, A. B.. "The Mortality of Doctors in Relation to Their Smoking Habits." *British Medical Journal*. 1(4877). 1954. pp. 1451~1455.

Doll, R., Boreham, J., and Sutherland, I.. "Mortality in relation to smoking: 50 years' observations on male British doctors." *British Medical Journal*. 328(7455). 2004. p. 1519.

Hill, A. B.. "The Environment and Disease: Association or Causation?" *Proceedings of the Royal Society of Medicine* 58. 1965. pp. 295~300.

Steenland, K., Fletcher, T., Stein, C. R., Bartell, S. M., Darrow, L., Lopes-Espinosa, M. J., Ryan, P. B., and Savitz, D.. "Review: Evolution of evidence on PFOA and health following the assessments of the C8 Science Panel." *Environment International*. 145. 2020. 106125.

제 15 장

위해성평가·관리·소통

이 장에서는 위해성평가·관리·소통에 대해 공부한다. 우선 위해성의 정의를 알아보고, 환경유해인자 노출이 건강에 영향을 미칠 수 있는지를 판단하고 이에 대응하는 과정인 위해성평가에 대해 자세히 살펴본 다음, 위해관리 및 위해소통의 과정에 대해 학습한다.

1. 유해성과 위해성의 차이를 설명할 수 있다.
2. 위해성평가의 각 단계를 설명할 수 있다.
3. 위해관리의 과정을 설명할 수 있다.
4. 올바른 위해소통의 과정을 설명할 수 있다.

유해성(hazard) | 위해성(risk) | 위해성평가 | 유해성확인 | 용량-반응평가
노출평가 | 위해도결정 | 유해지수(HQ) | 초과발암위해도 | 위해관리
위해모니터링 | 위해소통

1. 위해관리의 기본 개념

1.1. 위해관리의 필요성

현대사회에서 우리는 수많은 화학물질에 둘러싸여 살아간다. 지난 1주일 동안 당신의 일상을 돌아보자. 당신은 세정제로 손을 씻고 향수와 화장품을 사용하였을 것이다. 가정에서는 세제와 섬유유연제로 빨래를 하고, 설거지를 하면서 세정제를 사용하고, 레포트를 작성하면서 수정액이나 프린터 잉크를 사용하였을 것이다. 또 일회용기에 포장된 음식을 먹고 페트병에 담긴 음료를 마셨을 것이다. 즉, 당신은 일상생활에서 끊임없이 화학물질에 노출되고 있다.

산업화 이후 우리의 생활은 과거와 비교할 수 없이 편리해졌다. 하지만 동시에 이전에는 경험하지 못했던 새로운 물질에 노출되었다. 앞에서 다루었던 대기오염, 수질오염, 토양오염은 물론이고, 일상적으로 사용하는 제품 속 화학물질까지 우리의 건강에 영향을 미칠 수 있는 다양한 환경유해인자에 노출된다. 환경유해인자로부터 인간과 생태계의 건강을 보호하기 위해서는 단순히 위험한 물질을 규제하는 것을 넘어서, 위해의 크기를 정확히 평가하고, 효과적인 관리방안을 마련하며, 모든 이해당사자와 원활히 소통하는 통합적인 위해관리체계가 필요하다.

1.2. 위해성평가, 위해관리 그리고 위해소통

위해성평가는 위해관리의 첫 단계로 과학적 근거에 기반한 위해관리를 가능하게 한다(그림 15.1). 즉, 특정 환경유해인자에 대한 위해성평가가 제대로 이루어져야 체계적인 위해관리가 가능하다. 동시에 위해관리와 위해소통 역시 밀접하게 연관되어 있다. 아무리 과학적으로 완벽한 위해관리 방안이 수립

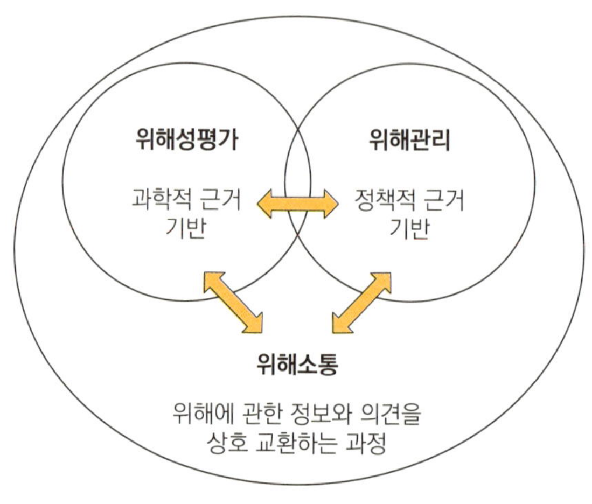

그림 15.1. 위해성평가·관리·소통

되더라도, 그것이 실제 현장에서 시행되기 위해서는 관련 당사자들의 이해와 협조가 수반되어야 한다. 작업자가 안전수칙의 중요성을 인식하지 못하거나, 소비자가 제품의 올바른 사용법을 모른다면 위해관리는 실패할 수밖에 없다.

따라서 위해소통은 위해관리의 모든 과정에서 유기적으로 이루어져야 한다. 위해성평가 단계에서는 다양한 이해관계자들의 의견을 수렴하여 현실적인 노출 시나리오를 구성해야 하며, 위해관리 계획 수립 단계에서는 실행가능성과 수용성을 고려해야 한다. 또한 계획의 이행 단계에서는 명확하고 효과적인 정보전달이 이루어져야 하며, 모니터링 단계에서는 피드백을 통한 개선이 지속적으로 이루어져야 한다.

1.3. 유해성과 위해성의 개념

위해관리를 논의하기에 앞서 유해성과 위해성의 차이를 명확히 구분해야 한다. 이 두 개념은 종종 혼용되어 사용되지만, 실제로는 명확히 구분되는 개념이다. 유해성(hazard)은 물질이나 요인이 본질적으로 지닌 특성으로서, 인간

과 생태계에 해로운 영향을 일으킬 수 있는 잠재력을 의미한다. 「화학물질의
등록 및 평가 등에 관한 법률」(이하 「화학물질등록평가법」)에서는 유해성을 '화
학물질의 독성 등 사람의 건강이나 환경에 좋지 아니한 영향을 미치는 화학물
질 고유의 성질'로 정의한다. 납이나 수은의 '독성이 크다'고 할 때, 여기서 독
성이란 바로 유해성을 가리킨다.

16세기 의사이자 연금술사였던 파라셀수스는 '모든 물질은 독이다. 독이 아
닌 물질은 없으며, 오직 용량만이 물질을 독이 아닌 것으로 만든다'는 명언을
남겼다. 이는 유해성의 본질을 정확히 표현한 말이다. 물은 생명 유지에 필수
적이지만 몇 시간 내에 6~7L를 섭취하면 수중독으로 사망에 이를 수 있고, 산
소 역시 생존에 필수적이지만 고농도에서는 독성을 나타낸다. 즉, 물질의 유
해성은 용량에 따라 달라지며, 특정 물질이 건강에 해로운 영향을 일으키려면
일정 수준 이상의 용량이 필요하다.

위해성(risk)은 유해성과는 구별되는 개념으로, 유해한 물질이나 요인에 실
제로 노출되는 상황까지 함께 고려한 것이다. 「화학물질등록평가법」은 위해
성을 '유해성이 있는 화학물질이 노출되는 경우 사람의 건강이나 환경에 피해
를 줄 수 있는 정도'로 규정한다. 다시 말해 위해성은 건강에 영향을 미칠 수
있는 물질에 특정 용량 이상 노출될 가능성을 의미한다.

따라서 위해성은 유해성과 노출을 포함하는 기본 관계식으로 식 15-1로 표
현할 수 있다.

$$\text{위해성(risk)} = \text{유해성(hazard)} \times \text{노출(exposure)} \qquad \text{(식 15-1)}$$

이 관계식은 위해관리의 핵심원리를 담고 있다. 아무리 유해성이 큰 물질이
라도 노출이 전혀 없다면 위해성은 0이 되고, 반대로 유해성이 낮은 물질이라
도 과도한 노출이 발생하면 위해성이 커질 수 있다.

구체적 사례를 통해 유해성과 위해성의 차이를 살펴보자. 소금(염화나트륨,
NaCl)은 일상생활에서 필수적인 조미료이자 생명 유지에 필요한 영양소이다.
그러나 과도한 섭취는 건강에 해로울 수 있다. 나트륨의 반수치사량(LD_{50})은

약 3,000mg/kg으로 알려져 있다. 70kg 성인의 경우 약 210g의 소금을 한 번에 섭취하면 생명이 위험할 수 있다. 이는 소금 약 42티스푼(1티스푼 약 5g 기준)에 해당하는 양이다. 이러한 용량수준에서 나트륨의 유해성은 명백하지만, 일상적인 섭취조건에서는 이 수준에 도달하기 어렵다. 따라서 나트륨은 분명히 유해성이 있지만, 일상적 노출수준에서 급성독성을 야기하는 위해성은 거의 없다고 판단할 수 있다.

세계보건기구(WHO)는 성인의 하루 나트륨 섭취 권장량을 2,000mg 미만으로 제시하고 있다. 그런데 2021년 국민건강영양조사에 따르면, 한국 성인(만 19세 이상)의 1일 평균 나트륨 섭취량은 3,038mg으로, WHO 권장량의 약 1.5배에 달한다. 이는 반수치사량의 약 1/69 수준으로 급성독성 측면에서는 안전하지만, 장기적으로는 고혈압, 심혈관 질환, 뇌졸중 등의 위험을 증가시킬 수 있다. 그런데 전 세계의 평균 나트륨 섭취량이 4,310mg임을 감안하면 우리나라 성인의 나트륨 노출로 인한 잠재적 위해성은 전 세계 평균에 비해 약 70% 수준이라고 할 수 있다. 다시 말해, 유해성이 같더라도 노출량에 따라 위해성은 달라진다.

1.4. 위해성 결정의 주요 요인

위해성은 여러 요인의 복합적인 상호작용에 의해 결정된다. 첫째, 물질의 유해성, 즉 독성학적 특성이다. 물질이 어떤 경로로 체내에 들어오며, 어떤 장기에 영향을 미치는지, 급성독성인지 만성독성인지 등이 중요한 고려사항이다. 둘째, 노출의 양과 빈도이다. 일회성 고농도 노출과 장기간 저농도 노출은 서로 다른 건강영향을 나타낼 수 있다. 셋째, 노출대상의 특성이다. 연령, 성별, 건강상태, 유전적 요인 등이 모두 영향을 미친다. 넷째, 노출환경의 특성이다. 실내외 구분, 환기조건 등이 실제 노출량에 큰 영향을 미친다.

2.　　위해관리의 체계

2.1.　위해관리의 기본 구조

　위해관리는 〈그림 15.2〉와 같이 크게 세 단계로 구성된다. 첫 번째는 위해성평가 단계로, 과학적 방법을 통해 위해의 크기와 특성을 파악하는 과정이다. 두 번째는 위해관리 조치 단계로, 평가된 위해성을 줄이기 위한 구체적인 계획을 수립하고 이행하는 과정이다. 세 번째는 위해모니터링 단계로, 위해관리 조치의 효과성을 지속적으로 평가하고 개선하는 과정이다.

　이러한 세 단계는 순서대로 한 번만 진행되는 것이 아니다. 각 단계에서 필요에 따라 이전 단계로 되돌아갈 수 있다. 예를 들어 모니터링 결과에 따라 위해성평가가 재조정될 수 있으며, 새로운 과학적 지식이나 사회적 여건의 변화에 따라 관리방안이 수정될 수 있다.

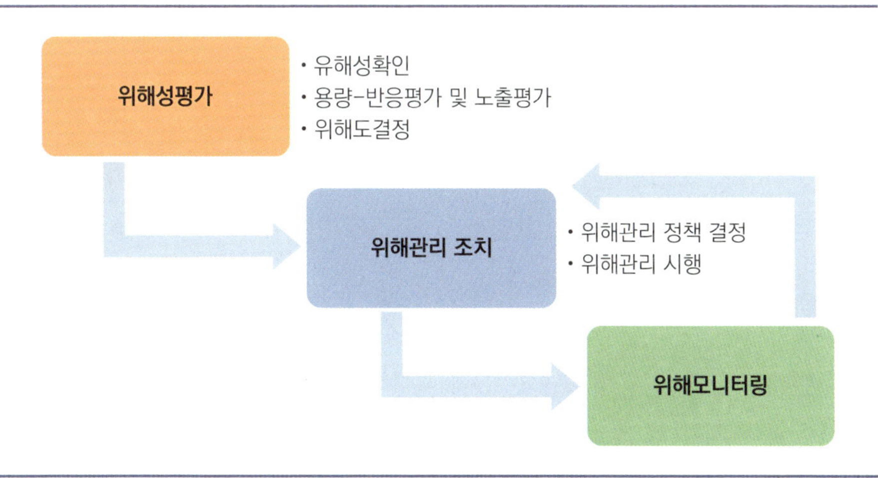

그림 15.2. 위해관리의 단계

먼저 위해성평가의 단계를 살펴보자. 위해성평가는 유해성 확인, 용량-반응평가, 노출평가 그리고 위해도결정의 4개 단계로 이루어진다. 첫 번째는 유해성확인(hazard identification) 단계로, 주어진 상황에서 노출될 수 있는 유해인자를 체계적으로 파악한다. 유해성확인 단계에서는 평가대상 물질의 물리·화학적 특성을 파악하고, 물질이 어떠한 상황에서 독성을 일으키며, 그 결과 어떠한 건강영향이 나타날 수 있는지를 확인한다.

비소(As)를 예를 들어보자. 비소는 음식이나 음용수로 섭취할 경우 피부암, 폐암, 방광암 등을 유발하며, 심혈관 질환, 당뇨, 피부병 등을 야기할 수 있다. 유해성확인 단계는 비소의 이러한 건강영향이 어떠한 기전으로 발생하고 어떠한 경로를 통해 인체에 노출되는지를 체계적으로 규명하는 단계이다. 먼저 수돗물에서 비소가 검출되었다면 누가 영향을 받는 집단인지를 파악한다. 수돗물을 마시는 인구 전체일 수도 있고, 특정 집단이나 생물학적으로 민감한 집단일 수 있다. 다음으로 비소가 어느 경로로 수돗물에 유입되는지, 즉 오염원의 유형을 파악한다. 예를 들어 상수도원 근처의 공장에서 비소가 배출되는지, 지하 암반의 비소가 자연적인 용출에 의해 지하수로 유입되었는지 등을 조사한다. 이어서 노출이 어떻게 일어나는지를 파악한다. 이 경우 비소 노출은 음용수를 통한 경구노출을 가정하지만, 추가로 공기 중 먼지의 흡입이나 목욕 중 피부접촉을 통한 노출의 가능성도 고려한다. 마지막으로 비소 노출로 인한 건강영향이 무엇인지를 확인하고 그 건강영향이 얼마나 오랜 기간 노출된 후 나타나는지를 평가한다. 특히 비소 노출에 민감한 집단이 있는지를 확인해야 한다.

두 번째는 용량-반응평가(dose-response assessment) 단계로, 노출량과 건강영향 사이의 관계를 정량적으로 파악하는 과정이다. 앞서 유해성확인 단계에서 파악한 건강영향이 어느 수준의 노출에서부터 나타나는지 확인한다. 이 과정은 제13 및 14장에서 학습하였듯이 독성자료와 역학자료의 검토를 통해 이루어진다. 특히 인체위해성을 파악하기 위해서는 역학자료가 주요 자료로 우선

채택된다. 역학자료가 불충분한 경우에는 실험으로 얻은 독성자료를 분석하거나 추가 독성실험을 통해 독성자료를 생산한다.

비발암물질의 경우, 역치(threshold, 문턱값)라고 불리는 특정 용량 이상에서 유해성이 확인된다. 비소와 같은 물질의 영향을 확인할 수 있는 최소 용량을 최소영향관찰용량(lowest observed adverse effect level, LOAEL)이라 하고, 영향이 나타나지 않은 최대 용량을 무영향관찰용량(no observed adverse effect level, NOAEL)이라 한다. 이 값들을 기반으로 독성참고치(reference dose, RfD)를 구할 수 있는데, 보통 NOAEL 값에 불확실성, 민감집단 고려, 동물과 인간의 종간 차이 등을 고려한 안전계수(제13장의 평가계수, AF)를 적용한다.

발암물질의 경우, 역치가 존재하지 않는다고 가정하고 발암잠재력(cancer slope factor, CSF)을 추정한다. 발암잠재력은 '평균 체중의 건강한 성인이 화학물질의 단위 노출량으로 오염된 환경매체(물, 공기, 식품 등)를 기대수명 기간 동안 접촉하였을 경우, 그로 인해 발생할 수 있는 초과발암확률의 95% 상한 값'이다. 즉, 평균 성인이 다양한 환경에서 화학물질에 평생 노출될 때 암이 생길 가능성이 얼마나 높아지는지를 계산한 값으로, 보수적으로 잡아서 암 발병 위험이 이보다 클 가능성이 5% 이하인 값이다.

다시 비소의 예로 돌아가 보자. 비소의 경우 다양한 역학자료에서 발암 및 비발암 건강영향이 확인되었다. 미국 환경청(EPA)은 음용수 등을 통한 경구노출의 경우 피부병변을 주요 근거로 채택하여 비발암 독성참고치(RfD)를 $3 \times 10^{-4} mg/kg/day$로 추정하였고, 피부암, 방광암 그리고 폐암에 대한 발암잠재력(CSF)을 $1.5(mg/kg \cdot day)^{-1}$로 추정하였다.

세 번째는 노출평가(exposure assessment) 단계로, 실제 상황에서 대상집단이 해당 물질에 얼마나 노출되는지를 평가한다. 제12장에서 학습하였듯이, 이 과정은 물질에 노출가능한 모든 상황을 고려한 노출 시나리오를 만들어 해당 상황에서 이 물질에 얼마나 노출되는지를 파악하는 과정이다. 비소의 경우 일반인은 음용수를 통한 경구노출, 비소에 오염된 물에 대한 피부노출 그리고 샤워 중 수증기의 호흡기 노출 상황을 고려하여 매일 마시는 물의 양, 물과 수증기에 접촉하는 시간 등을 반영하여 노출평가를 할 수 있다. 하지만 비소가 포함된 살충제를 사용하는 농업 종사자의 노출 시나리오는 살충제의 피부 및 호흡기 노출을 고려해야 한다.

네 번째는 위해도결정(risk characterization) 단계로, 앞선 단계에서 얻은 정보를 종합하여 최종적인 위해성의 크기를 판단한다. 이 단계에서는 앞에서 도출된 독성참고치와 노출평가에서 산출된 노출량을 비교하여 위해수준을 결정한다.

비발암물질의 경우, 일반적으로 유해지수(hazard quotient, HQ)를 계산하여 위해성을 정량화한다.

$$HQ = 노출량 \ / \ 독성참고치(RfD) \qquad (식 15\text{-}2)$$

유해지수가 1을 초과하면 잠재적 위해가 있는 것으로 판단하며, 위해관리 조치가 필요하다. 비소의 경우 RfD가 3×10^{-4}mg/kg/day인데, 노출평가 결과 노출량이 6×10^{-6}mg/kg/day로 계산되었다면, HQ는 다음과 같다.

$$HQ = (6 \times 10^{-6}) \ / \ (3 \times 10^{-4}) = 0.02$$

계산결과 유해지수가 1을 초과하지 않으므로 주어진 상황에서 비소로 인한 비발암위해성은 낮다고 판단할 수 있다.

발암물질의 경우, 위해도는 초과발암위해도를 계산하여 위해성을 정량화한다. 초과발암위해도는 평생 노출되었을 때 암이 발생할 추가 확률을 의미하며 식 15-3으로 표현된다.

$$초과발암위해도 = 일일노출량 \times 발암잠재력(CSF) \qquad (식 15\text{-}3)$$

일반적으로 10^{-6}(백만 명 중 1명)~10^{-4}(만 명 중 1명)의 범위를 허용가능한 위해수준으로 보고, 초과발암위해도가 이 값보다 높을 때 잠재적 위해가 있다고 판단한다. 비소의 경우 노출평가 결과 음용수를 통한 노출량이 4×10^{-4}mg/

kg/day로 추정되었을 때 초과발암위해도는 다음과 같다.

$$초과발암위해도 = (4 \times 10^{-4}) \times 1.5 = 6 \times 10^{-4}$$

계산결과 초과발암위해도가 10^{-4}보다 높으므로 잠재적 위해성이 있어 관리가 필요하다고 결론내릴 수 있다.

2.3. 위해관리 조치

위해관리 조치는 위해성평가 결과에 따라 위해관리정책을 결정하고 이에 따라 적절한 관리계획을 수립·이행하는 것이다. 위해관리 조치는 물질의 위해성에 따라 여러 수준으로 구분할 수 있다.

가장 강력한 조치는 물질에 노출을 원천적으로 차단하는 조치로, 화학물질정책의 경우 금지물질 지정을 들 수 있다. 위해성이 매우 크고 대체물질이 존재하는 경우, 해당 물질의 제조와 사용을 전면 금지한다. DDT, PCB 등이 대표적인 금지물질이다. 우리나라는 「화학물질등록평가법」에서 '금지물질'을 지정하여 관리하고 있다.

금지물질 지정보다 조금 완화된 중간 수준의 조치는 제한물질 지정이다. 특정 용도로의 사용을 금지하거나 제품 내 함량을 제한하는 방식이다. 이는 대체물질이 없고 특정 산업에서 사용이 필요하며 위해성이 금지물질에 비해 낮은 경우에 해당한다. 예를 들어 납과 카드뮴은 산업용으로는 사용이 허용되지만, 어린이용 장신구에서는 엄격히 제한된다. '제한물질' 역시 우리나라에서 「화학물질등록평가법」에 따라 지정하여 관리한다.

가장 기본적인 조치는 허가물질 지정과 안전관리기준 마련이다. 물질 사용은 허용하되, 안전한 사용 조건과 방법을 명시하고 이를 준수하도록 한다. 제품 라벨 표시, 안전보건자료 제공, 작업장 관리기준 설정 등이 이에 해당한다. 우리는 제품설명서나 라벨에서 안전한 사용을 안내하는 문구들을 확인할 수 있다.

이는 모두 위해관리 정책에 따른 것이다. 이렇게 관리되는 물질은 「화학물질등록평가법」에서 '허가물질'로 지정되어 관리된다.

2.4. 위해모니터링

위해모니터링은 위해관리 조치의 효과를 평가하고 적절한 피드백을 제공하여 위해관리의 지속적인 개선을 도모하는 단계이다. 위해모니터링은 노출 모니터링, 규제준수 모니터링 그리고 정책 효과성 평가로 구분할 수 있다.

먼저, 노출 모니터링은 위해관리의 결과 환경과 인체에서 물질의 농도가 줄었는지를 확인하는 것이다. 노출 모니터링을 위해 환경매체(대기, 물, 토양)에서 농도를 측정하거나, 생체시료(소변, 혈액) 중 농도를 분석하는 생물학적 모니터링을 실시할 수 있다. 노출 모니터링은 환경유해인자의 잠재적 노출량을 파악하고 위해관리 정책이 효과적이었는지를 파악할 수 있는 가장 직접적인 수단이다. 따라서 많은 국가에서는 환경매체와 생체시료에서의 환경유해인자 농도를 주기적으로 분석하고 있다. 우리나라는 〈표 15.1〉과 같이 관련 법령에 근거하여 대기, 수질, 토양 등 다양한 매체에서 특정 환경유해인자 농도를 주기적으로 측정하며, 국민환경보건 기초조사를 통해 우리나라 국민의 화학물질 노출수준을 모니터링한다. 또한 「잔류성 유기오염물질관리법」에 따라 특히 위해관리가 필요한 잔류성 유기오염물질(다이옥신, PCB 등)의 농도를 주기적으로 측정한다.

두 번째는 규제준수 모니터링이다. 규제준수 모니터링은 위해관리 계획이 현장에서 제대로 시행되고 있는지를 확인하는 것이다. 시장유통 제품을 수거

표 15.1. 우리나라의 노출 모니터링

대상	법적 근거	주요 모니터링 내용 및 항목
대기	「대기환경보전법」	• 대기오염측정망(AirKorea) 운영 • 항목: SO_2, NO_2, O_3, CO, PM_{10}, $PM_{2.5}$, 벤젠 등 • 특별대기측정망(공단, 산업단지) 병행
수질	「수질 및 수생태계 보전에 관한 법률」	• 수질자동측정망/수질측정망 • 항목: BOD, COD, T-N, T-P, 중금속 등 • 수생태계 조사(수서생물, 저서성 대형무척추동물) 포함
토양	「토양환경보전법」	• 토양오염실태조사 • 항목: 중금속(As, Pb, Cd, Cr, Hg), 유류, TPH[1] 등 • 전국 농경지·공장지역 등 주기적 조사
실내공기	「실내공기질관리법」	• 다중이용시설, 신축 공동주택 실내공기질 조사 • 항목: $PM_{2.5}$, CO_2, HCHO, TVOC, 라돈 등
폐기물 (매립지 침출수 등)	「폐기물관리법」	• 매립지 침출수 및 주변 환경 모니터링 • 항목: BOD, COD, 중금속, 암모니아, 염소이온 등
유해화학물질 (특정물질 모니터링)	「화학물질의 등록 및 평가 등에 관한 법률」	• 국가화학물질통합정보망(NCIS) 구축 • 환경 중 화학물질 농도 조사 및 위해성평가 기초자료 확보
인체	「환경보건법」	• 국가환경보건기초조사(환경보건 모니터링) • 항목: 혈액·요 중 중금속, VOCs, PAHs, PFAS 등
잔류성 유기오염 물질(POPs)	「잔류성 유기오염 물질관리법」	• POPs 환경모니터링사업 • 대상: PCB, DDT, HCB, dioxins, PFAS 등 • 환경매체: 대기, 수질, 토양, 퇴적물, 생물체

검사하고, 사업장의 안전관리 실태를 점검하여 규제가 현장에서 제대로 이행되는지 확인한다. 일상에서 가장 많이 접하는 규제준수 모니터링 사례는 간혹 뉴스에서 보도되는 기후에너지환경부, 산업통상부 그리고 한국소비자원에서 주기적으로 실시하는 시장유통 제품의 유해물질 함유량 검사결과이다. 〈그림 15.3〉과 같이 주기적인 규제준수 모니터링을 통하여 제한물질 등이 소비자에게 노출되는지를 파악하고 위해관리 계획 준수 여부를 확인할 수 있다.

한편 화학물질을 취급하는 사업장에서도 규제준수 모니터링이 이루어진다. 뒤에서 자세히 다루겠지만, 화학물질을 취급하는 모든 사업장은 「산업안전보

---

1 total petroleum hydrocarbons, 석유계 총탄화수소.

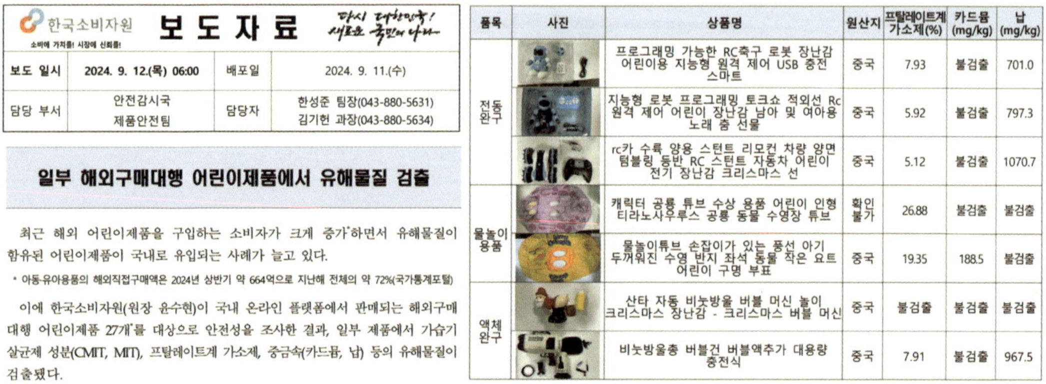

그림 15.3. 규제준수 모니터링 예시의 내용은 다음과 같다.

한국소비자원 보도자료
소비에 가치를! 시장에 신뢰를!

보도 일시	2024. 9. 12.(목) 06:00	배포일	2024. 9. 11.(수)
담당 부서	안전감시국 제품안전팀	담당자	한성준 팀장(043-880-5631) 김기헌 과장(043-880-5634)

일부 해외구매대행 어린이제품에서 유해물질 검출

최근 해외 어린이제품을 구입하는 소비자가 크게 증가하면서 유해물질이 함유된 어린이제품이 국내로 유입되는 사례가 늘고 있다.

* 아동·유아용품의 해외직접구매액은 2024년 상반기 약 664억으로 지난해 전체의 약 72%(국가통계포털)

이에 한국소비자원(원장 윤수현)이 국내 온라인 플랫폼에서 판매되는 해외구매대행 어린이제품 27개를 대상으로 안전성을 조사한 결과, 일부 제품에서 가습기 살균제 성분(CMIT, MIT), 프탈레이트계 가소제, 중금속(카드뮴, 납) 등의 유해물질이 검출됐다.

품목	사진	상품명	원산지	프탈레이트계 가소제(%)	카드뮴 (mg/kg)	납 (mg/kg)
전동완구		프로그래밍 가능한 RC축구 로봇 장난감 어린이용 지능형 원격 제어 USB 충전 스마트	중국	7.93	불검출	701.0
		지능형 로봇 프로그래밍 토크쇼 적외선 Rc 원격 제어 어린이 장난감 남아 및 여아용 노래 춤 선물	중국	5.92	불검출	797.3
		rc카 수륙 양용 스턴트 리모컨 차량 양면 텀블링 등반 RC 스턴트 자동차 어린이 전기 장난감 크리스마스 선	중국	5.12	불검출	1070.7
물놀이 용품		캐릭터 공룡 튜브 수상 용품 어린이 인형 티라노사우루스 공룡 동물 수영장 튜브	확인 불가	26.88	불검출	불검출
		물놀이튜브 손잡이가 있는 풍선 아기 두꺼워진 수영 반지 좌석 동물 작은 요트 어린이 구명 부표	중국	19.35	188.5	불검출
액체완구		산타 자동 비눗방울 버블 머신 놀이 크리스마스 장난감 - 크리스마스 버블 머신	중국	불검출	불검출	불검출
		비눗방울충 버블건 버블액추가 대용량 충전식	중국	7.91	불검출	967.5

그림 15.3. 규제준수 모니터링 예시

자료: 한국소비자원 보도자료(2024.09.12.) 일부 발췌

건법」과 「화학물질관리법」에 따라 안전관리를 시행해야 한다. 관계부처와 지자체는 사업장을 정기적으로 방문하여 안전관리가 제대로 이루어지는지 실태를 점검한다.

규제준수 모니터링 결과 규제를 위반한 경우, 과태료 부과, 영업정지 등의 행정처분을 통해 규제의 실효성을 확보할 수 있다. 즉, 규제준수 모니터링은 법적 강제력을 바탕으로 위해관리가 실제로 이행되도록 하는 핵심 수단이다.

세 번째는 정책 효과성 평가이다. 정책 효과성 평가는 투입된 자원 대비 위해관리 정책이 충분한 성과를 거두었는지를 종합적으로 판단하는 과정이다. 일반적으로 비용-편익 분석을 통해 정책 시행에 투입된 비용 대비 얻어진 편익(건강피해 감소, 의료비 절감 등)을 종합적으로 평가한다. 이때 투입된 비용에는 규제이행 비용, 행정 비용, 기술개발 비용 등이 포함되며, 얻어진 편익에는 건강피해 감소, 의료비 절감, 노동생산성 향상, 환경개선 등이 포함된다. 예를 들어서 대기오염물질 배출기준을 강화하여 $PM_{2.5}$의 대기 중 농도가 감소하였고, 이에 따라 천식, 알레르기, 심혈관계 질환 환자 발생이 매년 7%씩 줄었다고 가정하자. 이때 비용으로는 배출가스 저감장치 설치, 사업장의 배출량 모니터링, 효율적인 필터 개발 등에 들어간 비용을 포함할 수 있으며, 절감되는 의

료비용과 질병 감소로 인한 노동생산성 향상 등을 편익으로 포함할 수 있다.

이러한 위해모니터링 활동은 위해관리 조치에 대한 피드백을 제공하여 위해관리의 개선이 이루어질 수 있도록 한다. 따라서 효과적인 위해모니터링은 효율적인 위해관리가 지속적으로 이루어지도록 하는 중요한 수단이다.

2.5. 대상별 위해관리

1 | 소비자 제품의 위해관리

소비자 제품은 일반 가정에서 광범위하게 사용되므로, 불특정 다수가 노출

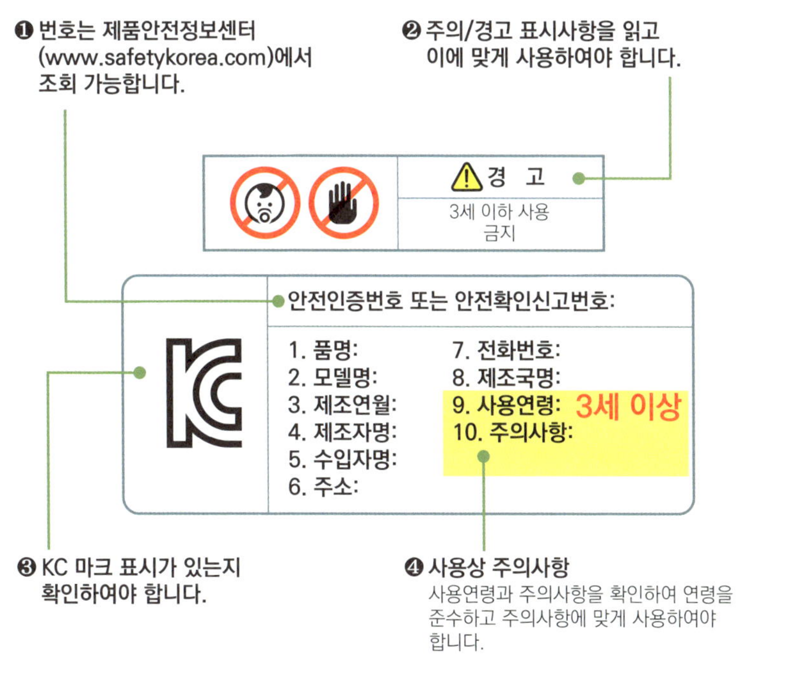

그림 15.4. KC 표시 표시사항 예시

자료: 제품안전지원플랫폼

대상이 된다. 특히 어린이, 노인, 임산부 등 취약집단의 노출 가능성을 고려해야 한다.

소비자 제품 위해관리의 핵심은 제품 내 유해물질 함량 제한과 라벨 및 사용설명서를 통한 명확한 정보제공이다. 제품 라벨은 소비자와의 가장 직접적인 소통 수단으로, "다른 제품과 섞어 사용하지 마시오", "환기를 충분히 하시오", "장갑과 마스크를 착용하시오" 등의 안전수칙이 명확히 표시되어야 한다. 또한 취약집단의 사용을 제한하기 위한 경고문구를 라벨에 포함할 수 있다. 우리나라는 〈그림 15.4〉와 같이 KC 인증을 통하여 국내에 유통되는 모든 제품에 안전 관련 사항을 라벨로 표시하도록 의무화하고 있다.

2 | 사업장의 위해관리

화학물질 취급 사업장에서는 작업자가 직업적으로 화학물질에 노출되므로, 일반 소비자보다 훨씬 엄격한 관리가 필요하다. 작업환경관리는 우선순위를 공학적 대책, 관리적 대책, 개인보호구 착용의 순서로 둔다.

공학적 대책은 사업장의 시설을 관리하는 방법이다. 밀폐 설비, 국소배기장치 등을 통해 공정(한 제품이 완성되기까지 거쳐야 하는 하나하나의 작업 단계) 자체에서 노출을 차단하는 것이다. 화학물질 저장시설을 밀폐하고, 출입자를 제한하거나, 화학물질 취급 시 후드 사용을 의무화하고 배기장치를 설치하여 노출을 최소화하도록 한다. 관리적 대책은 작업시간 조정, 순환배치 등으로 개인의 누적 노출을 줄이는 것이다. 개인보호구는 최후의 수단으로, 다른 대책으로 충분히 노출을 낮출 수 없을 때 사용한다. 예를 들어 사업장에서 중금속을 다뤄야 한다면, 중금속이 저장되는 곳이나 중금속 반응이 진행되는 곳은 완전 밀폐형 시스템으로 관리하여 작업자가 노출되지 않도록 한다. 부득이하게 저장시설이나 반응시설에 작업자가 출입해야 하는 경우 그 대상을 제한하고 필수적으로 안전모, 보호안경 등의 개인보호장비를 착용하도록 한다(그림 15.5).

사업장 위해관리와 함께 고려해야 할 사항은 공급망 위해관리이다. 화학물

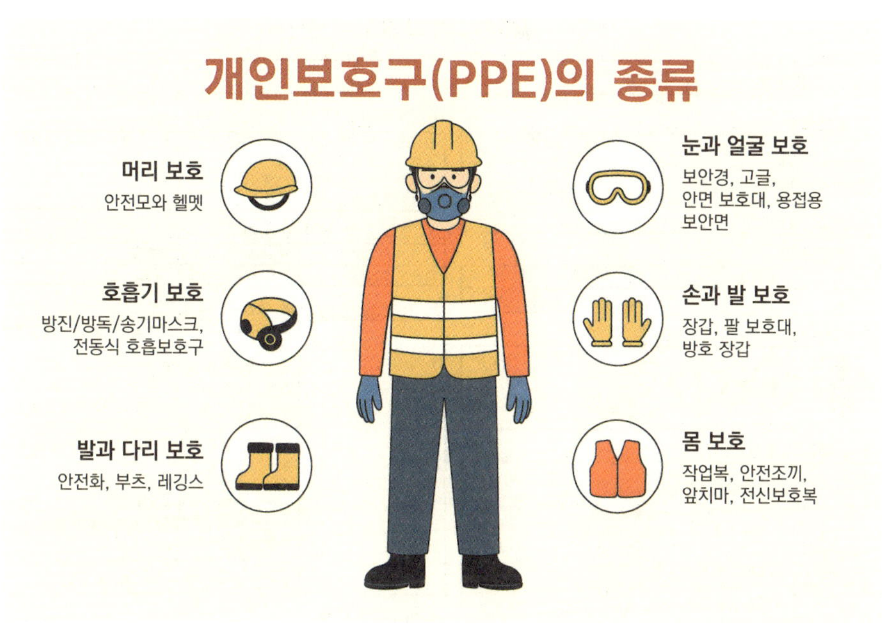

그림 15.5. 개인보호장비

질은 원료 공급자, 제조자, 유통자를 거쳐 최종 사용자에게 전달되는 복잡한 공급망을 통해 이동한다. 따라서 화학물질의 위해를 줄이기 위하여 공급망의 각 단계에서 정확한 정보가 전달되어야 안전한 취급이 가능하다.

사업장과 공급망에서 물질안전보건자료(MSDS)는 위해관리의 핵심 소통도구이다. MSDS는 화학물질의 명칭, 유해성, 취급방법, 응급조치요령, 독성정보 등을 포함하는 종합 안전정보 문서이며 국제적으로 합의된 형식에 따른 정보를 포함한다. 우리나라는 「산업안전보건법」과 「화학물질관리법」 등을 통해 화학물질 취급 및 공급 시 MSDS 제공을 의무화하고 있다. 〈그림 15.6〉과 같이 MSDS는 화학물질의 유해성과 위험성, 사고 시 대처방법, 취급 및 저장 방법, 노출방지 및 개인보호구, 물리·화학적 특성, 독성에 관한 정보, 환경에 미치는 영향 등을 포함한다.

MSDS 요약정보

물질명	염화납

1. 일반정보

CAS No. :	7758-95-4	KE No. :	KE-21901
물질성상 :	고체	분자량 :	278.11
끓는점 :	950 ℃	녹는점 :	501 ℃
인화점 :	자료 없음		
주요용도 :	자료 없음		

2. 물질정보

물질명	CAS No.	함유량(%)
염화납	7758-95-4	100%

3. 그림문자

4. 유해위험 문구

삼키면 유해함
알레르기성 피부 반응을 일으킬 수 있음
암을 일으킬 수 있음(암을 일으키는 노출경로를 기재한다. 단, 다른 노출경로에 의해 암을 일으키지 않는다는 결정적인 증거가 있는 경우에 한한다.)
태아 또는 생식능력에 손상을 일으킬 수 있음(알려진 특정한 영향을 명시한다.)(생식독성을 일으키는 노출경로를 기재한다. 단, 다른 노출경로에 의해 생식 독성을 일으키지 않는다는 결정적인 증거가 있는 경우에 한한다.)
장기간 또는 반복노출 되면 장기(영향을 받는 것으로 알려진 모든 장기를 명시한다.)에 손상을 일으킬 수 있음(특정표적장기독성(반복노출)을 일으키는 노출경로를 기재. 단, 다른 노출경로에 의해 특정표적장기독성(반복노출)을 일으키지 않는다는 결정적인 증거가 있는 경우에 한한다.)
수생생물에 매우 유독함
장기적인 영향에 의해 수생생물에게 매우 유독함

5. 응급조치 요령

눈에 들어갔을 때	긴급 의료조치를 받으시오 물질과 접촉시 즉시 20분 이상 흐르는 물에 피부와 눈을 씻어내시오
피부에 접촉했을 때	피부 자극 또는 홍반이 나타나면: 의학적인 조치/조언을 받으시오. 다시 사용 전 오염된 의류를 세척하시오. 뜨거운 물질인 경우, 열을 없애기 위해 영향을 받은 부위를 다량의 차가운 물에 담그거나 씻어내시오 오염된 옷과 신발을 제거하고 오염지역을 격리하시오 물질과 접촉 시 즉시 20분 이상 흐르는 물에 피부와 눈을 씻어내시오 경미한 피부 접촉 시 오염부위 확산을 방지하시오
흡입했을 때	노출되거나 노출이 우려되면: 의학적인 조치/조언을 받으시오. 신선한 공기가 있는 곳으로 옮기시오 따뜻하게 하고 안정되게 해 주시오
먹었을 때	노출되거나 노출이 우려되면: 의학적인 조치/조언을 받으시오. 입을 씻어내시오. 물질을 먹거나 흡입하였을 경우 구강대구강법으로 인공호흡을 하지 말고 적절한 호흡의료장비를 이용하시오

6. 저장방법

빈 드럼통은 완전히 배수하고 적절히 막아 즉시 드럼 조절기에 되돌려 놓거나 적절히 배치하시오.
음식과 음료수로부터 멀리하시오.
잠금장치를 하여 저장하시오.

7. 피해야 할 조건 및 물질

피해야 할 조건	열, 스파크, 화염 등 점화원
피해야 할 물질	가연성 물질, 환원성 물질

8. 누출 및 폭발·화재 사고 시 대처방법

누출	들어갈 필요가 없거나 보호장비를 갖추지 않은 사람은 출입하지 마시오. 모든 점화원을 제거하시오 분진 형성을 방지하시오 분진/흄/가스/미스트/증기/스프레이의 흡입을 피하시오. 엎질러진 것을 즉시 닦아내고, 보호구 항의 예방조치를 따르시오. 오염 지역을 격리하시오. 위험하지 않다면 누출을 멈추시오 적절한 보호의를 착용하지 않고 파손된 용기나 누출물에 손대지 마시오 플라스틱 시트로 덮어 확산을 막으시오 피해야 할 물질 및 조건에 유의하시오

9.법적규제 현황

노출기준	자료 없음
특수건강진단주기	12개월
작업환경측정주기	6개월
산업안전보건법	작업환경 측정대상물질 관리대상유해물질 특수건강진단대상물질 특별관리물질
화학물질관리법에 의한 규제	인체만성유해성물질 생태유해성물질
위험물안전관리법에 의한 규제	자료 없음

10. 취급 시 주의사항

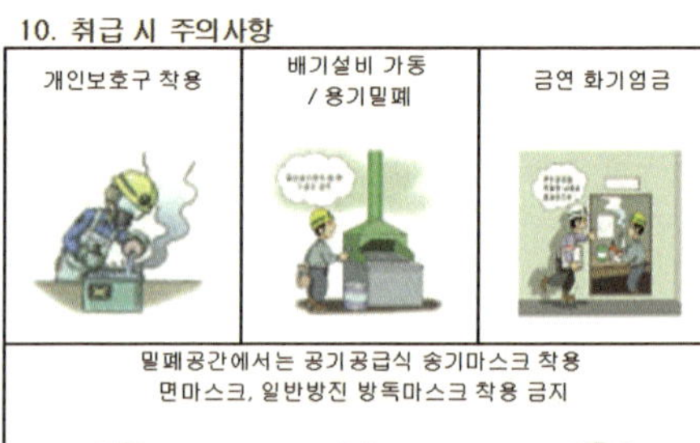

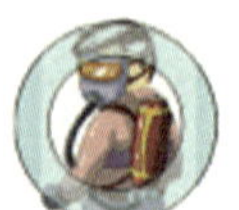

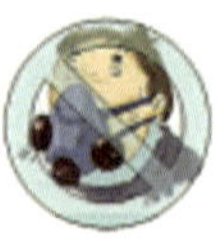

기타. 중독사례

그림 15.6. MSDS의 예시

자료: 물질안전보건자료시스템

화학물질 취급 사업장 인근 지역사회는 사업장의 화학물질 배출과 잠재적 사고 위험에 노출된다. 「화학물질관리법」에 따라 일정 규모 이상의 사업장은 매년 화학물질 배출량과 이동량을 조사하여 보고해야 하며, 이 정보는 화학물질종합정보시스템을 통해 공개된다. 또한 일정량 이상의 유해화학물질을 취급하는 사업장은 화학사고예방관리계획서를 작성·제출해야 한다. 이 계획서에는 취급물질의 유해성, 사고 시나리오별 영향범위, 비상연락체계, 주민 대피계획 등이 포함되며, 매년 1회 이상 지역사회에 고지되어야 한다.

3. 위해소통

3.1. 위해소통의 개요

1 | 위해소통의 정의와 중요성

위해소통(risk communication)은 "위해성평가자, 관리자, 언론, 이해관계자 및 일반 대중 간에 위해성 정보를 교환하고 상호 소통하는 과정"으로 정의되는데, 단순히 한 방향으로의 정보전달이 아니라, 양방향 대화와 상호 이해를 추구하는 과정이다. 효과적인 위해소통이 이루어지지 않으면 과학적으로 타당한 위해관리도 실패할 수 있다. 단적인 사례로, 아직까지 논란이 되는 MSG의 위해성 사례를 들 수 있다. MSG의 섭취가 두통, 마비, 흉통 등을 야기할 수 있다는 주장이 제기되었고, 이 주장은 언론 등을 통해 확대 재생산되었다. 과학적 연구들은 일상적 섭취수준에서 MSG의 안전성을 확인했지만, 일단 형성된 부정적 인식은 쉽게 바뀌지 않았고, 여전히 많은 사람들이 MSG의 위해성을 과대평가한다.

사람들이 위해성을 인식하는 방식은 객관적인 과학적 평가와 다를 수 있다. 자발성(자신이 선택한 위험은 수용하지만 강요된 위험은 거부), 통제가능성(통제할 수 있다고 느끼는 위험은 덜 두려워함), 친숙도(익숙한 위험은 과소평가, 낯선 위험은 과대평가), 공포감(두려운 결과를 초래하는 위험은 실제보다 크게 인식), 신뢰(정보 제공자에 대한 신뢰가 낮으면 정확한 정보도 받아들여지지 않음) 등이 위해인식에 영향을 미친다. 이러한 주관적 위해인식은 위해관리 정책 수립 과정에서 잘못된 결정으로 이어질 수 있다. 따라서 효율적인 위해관리를 위해서는 올바른 위해소통이 필수이다.

2 | 위해소통의 구성요소

효과적인 위해소통은 다음 구성요소를 포함한다(표 15.2). 첫째, 위해요인 인지 및 분석으로 무엇에 대해 소통할 것인지 명확히 파악한다. 둘째, 위해소통 목적 및 대상자 선정으로 소통 목적을 설정하고 대상자를 구체적으로 정의한다. 셋째, 정보/매체/소통방법 선정으로 대상자의 특성에 맞는 매체를 선택한다. 넷째, 수행·평가·보완으로 소통 효과를 평가하고 전략을 수정·보완한다.

위해성평가에는 항상 불확실성이 존재한다. 자료가 부족하거나, 사람마다 민감도가 다르거나, 장기노출 영향을 예측하기 어려운 경우 등을 생각할 수 있다. 위해소통을 고려할 때 이러한 불확실성을 어떻게 소통할지도 충분히 고

표 15.2. 위해소통의 구성요소

구성요소	설명
위해요인 인지 및 분석	위해 상황을 분석하고 범위·특성을 분석
위해소통 목적 및 대상자 선정	소통의 목적을 정하고 이해관계자(대상자)를 정의
정보/매체/소통방법 선정	전달할 정보 유형과 소통경로, 매체, 방식을 결정
수행·평가·보완	소통 실행 이후 모니터링하고 결과를 평가하며 보완계획 수립

자료: 서양원 외,《환경보건 분야 위해성 소통 활성화를 위한 전략 연구》. 2013.

려해야 한다. 우선 불확실성이 있음을 솔직하게 시인하고 불확실한 이유를 구체적으로 설명한다. 동시에 위해성평가 결과가 불확실하더라도 현재 가능한 최선의 권고를 제시하고 실용적인 지침을 제시해야 한다. 마지막으로 지속적인 개선 의지를 보여 줄 필요가 있다.

예를 들어, 여름철에 많이 사용하는 모기 기피제의 안전한 사용을 위한 위해소통을 계획한다고 가정해 보자. 먼저 과도한 사용이나 밀폐된 공간에서 사용 시 발생할 수 있는 건강영향(두통, 현기증, 피부자극, 호흡기 문제)과 어린이를 대상으로 사용했을 때의 상대적으로 높은 취약성을 분석한다. 다음, 위해소통의 대상자로 주요 사용자인 어린이를 둔 부모, 야외활동이 많은 등산족이나 캠핑족을 설정하고, 안전사용법 전달과 과다사용 예방을 목적으로 위해소통 계획을 세운다. 소비자 제품은 직접 대면으로 위해소통을 하기 어려우므로 제품 라벨에 "환기 후 사용", "피부에 직접 과다 분무 금지" 등의 경고표시를 강화하고, SNS를 통한 안전사용 가이드, 마트나 약국에서의 포스터 부착 등 대상자별 맞춤 매체를 활용한다. 제품의 주요 사용 시즌 종료 후 소비자 설문을 통해 경고표시 인지율과 권장사용량 준수율을 평가하고, 인지도가 낮은 부분은 주요 개선사항을 파악하여 다음 판매 시즌의 소통전략을 개선한다. 또한 새로운 안전성 연구결과가 발표되면 즉시 제품 정보와 온라인 자료를 업데이트하여 최신 정보를 제공한다.

3.2. **대상에 따른 위해소통**

1 | 제품 라벨을 통한 위해소통

앞서 서술하였듯이, 제품 라벨은 소비자와의 가장 직접적인 위해소통 수단이다. 효과적인 라벨은 제한된 공간에서 핵심 정보를 명확하고 간결하게 전달해야 한다. 제품명과 주요 성분 정보, 경고문구, 안전수칙이 명확히 표시되어야 한다.

2 | 사업장 안전교육

화학물질 취급 사업장에서의 안전교육은 작업자를 대상으로 한 체계적인 위해소통이다. 교육내용은 작업자의 실제 업무와 직접 연관되어야 하며, 사업장별, 공정별로 맞춤화된 교육이 필요하다. 강의, 실습, 시뮬레이션, 사례연구, 토론 등 다양한 방법을 활용하여 참여도를 높인다.

3 | 지역사회와의 소통

「화학물질관리법」 제23조에 따라 일정량 이상의 유해화학물질을 취급하는 사업장은 화학사고예방관리계획서를 작성하고, 그 내용을 매년 1회 이상 지역사회에 고지해야 한다. 효과적인 고지는 형식적 의무이행을 넘어 진정성 있는 소통이 되어야 하며, 주민설명회, 리플릿 배포, 문자알림 서비스 등 다양한 채널을 활용한다.

요약

1. 위해관리를 이해하려면 먼저 유해성과 위해성의 차이를 구분해야 한다. 위해성은 물질 본연의 유해성에 실제 노출까지 고려한 개념으로 "위해성＝유해성×노출"의 관계식으로 표현된다.

2. 위해관리는 위해성평가, 위해관리 조치, 위해모니터링의 세 단계로 구성되며 순환적으로 반복된다. 위해성평가는 유해성확인, 용량–반응평가, 노출평가, 위해도결정의 4단계로 이루어지는데, 비발암물질은 유해지수(HQ)로, 발암물질은 초과발암위해도로 위해성을 정량화한다. 위해관리 조치는 위해성 수준에 따라 금지물질, 제한물질, 허가물질로 구분하여 관리하며, 위해모니터링은 노출 모니터링, 규제준수 모니터링, 정책 효과성 평가를 통해 관리조치의 효과를 지속적으로 평가한다.

3. 대상별 위해관리는 소비자 제품, 사업장, 지역사회로 구분된다. 소비자 제품은 제품 라벨과 KC 인증을 통해 안전정보를 제공하고, 사업장에서는 공학적 대책, 관리적 대책, 개인보호구 착용의 우선순위로 작업환경을 관리하며 물질안전보건자료(MSDS)를 통해 공급망 전체에 안전정보를 전달한다. 지역사회는 화학물질 배출량 정보 공개와 화학사고예방관리계획서 고지를 통해 보호받는다.

4. 위해소통은 위해성 정보를 이해관계자들과 양방향으로 교환하는 과정으로, 과학적으로 타당한 위해관리가 실제로 작동하기 위한 필수 요소이다. 위해소통은 위해요인 인지 및 분석, 위해소통 목적 및 대상자 선정, 정보/매체/소통방법 선정, 수행·평가·보완의 4단계로 구성되며, 제품 라벨, 사업장 안전교육, 지역사회 설명회 등 다양한 방법으로 이루어진다.

연습문제

1. 유해성(hazard)과 위해성(risk)의 관계를 나타내는 기본 관계식으로 가장 적절한 것은?

① 위해성=유해성+노출 　　　② 위해성=유해성−노출

③ 위해성=유해성×노출 　　　④ 위해성=유해성÷노출

2. 어떤 물질에 대한 노출평가 결과 일일노출량이 8×10^{-5}mg/kg/day로 계산되었고, 독성참고치(RfD)가 2×10^{-4}mg/kg/day일 때, 유해지수(HQ)는?

① 0.04 　　　② 0.4 　　　③ 2.5 　　　④ 16

3. 어떤 발암물질에 대한 노출평가 결과 일일노출량이 2×10^{-4}mg/kg/day로 계산되었고, 발암잠재력(CSF)이 2.0(mg/kg·day)$^{-1}$일 때, 초과발암위해도는?

① 1×10^{-4} 　　　② 4×10^{-4} 　　　③ 1×10^{-5} 　　　④ 4×10^{-5}

4. 위해관리의 세 단계를 순서대로 나열한 것은?

① 위해모니터링 → 위해성평가 → 위해관리 조치

② 위해관리 조치 → 위해성평가 → 위해모니터링

③ 위해성평가 → 위해관리 조치 → 위해모니터링

④ 위해성평가 → 위해모니터링 → 위해관리 조치

5. 다음 중 위해소통(risk communication)에 대한 설명으로 가장 적절하지 <u>않</u>은 것은?

① 위해성 정보를 일방향으로 전달하는 과정이다.

② 위해성평가자, 관리자, 이해관계자, 일반 대중 간의 상호 소통을 포함한다.

③ 사람들의 위해인식은 자발성, 통제가능성, 친숙도 등에 영향을 받는다.

④ 과학적으로 타당한 위해관리가 실패하지 않도록 하는 필수 요소이다.

정답 | 1. ③ 2. ② 3. ② 4. ③ 5. ①

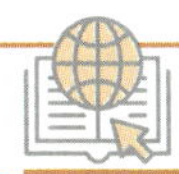

더 생각해 보기

1. 일상생활에서 자주 쓰이는 제품에 대하여 4개의 구성요소를 포함하는 위해소통 계획을 세워 보자.

2. 온라인에서 판매되는 특정 생활화학제품의 라벨을 분석해 보자. 라벨에서 확인할 수 있는 위해성을 파악하고, 이 제품의 위해관리 방안을 제안해 보자.

참고문헌

물질안전보건자료시스템. 염화납 MSDS 상세정보. msds.kosha.or.kr/MSDSInfo/ kcic/msdsdetail.do. 검색일 2025.09.24.

법제처 국가법령정보센터. www.law.go.kr.

서양원 외.《환경보건 분야 위해성 소통 활성화를 위한 전략 연구》. 2013.

이경무 외.《환경과 건강》, 한국방송통신대학교출판문화원. 2026.

제품안전지원플랫폼. 정보 표시사항. www.safetyguide.kr/management/indications. 검색일 2025.09.24.

질병관리청.《2021 국민건강영양조사 결과》. 질병관리청. 2022.

하미나·정선화.《환경보건정책입문》. 단국대학교출판부. 2022.

한국소비자원 보도자료. 〈일부 해외구매대행 어린이제품에서 유해물질 검출〉. 2024.09.12.

International Agency for Research on Cancer. "Arsenic, metals, fibres, and dusts." *IARC Monographs on the Evaluation of Carcinogenic Risks to Humans* 100C. 2012.

Nauta M. J. et al.. "Meeting the challenges in the development of risk-benefit assessment of foods," *Trends in Food Science and Technology* 76. 2018. pp. 90~100.

Pan American Health Organization(PAHO). 2023. Salt intake. PAHO. www.paho.org/en/enlace/salt-intake. 검색일 2025.09.24.

U.S. Environmental Protection Agency. Toxicological review of inorganic arsenic (CAS No. 7440-38-2) (EPA/635/R-98/007). Washington, DC: U.S. Environmental Protection Agency. 1998. iris.epa.gov. 검색일 2025.09.24.

Warner, L.. *Monosodium glutamate (MSG): What is it, and why you might consider avoiding foods that contain it*, Havard Health Publishing. 2024.

WHO. *Guideline: Sodium intake for adults and children*. World Health Organization. 2012.

제 5 편

환경보건정책과 교육

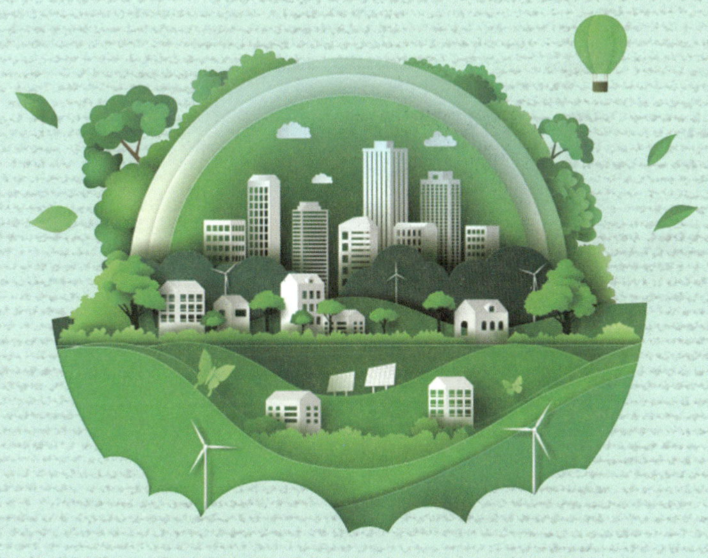

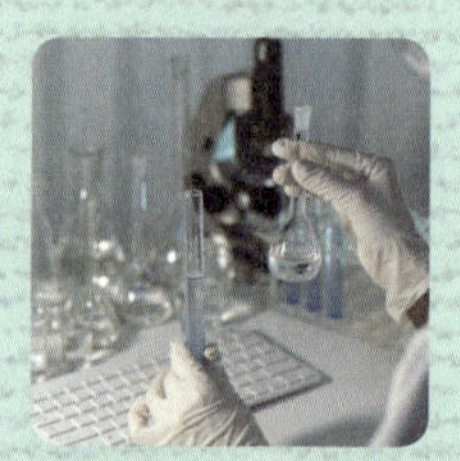

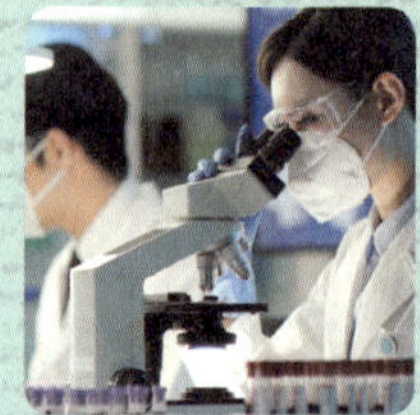
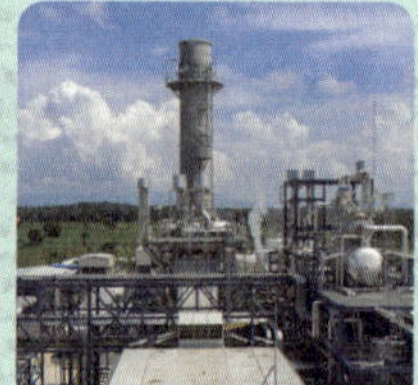
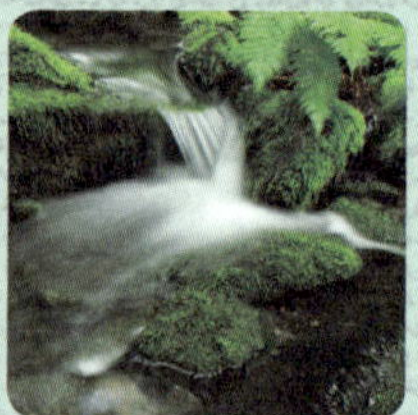
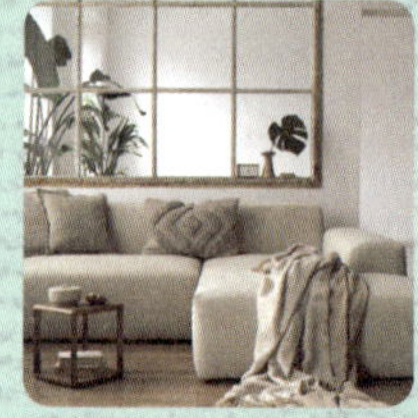
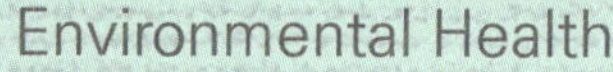

Environmental Health

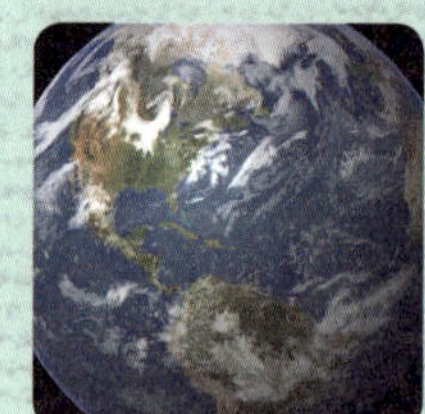
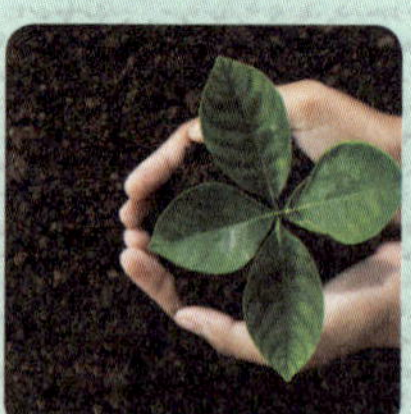

제 16 장

환경보건정책

환경보건정책은 지속가능한 발전 이념과 「환경보건법」에서 제시하는 네 가지 원칙에 따라 환경성질환의 예방 및 관리와 환경매체별 정책의 통합 및 조화를 추구한다. 이 장에서는 환경보건정책의 개념을 알아보고, 우리나라의 환경보건정책의 범위와 관련 법 그리고 환경보건종합계획에 대해 살펴본다.

1. 환경보건정책의 개념과 기본원칙을 설명할 수 있다.
2. 우리나라의 환경보건정책 방향을 설명할 수 있다.
3. 환경보건 관련 법과 조직을 설명할 수 있다.
4. 우리나라의 주요 환경보건정책의 예를 들 수 있다.

환경보건정책 | 환경보건법 | 환경보건종합계획 | 환경성질환
국민환경보건 기초조사 | DPSEEA 모형 | 취약인구집단
화학안전 3법 | 위해성평가 | 건강영향평가 | 지속가능발전

1.1.   환경보건정책이란?

정책(政策, policy)은 간단하게 '권위 있는 정부기관이 공공문제의 해결을 위하여 공식적으로 결정한 활동지침'으로 정의된다. 정책학자 드로어(Dror)는 정책을 '정부기관에 의하여 이루어지는 미래지향적인 주요 행동지침이며, 공식적으로 최선의 수단에 의하여 공익을 달성할 것을 목표로 하는 것'으로 정의하였다.

환경보건정책은 '환경보건이라는 목적을 실현하기 위한 정책'이라 할 수 있다. 세계보건기구(WHO)는 '환경이 건강에 미치는 부정적인 영향을 최소화하고, 궁극적으로 국민의 건강을 보호·증진하기 위해 마련한 정부·공공기관의 대책'으로 정의한다. 우리나라 환경보건정책은 지속가능한 발전 이념을 내재화하고, 「환경보건법」에서 제시하는 네 가지 원칙에 따른 이행 노력을 통하여 환경성질환의 예방 및 관리를 중심으로 주변 매체별 정책의 통합과 함께 관련 정책 등과 조화를 추구하며, 새로이 야기되는 환경보건 문제를 사전 또는 조기에 확인, 평가하고, 해결하기 위한 기반과 실천을 지속적으로 강화하고 있다.

1.2.   환경보건정책의 범위

환경보건정책이 다루는 범위와 주제는 환경보건의 범위와 주제가 그렇듯 넓고 다양하다. 우리가 속하거나 접하는 모든 시공간에서의 환경인자와 그로 인한 건강영향이 모두 환경보건정책의 대상이 될 수 있다(표 16.1).

환경요인으로는 인간을 둘러싸고 있는 모든 외부의 물리적·화학적·생물학

표 16.1. 환경보건정책의 다양한 대상

구분	내용
대기오염	• 실내공기오염(고체 연료사용 등) • 실외 대기오염(미세먼지, 오존, 이산화질소 등)
수질 및 위생 문제	• 오염된 식수, 위생 및 하수 처리 문제
화학물질 노출	• 중금속(납, 수은 등), 산업용 및 농약 등 유해화학물질
물리적 환경위험	• 소음 및 진동, 방사선(자외선 포함)
생물학적 위험요인	• 감염병 및 미생물, 인수공통감염병
작업환경 위험요인	• 작업장 유해물질 및 대기분진, 위험기계 및 산업안전 문제
인간공학적 위험요인	• 근골격계 부담 및 불편한 작업 자세
기후변화 및 환경변동	• 고온, 기후재난, 생태계 변화에 따른 건강영향
생활환경 요소	• 주거환경 및 도시환경 문제, 녹지 부족, 교통안전 등

적 요소뿐만 아니라 사회적·심리적 요인을 포함하고, 환경매체 측면에서는 인간이 그 요인들에 노출되는 경로(pathway)인 공기·물·토양·생태계 등 자연환경과 가정환경, 작업환경, 레크리에이션 환경 등 생활환경과 인공환경이 대상이 될 수 있다. 공간으로 볼 때는 국소, 지역, 나라, 광역, 나아가 지구적 수준을 생각할 수 있고, 시간으로 볼 때는 현재뿐만 아니라 미래 세대의 영향까지 고려대상이 될 수 있다.

환경보건정책의 범위는 당면한 환경보건 문제와 환경보건 목표에 따라, 그리고 정치와 정책체계에 따라 방향과 내용, 집행주체(정부, 민간, 시민사회 등)와 범위 그리고 정책수단 등 여러 측면에서 달라질 수 있다(제1장 그림 1.4 참조).

나라마다 정치·경제·사회·문화·역사 등의 거시적 사회구조와 함께 교육·종교·환경·보건·복지·산업·자원·과학기술·법률 등과 같은 세부 제도가 다르다. 법률 및 제도적 환경, 기술 수준 및 발전, 지리적 환경, 인구 구조 및 특성, 언어 및 커뮤니케이션 형태, 국제관계 및 글로벌 영향 등의 특성도 환경보건 문제의 발생에 영향을 주고, 그 해결을 위한 정책에 영향을 준다.

제1장에서 소개된 DPSEEA[동력-부담(압력)-상태-노출-영향-대응] 모형[1]은 환경문제의 근본 원인으로부터 그로 인한 건강영향까지를 총체적으로 이해하

고, 효과적인 예방 및 대응책을 마련하는 데 도움을 주는 체계적 프레임워크
이다(제1장 그림 1.2). 환경보건정책이 주로 상태, 노출, 영향에 관심을 가지지
만 그 상류인 압력과 동력에 대한 이해가 필요함을 시사한다.

결국 환경보건정책의 범위는 환경보건의 이론에 입각하여 설정하는 연역적
방식과 나라가 또는 국제사회가 당면한 환경보건 문제를 함께 해결하기 위하
여 시행하는 정책들을 파악하여 합하는 귀납적 방식을 함께 고려하여 규정하
는 것이 바람직하다.

<table>
<tr><td>2.</td><td>국제적 환경보건정책 동향</td></tr>
</table>

환경보건정책의 국제적 동향을 파악하는 것은 우리나라 환경보건정책을
점검, 가늠하고 국제적 역할 및 발전방향을 설정하는 데 있어 매우 중요하다.
미국, 유럽연합(EU), 일본, WHO, 유엔환경계획(UNEP[2]), 유엔기후변화협약
(UNFCCC[3])의 환경보건 및 화학물질관리 정책을 지구, 지역, 국지적 규모로 정
리하면 〈표 16.2〉와 같다. 이러한 정책들은 기후변화, 오염 및 화학물질에 의
한 환경보건 위험 대응을 위해 다차원적·다자간 협력과 데이터 기반 정책, 투
명성 확보, 사회적 참여를 점점 더 중시하고 있다는 점에서 유사한 방향성을 보
인다. 즉, 각국과 국제기구 모두 지구적 합의·목표 설정(탄소중립, 글로벌 프레임
워크), 지역 연계협력(동북아, EU 회원국, 북미 등) 및 국지적 실천프로그램(실내공
기질, 지역 오염저감, 주민 참여 등)을 복합적으로 추진하고 있는 것으로 파악된다.

---

1   DPSEEA(driving forces-pressures-state-exposure-effects-actions). 1995년 세계보건기구
    (WHO)에서 환경과 건강 간의 상호작용을 체계적으로 이해하고 정책결정을 지원하기 위
    해 개발하였다.

2   United Nations Environment Programme.

3   United Nations Framework Convention on Climate Change.

표 16.2. 지리적 규모에 따른 국제적 환경보건정책

국가	지구 규모	지역 규모	국지 규모
미국	• 글로벌 화학 관리 프레임워크 참여 • 기후 리더십 강조	• 북미 대기/수질 협력 • 지역 과불화화합물(PFAS) 등 독성물질 대응 전략	• 독성물질관리법(TSCA[4]) 및 미국환경보호청(EPA) 중심 오염관리 • 위험평가와 실내공기질·식수 규제 • 주변 환경 감시 프로그램
유럽연합 (EU)	• 그린딜(2050 탄소중립) • REACH[5] 확장 • 순환경제 • 플라스틱 조약 참여 • 글로벌 정책 선도	• 회원국 단위 대기질·수질 지침 • 국가별 NDC[6] • PFAS 지역별 강한 규제	• 현장 실내공기질 기준 확대 • 지역 거버넌스(도시·지방 수준) 기후 적응 • 지역 내 화학물질 통합관리
일본	• 글로벌화학물질관리협약 이행 • 지속가능발전목표(SDGs[7])·UNEP 협력 • 기후 공동대응	• 동북아 지역 협력(대기오염, 환경정보 공유) • 지역 기반 재난대비 환경보건체계	• 화학물질 분류·표시제(GHS[8]) • 저용량신물질 신고제 • 지자체 재난·실내공기질 관리 강화
WHO	• 환경보건 8대 위험요소 대응 • 국가별 환경-건강 점수 카드 • 국제 가이드라인 제정	• 각국 실태조사 • 지역별 건강영향평가 • 역내 정책 가이드·지원	• 국가·지방정부 보건대응 역량 지원 • 지역사회 건강영향조사 • 감시체계 구축 지원
유엔환경계획 (UNEP)	• 글로벌 프레임워크(GFC[9]) • 플라스틱 조약 • SAICM[10] • 지속가능발전목표(Goal 3, 12, 13···)	• 지역별 오염방지 협력(공동 데이터, 규제지원) • 지역별 프로젝트 운영	• 저탄소·오염저감 기술 도입 지원 • 현장 환경교육·역량배양
유엔기후변화협약 (UNFCCC)	• 파리협정 이행감시 • 온실가스 감축(NDC, 2030 목표) • 건강영향 적응 정책	• 각국 NDC 이행상황 점검 • 지역 기후적응 가이드 배포	• 지역기반 기후적응·건강 회복력 강화 • 커뮤니티별 기후건강 대응 지원

4　Toxic Substances Control Act: 독성물질관리법.

5　Registration, Evaluation, Authorisation and Restriction of Chemicals: 유럽연합 화학물질 등록·평가·인가·제한 제도.

6　Nationally Determined Contributions: 국가온실가스감축목표.

7　Sustainable Development Goals.

2.1. 미국

미국에서는 「독성물질관리법」(TSCA)를 기반으로 위해성평가와 신물질 심사를 계속 강화하고 있다. 특히 트리클로로에틸렌(TCE), 퍼클로로에틸렌(PCE), 사염화탄소(CTC) 등 유해화학물질의 사용 및 유통을 추가로 제한하는 규제 발표가 있었다. 또한 과불화화합물(PFAS)과 같은 새로운 잔류성 유기오염물질(POPs)에 대한 연방정부와 주정부 차원의 규제 조화 및 대응역량 강화를 위한 노력을 하고 있다. 산업 작업장의 안전 확보, 체계적 위험평가 절차 이행, 국가적 모니터링 강화, 신규 화학물질 관리강화 등의 노출 저감정책도 추진하고 있다.

2.2. 유럽연합

유럽연합에서는 2025년에 EU REACH 법안의 대폭적 개정(안)이 제안되었으며, 범위 확장(고분자물질 등 신규 포함), 위험평가 방식 강화, 규제 효율화 등이 논의되고 있다. 또한 PFAS에 대해 단계적 확산제한 정책, 분야별 면제, 국가별(프랑스, 덴마크 등) 별도 규제 등의 정책이 시행되고 있다. 이와 함께 친환경·순환경제 전환과 산업경쟁력(공급망 안정성 등) 간 균형에 대한 논의가 지속되고 있다.

---

8 Globally Harmonized System of Classification and Labelling of Chemicals: 화학물질의 분류·표지에 관한 세계조화시스템.

9 Global Framework for Chemicals: 화학물질에 관한 글로벌 프레임워크.

10 Strategic Approach to International Chemicals Management: 국제화학물질관리전략.

일본은 2025년에 글로벌 프레임워크(GFC)에 부합하는 국가 실행계획 수립, 생애주기 전반의 위험저감 방안, 정부·산업·시민사회 협력 강화 등으로 종합적 관리를 강화 중이다. 또한 2025년부터 신규물질 및 저용량물질에 대한 전 세계 화학물질분류 및 표시제도(GHS) 적용이 강화되고, 분류목록 추가·삭제, 국민 및 산업체 의견 수렴 등 제도 정비가 이뤄지고 있다. 특히, 물질의 유해성, 취급·보관 방법, 응급조치 등 필수 안전정보를 담고 있는 안전보건자료(Safety Data Sheet, SDS) 제공 의무가 확대되면서, 기업 및 작업장에서는 모든 화학제품에 대해 최신 SDS 작성·배포 및 적절한 표시제도 이행이 요구된다.

WHO는 2025년부터 2028년까지의 글보벌 보건 전략으로 기후변화와 건강, 대기오염, 물과 위생, 화학물질 노출 등 주요 환경위해요소 관리에 집중한다. 또한, 이 기간 동안 건강 시스템 내 기후 및 환경에 대한 복원력(resilience) 강화를 주요 목표로 삼고 있다. WHO의 전략은 환경위해요소가 인류 건강에 미치는 영향을 최소화하기 위해 깨끗한 공기, 안전한 물, 위생적인 생활환경, 어린이 및 취약계층 보호, 화학물질과 중금속 같은 건강 위험요인 관리, 비전염성 질병과 환경요인 연계, 자연 및 도시환경 관리와 같은 다양한 환경보건 주제를 포괄한다. 아울러, WHO는 국제 및 지역 환경보건센터와 협력하여 정책 자문 제공 및 목표 설정을 지속하며, 변화하는 환경 리스크에 대한 건강 관리와 예방, 국제기준 정립과 정책 개선을 추진한다.

UNEP는 2023년 채택된 '화학물질·폐기물 관리 글로벌 프레임워크(2025~)' 를 바탕으로, 5대 전략과 28개 목표(법제 도입, 오염방지, 데이터 투명화, 대안 개발, 협력 등)를 중심으로 법·제도와 다분야·다자간 협력에 집중하고 있다. 또한 국제화학물질관리전략(SAICM)은 기존 전략에서 질적·계량적 목표 중심의 체계로 전환되어, 보다 구체적이고 실행가능한 목표 달성에 중점을 둔다.

2.6. UNFCCC

UNFCCC는 파리협정 이행을 통해 2025년까지 온실가스 배출 정점을 달성하고, 2030년까지 2019년 대비 약 43% 감축하는 것을 목표로 하며, 감축과정에서 건강영향을 함께 고려하고 있다. 2025년에 제출하는 3세대 국가온실가스감축목표(NDCs)에서도 기후변화와 인간 건강 사이의 연계성을 강조하고, 감축정책 수립 시 보건 부문과 건강영향 반영 수준을 높일 것을 제안하였다. 또한, 주요 과제로 국가별 기후적응계획(NAPs[11])을 수립·실행 시 보건 서비스 역량 강화, 환경 건강위협 대응, 병원 및 커뮤니티 회복력 제고 등을 강조하고 있다.

---

11 National Adaptation Plans.

<table><tr><td>**3.**</td><td>## 한국의 환경보건정책</td></tr></table>

<table><tr><td>**3.1.**</td><td>### 우리나라 환경보건정책의 범위와 원칙</td></tr></table>

1 | 환경보건정책의 범위

대한민국은 헌법 제35조에 환경권을 명시하고 있으며, 국민 환경권의 내용과 행사는 헌법에서 정한 원칙을 바탕으로 「환경정책기본법」을 비롯한 다양한 개별 환경법에 의해 구체적으로 규정된다.

대한민국헌법[시행 1988. 2. 25.] 제35조

① 모든 국민은 **건강하고 쾌적한 환경에서 생활할 권리**를 가지며, **국가와 국민은 환경보전을 위하여 노력**하여야 한다.

② 환경권의 내용과 행사에 관하여는 법률로 정한다.

③ 국가는 주택개발정책등을 통하여 모든 국민이 쾌적한 주거생활을 할 수 있도록 노력하여야 한다.

환경보건법

제1조(목적): 이 법은 환경오염과 유해화학물질 등이 국민건강 및 생태계에 미치는 영향 및 피해를 조사·규명 및 감시하여 국민건강에 대한 위협을 예방하고, 이를 줄이기 위한 대책을 마련함으로써 국민건강과 생태계의 건전성을 보호·유지할 수 있도록 함을 목적으로 한다.

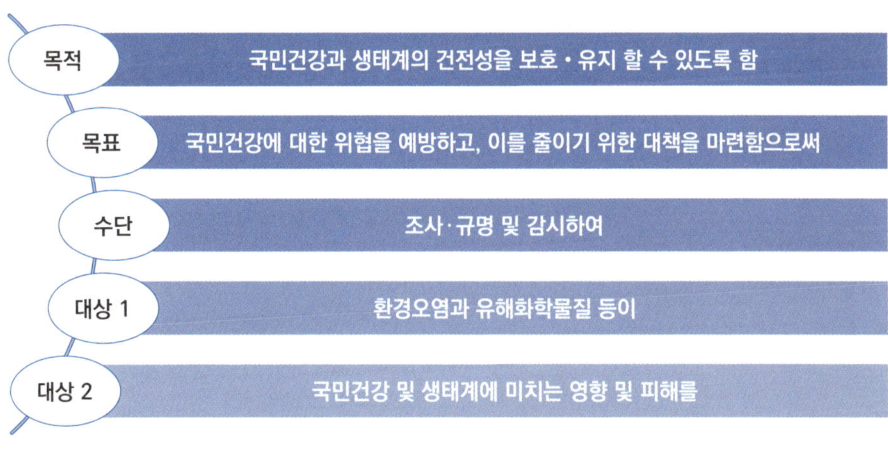

그림 16.1. 「환경보건법」에 제시된 우리나라 환경보건정책의 범위

우리나라의 환경보건정책은 우선 기후에너지환경부가 「환경보건법」 등에 근거하여 추진하는 정책을 중심으로 파악할 수 있다. 우리나라의 환경보건정책은 「환경보건법」의 환경보건종합계획을 기본으로 하여 추진되며, 주요 세부 정책에는 위해성평가·관리, 환경 관련 건강피해의 예방·관리, 어린이 건강보호정책이 포함된다.

「환경보건법」의 제1장 총칙 제1조(목적) 안에 제시되어 있는 환경보건정책의 범위는 〈그림 16.1〉과 같이 표현할 수 있다. 그리고 제2조(정의)에서 명시된 환경매체, 수용체, 환경성질환, 어린이, 어린이활동공간 등은 정책의 대상, 위해성평가와 역학조사는 정책의 수단으로 볼 수 있다.

우리나라 환경보건정책을 넓은 범위로 파악하려면 다양한 관련 부처에서 추진하는 환경보건 관련 정책도 통합적으로 파악해야 한다. 부처별 환경보건 관련 정책들은 소관 부처가 독자적으로, 때로는 타 부처와 연계하여 추진된다. 기후에너지환경부와 함께, 보건복지부, 식품의약품안전처, 고용노동부, 농림축산식품부, 교육부, 과학기술정보통신부에서 환경보건 관련 정책을 추진하고 있으며(표 16.3), 국민건강과 안전, 쾌적한 생활환경 조성 등을 위하여 협력하고 있다.

표 16.3. 환경보건 관련 부처와 주요 관련 업무

부처 및 주요 산하기관	설립 목적	환경보건 관련 주요 업무
기후에너지환경부	자연·생활 환경의 보전, 환경오염방지, 수자원 등 관리	환경오염 예방, 대기/수질 관리, 폐기물 관리, 환경보건정책
보건복지부 (질병관리청)	국민건강 증진, 사회복지 제공	감염병, 만성질환 등 예방관리, 국민보건 정책, 취약계층 건강보호, 환경보건 협력
식품의약품안전처	식품 및 의약품의 안전관리	식품위생, 의약품 안전, 환경위해 예방, 먹을거리와 생활용품 안전관리
고용노동부	고용정책 총괄, 근로자 복지 증진, 산업보건	산업재해 예방, 근로환경 개선, 직업병 및 작업장 내 유해환경 관리
농림축산식품부	농업·축산·식품·농촌 개발, 식량 공급	농축산물 안전관리, 농약 등 환경유해성 관리, 농촌지역 환경위생
교육부	교육정책 총괄, 국민교육 및 학술 증진	학교 환경위생·안전 정책, 환경교육, 학생 건강 등
과학기술정보통신부	과학기술 진흥 및 ICT 정책	환경보건 관련 기술개발, ICT 활용 환경 모니터링, 융합정책 지원, 전자파 노출 관리, 원자력·방사선 관리(원자력안전위원회)
행정안전부	효율적인 행정체계 운영, 지방자치단체 지원, 국가 안전 및 재난 관리	재난예방, 대비, 복구 등 정보제공 및 재난안전 관련 데이터 관리

　　기후에너지환경부에서는 장관, 차관에 속하는 환경보건국이 환경보건정책을 담당하는 핵심 조직이고, 환경보건정책과, 환경피해구제과, 화학물질정책과, 화학제품관리과, 화학안전과 등 여러 과가 있다. 기후에너지환경부 지방조직으로 유역환경청과 지방환경청이 있으며, 그 밖에 환경보건정책을 지원하는 소속기관으로 국립환경과학원(환경건강연구부), 화학물질안전원, 중앙환경분쟁조정위원회가 있고, 화학재난합동방재센터가 있다. 또한, 산하기관으로 한국환경공단(환경안전지원단), 한국환경산업기술원(친환경안전본부-환경보건처), 한국환경보전원(화학안전교육팀, 환경보건팀), 설립허가협회로 한국화학물질관리협회, 기후에너지환경부가 지정하고, 재정지원을 하는 환경보건센터, 녹색화학센터, 화학제품안전센터, 석면환경센터, 실내환경관리센터, 석면환경보건센터, 가습기살균제보건센터 등이 있다.

환경보건정책의 주요 이념 또는 원칙으로는 인간과 생명의 존엄성, 건강한 삶, 생태계 보호, 지속가능한 개발, 사전예방, 통합적 의사결정, 알 권리와 참여, 오염자 부담 원칙, 세대 간 형평성 원칙 등을 들 수 있다. 국제적으로 통용되는 환경보건의 주요 이념과 원칙을 정리하면 〈표 16.4〉와 같다.

지속가능한 개발 원칙은 유엔환경개발회의(UNCED, 1992)에서 공식적으로 채택된 '환경과 개발에 관한 리우선언'의 가장 중요한 제1원칙으로, '지속가능한 발전을 위한 관심의 중심에는 인간이 있다. 인간은 자연과 조화를 이루며 건강하고 생산적인 삶을 누릴 권리가 있다'는 문구에 나타나 있으며, '미래 세대가 자신의 필요를 충족할 수 있는 능력을 손상시키지 않으면서 현재의 필요를 충족하는 경제개발[세계환경개발위원회(WCED), 1987]'과 맞닿아 있다.

사전주의 원칙은 '심각하거나 돌이킬 수 없는 피해의 가능성이 있는 경우, 과학적 확실성의 부족을 환경파괴를 방지하기 위한 비용효과적인 조치를 연기하는 이유로 사용해서는 안 된다'(UNCED[12], 1992)는 원칙이다. 예로, EU의 신화학물질관리제도인 REACH와 우리나라의 화학물질등록 평가제도가 이 원칙에 부합된다고 할 수 있다.

세대 간 형평성 원칙은 '개발권은 현재 세대와 미래 세대의 개발 및 환경적 필요를 공평하게 충족할 수 있도록 충족되어야 한다'는 것으로, 다음 세대에 불리한 상황을 방지하기 위한 조치를 취해야 하는 현 세대의 책임을 강조한다. 예를 들어, 잔류성 유기오염물질(POPs)은 미래 세대에게 오염의 유산을 남겼고, 온실가스 배출도 앞으로 몇 세대에 걸쳐 지구의 기후를 변화시킬 수 있다.

정보 접근 및 의사결정 과정 원칙은 '국가 차원에서 각 개인은 지역사회의 유해물질 및 활동에 대한 정보를 포함하여 공공기관이 보유한 환경에 관한 정

---

12 United Nations Conference on Environment and Development, 환경 및 개발에 관한 유엔 회의, 지구 정상 회의 또는 리우 회의.

표 16.4. 환경보건정책의 이념 또는 원칙

이념 또는 원칙	환경보건 관련 법 조항		
	「환경정책기본법」	「환경보건법」	지속가능한 개발(리우선언) 원칙
지속가능한 개발(sustainable development) 원칙	제2조 ①-1		원칙 1
사전주의 원칙(precautionary principle)		제4조 1호	원칙 15
세대 간 형평성(intergenerational equity) 원칙	제2조 ①-3		원칙 3
정보 접근 및 의사결정 과정(access to information and the decision-making process) 원칙/알 권리와 참여의 원칙		제4조 4호	원칙 10
통합적 의사결정(integrated decision making) 원칙	제2조 ①-2		원칙 17
오염자 부담(polluter pays) 원칙	제7조	제19조	원칙 16
환경정의(environmental justice) 원칙		제4조 2호	
취약집단(vulnerable groups) 보호 원칙		제4조 2호	
수용체 중심 원칙(receptor-oriented principle)		제4조 4호	
예방우선(primacy of prevention) 원칙	제2조 ①-2		

보에 적절히 접근하고 의사결정 과정에 참여할 기회를 가져야 하고, 국가는 정보를 널리 공개하여 대중의 인식과 참여를 촉진하고 장려해야 한다'는 흔히 알 권리라고 불리는 원칙이다. 의사결정 과정에 정보를 공유하고 의견을 수렴하는 것은 모든 민주적 절차의 핵심 요소이다. 예로, 환경영향평가나 화학사고예방관리계획 등에 반영되고 있다.

통합적 의사결정 원칙은 '지속가능한 개발을 달성하기 위해 환경보호는 개발과정의 필수적인 부분을 구성해야 하며, 환경과 분리하여 고려할 수 없다'는 것으로, 이는 모든 단계의 의사결정 과정에 환경적 고려 사항을 통합해야 한다는 것을 의미한다. 예로, '모든 정책에 건강(health in all policies)' 운동, 환경영향평가와 건강영향평가, 환경보건종합계획에 이 원칙이 반영되고 있다.

오염자 부담 원칙은 '오염을 유발하고 그로부터 이익을 얻는 사람이 오염을 줄이는 부담을 져야 한다'는 개념이다. 경제적 측면에서 이는 외부효과로 인한 비용을 내부화하려는 노력으로, 최근에는 이 원칙이 오염의 사회적 비용을 오염자에게 부담하게 하여 전체적인 오염수준을 낮추려는 오염물질 거래 시스템, 온실가스 배출권 거래제도와 같은 경제적 수단의 개념으로 발전하기도 했다. 오염물질 배출 및 정화 비용을 오염자에게 할당하는 기능은 오염방지를 위한 강력한 인센티브로 작용할 수 있다. 예로, 「환경정책기본법」과 「환경보건법」에 명시적으로 반영되고 있다.

환경정의 원칙은 '환경위험으로부터 모든 커뮤니티를 동등하게 보호하고 깨끗한 공기, 안전한 식수, 녹지 공간, 대중교통, 경제적 기회 등 건강과 웰빙을 증진하는 환경적, 사회적, 경제적 자산에 대한 모든 커뮤니티의 동등한 접근성을 보장해야 한다'는 것이다.

취약집단 보호 원칙은 환경정의의 원칙과 관련 있는 개념으로, 어린이, 임신부 등 환경적 위험요인에 민감한 집단 또는 사회경제적 요인과 결부되어 노출수준이 높고 건강영향이 크게 나타날 수 있는 집단이 우선적 보호의 대상이 되어야 한다는 것이다.

수용체 중심 원칙은 인간(수용체, 즉 국민, 민감집단 등)과 생태계 보호를 목표로, 환경오염물질의 배출량, 농도 등에 대한 전통적 관리 방식에서 벗어나 인체 또는 생태계가 실제로 노출로 인해 받는 건강영향(또는 위해성)을 중심으로 환경정책을 설계하고 관리하는 것이다. 이는 환경관리의 패러다임을 국민 건강영향·민감군 보호에 두고, 수용체(사람과 생태계)에 미치는 위해를 최소화하고자 하는 체계적 환경보건관리의 핵심 원칙이다.

예방우선 원칙은 인간의 건강과 환경에 대한 피해를 예방하는 것이 시정이나 완화 조치보다 우선된다는 질병예방관리에 있어 기본이 되는 개념이다.

정책은 입법을 포함한 다양한 행정수단을 통해 실제로 구현되며, 법률, 행정명령, 지침 등은 정책을 실현하는 가장 공식적이고 구속력 있는 수단이다. 여기에서는 환경보건정책 관련 법을 기후에너지환경부를 중심으로 살펴본다. 기후에너지환경부를 중심으로 환경부 직제의 분장사무에서 환경보건정책과 관련된 법은 〈표 16.5〉에 제시된 바와 같다.

표 16.5. 기후에너지환경부의 환경보건정책 관련 법 (2025년 11월 기준)

법명	제정 / 최신 개정 일자	주요 내용
환경보건정책 분야		
「환경정책기본법」	'90.8.1/ '24.3.19	환경법 체계의 최상위 법 - 환경기준의 설정 - 국가환경종합계획의 수립 등 - 화학물질의 관리 - 환경성질환에 대한 대책
「환경보건법」	'08.3.21/ '24.3.19	환경보건의 기본법 - 환경보건종합계획 수립 - 위해성평가 및 건강영향 항목 추가·평가 등 - 환경 관련 건강피해의 예방·관리 - 어린이 건강보호
화학안전관리 분야		
「화학물질의 등록 및 평가에 관한 법률」	'13.05.22/ '24.02.6	- 화학물질의 등록 - 유해성 심사 및 평가 - 허가물질 지정 및 변경 - 화학물질 정보제공
「잔류성 유기오염물질 관리법」	'07.1.26/ '22.6.10	- 인체노출안전기준, 환경기준 설정 - 측정망 설치·운영 - 제조·수출입·사용 금지 또는 제한 - 배출규제 및 함유폐기물 처리, 함유기기 관리
「생활화학제품 및 살생물제의 안전관리에 관한 법률」	'18.3.20/ '24.3.19	- 생활화학제품 관리 - 살생물제 안전관리 - 사후관리 등 - 안전관리 기반 조성 - 제5장의2 살생물제품피해의 구제

「화학물질관리법」	'90.8.1/ '24.2.6	– 화학물질 통계조사(배출량조사) 및 정보공개 – 유해화학물질 안전관리(취급기준, 사고예방계획서 등)
생활환경관리 분야		
「소음진동관리법」	'90.8.1/ '23.6.13	– 공장, 생활, 교통 소음·진동 관리 – 항공기 소음 관리 – 기준 초과 소음 건설기계 소음저감장치 부착 – 건설기계 소음도 표시
「실내공기질관리법」	'96.12.30/ '23.9.14	– 신축 공동주택, 대중교통차량, 지하역사 실내공기 질 관리 – 오염물질 방출 건축자재 사용제한 – 실내 라돈조사 실시
「석면안전관리법」	'11.4.28/ '22.6.10	– 석면 함유 제품 등 관리 – 자연발생 석면 관리 – 건축물 석면 관리 – 석면해체사업장 주변환경 관리
「인공조명에 의한 빛공해방지법」	'12.2.1/ '19.11.26	– 빛공해방지계획 수립 – 조명환경관리구역 지정 – 빛방사 허용기준 설정
환경피해구제 분야		
「환경오염피해 배상책임 및 구제에 관한 법률」	'14.12.31/ '24.3.19	– 환경오염피해 배상 – 배상보험 가입 등
「가습기살균제 피해 구제를 위한 특별법」	'17.2.8/ '20.3.24	– 손해배상책임 – 가습기살균제 피해 특별구제계정
「석면피해구제법」	'10.3.22/ '24.3.19	– 구제급여 등 – 석면피해구제기금
「생활화학제품 및 살생 물제의 안전관리에 관한 법률」 제5장의2	'18.3.20/ '24.3.19	– 살생물제품피해의 구제

1 | 환경보건정책 분야

(1) 「환경정책기본법」

우리나라의 환경정책은 「환경정책기본법」에 근거를 둔다. 「환경정책기본법」은 환경법 체계에서 가장 기본이 되는 최상위 법이라고 할 수 있으며, 제33조 화학물질의 관리, 제36조 환경성질환에 대한 대책, 제12조 환경기준의 설정, 제14조 국가환경종합계획의 수립 등을 명시하고 있다.

(2) 「환경보건법」

「환경보건법」은 국가 환경보건정책과 행정의 법적 근거로서 중요한 의미를 가지며, 환경유해인자로부터 국민건강과 생태계를 체계적으로 보호하기 위한 환경보건정책의 기본 틀을 제공한다. 어린이, 노인 등 민감한 계층과 환경오염 취약지역 주민을 우선 보호하는 데 중점을 두며, 과학적 근거에 바탕을 둔 위해성평가와 역학조사를 통해 환경보건정책의 실효성을 확보하고자 한다. 「환경보건법」에서는 환경보건의 목적을 달성하기 위한 핵심적인 수단으로 위해성평가, 건강영향평가, 국민환경보건 기초조사, 환경역학조사, 활동공간 실태조사 등에 대해 규정하고 있다. 위해성평가는 환경유해인자가 사람의 건강이나 생태계에 미치는 영향을 예측하기 위하여 환경유해인자에의 노출과 환경유해인자의 독성(毒性) 정보를 체계적으로 검토·평가하는 것을 말한다. 건강영향평가는 대규모 행정계획·개발사업 등에서 환경유해인자가 국민건강에 미치는 영향을 환경영향평가 항목에 추가해 사전에 검토·평가하는 법적 제도이다. 국민환경보건 기초조사는 환경유해인자의 생체 내 농도, 환경유해인자

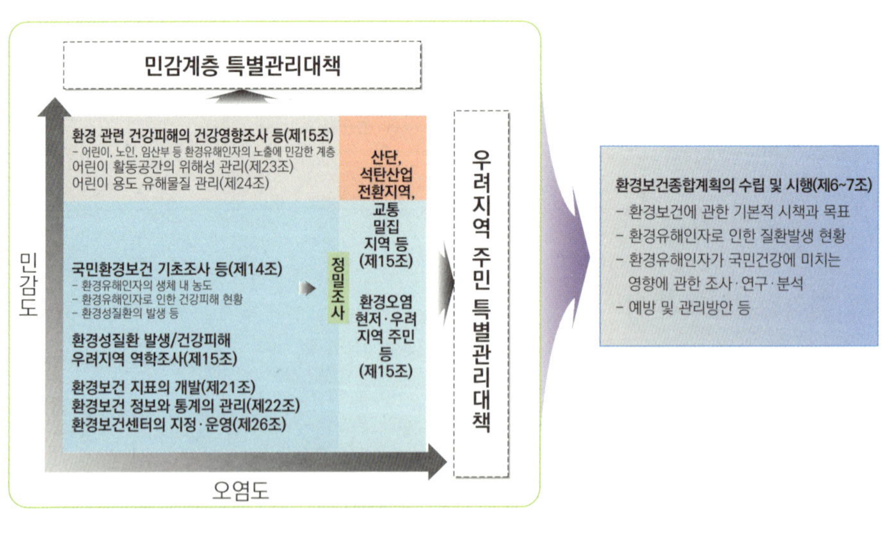

그림 16.2. 「환경보건법」에 나타난 환경유해인자로 인한 건강영향 및 피해 모니터링, 조사 및 대응체계의 구성

로 인한 건강피해 현황, 환경성질환 및 그 밖에 환경유해인자에 대한 조치가 필요한 질환의 발생 현황 등 국민 환경보건에 관한 조사이다. 역학조사는 특정 인구집단이나 특정 지역에서 환경유해인자로 인한 건강피해가 발생하였거나 발생할 우려가 있는 경우에 질환과 사망 등 건강피해의 발생 규모를 파악하고 환경유해인자와 질환 사이의 상관관계를 확인하여 그 원인을 규명하기 위한 활동을 말한다.

〈그림 16.2〉는 「환경보건법」에 나타난 환경유해인자로 인한 환경성질환을 모니터링, 조사 및 대응하는 체계를 보여 준다.

2 | 화학안전관리 분야

(1) 화학안전 3법

우리나라 화학물질관리의 기본체계를 구성하는 법률은 「화학물질의 등록 및 평가에 관한 법률」(이하 「화학물질등록평가법」), 「생활화학제품 및 살생물제의 안전관리에 관한 법률」(이하 「화학제품안전법」), 「화학물질관리법」으로 이 세 개의 법률을 묶어 통칭 화학안전 3법(또는 화학3법, 화3법 등)이라 칭한다.

화학안전 3법은 〈표 16.6〉에 제시된 바와 같이 '사전 등록·평가, 제품 안전성 관리, 사고·취급 안전관리'를 담당함으로써, 국민건강과 안전, 환경보호를 위한 화학물질관리 통합안전망 구축을 추구한다.

「화학물질등록평가법」은 신규·기존 화학물질의 등록 및 유해성·위해성평가를 통해 유해화학물질을 사전에 파악하기 위한 법으로서, 화학물질의 생산·수입 단계에서부터 위험요소를 관리함으로써 이후 안전관리정책의 기반을 제공한다. 「화학제품안전법」은 생활화학 제품과 살생물제의 시장 유통 및 소비자 사용 단계에서 제품의 안전성과 표시, 승인 등을 관리한다. 즉, 국민생활에 밀접하게 사용되는 제품의 위해관리를 담당하며 제품별 위험도를 저감한다. 「화학물질관리법」은 제조·수입·유통·취급·보관에서부터 사고 예방, 응급대응, 사후관리까지 유해화학물질의 전반적 취급안전 확보, 사고방지 및 대응 등의 역할을 담당한다.

표 16.6. 화학물질 전 주기(사전, 사후) 안전관리에서 화학안전 3법의 역할

법명	사전 (제조, 수입, 사용 전)	사후 1 (유통, 취급, 사용 시)	사후 2 (피해, 사고)
「화학물질등록평가법」 – 화학물질	**• 화학물질의 등록**(연간 1톤 이상) **• 유해성심사** – 인체 등 유해물질 지정, 허가물질 지정, 유해성평가 **• 위해성평가**(허가, 제한, 금지 물질 등 지정) – 위해성 최소화 조치(관리대책) 및 정보 제공 **• 화학물질 함유제품 관리** – 중점관리물질 신고(함량, 총량), 정보 제공	**• 사후 정보제공 등** – 양도 시 정보제공 – 녹색화학센터의 지정·운영 (유해성·위해성으로 인한 피해 예방기술 개발)	

「화학제품안전법」
– 생활화학제품,
  살생물제품,
  살생물처리처리제품
	• 생활화학제품의 관리
	– 안전기준의 확인 및 표시기준 내용 한글표시
	– 안전확인대상생활화학제품 정보제공
	– 제조·수입 금지
	
	• 살생물제의 안전관리
	– 살생물물질 및 제품 승인
	– 살생물제품의 표시 등
	– 살생물처리제품의 안전기준 및 표시기준 준수
	– 살생물물질 및 살생물제품의 정보공개
	– 살생물처리제품 기준설정
		• 생활화학제품의 사후 관리
		– 실태조사(제조, 수입, 판매 또는 유통자 대상)
		– 위해성평가(안전확인대상생활화학제품 지정·고시, 안전기준 고시)
		
		• 살생물제의 사후 관리
		– 살생물처리제품의 정보제공 등
		– 표시·광고 제한
		– 판매 등의 금지
		– 새로운 위해성 등에 대한 보고 및 조치 권고
		– 품질관리 의무 등
		– 회수·폐기 명령
			피해구제

「화학물질관리법」 – 화학물질, 유해화학물질	**• 화학물질의 통계조사 및 정보공개** – 화학물질 확인 제출 **• 유해화학물질 등의 취급기준 등** – 유해화학물질 등의 제조·수입 등의 중지 등	**• 화학물질의 통계조사 및 정보공개 체계** – 통계조사 및 정보체계 구축·운영 – 배출량조사 – 배출저감계획서의 작성·제출 등 – 조사결과 및 정보의 공개 **• 유해화학물질 등의 사후 관리** – 유해화학물질 취급기준 준수 – 유해화학물질의 표시 등	사고대응 – 응급조치 – 현장대응 – 영향조사 – 조치명령

	- 허가물질의 제조·수입·사용 허가 등 - 인체급성유해성물질 등의 수입신고 - 제한물질 또는 금지물질의 수출승인 등 **· 유해화학물질 취급시설의 설치·운영 등** - 화학사고예방관리계획서의 작성·제출, 지역사회 고지 - 취급시설의 배치·설치 및 관리기준 등 **· 유해화학물질 영업허가·신고** **· 화학사고의 대비·대응 등** - 사고대비물질의 지정 등	- 금지물질의 취급금지 및 제한물질의 취급제한 **· 화학사고 대비 등** - 화학사고예방관리계획서 이행 등 - (지자체장) 지역화학사고대응계획의 수립 등 - 기준 준수 설치·운영 - 취급시설 개선명령 등 **· 유해화학물질 영업자 관리** - 사고대비물질의 관리기준	

(2) 「잔류성 유기오염물질관리법」

「잔류성 유기오염물질에 관한 스톡홀름협약」 및 「수은에 관한 미나마타협약」의 시행을 위하여 두 협약에서 규정하는 다이옥신, 수은 및 수은화합물 등 잔류성 유기오염물질의 관리에 필요한 사항을 규정함으로써 잔류성 유기오염물질의 위해(危害)로부터 국민의 건강과 환경을 보호하고 국제협력을 증진함을 목적으로 한다.

기후에너지환경부장관이 5년마다 잔류성 유기오염물질관리위원회 심의를 거쳐 기본계획을 수립하고, 스톡홀름협약에 따른 특정 오염물질의 제조·수출입·사용을 금지 또는 제한하며, 배출시설에 대한 허용기준과 신고·등록·처리 기준을 규정하여 오염물질의 유통, 사용, 배출, 폐기 전 과정을 관리하도록 한다. 또한 사고 시 확산방지와 원인조사, 주민대피 등 조치 의무를 부과하고, 법 위반 시 제재를 포함해 국민건강과 환경보호의 실효성을 확보한다.

3 | 생활환경관리 분야

(1)「소음진동관리법」

공장·건설공사장·도로·철도 등으로부터 발생하는 소음·진동으로 인한 피해를 방지하고 소음·진동을 적정하게 관리하여 모든 국민이 조용하고 평온한 환경에서 생활할 수 있게 함을 목적으로 한다.

공장, 생활(층간, 공사장 등), 교통 소음·진동과 항공기 소음의 관리, 방음시설의 설치기준 등에 대하여 규정하고 있다. 소음·진동 배출시설의 설치 및 운영을 규제하고, 특정공사를 시행할 때는 사전 신고 및 방음·방진 시설 설치 등의 저감대책을 의무화하고 있다. 소음·진동 저감대책 시행, 신고·허가 절차, 방음시설 의무화, 기준 위반 시 벌칙 등이 규정되어 있다.

(2)「실내공기질관리법」

다중이용시설, 신축되는 공동주택 및 대중교통차량의 실내공기질을 알맞게 유지하고 관리함으로써 그 시설을 이용하는 국민의 건강을 보호하고 환경상의 위해를 예방함을 목적으로 한다.

지하역사, 지하도상가, 의료기관, 어린이집 등 다중이용시설과 신축 공동주택, 대중교통차량을 대상으로 하며, 국가와 지자체는 실내공기질 관리정책을 수립하고 시설 관리자는 법정 유지기준 준수, 정기 측정·보고, 정보공개, 교육이수 의무를 진다. 신축 공동주택은 입주 전에 공기질을 측정·공고하고, 기준 초과 시 환기·정화설비 개선명령이 내려지며, 건강 취약시설에는 더 엄격한 기준이 적용되고 건축자재 오염물질 방출에 대해 사전 적합 확인 제도도 시행한다.

(3)「석면안전관리법」

석면을 안전하게 관리함으로써 석면으로 인한 국민의 건강 피해를 예방하고 국민이 건강하고 쾌적한 환경에서 생활할 수 있도록 하는 것을 목적으로 한다.

석면 피해 예방과 관리를 위한 구체적이고 체계적인 조치를 포괄하며, 석면 함유 제품의 제조·수입·판매 제한과 회수, 자연발생 석면 지역 지정 및 개발 시 안전조치를 규정한다. 또한 건축물 내 석면조사, 안전관리인 지정, 해체·제거 공사의 작업 절차와 비산방지 관리, 위반 시 제재 등의 보칙을 통해 국민 건강을 보호하는 전반적 관리체계를 규정한다. 이 법은 제2장에 국가 및 관계 기관이 5년 단위 기본계획을 수립해 석면을 종합 관리하도록 규정한다.

(4)「인공조명에 의한 빛공해방지법」

인공조명으로부터 발생하는 과도한 빛 방사 등으로 인한 국민 건강 또는 환경에 대한 위해(危害)를 방지하고 인공조명을 환경친화적으로 관리하여 모든 국민이 건강하고 쾌적한 환경에서 생활할 수 있게 함을 목적으로 한다.

빛공해를 체계적으로 줄이기 위해 국가와 지자체가 방지계획을 수립하고, 빛공해 발생 우려 지역을 제1종부터 제4종까지 조명환경관리구역으로 지정해 조명기구의 설치·운영 및 빛방사 허용기준을 적용하며, 위반 시 제재와 준수사항 등의 내용을 규정하고 있다.

4 | 환경피해구제 분야

(1)「환경오염피해 배상책임 및 구제에 관한 법률」

환경오염피해에 대한 배상책임을 명확히 하고, 피해자의 입증부담을 경감하는 등 실효적인 피해구제 제도를 확립함으로써 피해로부터 신속하고 공정하게 피해자를 구제하는 것을 목적으로 한다.

시설의 설치·운영으로 발생되는 환경오염과 그 밖에 원인으로 인하여 다른 사람의 생명·신체(정신적 피해 포함) 및 재산에 발생된 피해를 대상으로 하며, 의료비, 요양생활수당, 장의비, 유족보상비, 재산피해보상비 등을 배상한다.

(2)「가습기살균제 피해구제를 위한 특별법」

독성이 판명된 화학물질을 함유한 가습기살균제의 사용으로 인하여 생명 또는 건강상 피해를 입은 피해자 및 그 유족을 신속하고 공정하게 구제하기 위한 법으로, 독성 화학물질을 함유한 가습기살균제에 노출됨으로써 발생한 폐질환과 그 밖에 대통령령으로 정하는 생명 또는 건강상의 피해에 대해서 요양급여, 요양생활수당, 장의비, 간병비, 특별유족조위금, 특별장의비, 구제급여조정금 등을 배상한다.

(3) 「석면피해구제법」

석면으로 인한 건강피해자 및 유족에게 급여를 지급하기 위한 조치를 강구함으로써 석면으로 인한 건강피해를 신속하고 공정하게 구제하기 위한 법으로, 석면을 흡입함으로써 발생하는 것으로 원발성(原發性) 악성중피종, 원발성 폐암, 석면폐증 및 그 밖에 대통령령으로 정하는 질병에 대해 요양급여, 요양생활수당, 장례비, 특별유족조위금 및 특별장례비, 구제급여조정금 등을 배상한다.

(4) 「생활화학제품 및 살생물제 안전관리법」(제5장의2 살생물제품피해의 구제)

생활화학제품의 위해성평가, 살생물물질 및 제품의 승인, 처리제품의 기준, 살생물제품에 의한 피해의 구제 등의 사항을 규정하여 국민건강 및 환경보호, 공공안전에 이바지하기 위한 법으로, 살생물제품 중 제조물의 결함이 있는 제품에 노출되어 발생한 사람의 생명 또는 건강상의 피해에 대해 진료비, 장애일시보상금, 사망일시보상금, 장례비 등을 배상한다.

3.3. 환경보건종합계획

환경보건종합계획은 「환경보건법」에 따라 10년마다 수립하는 법정 계획으로 환경보건정책의 목표와 실천방향을 제시하는 국가기본계획이다. 「환경정책기본법」에 따른 '제4차 국가환경종합계획('16~'35)'의 환경보건 분야 실천과제 추진을 위한 부문 계획이고, 「환경정책기본법」에 따른 '시·도 환경보전계획'의 상위 계획이다.

이 종합계획은 환경보건에 관한 중앙행정기관 및 지자체의 정책수립 원칙과 기본방향을 제시하는 지침 역할을 하고, 다양한 환경매체별 계획을 수용체 중심으로 통합하고, 조정·선도하는 가이드라인 역할을 하며, 환경유해인자로 인한 국민 건강피해를 예방하기 위한 정책을 제시함으로써 환경정책과 보건정책 사이의 사각지대를 해소하는 역할을 한다.

2025년 현재, '2021~2030 제2차 환경보건 10개년 종합계획(2020.12)'이 실행되고 있다. 제1차 환경보건종합계획을 평가하고, 환경보건정책 관련 현황 분석(매체별 환경오염 현황, 체내 유해물질 농도, 주요 환경성질환 발생 현황, 일반국민·전문가 인식, 국제 동향)과 미래사회 전망과 여건 변화를 함께 고려하여, 4대 전략에 따른 12개 주요 과제를 추진하고 있다.

제2차 환경보건 10개년 종합계획의 4대 전략은, '환경유해인자 사전 감시 강화', '환경유해인자 노출관리 강화', '환경성 건강피해 대응능력 강화', '환경보건 시스템 견고화'와 같다. 이 4대 전략은 환경유해인자의 사전 예방부터 노출관리, 피해대응 및 지역사회 중심의 시스템 강화까지 '환경보건 안전망 구축을 통한 환경성 질병부담 완화'라는 전방위적이고 통합적인 환경보건정책 추진을 목표로 하고, 구체적인 실행에 필요한 세부 사업을 포함하고 있다(표 16.7).

표 16.7. 환경보건종합계획에 제시된 주요 과제

전략	주요 과제	세부과제
환경유해인자 사전 감시 강화	전방위적 환경보건 조사·감시 체계 구축	① 국민환경보건 기초조사 개선 및 고도화 ② 전생애 건강영향감시 코호트 및 패널조사 수행 ③ 생활환경위해요소에 대한 건강영향평가 강화 ④ IoT 기술 기반 환경보건감시 시스템 구축 ⑤ 생활화학제품 및 살생물제의 안전관리 강화 ⑥ 환경오염 취약우려지역 건강영향조사 기반 구축
	잠재적 유해인자 대비 체계 마련	① 기후변화로 인한 건강영향 대응력 강화 ② 기후변화에 따른 야생동물 질병조사 및 모니터링 ③ 환경유해인자 사전예방적 대응체계 구축 ④ 나노물질 및 미세플라스틱 인체 위해성평가 기반 마련 ⑤ 환경유해 미생물 건강위해 모니터링

	사전 건강영향평가 제도 고도화	① 건강영향평가 대상사업의 확대 및 거버넌스 운영 ② 건강영향평가 방법론의 고도화 및 환류 체계 구축
환경유해인자 노출관리 강화	생활환경 불편·위해 요소 적극 관리	① 실내공기관리 강화 ② 실내라돈관리 강화 ③ 인공조명(빛공해)관리 강화 ④ 전자파 관리 강화 ⑤ 소음 및 진동 관리 강화 ⑥ 석면안전관리 강화 ⑦ 수용체 중심의 환경기준·정책 수립 및 평가
	화학물질로부터 안전한 사회 조성	① 화학물질 유해성 심사 및 평가 ② 유해화학물질 지정·관리 강화 ③ 산업계 화학물질 자율관리 지원 ④ 화학물질 유통 사후관리 강화 ⑤ 산업계 제도 이행 지원 강화
	맞춤형 환경보건 서비스 제공	① 어린이·여성·노인 대상 환경보건 지원사업 강화 ② 어린이 생활환경 안전관리 강화 ③ 환경보건 취약계층 환경보건 서비스 강화
환경성 건강피해 대응능력 강화	원스톱 환경오염 피해 대응 시스템 구축	① 환경성 건강피해 발생 시 신속 위기관리 대응체계 마련 ② 환경보건 건강피해 사후관리 추적·감시 시스템 구축 ③ 원스톱 역학조사-분쟁조정-피해구제 연계 시스템 구축
	환경오염 피해구제 확대 및 환경개선 체계 구축	① 환경오염 피해구제 정비 ② 환경책임보험의 공공성 강화 ③ 가습기살균제 피해자 구제 확대 및 지원 강화 ④ 석면피해 구제 서비스 강화 ⑤ 환경오염 취약지역 환경개선 체계 구축
환경보건 시스템 견고화	지역 중심의 환경보건 정책 추진 강화	① 지자체 환경보건정책 제도적 기반 마련 ② 지자체 환경보건정책 추진 역량 강화 ③ 지역형 환경보건 서비스 지원
	환경유해인자 조사·연구 결과 활용 활성화	① 환경보건지표 기능 재정립 및 운용 시스템 구축 ② 환경보건 빅데이터 구축 및 공개 ③ 환경보건 관련 데이터의 통합 분석 및 활용
	환경보건 조직역량 강화	① 환경보건 관련 조직 정비 추진 ② 환경보건센터 기능 강화 ③ 환경보건 전문위원회 구성·운영
	환경보건 전문성 강화	① 전국민 생애주기별 환경보건교육 추진 ② 환경보건 전문가 양성 추진 ③ 환경보건정책 기반 강화를 위한 R&D 추진 ④ 국가 환경보건 바이오뱅크 구축 및 운영 ⑤ 환경보건 국제 네트워크 확대

요약

1. 환경보건정책은 인간 건강과 삶의 질을 위협하는 환경요인을 예방하고 관리하는 정책으로, 오염규제뿐 아니라 부정적 건강영향의 최소화와 안전, 지속가능한 생활환경 조성을 목적으로 한다.

2. 우리나라 「환경보건법」은 정책 추진의 기본 틀을 제공하며, 사전예방, 수용체 지향 접근, 환경정의 구현, 참여·알 권리 보장 등 기본원칙과 환경성질환에 대한 오염자 배상책임원칙을 통해 정책을 수립, 추진하고 피해자 권익 보호를 제도화하고 있다.

3. 환경보건종합계획은 환경성질환 예방·관리와 화학물질 및 생활환경 관리를 주요 범위로 하여 대기, 수질, 소음 등 환경요인을 통합 관리하며, 건강영향평가와 위해성평가 등을 수행하고 그 결과를 과학적 근거로 하여 정책을 수립·실행한다.

4. 궁극적으로 환경보건정책은 현세대와 미래 세대의 건강 지속가능성을 지향하며, 환경보건 원칙을 정책 전 과정에 내재화하고, 시민 참여와 정보 공유를 보장하는 제도적 기반 구축을 통해 환경·경제·사회적 지속가능 발전을 달성하는 종합 전략이다.

1. 환경보건정책의 이념과 원칙 중 다음이 설명하는 것은?

> 심각하거나 돌이킬 수 없는 피해의 가능성이 있는 경우, 과학적 확실
> 성의 부족을 환경파괴를 방지하기 위한 비용효과적인 조치를 연기하
> 는 이유로 사용해서는 안 된다(UNCED, 1992).

① 오염자 부담원칙   ② 참여와 알 권리 보장 원칙

③ 환경정의 원칙   ④ 사전주의 원칙

2. 정부 부처와 환경보건 관련 업무를 짝지은 것으로 옳지 <u>않은</u> 것은?

① 식품의약품안전처: 식품위생

② 고용노동부: 작업장 내 유해환경 관리

③ 교육부: 환경보건 관련 기술개발

④ 행정안전부: 환경성질환 관련 데이터 관리

3. 「환경보건법」에 명시된 환경보건정책의 수단이 <u>아닌</u> 것은?

① 위해성평가   ② 국민환경보건 기초조사

③ 환경역학조사   ④ 화학물질의 통계조사 및 정보공개

4. 다음 중 우리나라 화학물질 관리의 기본체계를 구성하는 화학안전 3법에
속하지 <u>않는</u> 법은?

① 「화학물질등록평가법」   ② 「화학제품안전법」

③ 「화학물질관리법」   ④ 「석면안전관리법」

5. DPSEEA 모델에서 환경보건의 정책범위에서 가장 상류라고 할 수 있는 것은?

① 노출   ② 상태   ③ 압력   ④ 영향

정답 | 1. ④   2. ③   3. ④   4. ④   5. ③

1. 환경적 유해인자별로 어느 부처가 관리를 담당하고 있는지 조사해 보자.

2. 이 장에서 살펴본 각각의 환경보건정책 관련 법에서 가장 중요하게 적용되어야 할 환경보건정책의 이념과 원칙이 무엇인지 생각해 보자.

 **참고문헌**

관계부처합동. 〈2021~2030 제2차 환경보건종합계획〉. 환경부. 2020.

관계부처합동(교육과학기술부, 보건복지부, 환경부). 〈환경보건종합계획(2011~2020)〉. 환경부. 2011.

기후에너지환경부, 소속·산하기관 홈페이지.

기후에너지환경부. 《2024 환경백서》. 2025.

법제처 국가법령정보센터. www.law.go.kr.

심영규·박정임. 〈환경보건 관련 법제도 수립의 기본원칙에 관한 고찰〉. 《환경정책연구》. 127~154쪽. 2006.

하미나·정선화. 《환경보건정책입문》. 단국대학교출판부. 2022.

(사)한국환경보건학회. 《환경보건학》. 에피스테메. 2016.

환경부. 《2023 환경백서》. 2024.

Howard Frumkin(editor). *Environmental Health From Global to Local*(third edition) JOSSEY-BASS. 2016.

WHO. www.who.int/health-topics/environmental-health.

WHO. Environmental Health (WHO/EHE/93.3), 1993.

제 17 장

환경보건교육

개관

이 장에서는 인간과 환경의 상호작용 속에서 건강을 유지하고 증진하기 위해 필요한 환경보건교육의 원리와 그 중요성에 대해서 알아본다. 환경보건교육이 개인과 지역사회 수준에서 건강한 생활을 조성하는 데 어떤 역할을 하는지 살펴보고, 이를 실천하기 위한 다양한 전략과 방법에 대해 학습한다.

학습목표

1. 환경보건교육의 목표와 특성을 설명할 수 있다.
2. 환경보건교육 모델의 단계별 특성을 구분하고 설명할 수 있다.
3. 우리나라의 환경보건교육 현황을 이해하고 설명할 수 있다.
4. 환경보건교육 방법의 차이를 이해하고 적절한 방법을 적용할 수 있다.

주요용어

환경보건교육 | PRECEDE-PROCEDE 모형 | 환경교육법
환경보건교육센터 | 환경교육사

1. 환경보건교육의 원리

1.1. 환경보건교육의 일반적 성격

환경보건교육은 지속적인 경제사회개발로 환경문제가 더욱 심화되는 산업사회와 기후위기에 직면하고 있는 상황에서 국민의 쾌적한 환경에 대한 욕구를 충족시켜 주는 '생존을 위한 지속가능한 교육'. '삶의 질을 유지하는 교육'이면서, 현재의 환경보건 문제와 미래에 도래할 환경보건 문제 해결을 추구하는 미래지향적, 목표지향적, 가치지향적, 행동지향적 전인교육이라고 할 수 있다. 따라서 환경보건교육은 그 목적, 목표, 내용, 지도, 평가 등 교육 전반에서 환경교육과 동일하게 다음과 같은 성격을 갖는다.

환경보건교육에서는 환경인식, 가치관, 태도, 참여 등은 물론 지식과 기능을 서로 균형 있게 교육할 수 있는 방안이 모색되어야 한다. 환경보건교육은 환경보건에 관한 교육, 환경보건을 위한 교육, 환경보건 내의 교육이 균형을 유지하면서 이루어져야 한다. 즉, 학습자로 하여금 환경보건에 관해 아는 것, 느끼는 것, 행동하는 것을 균형 있게 학습하도록 해야 한다.

환경보건교육은 통합접근적 교육 특성을 갖는다. 환경보건 문제는 일반적으로 상호관련성, 시·공간적 광범위성, 자기증식성 등의 속성을 지니고 있다. 따라서 환경을 총체적 시각에서 파악하고 환경보건 문제를 예방, 극복 및 해결하기 위해서는 다양한 측면의 지식, 방법, 기술이 필요하기 때문에 환경보건교육의 목표, 내용, 방법도 통합적으로 접근해야 한다.

환경보건교육은 전인교육 및 평생교육과 밀접한 관계를 갖는다. 환경보건교육은 계속성의 원칙에 의해 모든 연령집단, 모든 국민을 교육대상으로 하여야 한다.

환경보건교육은 일상성의 원칙이 적용된다. 환경보건교육은 교실에서 이루어지는 수업뿐만 아니라 지역사회환경에서 이루어질 수 있고, 또한 일상환경과 같은 생활공간에서도 이루어질 수 있다. 일상성의 원칙은 생활 속에서 자주 볼 수 있고 가까이 할 수 있는 다양한 자원을 환경보건 교재로 활용할 수 있음을 일깨워 주고 있다.

1.2. 환경보건교육의 목표

환경보건교육은 환경에 관한(about) 교육, 환경 안(in)에서의 교육, 환경을 위한(for) 교육으로 구분할 수 있다. 환경보건교육은 이들을 모두 포함하는 것이 바람직하다(그림 17.1).

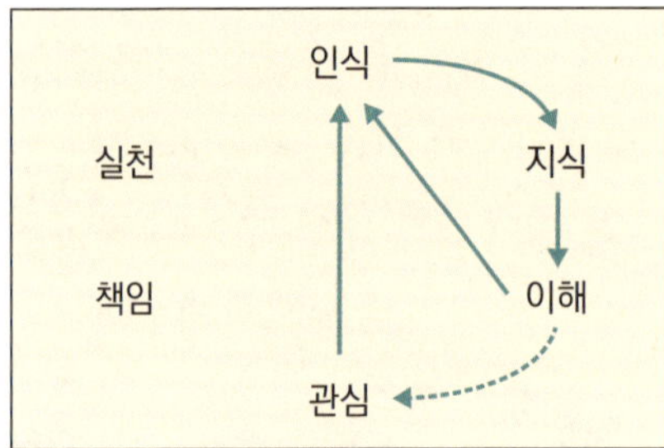

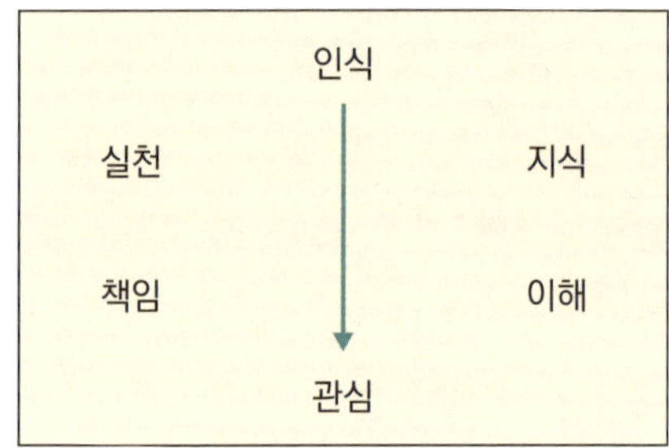

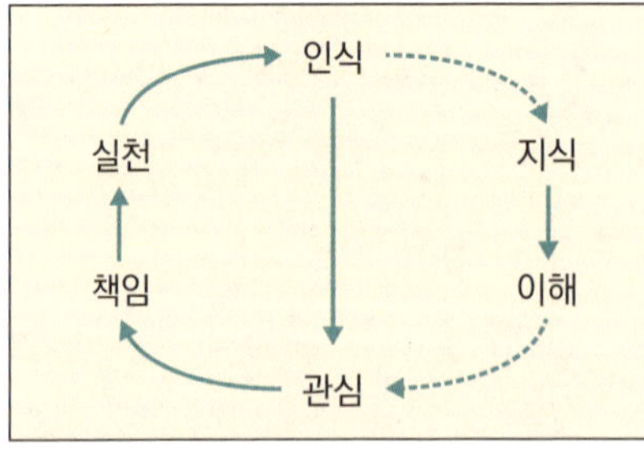

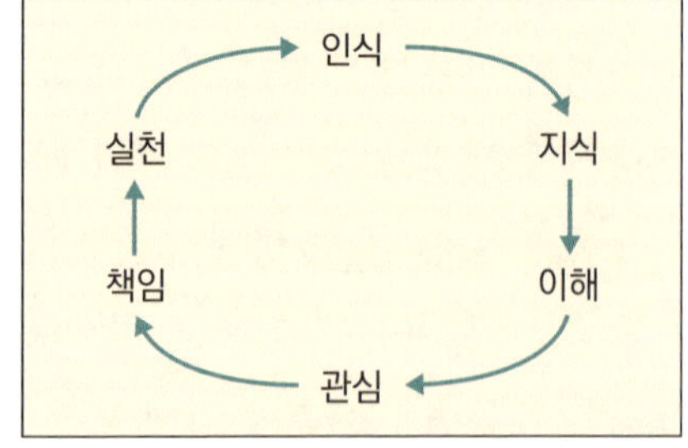

그림 17.1. 환경보건교육의 모형

자료: Tilbury, D.. "Environmental Education for Sustainability: defining the new focus of environmental education in the 1990s." *Environmental Education Research*. 2006.

1 | 환경에 관한 교육

개인과 공동체가 직면하고 있는 환경문제를 이해할 수 있도록 교육프로그램을 작성해야 한다. 예를 들면 일상생활과 직장생활에서 직면하고 있는 오염인자들에 대하여(about) 파악하고 이해할 수 있도록 해야 한다.

2 | 환경 안에서의 교육

사람과 공동체는 환경 안(in)에 존재하고 있음을 인식하는 것이 중요하다. 개인적인 의복공간과 생활공간, 사회생활공간으로부터 공동체가 존재하는 공간까지 다양한 환경 속에서 환경보건 문제가 발생한다.

3 | 환경을 위한 교육

환경은 건강하고 질 높은 삶을 영위할 수 있는 중요한 조건이다. 따라서 환경을 보존하는 것은 사람들의 기본적 욕구를 충족시키는 일이라고 할 수 있다.

4 | 환경보건통합교육

환경보건교육은 환경보건에 관한(about), 안에서(in) 그리고 위한(for) 교육을 통합해야 하며, 이것이 가장 바람직한 교육모형이라고 할 수 있다. 즉 인지(awareness), 지식(knowledge), 이해(understanding), 관심(concern), 책임(responsibility), 실천(action) 등이 교육과정에서 연결되는 형태로 진행될 때에 환경보건교육의 효과가 크게 나타날 수 있다.

환경보건교육의 특성은 〈표 17.1〉에 제시된 바와 같다. 잉글리슨 앤 요커스 (Engleson & Yockers, 1994)는 환경보건교육의 특성으로 실천지향적, 지속성, 경험적, 미래지향적, 우주지향적, 총체적, 다학제적, 쟁점지향적, 학습자중심적 측면을 제시하였다.

표 17.1. 환경보건교육의 특성

특성	설명
실천지향적 (action oriented)	학습자가 실제 환경보건 문제와 쟁점 해결과정에 참여
지속성 (continuous)	환경보건교육은 모든 과목에 부분적으로 통합되어 지도될 뿐 아니라, 환경보건 중심의 특별 교육과정을 통해 지속적으로 이루어짐
경험적 (experiential)	다양한 학습 전략과 사례를 활용하여 실제 경험을 바탕으로 학습
미래지향적 (future oriented)	현세대뿐 아니라 미래 세대까지 고려하며, 지속가능성을 포함
우주지향적 (universally oriented)	인간의 건강뿐 아니라 생태계와 지구의 건강까지 함께 고려
총체적 (holistic)	자연적, 인공적, 기술적, 사회적, 경제적, 정신적, 문화적, 도덕적, 심미적 측면을 모두 아우름
다학제적 (interdisciplinary)	여러 학문 영역과 협력하여 문제해결 방안 모색
쟁점지향적 (issue oriented)	개인, 가구, 지역, 국가, 국제적 수준의 쟁점을 다루며, 최근에는 기후위기와 관련된 문제를 강조함
학습자중심적 (learner oriented)	학습자의 참여와 이해를 중심으로 교육 설계

자료: Engleson, D. and Yockers, D. H.. "A Guide to Curriculum Planning in Environmental Educatio." *Wisconsin Department of Public Instruction*, 1994.

　환경보건교육은 인간, 가정, 지역사회에 대한 지식, 태도, 행위에 관련된 제반 정보를 수집하는 데부터 시작된다. 이러한 정보는 교육 대상자와 지역사회로부터 얻을 수 있다. 교육 대상자로부터는 개인의 건강에 대한 관심정도, 성장과 발달 상태, 건강에 대한 지식, 학습자의 성, 연령, 직업 등의 정보를 얻을 수 있고, 지역사회에서는 물리적·화학적·생물학적 환경요인에 대한 각종 모니터링 및 측정자료와 건강 관련 지표, 즉 출생률, 사망률, 유병률, 인구이동, 평균수명, 지역주민의 관심 분야와 흥미 분야, 건강에 대한 태도 등에 대한 정보를 얻을 수 있다.

　환경보건교육에 필요한 정보들은 다음의 다섯 단계에 의해 조직적으로 체계화해야 한다. 1단계는 자료수집(collecting data) 단계로서 개인이나 지역사회에 관련된 자료나 정보를 수집한다. 2단계는 자료구분(grouping data) 단계로서 비슷한 주제와 건강문제 등을 중심으로 자료나 정보를 구분한다. 3단계는 건강개념 확인(identifying health concepts) 단계로서 주어진 항목이나 자료 중 가장 중요한 것 또는 강조해야 할 건강개념을 설정한다. 건강개념을 설정하기 위한 질문은 다음과 같다.

첫째, 개념이 명확하게 진술되었는가?

둘째, 환경보건교육과 관련된 개념인가?

셋째, 개념에 사용된 자료는 충분한가?

넷째, 개념을 신뢰할 수 있는가?

다섯째, 개념은 연령집단이나 문화에 적합한가?

여섯째, 개념이 추상적이거나 간접적인가?

　4단계는 목적 및 목표설정(developing goal and objective) 단계로서 설정한 각

각의 개념에 목적과 목표를 세우는 단계이다. 5단계는 과정의 환류(repeating the process) 단계로 1~4단계 과정을 반복하여 새롭게 필요한 정보를 수집하는 단계이다.

사람의 사회경제적, 문화적, 과학기술적, 물리적 환경은 변화하며 불완전하므로 위의 5단계를 정기적으로 반복, 확인하면서 아울러 새로운 개념이나 목적을 설정하여 정보를 체계적으로 조직화해야 한다.

2. 환경보건교육 계획 모델: PRECEDE-PROCEED 모형

2.1. PRECEDE-PROCEED 모형의 특성

PRECEDE 모형은 그린(Green and Kreucher, 2005)이 제시한 환경보건교육 계획에 적합한 모형으로서, 보건교육의 최종결론에서 시작하여 원인을 찾게 하는 연역적 사고방식을 체계화한 것이다(그림 17.2). 이 모형은 첫째, 건강과 건강행위는 많은 요인에 의해 일어나며, 그러므로 둘째, 건강행위에 영향을 주기 위한 효과는 다차원적이어야 한다는 두 가지 기본명제를 강조한다. 이 모형은 보건에 대해 포괄적으로 접근하기보다는 문제중심적이며, 개인과 집단이나 지역사회의 요구와 본질을 분석하는 데 도움이 될 뿐만 아니라, 환경보건교육이 실시되는 어떤 현장에서든 적용이 가능한 특징이 있다.

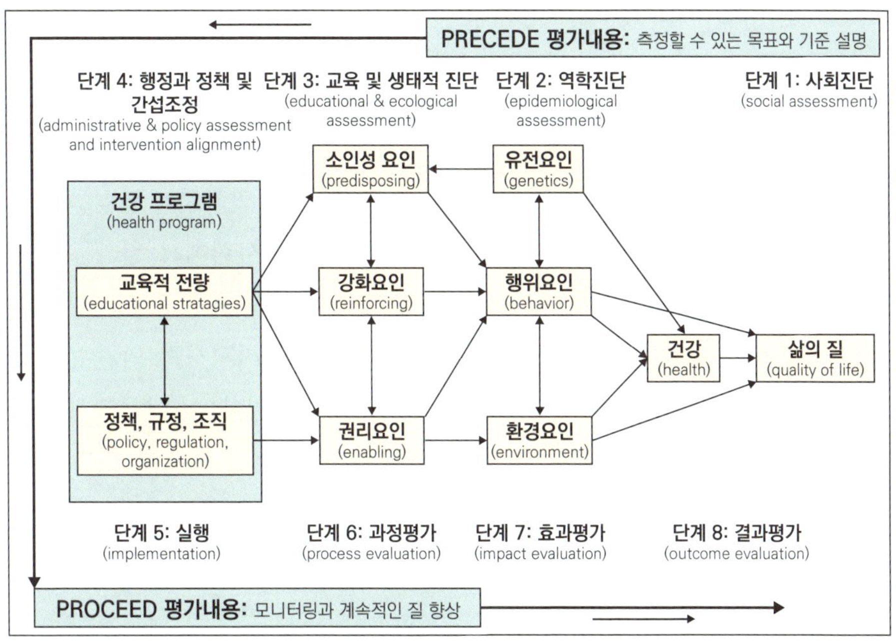

그림 17.2. 건강 프로그램 기획 및 평가를 위한 PRECEDE-PROCEED 모형

자료: Green, L. W. and Kreuter, M. W.. *Health Program Planning: An Educational and Ecological Approach*. 2005.
　　Porter, C. M.. "Revisiting Precede-Proceed: A leading model for ecological and ethical health promotion." *Health Education Journal*, Vol. 75(6). 2016.

2.2. PRECEDE-PROCEED 모형의 단계

이 모형은 PRECEDE(사정 및 진단)와 PROCEED(수행 및 평가)로 구분되어 있으며, 각각 4단계씩 모두 8단계로 구성되어 있다.

1 | PRECEDE: 진단

(1) 단계 1: 사회진단

사회진단(social assessment)에서는 달성하고자 하는 궁극적인 목표가 무엇인지 명확히 정립하는 단계이다. 이 단계에서 개인이나 지역사회가 관심을 갖는 일반적인 사회적 환경보건 문제들을 조사하면서 지역사회에서 원하는 것과 니즈(needs)를 명확히 확인하고, 이에 초점을 맞추어야 한다. 중요한 사회적 환경보건 문제를 확인하기 위한 전략으로는 문헌 검토, 지역사회 의견수렴 과정, 델파이 방법(소수 전문가 회의), 공공자료 이용 등이 있다. 이 단계에서는 관심 갖는 지역사회에 대한 현존자료, 기록, 사회지표, 비공식면접, 토의 등을 통해 정보를 보충하고 이를 해석할 수 있어야 한다.

(2) 단계 2: 역학진단

역학진단(epidemiological assessment)에서는 사회진단(단계 1)에서 찾아낸 사회적 환경보건 문제와 연관되는 특별한 건강문제를 확인하는 단계로, 불만족스러운 삶의 질과 연관된 건강문제를 확인하는 것으로 구성된다. 이용가능한 모든 자료를 확보하고 역학진단에 필요한 적절한 역학조사를 통해 여러 가지 건강문제를 서열화하고, 적은 환경보건교육 자원으로 가장 가치가 있을 결과를 도출할 수 있도록 우선순위가 높을 것으로 예상되는 특별한 건강문제를 선택한다. 건강문제와 관련된 요인에는 건강과 직접적으로 연관된 요인(예 영양부족, 인구과밀, 열악한 환경조건, 알코올중독, 흡연 등)과 건강과 간접적으로 연관된 요인(예 교육, 인종, 성, 연령, 지리, 교통 등)으로 구분할 수 있다. 또한 건강문제와 관련이 있는 유전요인, 행위, 환경요인 등을 파악하고, 이 요인들과 건강 사이의 존재하는 원인적 연관성(원인-결과 관계)을 찾아내는 노력을 해야 한다.

(3) 단계 3: 교육 및 생태적 진단

교육 및 생태적 진단(educational & ecological assessment) 단계에서는 환경보건에 대한 행위(behavior), 생활습관(lifestyle), 반응(response) 등에 영향을 주는

요인을 진단한다. 특히 건강행위(healthful behavior)와 위험한 행위(risky behavior)는 삶의 질에 큰 영향을 주며, 이러한 행위에 영향을 주는 중요한 요인에는 소인성 요인, 권리요인, 강화요인 등이 있다.

① 소인성 요인(predisposing factors): 행위에 앞서 내재된 요인으로 개인이나 집단의 동기화에 관련된 태도, 신념, 가치, 인식 등이 포함되며, 변화에 대한 동기를 촉진시키기도 하고, 억제하기도 한다.

② 권리요인(enabling factors): 권리요인에는 건강행위를 수행하는 데 필요한 기술과 자원이 포함된다. 자원은 보건의료시설, 인력, 학교 등과 이들 자원에 대한 이용가능성을 의미하고, 기술은 바람직한 행위를 하고자 할 때 과업을 수행할 수 있는 자격을 말한다.

③ 강화요인(reinforcing factors): 학습자가 다른 사람으로부터 받아들이는 영향정도와 관계된다. 이는 행위변화를 격려하기도 하고, 축소시키기도 하는데, 행위에 따른 보상이나 장려책, 벌칙 등이 사용될 수 있다.

(4) 단계 4: 행정과 정책 및 간섭 조정

행정과 정책 및 간섭 조정(administrative and policy assessment, and intervention alignment) 단계에서는 환경보건교육 프로그램의 전략과 행정 및 정책 사이의 상호작용과 소통에 초점을 맞추고 있다. 여기에는 의사소통, 훈련방법, 조직방법의 세 가지 전략이 있는데, 특히 교육 프로그램에서는 예상되는 예산, 각종 요인 등을 고려해야 하며, 인력, 시간배정 등이 포함된다.

① 의사소통: 의사소통에는 직접의사소통과 간접의사소통이 있다. 직접의사소통에는 대중과 개인대상이 있고, 간접의사소통에는 요원개발, 감독, 자문, 훈련 등이 있다. 의사소통방법으로는 강의-토의, 개별상담 및 지도, 대중매체, 시청각교재 활용, 교육방송, 계획된 학습방법 등이 있다.

② 훈련방법: 훈련방법에는 기술개발, 게임, 탐구학습, 소집단 토의, 모델링, 행동수정 등이 있다.

③ 조직방법: 조직방법에는 지역사회 개발, 사회활동, 사회계획, 조직개발
  등이 있다.

2 | PROCEED: 수행 및 평가

(1) 단계 5: 실행

실행(implementation) 단계는 단계 3과 단계 4에 수행하는 간섭(교육전략)과
정책 등에 대한 것들이 실행되도록 하는 단계이다. 즉, 만들어진 프로그램, 전
략, 정책, 법령 등을 정립하여 즉시 실행하도록 하는 단계이다.

(2) 단계 6: 과정평가

과정평가(process evaluation) 단계에서 관심사는 평가결과가 아니라 평가과
정이다. 즉, 계획하고 기획된 대로 이행되고 있는지를 평가하는 것으로 구성
되어 있다. 필요하면 잘 수행될 수 있도록 정신적인 강화조치를 강구할 수도
있다.

(3) 단계 7: 효과평가

효과평가(impact evaluation) 단계는 프로그램을 진행하는 과정에서 중간에
도출되는 단계별 결과들에 대하여 평가하는 단계이다. 프로그램에 의하여 나
타나는 결과들이 목표를 도달할 수 있도록 원하는 형태로 나타나고 있는지 혹
은 원하지 않는 형태로 나타나고 있는지 여부를 평가하는 것이다.

(4) 단계 8: 결과평가

결과평가(outcome evaluation) 단계는 프로그램이 완전히 끝난 후에 단계 1에
서 목표한 형태로 프로그램 결과가 나타났는지를 평가하는 단계이다. 결과가
원하는 형태로 나타났는지를 확인하고, 프로그램을 수정 및 보완하여 다시 프
로그램을 진행하도록 한다.

3.1. 학교 환경보건교육

1 | 유·초·중등학교의 환경교육

학교 환경교육은 학생들로 하여금 환경의 중요성을 이해하고, 환경을 보전하고 개선하는 데 필요한 지식, 기능, 태도, 가치관 등을 갖추어 환경의 보전과 개선을 실천하게 하기 위한 것이다. 유·초·중등교육에서 환경교육을 실시하는 법적 근거는 「교육기본법」, 「환경교육의 활성화 및 지원에 관한 법률」(이하 「환경교육법」) 그리고 광역시도의 환경교육종합계획 등에 근거를 두고 있다.

우리나라는 「교육기본법」 제20663호(2025.7.22)의 제22조의2(기후변화환경교육)에서 국가와 지방자치단체는 모든 국민이 기후변화 등에 대응하기 위하여 생태전환교육을 받을 수 있도록 필요한 시책을 수립·실시해야 한다고 명시하고 있다.

또한 「환경교육법」 제2조에서는 학교·법인에서 학생을 대상으로 환경교육을 실시해야 하며, 대상 교육기관은 「유아교육법」 제2조 제2호에 따른 유치원, 「초·중등교육법」 제2조에 따른 학교, 「고등교육법」 제2조에 따른 학교 그리고 한국과학기술원을 비롯한 광주과학기술원, 대구경북과학기술원, 울산과학기술원 등의 과학기술원 등이 해당된다고 명시하고 있다.

「환경교육법」 제5조(국가환경교육계획의 수립)를 근거로 환경부는 제3차 환경부 환경교육종합계획(2021~2025)을 수립하였고, 「환경교육법」 제6조(시·도 환경교육계획의 수립)를 근거로 광역지방자치단체와 광역시도교육청에서는 환경교육종합계획을 수립하여 우리나라 환경교육의 진흥과 활성화를 도모해 왔다.

학교에서 학생들에게 환경보건에 대한 교육은 '환경(중학교)'과 '생태와 환경(고등학교)'이라는 환경교과목에서 다루고 있고, 또한 '보건(중학교, 고등학교)'이라는 교과목에서 일부 다루고 있다.

환경(중학교) 교과목의 내용은 ① 환경과 인간(환경과 인간의 관계, 환경을 바라보는 관점, 자연의 아름다움, 지역환경과 나의 관계), ② 환경체계(물, 대기, 토양, 생물의 상호작용, 지구 생태계와 인간사회의 상호작용, 환경체계의 복잡성), ③ 환경문제와 쟁점(환경문제의 특성, 에너지 이용과 자원순환 문제, 환경문제의 원인과 영향, 환경문제의 해결방안), ④ 기후위기와 기후행동(기후변화와 기후위기, 기후변화의 영향과 피해, 온실가스 배출과 기후위기, 기후 행동, 기후행동 실천하기), ⑤ 지속가능성과 시민 참여(지속가능성의 의미와 필요성, 생태 시민의 의미와 역할, 지속가능한 사회와 환경 정의) 등이다.

보건(중학교) 교과목의 내용은 5단원으로 구성되어 있는데, 이들은 ① 건강증진과 질병 예방(건강과 건강증진, 건강신호와 생활주기, 질병예방과 건강생활 기술), ② 정서와 정신 건강(중독과 건강, 정서·정신 건강), ③ 성과 건강(성과 성 발달, 사랑, 권리와 책임, 성문화와 위험관리), ④ 건강안전과 응급처치(건강 안전, 사고예방과 응급처치), ⑤ 건강자원과 건강문화(건강권과 건강자원, 건강문화) 등이다.

3.2. 대학 환경보건교육

대학교는 전문가를 양성하는 교육기관이기 때문에 환경보건을 전공할 수 있는 학과에서 학습할 수 있다. 다만 환경보건과 관련된 교양과목을 개설하여 모든 학생을 대상으로 선택하여 학습할 수 있다.

2020년 한국교육개발원(KEDI) 교육통계 DB를 기준으로 볼 때, 전문대학은 약 7,621개, 4년제 대학은 약 14,201개, 대학원은 약 10,816개 총 32,638개의

학과가 있는데, 7개의 대분류(인문계열, 사회계열, 교육계열, 공학계열, 자연계열, 의학계열, 예체능계열) 중에서 환경 분야는 자연계열로 분류하였고, 보건 분야는 의학계열로 분류하고 있다.

환경과 보건 관련 학과는 자연계열의 환경 분야에서 학과를 운영하는 경우와 의학계열의 보건 분야에서 학과를 운영하는 경우가 있다. 〈표 17.2〉는 우리나라에서 환경 분야에서 환경 및 보건의 용어를 학과 명칭에 사용하는 경우와, 보건 분야에서 환경 및 보건의 용어를 사용하는 경우를 보여 주고 있다. 환경 분야에서는 학과명칭에 환경이라는 용어를 사용한 경우가 80.0~93.1%이고, 보건이라는 용어를 사용한 경우가 2.3~9.8%인 반면에, 보건 분야에서는 학과명칭에 보건이라는 용어를 사용한 경우가 47.7~61.5%이고 환경이라는 용어를 사용한 경우가 10.2~13.5%였다.

구체적인 학과 명칭은 학교의 방침에 따라 환경보건 혹은 보건환경 등으로 명명하기도 하고, 산업위생 분야를 포함하기 위하여 산업이라는 용어를 함께 사용하고 있다. 그외 과학, 시스템, 안전 등의 용어를 넣거나 적절히 조합하여 학과 명칭을 사용하고 있다.

표 17.2. 우리나라에서 학과 명칭에 환경과 보건 용어를 사용하는 특징

전문대학 (학과 종류: 102개)			4년제 대학 (학과 종류: 220개)			대학원 (학과 종류: 175개)		
순위	단어 (용어)	사용횟수	순위	단어 (용어)	사용횟수	순위	단어 (용어)	사용횟수
		횟수 / %			횟수 / %			횟수 / %
환경 분야								
①	환경	95 / 93.1	①	환경	200 / 90.9	①	환경	140 / 80.0
⑥	보건	10 / 9.8	⑯	보건	6 / 2.7	⑯	보건	4 / 2.3
보건 분야								
①	보건	42 / 47.7	①	보건	59 / 61.5	①	보건	86 / 53.8
⑧	환경	9 / 10.2	④	환경	13 / 13.5	⑥	환경	17 / 10.6

자료: 이진헌·문경환·안령미, 《우리나라 대학과 보건대학원에서 환경·보건 분야 관련학과의 특성 변화》. 2022.

1 | 사회환경교육의 활성화

사회환경교육이란 학교환경교육을 제외한 환경교육을 말하는 것으로서[「환경교육법」 제2조(정의)], 국가 및 지방자치단체는 사회환경교육의 활성화를 위하여 다음 사항을 추진해야 한다고 규정하고 있다.

① 사회환경교육 프로그램의 개발 및 보급
② 국가기관, 군부대, 기업 및 사회·종교 단체 등에서의 사회환경교육
③ 사회환경교육 전문인력의 양성 및 활용
④ 사회환경교육기관이 실시하는 사회환경교육에 대한 지원
⑤ 기타 사회환경교육의 활성화를 위하여 대통령령으로 정하는 사항 등

2 | 사회환경교육기관의 지정

「환경교육법」 제14조(사회환경교육의 지정 등)를 근거로 요건을 갖추고 환경교육을 주된 목적으로 하는 법인 또는 단체를 사회환경교육기관으로 지정하고, 행정적·재정적으로 지원하고 있다.

한국환경보전원에 설치된 국가환경교육센터는 환경교육정책과 현장을 촘촘히 연결하는 소통기관으로서, 모든 시민이 언제 어디서나 양질의 환경학습에 참여할 수 있도록 지원하고 있다. 즉, 환경교육 교재 및 프로그램 개발, 환경교육 전문인력을 양성 및 활용, 국가환경교육계획 수립 지원 등 환경교육의 거점 역할을 수행하고 있다.

2025년 광역시도에서는 18개의 광역환경교육센터를 지정하여 운영하고 있으며, 기초단체에서는 서울시에 15개, 부산시에 3개, 경기도에 14개, 강원도에 3개, 충청북도에 3개, 충청남도에 15개, 전라북도에 2개, 경상북도에 4개, 경상남도에 4개, 전라남도에 1개 총 64개가 지정되어 운영되고 있다. 또한 민

간환경교육기관은 370여 개가 기후위기, 탄소중립 등 환경에 대한 이해와 환
경보전 생활실천 및 환경교육 활성화를 목적으로 운영되고 있다.

국가환경교육 통합플랫폼(KEEP)은 기후에너지환경부와 국가환경교육센터
가 운영하는 온라인 환경교육 시스템이다. 이 플랫폼은 유아부터 성인까지 다
양한 연령을 대상으로 기후변화, 자원순환, 대기오염, 생태계 등 주요 환경 주
제에 관한 교육자료를 영상, 인포그래픽, 학습자료, 카드뉴스 형태로 제공한
다. 또한 학습자의 수준과 관심사에 맞춘 맞춤형 자료뿐만 아니라 환경교육
용어사전과 우수환경도서 추천을 통해 심화학습도 지원하고 있다.

3 | 환경교육사

환경교육사 양성기관에서 자격요건을 갖춘 사람이 기본과 실무 교육과정
을 이수하고 평가를 통과하면 자격 제한사항 심사 후 자격증을 발급받을 수
있다. 환경교육사 자격증을 취득할 수 있는 등급별 자격요건은 〈표 17.3〉과
같다.

국가에서 인정하고 있는 양성기관으로는 충청남도에 소재하고 있는 광덕산

표 17.3. 환경교육사 등급별 자격요건[「환경교육법 시행령」 제15조(별표1)]

구분	자격요건
1급	• 2급 자격 취득 후 3년 이상 경력 • 환경교육 관련 박사학위 취득
2급	• 3급 자격 취득 후 3년 이상 경력 • 환경교육 관련 석사학위 취득 • 환경교육 관련 6년 이상 경력
3급	• 누구나(3급 양성과정 이수자) ※ 환경 관련 학사취득자(3급 기본과정 교과목 이수)는 기본과정 수강 면제
* 환경 관련 업무란 공공교육기관 또는 사회환경교육기관, 단체 등에서 시행하는 환경교육 프로그램의 기획, 진행, 분석, 평가 업무 또는 환경교육 업무를 말한다. * 환경교육양성기관에서 운영하는 환경교육사 양성과정의 교육내용, 이수요건, 평가방법 등 구체적인 사항은 기후에너지환경부장관 또는 해양수산부장관(해양환경 분야만 해당한다)이 정하여 고시한다.	

환경교육센터가 2급과 3급 환경교육사 양성 프로그램을 운영하고 있고, 3급 환경교육사 양성기관으로는 청주국제에코콤플렉스, 인천시 미추홀 인천업사이클에코센터, 경상북도 환경연수원, 부산대학교 과학교육연구소, 맹산환경생태학습원, 대구환경교육센터, 광덕산환경교육센터, 경상남도 환경재단, 시흥에코센터, 원주지속가능발전협의회, 전라남도환경산업진흥원, 통영RC세자트라숲, 제주지속가능환경교육센터, 서울에너지드림센터가 운영되고 있다.

4. 환경보건교육 방법

4.1. 환경보건교육 수행 시 고려할 사항

환경보건교육을 수행할 경우에는 다음과 같은 내용을 고려해야 한다.

① 흥미 본위로 교육한다.

② 전문용어는 가능한 한 피한다.

③ 이론과 실제가 부합하여야 한다.

④ 문제는 대상자 스스로 해결하게 한다.

⑤ 대상자의 심리적 움직임이 무엇인가를 파악한다.

⑥ 합리적 교육방법을 계획한다.

⑦ 적당한 예를 들어 설명한다.

⑧ 평가를 수시로 수행한다.

⑨ 가장 새로운 지식, 기술을 활용한다.

대상을 중심으로 실시하는 교육방법은 대인접촉 교육방법이라고도 한다. 대인의사소통에 의한 교육방법이 일반적으로 전통사회일수록 그리고 주민의 사회경제적 수준이 낮을수록 대단히 효과적이다. 여기에는 개별 교육방법과 집단 교육방법이 있다.

1 | 개별 교육방법

개별 교육방법에는 면접(interview method)과 상담(counseling) 등이 있다.

① 면접: 면접이란 목적이 있는 대화이며, 두 사람 사이의 생각을 교환하고 정보를 주고받는 과정이다. 즉 상호 이해에 도달하는 목적을 가진 두 사람 사이의 의사소통으로서, 상호 관심이 있는 어떤 요소에 의해 특정목표를 향해 일하는 두 사람의 언어적 혹은 비언어적 작용을 말한다. 면접은 어떤 결정적인 목표를 향해 시작되는 과정이기 때문에 고의적인 대화가 되며, 사교적 대화와는 구별되어야 한다.

② 상담: 상담은 도움을 필요로 하는 사람(내담자)이 전문적인 훈련을 받은 사람과의 대면관계에서 생활과제의 해결과 사고행동 및 감정 측면의 인간적 성장을 위해 노력하는 학습과정이다. 즉 경험이 있는 사람이 문제를 가진 사람에게 조언을 해 주는 것이라고 할 수 있다.

2 | 집단 교육방법

여러 사람이 모인 집단을 대상으로 교육하는 방법으로서, 개인지도에 비하여 설득력은 부족하나 제한된 인원과 시간 및 경비를 가지고 짧은 시간에 많은 사람에게 필요한 교육을 할 수 있는 이점이 있어 많이 이용되는 방법이다.

① 강의방법(lecture method): 강의, 연설, 선전, 영화 등에 의해서 이루어지는 것으로 일방적인 의사전달방법이다. 대부분 교육내용에 관해서 대상자가 기본지식이 없을 때 많이 이용하는 방법이며, 대상자의 적극적인 참여 없이도 이루어질 수 있다. 따라서 교육효과 측면에서는 기대치가 낮으나 시청각 자료의 적절한 사용과 다른 교육방법의 적절한 보완, 활용과 함께 많이 이용하는 방법이다.

② 집단토론방법(group discussion method): 교육자가 중심이 되지 않고, 교육으로 도달하려고 하는 학습목표를 대상자들 전체가 참여하여 자기의 의견을 발표함으로써 각각의 의견을 모아 정리하고 부족한 부분을 교육자가 지원해 주어 문제해결이나 변화를 유도하는 방법이다.

③ 심포지움(symposium): 일정한 주제하에 여러 명의 연사가 청중 앞에서 한 명씩 차례로 짧게 강의하는 방법으로, 연사가 바뀌고 강의에 변화가 있으므로 지루하지 않다. 공청회 등에서 많이 볼 수 있으며, 사회자는 연사 전원의 강의가 끝나면 내용을 짧게 요약해 주며, 질문, 답변 또는 토론을 하면서 목표에 접근할 수 있도록 진행한다.

④ 패널토의(panel discussion): 배심토의 또는 단상토의라고 말하며, 여러 명의 전문가가 약 4~6명 청중 앞에 마련된 단상에서 자유롭게 토의하는 방법으로 청중들은 그 내용을 듣고 보면서 배운다. 선정된 전문가들은 각기 다른 의견을 가지고 논하고자 하는 주제에 대하여 자신의 의견을 정해진 시간만큼 발표한 후 사회자의 진행에 따라 질의, 응답으로 토의를 하며, 이 과정에서 필요한 지식을 습득하고 태도의 변화를 유발할 수 있다.

⑤ 분단토의(buzz session): 일명 '와글와글 학습'이라고도 부르는 방법으로, 참가자가 많은 경우 교육에 참가한 전원을 여러 개의 분단으로 나누어서 토의하도록 하고 다시 전체회의에서 종합하는 분단토의방법이다. 이 방법은 어떤 문제를 협동하여 해결하는 과정으로 문제를 다각적으로 해결할 수 있는 장점과 참가자들의 집단사고, 협동작업, 활동참가, 공동체험에 의해 문제를 발견, 해결하는 데 유용하다. 이때 효과를 좌우하는 것은

그룹 조정관의 확실한 방향지시와 그룹 지도자의 토의진행 기술이라 할 수 있다.

⑥ 역할극과 연극(role playing and dramatization): 참가자 중에서 여러 명의 대표가 자기들이 배운 바에 관하여 연기를 해보는 방법으로서, 실제 그 상황에 놓인 사람들의 입장이나 처지를 이해할 수 있다. 경우에 따라서는 연기자를 사전연습시키거나 숙달된 사람을 초청하여 연기하게 할 수도 있다. 이 방법은 이야기에 근거를 두며, 이야기는 사실이거나 사실처럼 보이게 해야 하며 시작과 끝이 있어야 한다. 따라서 자신의 행동, 태도, 신념, 가치를 볼 수 있도록 이끌어 가야 하며, 그 속에서 실제 대상자가 본 것과 비교할 수 있어야 한다.

⑦ 시범(demonstration): 이론과 함께 시각적으로 볼 수 있는 모든 실제 물건을 사용하는 것으로서, 교육의 가장 오랜 형태이며 현실적으로 실천이 가능하므로 가장 많이 이용되는 방법이다. 학습을 흥미있게 진행할 수 있으며, 주위집중과 동기유발이 용이하고 배운 내용을 쉽게 적용할 수 있다. 이 방법은 시청각적인 면으로 효과가 큰 방법이나, 실시 시에 그 집단의 요구나 문제에 따라 다양하게 적용시키며 어떻게 보여 줄 것인지 신중해야 한다.

⑧ 브레인스토밍(brain storming): 특별한 문제를 해결하기 위하여 단체의 협동적 토의로 진행하며, 문제해결 중심으로 가능한 한 모든 면을 폭넓게 전개해 가는 방법이다. 그룹의 수가 많을 때는 적절하지 못하며, 6~15명이 5~30분간 토의하는 방법이다. 이 방법은 참가자 전원이 토의내용에 대하여 자기의 주관을 가지고 이야기하며, 다른 사람의 이야기 내용과 반복되어도 좋으며, 토의가 끝난 후 종합적인 요약으로 결과를 도출한다.

4.3. 대중매체를 사용하는 교육방법

대중매체(media)라는 것은 의사전달을 효과적으로 하기 위한 보조수단으로 일시에 많은 대상을 상대로 전달할 수 있는 홍보 및 계몽 자료와 기재를 말한다. 경제·사회·문화적 수준이 높은 사회일수록 대중매체의 이용도나 이를 통한 정보의 확산은 대단한 위력을 가지고 있다. 매체에는 다음과 같은 것이 있다.

① 전기전파매체: 라디오, TV, 녹화 및 녹음 테이프, 영화, 전화 등
② SNS 매체: 인터넷, 모바일, 유튜브 등
③ 인쇄매체: 신문, 잡지, 팸플릿, 포스터, 그림, 사진 등

4.4. 지역사회 조직을 통한 교육방법

현대사회는 조직사회라고 볼 수 있다. 모든 사회인은 조직의 구성원이라고 볼 수 있고, 순수 자연인은 존재하지 않는다. 자영을 하는 농민이나 상인도 조직화된 업종별 조합에 연관되어 있고, 주거지로 볼 때도 반, 통, 리, 동에 속하여 조직사회의 구성원으로서 역할을 수행하고 있어 조직으로부터 영향을 받고 있다. 건강생활을 위한 환경보건교육 활동에서도 그 대상을 조직을 중심으로 그 조직 속의 개인의 역할을 촉진시키며, 동시에 조직의 압력을 통해 모든 구성원이 건강생활을 성취할 수 있도록 하는 것이다. 접근방법으로는 기존의 지역사회 조직을 활용하는 방법과 새로운 지역사회 조직을 구성하는 방법이 있다.

요약

1. 환경보건교육은 국민의 쾌적한 환경에 대한 욕구를 충족시켜 주는 '생존을 위한 지속가능한 교육', '삶의 질을 유지하는 교육'이면서, 현재의 환경보건 문제와 미래에 도래할 환경보건 문제해결을 추구하는 미래지향적, 목표지향적, 가치지향적, 행동지향적 전인교육이라고 할 수 있다.

2. 환경보건교육은 실천지향적, 지속성, 경험적, 미래지향적, 우주지향적, 총체적, 다학제적, 쟁점지향적, 학습자중심적인 특성을 가지며, 환경보건교육 계획 시 PRECEDE-PROCEED 모형을 적용할 수 있다.

3. 우리나라의 환경보건교육은 학교 환경보건교육과 사회 환경보건교육으로 나눌 수 있다. 학교 환경보건교육은 「교육기본법」, 「환경교육법」 그리고 광역시도의 환경교육종합계획 등에 근거를 두고 있으며, 사회 환경보건교육은 국가환경교육센터 및 광역환경교육센터를 중심으로 이루어지고 있으며, 환경교육사 자격증제도도 운영되고 있다.

4. 환경보건교육 방법은 개별 교육방법으로 면접과 상담, 집단 교육방법으로 강의방법, 집단토론방법, 심포지움, 패널토의, 분단토의, 역할극과 연극, 시범, 브레인스포밍 등의 방법이 활용된다. 또한 대중매체나 지역사회 조직을 활용한 환경보건교육도 효과적이다.

1. 환경보건교육의 특성으로 옳지 <u>않은</u> 것은?

① 실천지향적　　　　　② 지속성

③ 경험적　　　　　　　④ 단일성

2. PRECEDE-PROCEED 모형의 첫 번째 단계인 '사회진단'에서 주로 다루는 내용은 무엇인가?

① 건강행위 분석

② 정책 및 행정 점검

③ 지역사회에서 중요하게 생각하는 환경보건 문제 확인

④ 교육전략 수립

3. 사회환경교육의 활성화를 위해 국가 및 지방자치단체가 추진해야 할 일로서「환경교육법」에서 명시한 내용이 <u>아닌</u> 것은?

① 사회환경교육 프로그램의 개발 및 보급

② 환경 관련 국제기구 설립 지원

③ 사회환경교육 전문인력의 양성 및 활용

④ 국가기관 및 사회단체에서의 환경교육

4. 환경보건교육 수행 시 고려할 사항으로 적절한 것은?

① 전문용어를 반드시 사용한다.

② 문제는 대상자 스스로 해결하게 한다.

③ 교육자의 편의에 따라 교육방법을 계획한다.

④ 가장 오래된 지식, 기술을 활용한다.

정답 | 1. ④　2. ③　3. ② 4. ②

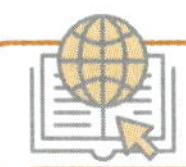

더 생각해 보기

1. 내가 교육자가 되어 친구나 가족을 대상으로 환경보건교육 프로그램을 설계할 때 고려해야 할 사항을 생각해 보자.

2. 일반인, 전문가, 어린이, 성인 등 대상자별로 환경보건교육을 효과적으로 설계하려면 어떤 방법을 활용할 수 있을지 생각해 보자.

참고문헌

김명·서혜경·서미경·김영복.《보건교육 이론과 적용》. 계측문화사. 1997.

김병욱·한명희·배종근.《교육원리》. 집문당. 1991.

김영임·이시백·정연강·이규성.《보건교육》. 한국방송통신대학교. 1994.

김정순.《역학원론》. 신광출판사. 2000.

법제처.「교육기본법」(제20663호) 제22조의 2(기후변화환경교육). 22 July 2025.

법제처.「산업안전보건법」(제20677호) 제125조, 제126조. 22 July. 2025.

법제처.「환경교육의 활성화 및 지원에 관한 법률」 제2조, 제5조, 제6조. 27 Jun. 2024.

법제처.「환경보건법(제20231호)」 제26조. 7 August 2025.

유인숙 외.《보건》(중·고등학교). 천재교육. 2025.

이시백·정영일.《보건교육 이론과 실제》. 신광출판사. 1998.

이진헌·문경환·안령미.《우리나라 대학과 보건대학원에서 환경·보건 분야 관련학과의 특성변화》48(1). 한국환경보건학회. 2022. 1~8쪽.

정원식·이상노·이성진.《현대교육 심리학》. 교육출판사. 1984.

정철 외.《환경》(중학교). 천재교육. 2025.

최돈형·손연아·이미옥·이성희.《환경교육 교수 학습론》. 교육과학사. 2010.

홍성유·지위교.《교수학습의 과정》. 교육출판사. 1982.

환경부.《생태와 환경》(고등학교). 대한교과서(주). 2008.

Engleson, D. and Yockers, D. H.. "A Guide to Curriculum Planning in Environmental Educatio." *Wisconsin Department of Public Instruction*, pp. 1~170. 1994.

Green, L. W. and Kreuter, M. W.. *Health Program Planning: An Educational and Ecological Approach.* 4th Edition, New York: McGraw-Hill. 2005.

Porter, C. M.. "Revisiting Precede-Proceed: A leading model for ecological and ethical health promotion." *Health Education Journal* Vol. 75(6). 2016. pp. 753~764.

Tilbury, D.. "Environmental Education for Sustainability: defining the new focus of environmental education in the 1990s." *Environmental Education Research* Vol.1(2). Published online: 28 July 2006. pp. 195~212.

국가환경교육센터. www.keep.go.kr.

국가환경교육통합플랫폼. www.keep.go.kr/front/intro/ntnEnvEduCntr/intro2.htm.

기후에너지환경부, 국립환경과학원, 화학물질안전원, 질병관리청, 통계청, 기상청, 한국환경산업기술원, 국민건강보험, EHC 환경보건종합정보시스템.

탄소중립포털. www.gihoo.or.kr.

한국환경보전원. www.keci.or.kr/web/main.do

www.ehtis.or.kr/cmn/main/main.do#none

지구건강

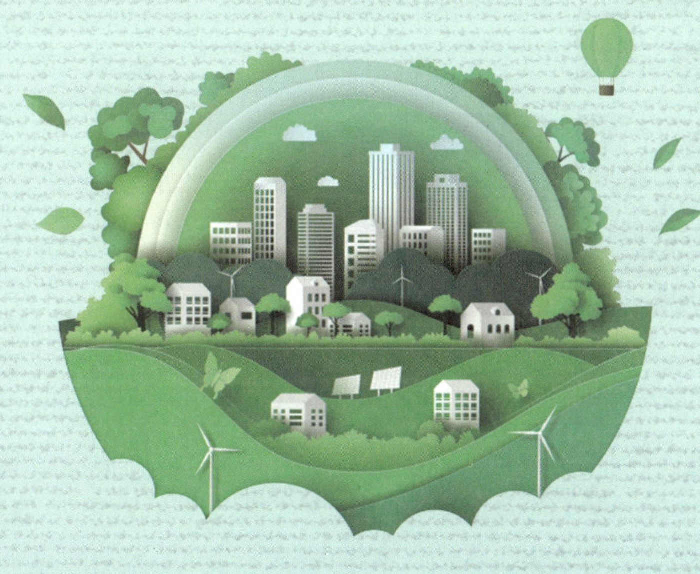

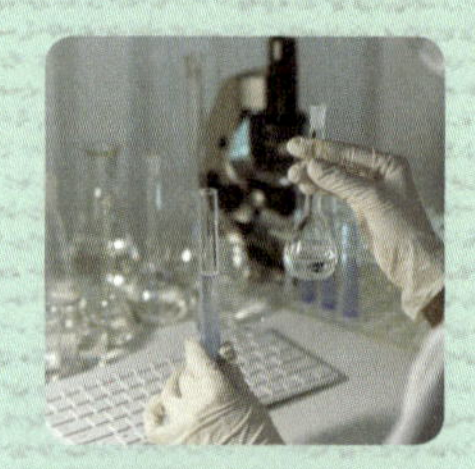
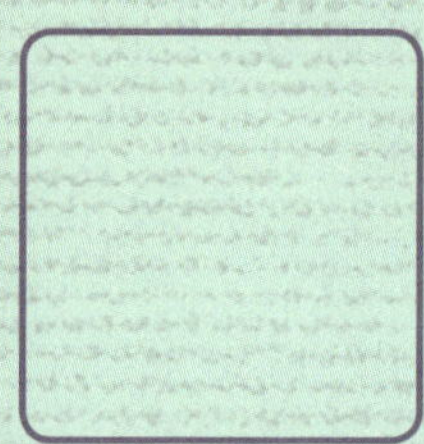
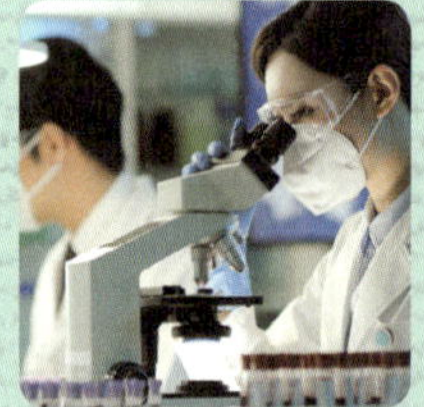
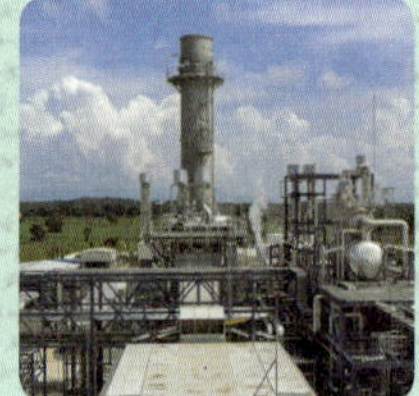
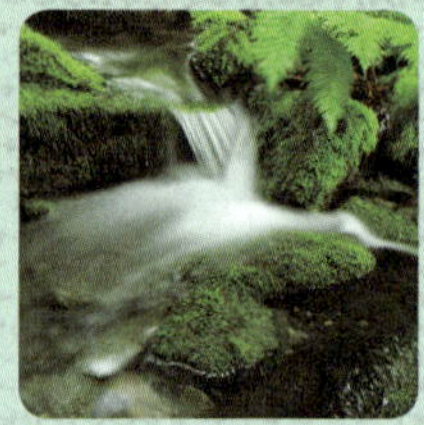
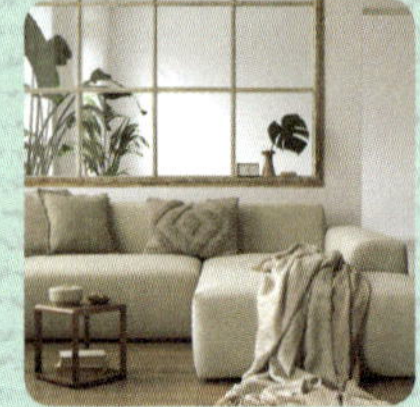

Environmental Health

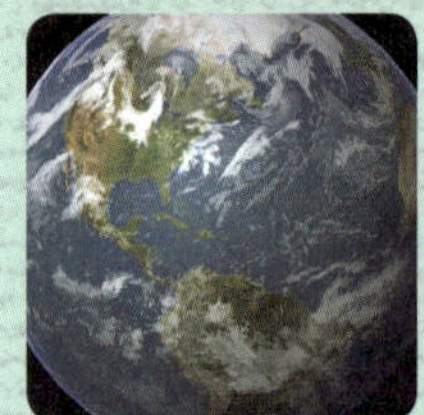
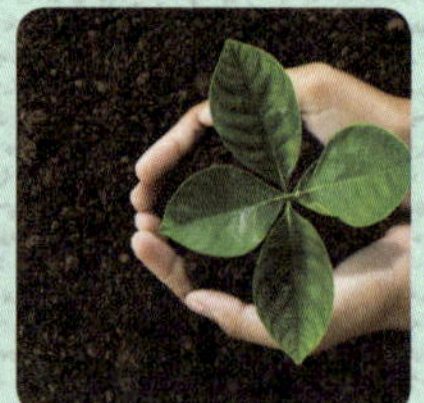

제 18 장

지구건강의 개념과 의의

개 관

이 장에서는 기후위기 대응의 새로운 패러다임으로 대두된 지구건강(planetary health)에 대해 알아본다. 지구건강 패러다임이 대두된 배경을 이해하고 지구건강의 개념과 범위를 파악하며, 환경보건에서의 의의를 살펴본다.

학습목표

1. 지구건강의 개념을 설명할 수 있다.
2. 지구환경경계의 개념을 설명할 수 있다.
3. 지구건강의 실천전략과 정책적 적용방안을 설명할 수 있다.

주요용어

인류세 | 지구건강 | 지구환경경계 | 기후위기 | 지속가능발전목표(SDGs)

1. 지구건강의 이론적 배경

1.1. 지구 시스템 변화와 인류의 건강

노벨화학상 수상자 파울 크뤼첸(Paul Crutzen)은 2000년대 초반 현재의 지질 시대를 '인류세(Anthropocene)'로 명명하며, 인간 활동이 지구 시스템에 미치는 영향력이 자연적 힘을 능가하는 시대에 접어들었음을 선언하였다. 인구 증가는 이러한 변화를 보여 주는 가장 명확한 지표다. 2024년 현재 세계 인구는 약 80억 명으로, 1950년 25억 명에 비해 3배 이상 증가했다. 인구 증가와 함께 자원소비도 급증하였다. 1950년대 이후 화석연료 소비는 550% 증가했고, 해양어류 포획량은 350% 증가하였다. 환경변화도 뚜렷하다. 대기 중 이산화탄소 농도는 산업혁명 이전 280ppm에서 2024년 현재 420ppm을 넘어섰으며, 지구 평균 기온은 산업화 이전 대비 약 1.2℃ 상승했다. 또한 산업혁명 이후 해양 산성도는 30% 상승하였다. 이는 단순한 숫자가 아니라 극한 기상현상의 빈도와 강도 증가, 해수면 상승, 생물다양성 감소 등 복합적 환경변화로 나타나고 있다.

환경파괴는 더 이상 환경문제에만 국한되지 않는다. 환경의 변화는 인간 건강에 직접적이고 광범위한 영향을 미친다. 세계보건기구(WHO)는 환경 관련 요인이 전 세계 질병 부담의 약 24%를 차지하며, 매년 1200만 명 이상이 환경오염으로 인해 조기 사망한다고 추정하였다. 구체적으로 살펴보면 다음과 같다. 대기오염은 연간 700만 명의 사망 원인이며, 기후변화는 말라리아, 뎅기열 등 매개체 매개질병의 확산을 촉진하고 있다. COVID-19 팬데믹은 환경파괴와 인간 건강의 관계를 극명하게 보여 준 사례다. 야생동물 서식지 파괴와 인간 활동영역의 확대는 인수공통감염병의 출현 위험을 높였으며, 전 세계적 이동성 증가는 감염병의 빠른 확산을 가능케 하였다. 이는 지구 환경의 건강과 인류의 건강이 분리될 수 없음을 명확히 보여 준다.

이러한 인식을 바탕으로 '지구건강(planetary health)' 개념이 등장하였다. 이 용어가 처음 사용된 것은 1980년대로, 프렌즈 오브 더 어스(friends of the earth)가 '인간의 건강과 지구의 건강은 동일되다'는 의미로 사용되기 시작하였다. 지구건강이 구체적인 학문적·정책적 패러다임으로 자리 잡은 것은 2000년대 이후이다. 2009년 요한 록스트룀(Johan Rockström)과 28명의 과학자들은 '지구환경경계 프레임워크(Planetary Boundaries Framework, PBF)'를 제안하였다. PBF는 인간과 생태계, 생물다양성 유지에 필수적인 생물물리학적 요소와 하위 시스템을 식별하고, 인간 활동이 지구 생물물리학적 시스템에 미치는 영향을 정량적으로 측정하여 직관적으로 인식할 수 있도록 하였다.

결정적인 전환점은 2015년이었다. 이 해에 록펠러재단-란셋위원회에서 발표한 지구건강 기반 정책을 제안하는 보고서(이하 지구건강위원회 보고서)에서

표 18.1. 지구건강 패러다임의 형성과정과 개요

연대	구분	특성
1970년대	태동	• 전 지구적 생명 시스템 또는 전 지구적 공중보건 등의 용어 사용 • 전체론적 건강(holistic health)의 논의를 시초로 함
1980년대	용어 등장	• Friends of the Earth에서 Planetary Health라는 용어를 최초로 사용 • 인간의 건강과 지구의 건강은 같은 것으로 인식
1990년대	개념 확장	• 의학, 보건학 등에서 생태주의 흐름과 통합하여 인식
2000년대	구체화	• 2009년 '지구위험한계선' 개념 제안 • 인간 생존에 필수적인 9개의 행성 유지 시스템 경계가 설명되고 이에 대한 정량화
2010년대	체계화	• 의학저널 란셋(*Lancet*)과 록펠러재단이 2014년에 지구건강위원회 구성 • 전 지구적 문제해결을 위한 학문 융합과 거버넌스 기반의 대응을 강조
2020년대	정책화	• 세계보건기구는 지구의 자연생태계와 인간 건강 사이의 상호 의존성을 인식하고 《2021년 건강증진 용어집》에서 핵심 개념으로 도입 • EU, 영국 등 국가정책에 반영하는 사례 확인

자료: 정다운 외. 〈환경보건정책의 Planetary Heatlh 패러다임 도입방안 마련 연구〉. 2025.

지구건강을 '인류 문명이 의존하는 자연 시스템의 지속가능성을 기반으로 인류의 건강, 웰빙, 형평성을 최고 수준으로 달성하는 것'으로 정의하였다. 이 보고서는 전 지구적 문제해결을 위해서는 학문과 국가의 경계를 넘어선 대규모 협력과 거버넌스 기반의 대응이 필요함을 강조하였다. WHO는《2021년 건강증진 용어집》에서 지구건강을 핵심 개념으로 도입했으며, EU, 영국, 일본 등 일부 국가에서는 공중보건과 환경관리정책에 이 개념을 반영하기 시작하였다. 우리나라에서도 학계를 중심으로 '지구건강'에 대한 관심이 높아지고 있으며, 최근에는 환경보건정책에서 지구건강 패러다임의 도입에 대한 논의도 시작되었다.

2. 지구건강의 정의와 개념적 틀

2.1. 지구건강의 정의

2015년 지구건강위원회의 지구건강 정의는 세 가지 핵심 요소를 포함한다. 첫째, 인간의 건강과 웰빙이다. 둘째, 자연 시스템의 지속가능성이다. 셋째, 형평성이다. 이는 건강에 대한 책임이 보건이라는 특정 영역에만 머무르는 것이 아니라, 전통적 한계를 넘어 여러 분야와 부문에 걸쳐 건강에 대한 책임이 공유되어야 함을 강조한다.

WHO는 지구건강위원회의 정의를 받아들여《2021년 건강증진 용어집》에서 지구건강을 '인간의 미래를 형성하는 인간 시스템(정치적, 경제적, 사회적)과 인류가 번영할 수 있는 안전한 환경한계를 정의하는 지구의 자연 시스템에 신중하게 주의를 기울여 전 세계적으로 최고 수준의 건강, 웰빙, 형평성을 달성하는 것'으로 정의하였다. 이 개념은 공중보건의 물질적·생물학적·사회적·문화적 측면을 통합할 뿐 아니라, 자연 시스템 내 역학관계의 복잡성과 비선형성을 수용하는 생태 공중보건 모델이다.

지구건강의 정의(WHO)

The achievement of the highest attainable standard of health, wellbeing, and equity worldwide through judicious attention to the human systems— political, economic, and social—that shape the future of humanity and to the Earth's natural systems that define the safe environmental limits within which humanity can flourish. (WHO, 2021)

한편 우리나라 환경보건정책에 지구건강 패러다임 도입을 고려할 때, 세 가지 사항이 고려되어야 한다. 먼저, 정책적 함의를 더욱 명확히 해야 한다. 또한, '지구'라는 거시적 관점보다 환경과 인간의 상호작용을 더 부각해야 한다. 마지막으로, 이 개념이 국가정책에 도입되어야 하는 당위성을 명확히 제시해야 한다. 이에 따라 정다운 외(2025)는 지구건강의 개념을 '지구의 건강이 곧 인간의 건강이라는 대원칙하에, 인간 활동으로 인한 지구환경 부담을 완화하여 인간-생태계-지구 전체의 건강을 증진하기 위한 인류의 생존전략이자 다학제적 정책전략'으로 정의하였다.

2.2. 지구건강의 개념적 틀

1 | 지구환경경계 9대 항목

지구건강의 개념을 더 자세히 이해하기 위해 우선 지구환경경계 프레임워크(PBF)에 대해 살펴보자. PBF는 지구 시스템의 안전한 작동공간을 정량적으로 정의한 것이다. 이는 인류가 안전하게 활동할 수 있는 환경적 한계를 과학적으로 정량화한 프레임워크로, 9개의 핵심 지구 시스템 과정을 식별하고 각

표 18.2. PBF에서 측정하는 9개의 지구환경경계

기후변화	온실가스와 에어로졸 증가로 인한 지구 에너지 균형의 변화
해양 산성화	대기 중 이산화탄소 흡수로 인한 해수의 산성도 증가 정도
성층권 오존파괴	유해 자외선으로부터 지구 생명을 보호하는 오존층의 수준
생지화학적 흐름	비료 사용이 질소(N)와 인(P)의 영양순환(nutrient cycle)을 방해하는 정도
담수 사용	강과 토양 수분을 포함한 담수순환의 변화 정도
토지 이용 변화	벌채와 도시화와 같은 자연경관의 변화
생물다양성 손실	살아 있는 유기체와 생태계의 다양성(유전적, 기능적)의 감소 정도
에어로졸 부하	인간 활동이나 자연자원으로 인한 공기 중 입자의 증가 등 대기 중 에어로졸의 부하 정도
신규 오염물질의 유입	합성/화학물질(예 미세플라스틱, 내분비교란물질, 유기오염물), 방사성 물질(예 핵폐기물, 핵무기), GMO 등 인간의 개입으로 환경에 유입되는 물질

자료: 정다운 외. 〈환경보건정책의 *Planetary Heatlh* 패러다임 도입방안 마련 연구〉. 2025.

각의 안전경계를 설정했다. 9개의 지구환경경계는 〈표 18.2〉와 같다.

경계(boundary)란 안정적이고 탄력적인 지구를 유지하는, 인간 압력에 대한 안전한 한계를 의미한다. 인간 압력 수준이 경계를 넘으면 대규모 또는 갑작스럽고 돌이킬 수 없는 환경변화가 발생할 위험이 높다. 9개 경계는 인간과 생태계에 대한 위험을 확인하는 중요한 임계점이며, 복잡한 지구 시스템 내에서 서로 연결되어 있어 상호작용한다.

PBF로 측정한 경계의 결과는 직관적으로 파악할 수 있는 색상 그래프로 표현된다. 녹색 영역은 지구가 생존가능한 조건을 지원하는 건강한 상태, 즉 지구건강이 보장되는 안전한 수준을 나타낸다. 노란색에서 주황색 영역은 고위험 단계에는 이르지 않았으나 주의할 필요가 있는 상태를 의미하며, 빨간색에서 보라색 영역은 지구 시스템이 불안정해질 가능성이 큰 고위험 상태를 의미한다. 〈그림 18.1〉에서 확인할 수 있듯이 2009년 이후 압력수준이 계속 증가하였으며, 최근의 보고(*Plenatary Boundaries Science*, 2025)에 따르면, 9개 한계선 중 6개가 이미 안전경계를 넘어섰다. 즉 기후변화, 생물다양성 손실, 질소와 인의 생지화학적 순환, 토지 이용 변화, 담수 사용, 신규 오염물질의 유입

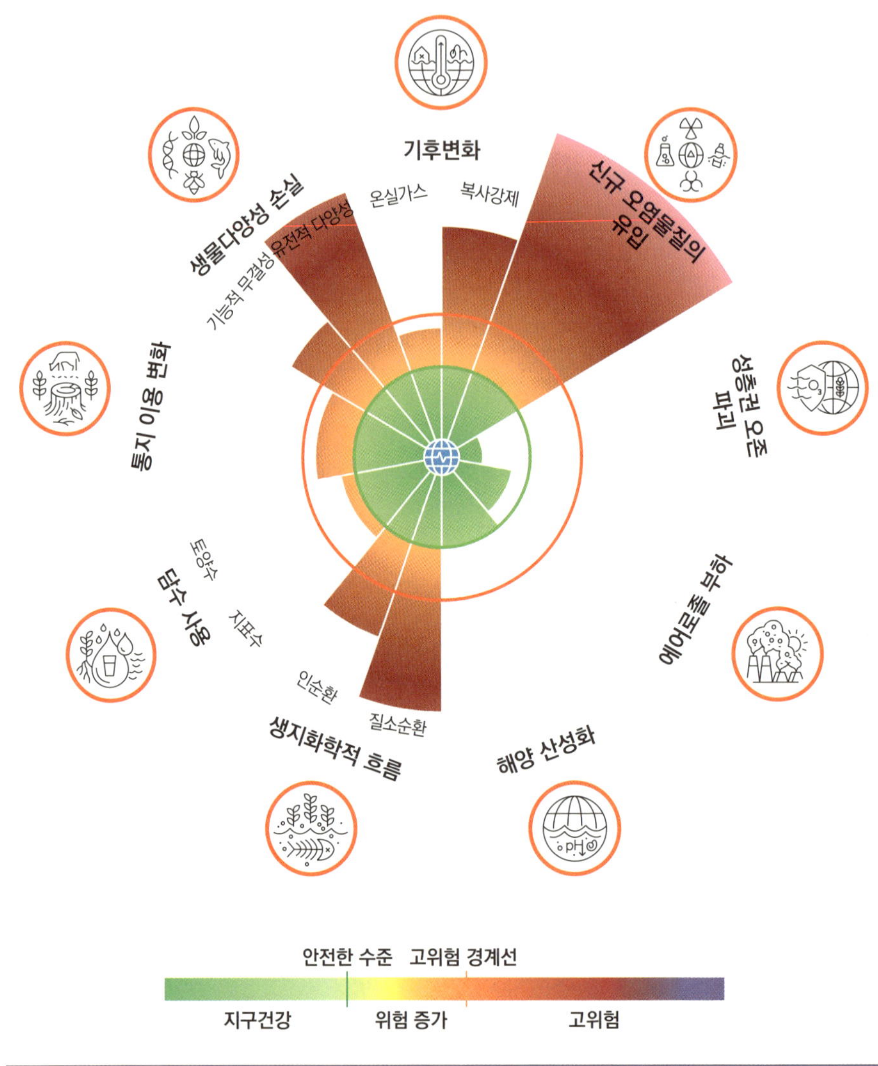

그림 18.1. PBF에 의해 측정된 9개 지구환경경계 지표의 변화

자료: *Planetary Boundaries Science*. "Planetary Health Check 2025"

이 위험수준에 도달하였다.

구체적인 현황을 살펴보면 다음과 같다. 기후변화 측면에서 대기 중 이산화탄소가 1500만 년 만에 최고 수준에 도달하였고, 지구 평균기온은 인류 문명 출현 이래 가장 높게 측정되고 있다. 생물다양성은 전 세계적으로 유전적 다양성과 생태계 기능이 모두 안전한 수준을 벗어났으며, 특히 토지 이용이 집중된 지역에서 감소의 속도가 빠르다. 생지화학적 흐름 측면에서 농업에서 인과 질소 사용이 안전한 경계를 초과하여 수질오염, 부영양화, 유해조류 대량 발생 등이 나타나고 있다.

2 | 환경변화가 건강에 미치는 영향

환경변화는 복잡한 경로를 통하여 건강에 영향을 미친다. 이 과정은 근본 요인(underlying drivers), 환경변화(environmental changes), 근접 원인(proximate causes), 수정 요인(modifying factors) 그리고 최종 건강영향(health impacts)의 단계로 분석할 수 있다(그림 18.2 참조).

환경변화를 일으키는 근본 요인은 '문화와 가치 그리고 그것이 행동을 형성

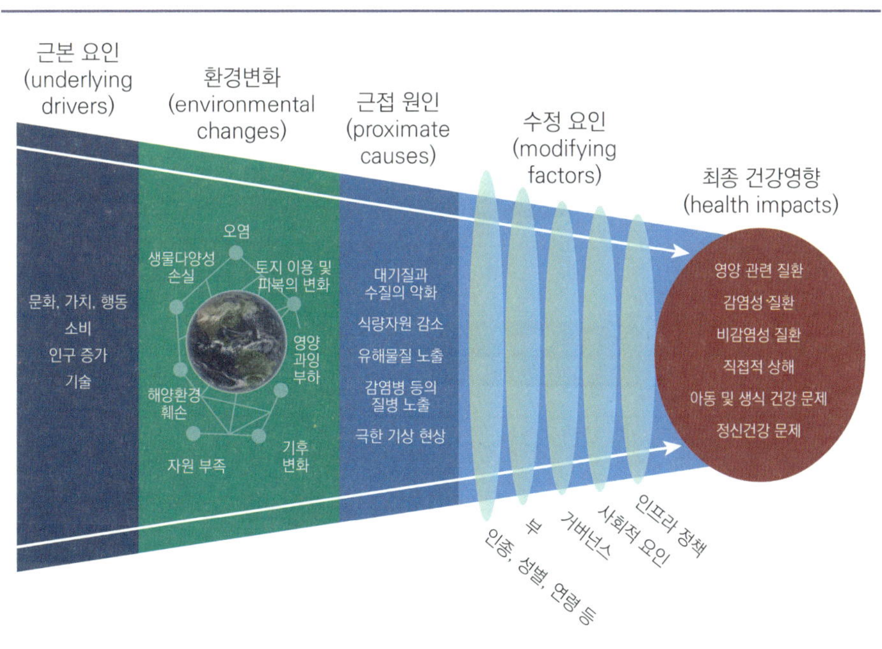

그림 18.2. 지구환경 변화 요인이 건강에 미치는 영향과 과정

자료: Planetary Health Alliance, "Advancing Planetary Health"

하는 방식'이다. 이는 자원 사용, 가족계획, 산업 및 기술 선택 등에 관여하며, 결국 소비, 인구 증가, 기술이라는 세 가지 환경변화 촉발요인을 형성한다. 소비는 자원 사용과 직접 연결되어 환경변화의 주요 요인이 된다. 인구 증가는 이산화탄소 배출량 같은 환경변화 지표를 악화시킨다. 기술은 주어진 인구 규모에 대해 특정 수준의 영향력을 발생시킨다. 기술은 그 자체가 환경을 착취하기도 하며 경제발전을 통해 간접적으로 환경변화에 일조한다. 변화된 환경은 대기-수질-토양의 오염, 생물다양성 손실, 토지 이용 및 피복의 변화, 자원 부족 등으로 PBF의 지표로 확인할 수 있다.

근본 요인에 의해 변화된 환경은 근접 원인으로 작용하여 인간 사회에 영향

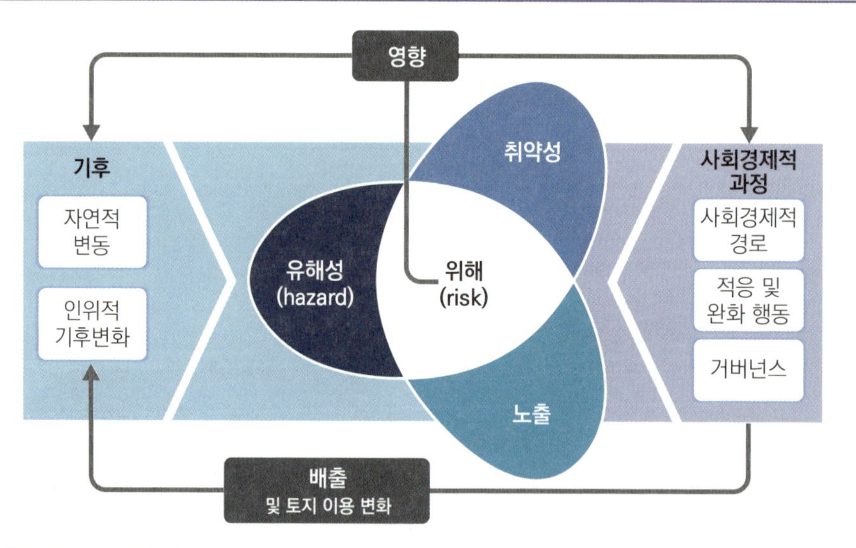

그림 18.3. 지구환경 변화에 의한 위험을 결정하는 요소 간의 상호작용

자료: IPCC 제5차 평가보고서 제2실무그룹. 〈기후변화 2014 영향, 적응 및 취약성: 정책결정자를 위한 요약보고서 2014〉에서 수정.[1]

---

1 원 자료 그림에서는 위험(risk)은 위해(hazard), 노출(exposure), 취약성(vulnerability)의 상호작용에서 비롯된다고 표현하였으나, 수정된 본 그림에서는 위험을 '위해(risk)'로 위해(hazard)를 '유해성(hazard)'으로 수정하였다.

을 미친다. 즉, 기후변화로 인한 극한 기상현상, 감염병 등의 질병노출, 대기질과 수질의 악화, 식량자원 감소, 유해물질 노출 등이 환경변화로 인한 주요 근접 원인이다. 이러한 근접 원인은 영양 관련 질환, 감염성 질환, 비감염성 질환, 직접적 상해, 아동 및 생식 건강 문제, 정신건강 문제 등 인간 건강에 영향을 미친다.

건강에 미치는 영향의 정도는 수정 요인에 의해 결정된다. 수정 요인은 영향의 정도를 결정하는 개인 및 사회적 특성으로 인종, 성별, 연령 등 개인적 특성, 부, 거버넌스, 사회적 요인, 인프라 정책 등이 해당된다. 예를 들어 폭염은 주거 취약집단이나 야외 노동자에게 더 큰 건강영향을 미치고, 식량자원의 감소는 경제적 취약집단에 우선 영향을 미친다(그림 18.2).

환경변화로 인한 위해(risk)는 유해성(hazard), 노출(exposure), 취약성(vulnerability)의 상호작용에서 비롯된다(그림 18.3). 노출은 특정 장소에서 환경변화로 인해 위험을 경험할 가능성을 의미하며, 취약성은 같은 환경변화에도 개인이 처한 여건에 따라 위험 정도가 다르게 나타남을 의미한다.

3. 지구건강의 실천과 정책

3.1. 지구건강의 핵심 가치

지구건강 패러다임에서 핵심 가치는 건강, 환경 그리고 형평성이다. 이 세 가지 가치는 긴밀하게 연결되어 있으며 지속가능한 사회를 위한 필수 요소이다. 먼저 건강은 지구건강의 최종 목표이다. 지구건강의 정의에도 명시되어 있듯이, 지구건강은 인류의 건강과 웰빙을 최고 수준으로 달성하는 것을 지향한다. 여기서 건강은 단순히 질병이나 허약함이 없는 상태가 아니라 완전한 신체적·정신적·사회적 웰빙 상태를 의미한다. 이는 WHO의 건강 정의를 계승하고 환경적 맥락 속에서 재해석한 가치로, 개인의 건강이 그가 속한 사회와 생태계의 건강 상태와 분리될 수 없다는 통합적 관점을 취한다.

환경은 인간건강의 필수적 토대이다. 인간의 건강은 지구의 자연 시스템에 전적으로 의존한다. 인류의 발전은 지구 시스템이 보유하는 생태계와 생물학적 요소에 근간을 둔 생태계 서비스에 기반한다. 즉, 깨끗한 공기와 물, 안정적인 기후, 다양한 생물종, 비옥한 토양 등 자연이 제공하는 서비스는 인간 생존의 기반이다. 따라서 환경의 지속가능성을 확보하지 않고서는 인류의 건강과 번영을 보장할 수 없다.

형평성은 지구건강의 필수 조건이다. 앞서 살펴보았듯이, 환경파괴와 기후변화의 영향은 불평등하게 분포된다. 저소득층, 소수 인종, 개발도상국 주민 등 취약계층이 환경오염과 기후변화의 영향에 불평등하게 노출된다. 환경문제에 대한 책임은 주로 선진국과 고소득층에 있지만, 그 피해는 기여도가 낮은 취약계층에게 집중되는 불공정한 구조가 존재한다. 지구건강은 이러한 불평등을 해소하고, 모든 사람이 건강한 환경에서 살 권리가 있음을 강조한다. 이는 단순히 환경 정의의 문제를 넘어, 인류 전체의 지속가능한 미래를 위한 필수 조건이다.

3.2. 협력 기반의 거버넌스

지구건강은 단일 학문이나 부문으로 다룰 수 없다. 환경변화가 건강에 미치는 영향의 복잡성과 비선형성은 지구과학, 의학, 공중보건, 경제학, 사회학, 정치학 등 다양한 분야의 협력을 요구한다. 지구건강의 모든 문제해결 절차와 대응은 인간 활동-환경변화-인간 건강의 다양한 차원 간 복잡한 상호작용을 고려해야 한다. 따라서 지구과학자, 의료 전문가, 경제학자, 기업인, 정책 입안자 그리고 일반 시민 등 사회 구성원 모두가 참여해야 한다.

이러한 다학제적 접근과 함께 지구환경 변화는 그 자체로 복잡한 요소와 인과관계를 형성하고 있기에, 이를 이해하고 문제를 해결하려면 학문적, 국가적

경계를 넘는 국제적 협력이 필수이다. 2014년 의학저널 《란셋》과 록펠러재단이 지구건강위원회를 구성한 것이 그 예다. 이 위원회는 학문 융합 및 거버넌스 기반 대응을 강조하였다. 또한 지구건강 패러다임의 실천을 주도하는 플래너터리 헬스 얼라이언스(Planetary Health Alliance)는 국제협력 중심의 연구, 사회운동, 이니셔티브 등을 통해 지구건강이 거시적이고 선구적인 정책 패러다임으로 자리잡도록 하고 있다.

3.3. 지구건강의 정책실행 전략

2015년 지구건강위원회 보고서는 다중 환경위기에 대응하는 지구건강 접근법으로 구체적인 전략을 다음과 같이 제시하였다.

지구건강의 전략

1. 환경의 한계 안에서 증가하는 식량 수요를 해결하는 전략을 찾는다.
2. 지속가능한 양식 및 어업 활동을 추진한다.
3. 건강과 환경에 미치는 영향을 줄이는 식단을 개발하고 홍보한다.
4. 통합적 토지 이용 해결 방안을 개발한다.
5. 지구건강을 고려하는 환경 조치를 실행한다.

자료: Whitmee et al. "Safeguarding human health in the Anthropocene epoch: Report of The Rockefeller Foundation-Lancet Commission on planetary health." 2015

여기서 주목할 점은 지구건강을 고려하는 환경 조치의 구성요소가 매우 광범위하다는 것이다. 이는 온실가스 배출, 기후오염물질, 화학물질 등에 대한 관리, 지속가능한 도시 설계, 가족계획의 접근성 향상, 환경보호와 의료 시스템 통합 등을 포함한다. 이는 기후변화, 생물다양성, 환경오염의 3중 위기로 인한 식량안보 문제의 해결이 단순히 환경적 조치만으로 대응되는 것이 아니라 식단, 토지 이용, 가족계획, 의료 시스템과 같은 사회경제적 조치를 통해서도 가능함을 보여 준다.

보고서는 또한 지구건강의 주요 원칙으로 다음을 제시했다. 여기에는 윤리와 가치 중심의 접근, 미래 세대 보호, 불평등 해소, 안전하고 공정한 운영체제 구축, 회복탄력성(resilience) 강화, 비시장 혜택의 수익창출, 행동변화에 대한 인센티브 제공, 순환경제 구현, 인류의 진보와 복지에 대한 새로운 측정방식, 지구환경 전체의 건강을 지원하는 세금 및 보조금 정책 수립 등이 포함된다. 이러한 원칙들은 실질적인 정책설계 과정에서 필요한 정책 자원과 수단에 대한 지침을 제공한다.

2020년대에 들어서면서 지구건강은 주요 정책의제로 부상했다. 지구건강위원회 보고서에서 제시한 전략을 기반으로 일부 국가와 지역에서는 공공정책에 지구건강 개념을 반영하는 사례가 등장하였다. 영국과 캐나다는 보건 관련 부처에서 지구건강 기반 전략과 이행계획을 세웠으며, 생태계 서비스를 기반으로 하는 자연 기반 해법과 환경보건의 공동편익을 추구하는 국가 단위 사업도 진행하고 있다. 우리나라 역시 학계를 중심으로 지구건강 기반의 환경보건정책 도입에 대한 논의가 진행되고 있다.

3.4. 지속가능한 발전목표와의 연계

지구건강 기반 거버넌스는 지속가능발전목표(SDGs)와 연계하여 실행할 수 있다. 2015년에 수립된 UN의 지속가능발전목표 'SDG 2030'은 17개의 목표와 169개의 세부 목표를 제시한다(그림 18.4). 지구건강위원회는 지구건강이 인간의 건강과 복지 개선이라는 목표와 주요 자연 시스템 보전의 목표를 통합함으로써 SDGs에 통합적 관점을 제공할 수 있다고 설명하였다.

SDGs는 3단계 구조로 이해할 수 있다. 가장 아래 단계는 생물권(biosphere) 단계로, 모든 발전의 토대가 되는 지구 생태계를 의미한다. 여기에는 SDG 6(깨끗한 물과 위생), SDG 13(기후행동), SDG 14(해양생태계 보전), SDG 15(육상

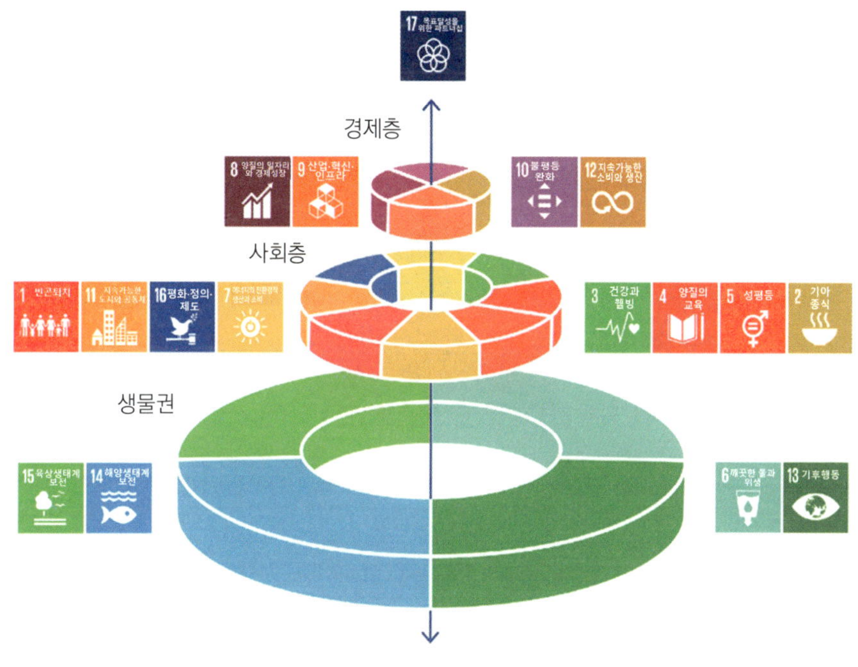

그림 18.4. 단계에 따른 지속가능발전목표

자료: Stockholm Resilience Center, "SDGs 웨딩케이크(The SDGs wedding cake)"

생태계 보전)가 포함된다. 중간 단계는 사회(society) 단계로, 인간 사회가 기능하는 데 필요한 사회적 기반을 의미한다. 여기에는 SDG 1(빈곤 퇴치), SDG 2(기아 종식), SDG 3(건강과 웰빙), SDG 4(양질의 교육), SDG 5(성평등), SDG 7(에너지의 친환경적 생산과 소비), SDG 11(지속가능한 도시와 공동체), SDG 16(평화·정의·제도)이 포함된다. 최상위 단계는 경제(economy) 단계로, 사회를 지원하는 경제활동을 의미한다. 여기에는 SDG 8(양질의 일자리와 경제 성장), SDG 9(산업·혁신인프라), SDG 10(불평등 완화), SDG 12(지속가능한 소비와 생산)가 포함된다. SDG 17(목표달성을 위한 파트너쉽)은 모든 목표의 이행 수단으로 작용한다.

이러한 단계 구조는 지구건강의 핵심 논리와 일치한다. 건강한 자연환경이 있어야 지속가능한 사회가 형성되고, 그 위에서 비로소 경제가 작동하며 인간의 웰빙이 실현될 수 있다는 것이다. 이는 경제와 사회가 환경으로부터 독립적으로 존재할 수 없으며, 생물권의 건강이 모든 발전의 전제 조건임을 보여준다.

SDGs의 목표는 서로 긴밀하게 연결된다. 구체적인 예를 살펴보면 다음과 같다. 기후행동(SDG 13)은 대기오염 감소를 통해 건강과 웰빙(SDG 3)을 증진시킨다. 기아 종식(SDG 2)은 육상생태계 보전(SDG 15)과 깨끗한 물과 위생(SDG 6)에 기여한다. 지속가능한 도시와 공동체(SDG 11)는 에너지의 친환경적 생산과 소비(SDG 7), 건강과 웰빙(SDG 3), 기후행동(SDG 13)과 연결된다. 이처럼 SDGs의 목표들은 서로 긴밀하게 연결되어 있으며, 지구건강 관점은 이러한 연결고리를 명확히 드러내며 SDGs의 목표 간 상호 연관성을 이해하고 시너지를 창출하는 데 유용한 틀을 제공한다.

하나의 목표 달성은 다른 목표의 실현을 촉진하는 이러한 특성은 통합적 접근의 중요성을 강조한다. 기후행동이 건강을 증진하고, 지속가능한 농업이 생물다양성과 수자원 보전에 기여하는 것처럼, 분절적이고 개별적인 정책대응보다 통합적 관점에서의 접근이 더 효과적이다. 이러한 맥락에서 SDGs는 지구건강을 실행하기 위한 구체적이고 실질적인 정책체계로 활용될 수 있다.

4. 지구건강과 환경보건

지구건강 패러다임의 핵심은 연결성을 인식하는 것이다. 환경과 건강, 인간과 자연은 분리될 수 없다. 한 영역의 문제는 다른 영역에 파급되며, 마찬가지로 한 영역의 해결책은 다른 영역에 편익을 가져온다. 이러한 인식은 환경보건정책의 패러다임 전환을 요구한다.

전통적 환경보건 접근은 주로 특정 환경위해요소와 건강영향 간의 직접적 인과관계에 초점을 맞춰 왔다. 대기오염과 호흡기 질환, 수질오염과 수인성 질병, 화학물질 노출과 특정 질환의 관계를 규명하고 이에 대응하는 방식이었다. 그러나 지구건강 관점은 이를 넘어선다. 기후변화, 생물다양성 손실, 자원 고갈 등 지구 시스템 전체의 변화가 복합적이고 비선형적으로 인간 건강에 영향을 미친다는 점을 인식하며, 환경보건정책이 보다 광범위한 지구환경 문제와 통합되어야 함을 제시한다.

우리나라 환경보건정책에 지구건강 패러다임을 도입하는 것은 여러 측면에서 의미가 있다. 첫째, 정책의 범위와 대상을 확장할 수 있다. 개별 환경오염물질 관리를 넘어 기후변화, 생태계 건강, 자원순환 등을 통합적으로 고려하는 정책설계가 가능해진다. 둘째, 부문 간 협력을 강화할 수 있다. 환경, 보건, 농업, 에너지, 도시계획 등 여러 부문이 건강이라는 공통 목표 아래 협력하는 거버넌스를 구축할 수 있다. 셋째, 국제협력의 기반을 마련할 수 있다. SDGs와 같은 국제적 틀과 연계하여 글로벌 환경보건 이슈에 효과적으로 대응할 수 있다.

요약

1. 지구건강은 인간 활동이 지구 시스템 변화의 주요 동인이 된 인류세 시대에 자연 시스템의 지속가능성을 기반으로 인류의 건강, 웰빙, 형평성을 최고 수준으로 달성하는 것을 목표로 하는 패러다임이다.

2. 지구건강의 개념적 틀은 9개 핵심 지구 시스템의 안전경계를 정량적으로 정의한 지구환경경계 프레임워크를 통해 구체화되며, 최근 평가에 따르면 9개의 지구환경경계 한계선 중 6개가 이미 안전경계를 넘어섰다.

3. 지구건강 패러다임은 특정 환경위해요소와 건강영향 간의 직접적 인과관계에 초점을 맞춘 전통적 환경보건 접근을 넘어, 지구 시스템 전체의 변화가 복합적으로 인간 건강에 영향을 미친다는 통합적 관점을 제시하며 건강, 환경, 형평성이라는 세 가지 핵심 가치를 중심으로 다학제적이고 국제적인 협력을 요구한다.

4. 영국과 캐나다 등이 이미 지구건강 기반 전략을 수립하고 있으며, 우리나라에서도 환경보건정책에 이 패러다임을 도입하여 정책 범위와 대상 확장, 부문 간 협력 강화, 국제협력 기반 마련을 추구해야 한다.

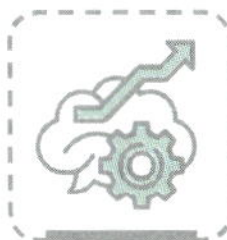

연습문제

1. 지구건강(planetary health)의 정의로 가장 적절한 것은?

① 지구 환경오염을 줄이고 생태계를 보호하는 것
② 인류 문명이 의존하는 자연 시스템의 지속가능성을 기반으로 인류의 건강, 웰빙, 형평성을 최고 수준으로 달성하는 것
③ 개발도상국의 보건수준을 선진국 수준으로 향상시키는 것
④ 기후변화에 대응하여 온실가스 배출을 감축하는 것

2. 지구환경경계 프레임워크(PBF)에 대한 설명으로 옳지 <u>않은</u> 것은?

① 2009년 요한 록스트룀과 국제 과학자 그룹이 제안했다.
② 9개 핵심 지구 시스템의 안전경계를 정량적으로 정의한다.
③ 최근 평가에 따르면 9개 지구환경경계 모두가 아직 안전경계 내에 있다.
④ 기후변화, 생물다양성 손실, 생지화학적 흐름 등을 측정 항목으로 포함한다.

3. 지속가능발전목표(SDGs)의 3단계 구조를 올바르게 나열한 것은?

① 사회-경제-생물권　　　　② 생물권-경제-사회
③ 사회-생물권-경제　　　　④ 생물권-사회-경제

정답 | 1. ② 2. ③ 3. ④

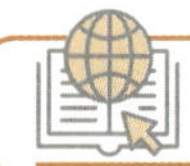

더 생각해 보기

1. 지구환경경계 프레임워크의 9개 항목을 나열하고, 현재 안전경계를 넘어선 항목들을 설명해 보자.

2. 우리나라에서 지구건강 개념 기반 환경보건정책의 예시를 찾아 설명해 보자.

3. 지속가능발전목표(SDGs)와 지구건강의 연계성을 설명하고, 구체적인 예를 제시해 보자.

참고문헌

정다운 외, 〈환경보건정책의 Planetary Heatlh 패러다임 도입방안 마련 연구〉. 2025.
지속가능발전포털. "국가지속가능발전목표". ncsd.go.kr/ksdgs?content=4, 검색일 2025.10.5.
IPCC 제5차 평가보고서 제2실무그룹. 〈기후변화 2014 영향, 적응 및 취약성: 정책결정자를 위한 요약보고서〉. 국립환경과학원, 2014.

Crutzen, P. J.. "Geology of mankind". *Nature* 415(6867). 2002. p. 23.
Jones, K. E., Patel, N. G., Levy, M. A., et al.. "Global trends in emerging infectious diseases". *Nature* 451(7181). 2008. pp. 990~993.
Planetary Boundaries Science. "Planetary Health Check 2025." publications.pik-potsdam.de/rest/items/item_32589_5/component/file_33151/content
Planetary Health Alliance(PHA). "Advancing Planetary Health." planetaryhealthalliance.org/planetary-health-interventions. 검색일 2025.10.5.
Potsdam Institute for Climate Impact Research, Seven of Nine Planetary Boundaries Now Breached-Ocean Acidification Joins the Danger Zone. www.pik-potsdam.de/en/news/latest-news/seven-of-nine-planetary-boundaries-now-breached-

2013-ocean-acidification-joins-the-danger-zone. 검색일 2025.10.27.

Prescott, S. L. and Logan, A. C.. "Planetary Health: From the Wellspring of Holistic Medicine to Personal and Public Health Imperative". *Explore* 15(2). 2019. pp. 98~106.

Rockström, J., Steffen, W., Noone, K., et al.. "A safe operating space for humanity." *Nature* 461(7263). 2009. pp. 472~475.

Stockholm Resilience Center. "The SDGs Wedding Cake." www.stockholmresili ence.org/research/research-news/2016-06-14-the-sdgs-wedding-cake.html. 검색일 2025.10.5.

Whitmee, S., Haines, A., Beyrer, C., et al. "Safeguarding human health in the Anthropocene epoch: Report of The Rockefeller Foundation-Lancet Commission on planetary health." *The Lancet* 386(10007). 2015. pp. 1973~2028.

WHO(World Health Organization). *Preventing disease through healthy environments: A global assessment of the burden of disease from environmental risks*. Geneva: WHO. 2016.

WHO. *Health Promotion Glossary of Terms 2021*. 2021.

WHO. *World health statistics 2024*. Geneva: WHO. 2024.

제 19 장

기후변화와 환경재난

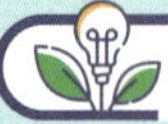 ## 개 관

이 장에서는 환경보건학적 관점에서 기후변화로 인한 환경재난 및 이로 인한 건강영향에 대해 포괄적으로 소개한다. 이를 통해 미래의 환경보건 전문가로서 기후변화 위기대응 및 지속가능한 사회구축에 필요한 환경보건학적 관점을 함양할 수 있을 것이다.

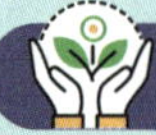 ## 학습목표

1. 기후변화로 인해 발생할 수 있는 환경재난을 설명할 수 있다.
2. 기후변화로 일어날 수 있는 직간접적 건강영향에 대해 설명할 수 있다.
3. 환경보건학적 관점에서 기후변화 및 환경재난 관리의 필요성을 설명할 수 있다.

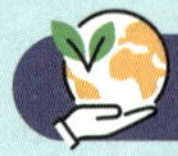 ## 주요용어

기후변화 | 지구온난화 | 환경재난 | 지속가능발전목표
파리협정 | 폭염 | 온열질환 | 한파 | 한랭질환 | 기후건강
기후변화 취약계층 | 도시열섬현상

기후변화(climate change)로 인한 환경재난은 현재 진행 중이며 환경재난을 야기하고 사람들에게 다양한 직간접적인 건강피해를 일으킬 수 있다. 환경재난은 특히 노인, 어린이, 만성질환자, 저소득층, 옥외 근로자와 같은 취약계층(vulnerable populations)에게 더 큰 건강피해를 초래하는 것으로 알려져 있다. 따라서 환경보건학적 관점에서 기후변화에 적절히 대응하려면 일반적인 완화 및 적응 정책과 더불어 사회적 불평등 문제까지도 고려해야 한다. 우선적으로 기후변화와 환경재난을 환경보건 문제로 인식하려는 노력이 필요하며, 기후변화와 건강문제 간의 상호작용을 과학적으로 이해하고, 과학적 증거에 기반한 대응정책 마련과 실천이 절실히 필요한 시점이다.

1. 기후변화와 환경재난

1.1. 기후변화

산업화 이후 인간 활동으로 인한 지구온난화(global warming)는 전 지구적 기후변화를 야기하고 있다. 전 세계 표면온도는 1850~1900년에 비해서 2011~2020년 사이에 1.1°C 상승하였다(그림 19.1). 그리고 이러한 변화는 인간의 에너지 이용 및 토지 이용 변화, 생활양식 및 소비패턴의 변화, 그리고 생산활동에서 비롯한 온실가스 배출의 결과라는 과학적 증거가 축적되고 있다.

기온의 상승은 육지, 담수, 빙권, 해안 및 생태계에 큰 변화를 가져온다. 따라서 기후변화는 단순히 평균기온이 상승하는 현상을 넘어, 폭염, 한파, 홍수, 가뭄, 태풍과 같은 극한 기상현상(extreme weather events)의 빈도와 강도를 증가시키고 해수면 상승, 생태계 파괴 등 광범위한 환경변화를 초래하고 있다.

환경보건학은 환경적 요인과 인간의 건강 간의 관계를 연구하고, 관리하는 학문 분야로서, 기후변화는 인류의 건강을 위협하는 큰 환경보건학적 도전과

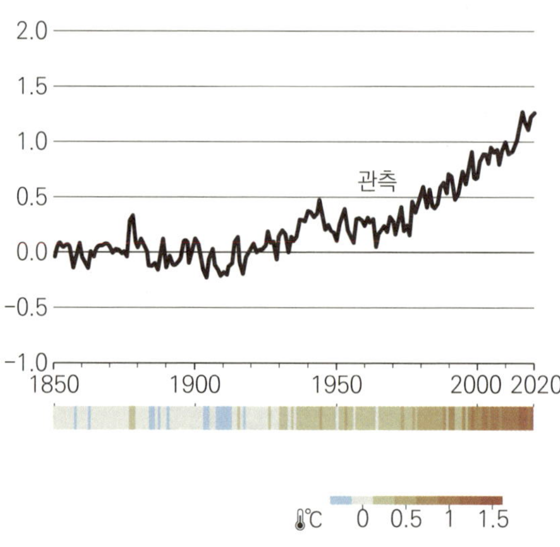

그림 19.1. 지구 지표면 온도의 변화

자료: 기상청. IPCC, 2023

제라 할 수 있다. 세계보건기구(WHO)는 기후변화를 '인류 건강에 대한 가장 큰 위협'으로 규정하고, 국제사회의 적극적인 대응을 촉구한 바 있다. 경제협력개발기구(OECD)뿐 아니라 우리나라에서도 국제적 건강지표의 하나로 기후변화성 질환으로 인한 조기사망률을 감시, 평가하고 있다.

1.2. 기후변화로 인한 환경재난

'환경재난'이란 자연적 또는 인위적 요인으로 인해 환경이 급격하게 변화하여 사람들의 생명, 재산 및 생활에 피해를 주는 현상을 뜻한다. 과거에는 재난의 특성이 천재지변과 같은 인간 활동과 무관한 특성을 가졌다면, 오늘날 환경재난은 인간 활동으로 인한 기후변화라는 원인이 비교적 뚜렷하다. '기후변화에 관한 정부간협의체(Intergovernmental Panel on Climate Change, IPCC)'는 과학적 근거를 바탕으로 인간이 야기한 온난화로 인해 폭염, 집중호우 등의 극한 기상현상이 더 심각해지고 자주 발생하게 하고 있음을 명확히 밝혔다.

기후변화로 인한 환경재난은 크게 기온변화(폭염, 한파), 풍우의 변화(태풍, 홍수, 가뭄), 해수면 상승으로 나눠볼 수 있다. 먼저 폭염과 한파는 지구온난화로 인해 전 세계적으로 그 강도와 지속기간이 늘어나고 있다. 대기의 온난화는 수증기를 더 많이 머금을 수 있게 하고, 이는 집중호우를 일으키는 원인이 될 수 있다. 대기순환 시스템의 교란으로 특정 지역에 극심한 한파를 일으키기도 한다.

다음으로 풍우의 변화이다. 주로 해수면 온도 상승이 태풍이 더 자주, 더 강력하게 발생하는 원인이 된다. 이를 통해 물순환의 변화가 일어나 어느 지역에서는 집중호우 및 대규모 홍수를 일으키는 반면, 다른 지역에서는 극심한 가뭄이 이전보다 더 자주, 더 길게 지속되고 있다.

마지막으로 지구온난화로 인한 해수면 상승이다. 극지방 빙하 영역이 줄어듦에 따라 생태계 파괴가 진행되고, 저지대 섬나라 및 전 세계적 해안도시의 침수 위험을 높이고 있다.

편의에 따라 크게 세 가지로 나눠 제시하였지만, 실제로 이들은 서로 연결되어 있고, 연쇄적인 복합재난의 형태로 나타나는 경우가 많다. 즉 가뭄이 극심한 경우 대형 산불의 위험이 높아지고, 산불로 해당 지역이 황폐해진 후에 집중호우나 태풍을 겪으면 대규모 산사태가 더 쉽게 일어날 수 있다.

2. 기후변화 대비 국내외 대응 현황

2.1. 국제적 대응 및 주요 협약

기후변화는 전 지구적 현상이므로 국제사회의 협력을 통해 이를 해결해 나가기 위해 공동 대응하고 있다. IPCC는 1988년 유엔환경계획(United Nations

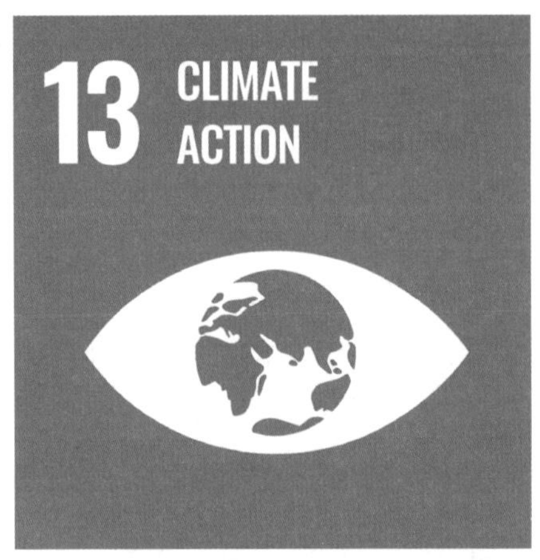

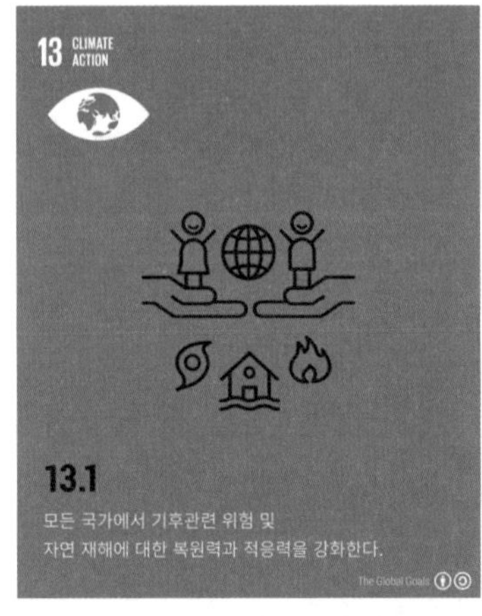

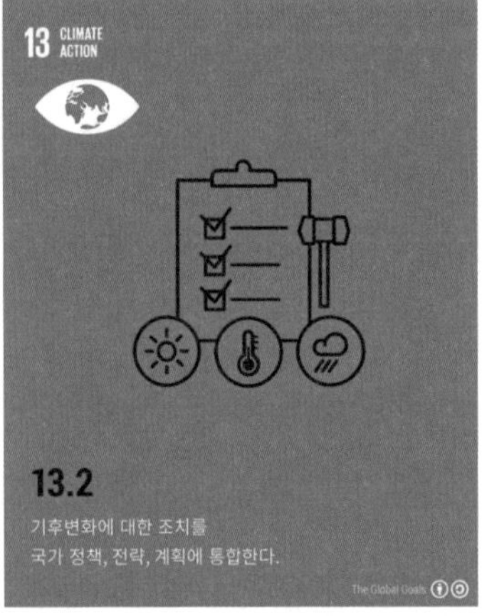

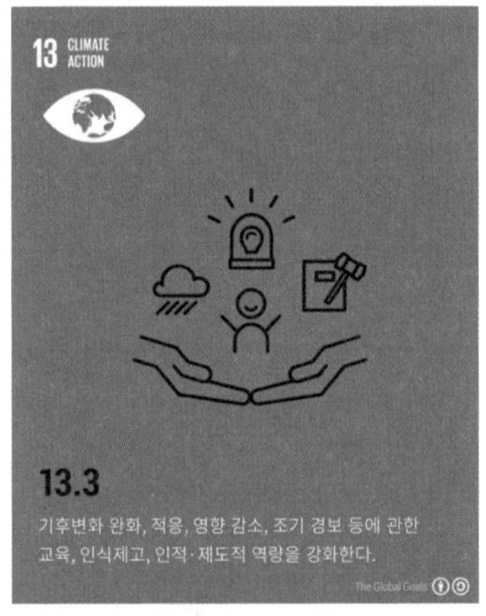

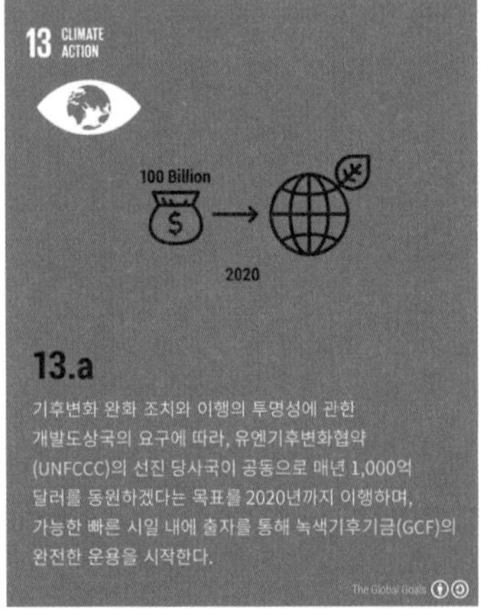

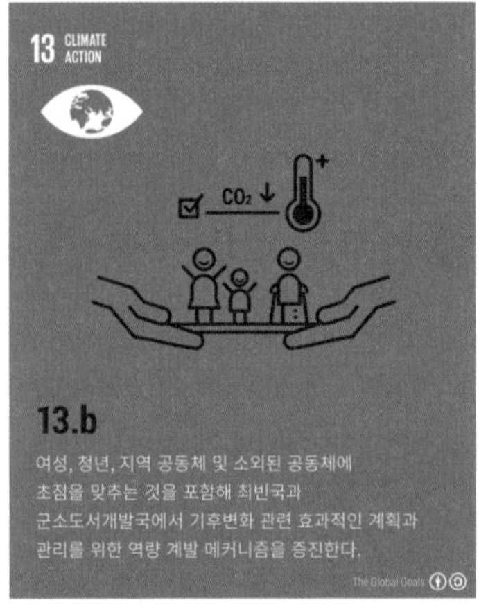

그림 19.2. UN 지속가능발전목표 중 기후변화 분야(SDG 13)

* 세부 목표 중 숫자는 실현해야 할 결과(outcome), 알파벳은 이행수단(means of implementation)

Environment Program, UNEP)과 세계기상기구(World Meteorlogical Organization, WMO)가 공동 설립한 정부간협의체로, 기후변화의 과학적 근거를 종합·평가한다. 약 5~7년 주기로 발간하는 평가보고서(Assessment Report, AR)를 통해 온실가스 배출, 기후 시스템 변화, 인체 건강영향, 적응 및 완화 정책의 과학적 근거를 제시하며, 각국의 국가대응계획 수립을 지원한다. 특히 최근의 제6차 평가보고서(2023)를 통해 기후변화가 이미 인류 건강에 심각한 피해를 주고 있으며, 폭염, 식량·물 불안, 감염병 확산이 주요 위험요인임을 강조하였다.

표 19.1. 기후변화 관련 주요 국제협약의 세부 내용

구분	기후변화협약 (UNFCCC)	교토의정서 (Kyoto Protocol)	파리협정(Paris Agreement)
채택 연도 / 발효 연도	1992 / 1994	1997 / 2005	2015 / 2016
채택 장소	리우데자네이루(브라질)	교토(일본)	파리(프랑스)
성격	기본적 원칙 제시	법적 구속력이 있는 감축 의무 부여	전 지구적 협약(197개국 참여)
주요 목표	온실가스 농도 안정화로 인류·생태계 보호	선진국의 온실가스 감축(1990년 대비 평균 5%)	이번 세기 내 지구 평균기온 상승을 2℃ 이하, 가능하면 1.5℃ 이하로 제한
참여국 범위	선진국·개도국 모두 참여	주로 선진국(Annex I 국가)에 감축의무 부여	모든 국가에 자발적 감축목표(NDC) 요구
핵심 원칙	공통의 그러나 차별화된 책임(CBDR)	선진국 우선책임원칙	공동의 책임 및 단계적 강화(5년 주기 NDC 갱신)
주요 내용	기후변화 대응의 기본 틀 수립, 협력·보고 체계 마련	법적 감축의무, 배출권거래·청정개발 메커니즘(CDM) 도입	NDC 체계, 적응(adaptation) 및 재원·기술 이전 강조
건강 및 환경보건 관련성	기후변화가 건강에 미치는 영향을 국제적 과제로 명시	감축 중심 접근으로 간접적 건강효과(대기질 개선 등)	건강을 기후정책의 핵심 요소로 인정(WHO "보건협정")
한계점	구속력 부족, 실질적 감축 효과 미약	선진국만 의무 부여 → 전 지구 감축한계	자발적 약속 중심으로 법적 강제력 약함
후속 협약 및 발전	교토의정서 채택 → 파리협정으로 발전	제2차 약정기간(도하 개정, 2012) 이후 파리협정으로 통합	글로벌 기후체계의 현재 핵심 틀로 작동

2015년 UN 총회에서 채택된 지속가능발전목표(Sustainable Development Goals, SDGs)는 2030년까지 달성해야 할 17개 글로벌 목표를 제시하였다. 그중 기후변화와 관련하여 SDG 13(기후행동)을 설정하고 있으며, 세부적으로 기후변화 대응과 건강보호를 통합적으로 추진하는 국제정책의 방향을 제시하고 있다.

각국의 이행을 서로 장려하고 지켜 나가기 위한 국제협약도 추진, 이행 중에 있다. 기후변화협약(UNFCCC)(1992)은 기후변화 대응의 기본 원칙과 협력 체계를 수립한 협약이며, 교토의정서(1997)는 선진국에 법적 감축의무를 부여하고 국제 탄소시장을 도입하도록 하였다. 파리협정(2015)은 가속화되는 기후변화에 대응하기 위해 모든 국가가 참여하도록 하고, 자발적 감축목표를 설정하도록 요구하였다. 각 협약의 세부 내용은 앞쪽의 〈표 19.1〉에 정리하였다.

<table>
<tr><td>2.2.</td><td>**국내 기후변화 대응**</td></tr>
</table>

2.2. 국내 기후변화 대응

대한민국은 파리협정 이행국으로서 완화(mitigation)와 적응(adaptation) 두 축의 정책을 추진하고 있다(그림 19.3). 완화는 기후변화의 근본 원인 해결을 위해 온실가스의 배출 자체를 줄이고자 하는 노력이다. 적응은 눈앞에 닥친 기후변화의 영향 최소화를 위한 노력에 해당한다. 2025년에는 기후변화 대응과 에너지정책을 통합하여 정책의 일관성과 효율성을 높이고, 부처 간 정책 충돌을 해결하며, 탄소중립 사회로의 전환을 가속화하기 위해 기존 부처의 역할을 일부 통합하여 기후에너지환경부가 출범하였다.

완화정책으로는 2018년 대비 온실가스를 2030년까지 40% 감축한다는 목표를 자발적으로 설정하였으며, 파리협정에 자발적인 국가온실가스감축목표(Nationally Determined Contribution, NDC)를 제출하였다. 또한 이를 제도적으로 뒷받침하기 위해 「기후위기 대응을 위한 탄소중립·녹색성장기본법」(2021)을 제정하였다. 탄소중립을 위한 주요 전략으로는 에너지 전환, 산업효율 개선, 저탄소 교통체계 구축 등을 들 수 있다.

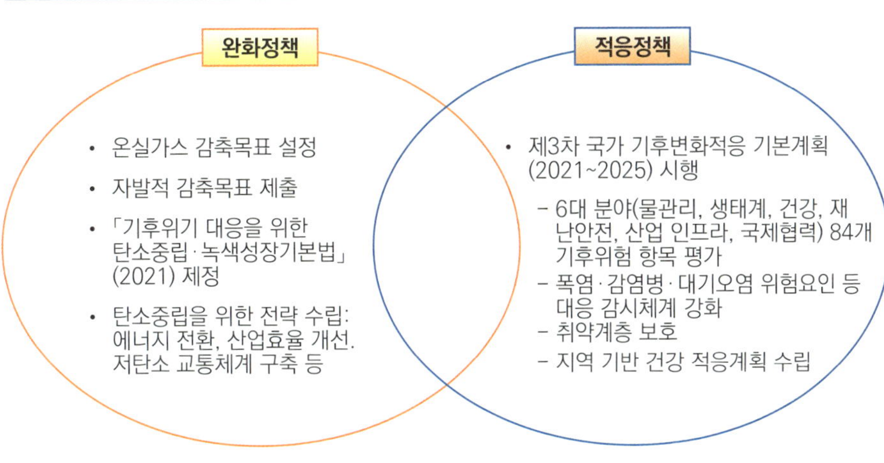

그림 19.3. 우리나라의 기후변화 대응정책

적응정책으로는 제3차 국가 기후변화적응 기본계획(2021~2025)을 시행 중이며, 6대 분야(물관리, 생태계, 건강, 재난안전, 산업 인프라, 국제협력)에 걸쳐 84개의 기후위험 항목을 평가하고, 대응전략을 제시하고 있다. 환경보건 분야와 관련해서는 폭염·감염병·대기오염 등 건강 관련 위험요인에 대응하기 위한 감시체계를 강화하고, 취약계층 보호, 지역 기반 건강 적응계획 수립 등을 추진하고 있다.

우리나라에서는 UN 지속가능발전목표 이행과 함께 국내 실정에 맞는 별도의 지속가능발전목표를 수립하여 이행하고 있다. 글로벌 지표를 포함하면서도 국가 특화적 지표를 57% 포함하였으며, 세부 목표별로 지표를 설정하고, 평가하여 이행률을 높이기 위한 노력을 하고 있다. SDG 13은 다음과 같은 세부 목표로 구성되어 있다.

- 세부 목표 1. "기후변화로 인해 예상되는 위험을 감소시키고, 자연재해에 대한 회복 및 적응능력을 강화한다."

- 세부 목표 2. "기후변화에 대한 조치계획을 지방정책 등에 반영하도록 노력한다."

- 세부 목표 3. "기후변화 대응에 관한 역량을 강화한다."

- 세부 목표 4. "지구의 온도 상승을 산업화 이전 수준에 비하여 2℃보다 아래로 유지하고 더 나아가 온도 상승을 1.5℃까지 제한하도록 노력한다."

3. 기후변화 및 환경재난으로 인한 건강영향

3.1. 직접적 건강영향

다수의 연구를 통해 기후변화로 인해 직간접적 건강영향 문제가 더 많이 발생하는 것으로 알려져 있다. 먼저 물리적 환경 요인의 변화에 따라 발생할 수 있는 직접적 건강영향을 온열질환, 한랭질환, 자외선 노출에 따른 피부질환으로 나눠 살펴본다.

1 | 온열질환

지구온난화로 인한 건강영향으로 가장 심각하고 자주 다뤄지는 것은 폭염으로 인한 열 관련 질환(heatwaves and heat-related illnesses), 즉 온열질환이다. 온열질환은 열로 인해 발생하는 급성질환으로 뜨거운 환경에 장시간 노출 시 두통, 어지러움, 근육경련, 피로감, 의식저하 등의 증상을 보이고, 방치 시에는 생명이 위태로울 수 있는 질병으로 열사병과 열탈진이 대표적이다.

폭염은 열경련, 열실신, 열탈진, 일사병을 야기할 수 있으며, 다양한 대규모 역학 연구를 통해 심뇌혈관 질환, 호흡기 질환, 순환기 질환의 사망률을 높이는 것으로 알려져 있다. 우리나라의 폭염 및 열대야 일수도 최근 점진적으로 증가하는 추세에 있다. 이에 맞추어 제5차 국민건강증진종합계획(PH2030)에서는 기후변화성 질환 중 노인 폭염 조기사망률을 하나의 건강지표로 제시하여 평가하고 있다. 또한 우리나라 국가지속가능발전목표(K-SDGs)에서도 '각종 환경으로 인한 사망, 질병 감소'를 목표로 설정하고 온열 환자 리포팅 및 예방사업 등을 정책과제로 제시하고 있다. 우리나라의 '온열질환 응급실감시체계' 운영결과는 〈표 19.2〉와 같다.

특히 열사병은 체온 상승으로 인한 중추신경계 기능이상을 일으키는 심각한 응급질환이다. 폭염으로 인한 건강영향 피해는 노인, 어린이, 심혈관계 질환이나 호흡기 질환을 앓고 있는 만성질환자, 야외 근무 노동자들에게 더 심각하게 일어나며 이들을 노출 및 건강영향의 민감군으로 다뤄야 한다(그림 19.4).

표 19.2. 우리나라 온열 질환자 수 및 온열질환 사망자 수와 폭염일수 추이: 온열질환 응급실 감시체계 운영결과

연도	온열 질환자 수(명)	온열질환 사망자 수(명)	폭염일수(일)
2011	443	6	6.5
2012	984	15	14.0
2013	1,189	14	16.6
2014	556	1	6.6
2015	1,056	11	9.6
2016	2,125	17	22.0
2017	1,574	11	13.5
2018	4,526	48	31.0
2019	1,841	11	12.9
2020	1,078	9	7.7
2021	1,376	20	11.8
2022	1,564	9	10.6
2023	2,818	32	14.2
2024	3,704	34	30.1
2025	4,460	29	29.7

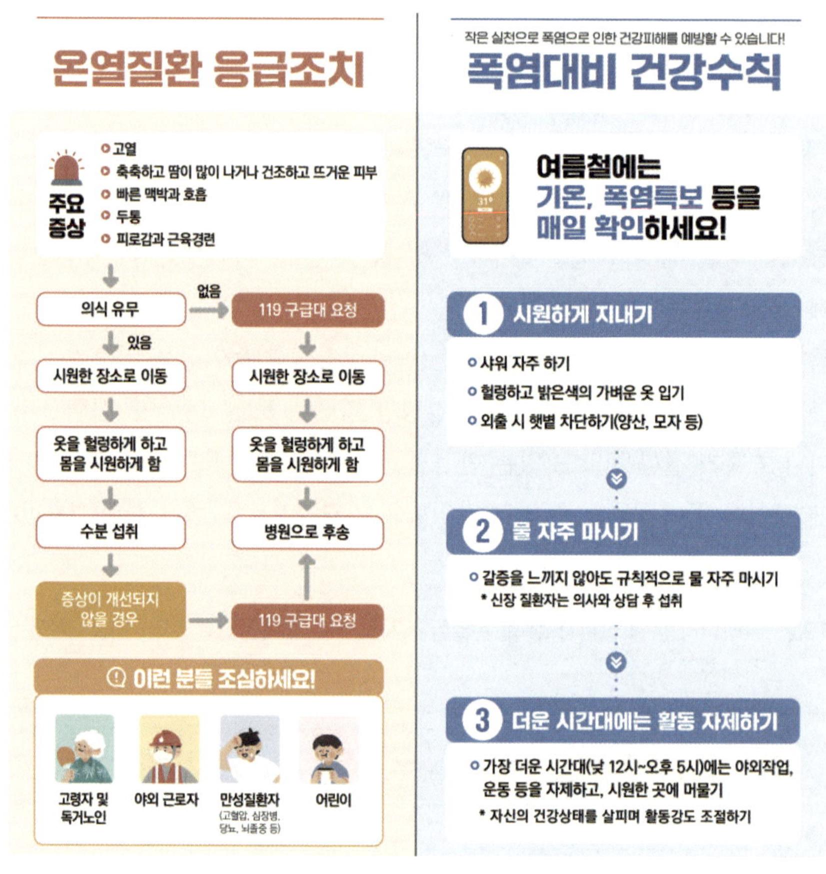

그림 19.4. 온열질환 응급조치와 폭염대비 건강수칙

자료: 질병관리청, 2023

2 | 한랭질환

다음으로는 한파로 발생할 수 있는 한랭질환이 있다. 기후변화는 주로 전 지구적으로는 온난화를 발생시키고 있지만, 북부 중위도 지역에서는 극심한 한파가 더 뚜렷하고 빈번하게 발생하고 있으며 이는 북극의 기후변화 때문으로 알려져 있다. 강력한 한파는 저체온증(hypothermia)과 동상(frostbite)과 같은 한랭질환의 위험을 높인다. 또한 한파는 폭염과 마찬가지로 혈관을 수축시켜

표 19.3. 우리나라의 한랭 질환자 수 및 한랭질환 사망자 수와 한랭일수 추이: 한랭질환 응급
실감시체계 운영결과

동절기	한랭 질환자 수(명)	한랭질환 사망자 수(명)	한랭일수(명)
2013~2014	258	13	3.3
2014~2015	458	12	4.4
2015~2016	483	26	5.1
2016~2017	441	4	4.2
2017~2018	631	11	11.8
2018~2019	404	10	4.9
2019~2020	303	2	0.8
2020~2021	433	7	7.8
2021~2022	300	9	6.1
2022~2023	447	12	7.0
2023~2024	400	12	3.2
2024~2025	334	8	4.3

혈압을 상승시키고 혈액 점도를 높여 심근경색(myocardial infaction) 이나 뇌졸
중(stroke)과 같은 심뇌혈관 질환의 발생 위험을 증가시킬 수 있음이 여러 역학
연구를 통해 보고되었다. 우리나라의 한랭질환자 수 및 한랭질환 사망자 수와
한랭일수 추이는 〈표 19.3〉과 같다.

3 | 자외선과 건강영향

지구온난화로 인해 증가할 수 있는 또 다른 물리적 유해요인은 자외선이다.
지구온난화로 인한 대기 구조 변화가 성층권 오존층의 회복을 지연시키거나
특정지역에서 오존층 파괴를 유발할 가능성이 있다. 자외선은 대표적으로 피
부암, 특히 악성 흑색종(malignant melanoma)의 발생 위험을 높이며, 광노화
(photoaging), 백내장(cataracts) 등과 같은 건강문제를 유발할 수 있다.

기후변화는 생태계와 사회 시스템을 바꾸어 놓기 때문에, 이로 인해 광범위하고 장기적인 건강문제가 발생하게 된다.

1 | 기온 상승과 질병

기온 상승에 따른 감염병 매개체의 분포 패턴이 변화함에 따라 감염병 발생의 지역적 특성과 패턴이 변화한다. 질병 매개 동물의 분포 패턴은 서식지의 이동 및 확장, 개체 수의 증가, 활동기간의 증가 등으로 요약할 수 있다. 진드기의 경우, 기온 상승으로 인한 활동기간 연장, 서식범위 증가로 라임병(Lyme disease)이나 중증열성혈소판감소증후군(severe fever with thrombocytopenia syndrome, SFTS)과 같은 진드기 매개 감염병의 위험을 증가시킬 수 있다. 유럽 지역에서는 주로 아열대 지역에 서식하던 뎅기열(dengue fever), 지카 바이러스(Zika virus), 치쿤구니야열(chikungunya fever) 등을 옮기는 숲모기류(*Aedes*)의 서식지가 온대 지역으로 북상하고 있음이 보고된 바 있다. 기온 상승은 식중독균의 증식을 쉽게 촉진하여 식품 매개 감염병의 발생도 증가시킨다.

2 | 풍우의 변화와 질병

집중호우나 태풍, 홍수 등은 하수처리 시설의 파괴나 기능 저하, 비점오염원 유입으로 인한 식수원 오염 등을 일으키게 되며 일반적인 홍수로 인해 일어날 수 있는 보건위생학적 문제들이 발생하게 된다. 오염된 물이나 음식을 통해 콜레라, 장티푸스, 세균성 이질, A형 간염과 같은 수인성 감염병이 빠르게 확산될 가능성과 말라리아(malaria)나 일본뇌염(Japanese encephalitis)과 같은 모기 매개 감염병 발생 가능성도 증가한다. 한편 홍수, 태풍, 허리케인 등으로 인해 집과 삶의 터전을 잃은 이재민들에 대한 외상후스트레스장애와 장기적 정신건강 문제도 발생할 수 있다. 10년간 수집된 대규모 연구에 따르면, 강수량의 증가, 기온 상승 문제는 각각 정신건강과 관련된 유병률을 유의하게 증가시켰으며, 열대성 저기압 노출 또한 정신건강의 악화와 유의한 관련성이 있었다.

풍우의 변화로 인해 나타나는 고온 건조한 날씨는 가뭄과 산불의 발생 빈도와 기간을 증가시키게 된다. 장기간 빈번하게 가뭄 또는 산불이 발생할 경우 식수와 농업용수 부족을 야기하여 감염성 질병의 확산, 지역사회의 식량난 및 노약자의 영양실조 심화 등의 문제를 일으킬 수 있다.

3 | 대기오염과 질병

기후변화에 따른 대기질 악화로, 호흡기 및 심혈관계 질환의 발생이 증가할 수 있다. 예를 들어 지표면의 오존은 자동차 배기가스나 공장 등에서 배출되는 질소산화물(NOx)과 휘발성유기화합물(VOCs)이 햇빛과 광화학반응을 일으켜 생성되는 2차 오염물질인데, 기온이 상승하면 이 반응이 촉진되어 오존 농도가 증가하게 된다. 오존 노출은 호흡기 점막을 자극하여 천식(asthma) 악화, 폐기능 저하, 만성 폐쇄성 폐질환(chronic obstructive pulmonary disease, COPD) 등을 유발하거나 악화시킬 수 있다.

가뭄, 대형 산불의 발생 등은 미세먼지 농도를 높이는 데 일조한다. 특히, 산불은 초미세먼지($PM_{2.5}$)와 함께 일산화탄소, 다환방향족탄화수소(PAHs)와 같은 유해물질을 배출하여 이에 따른 호흡기 질환, 심혈관계 질환, 뇌졸중 등의 위험 및 사망률을 높일 수 있다. 마찬가지로 기온 상승과 대기 중 이산화탄소 농도 증가는 식물의 성장기간을 연장시키고 꽃가루 생산량을 증가시키게 되는데, 이는 알레르기비염(allergic rhinitis), 결막염(conjunctivitis), 천식 등 알레르기 질환을 앓는 환자들의 증상을 악화시킬 수 있다.

4 | 식량안보와 영양

환경재난은 농업 생산에 직접적인 문제를 일으키며, 이는 식량안보와 영양

문제를 일으킬 수 있다. 대기 중 이산화탄소의 농도 증가는 작물의 광합성을 촉진하는 효과가 있지만, 단백질, 아연, 철분 등 필수 영양소를 감소시킨다는 사실이 알려져 있다. 오존 농도의 증가는 사람의 호흡기 질환에도 부정적인 영향을 미치지만, 식물의 세포손상을 유발하여 기공 조절 감소, 이산화탄소 동화율 저하 및 잎의 가시적 손상을 초래해 광합성 기능과 생산성을 낮춘다.

또한 가뭄, 홍수, 기온의 급격한 변화 등은 직접적으로 쌀, 옥수수, 밀 등 주요 곡물의 생산량을 감소시킨다. 곡물 생산량의 감소는 식량 가격 상승으로 이어져 저소득층의 식량 접근성을 떨어뜨리고, 영양실조와 기아 문제를 심화시키는 원인이 된다.

4. 도시환경과 기후건강 문제

앞 절에서는 기후변화로 인한 환경재난과, 환경재난으로 인한 직간접적인 건강영향에 대해 다뤄 보았다. 환경재난은 주로 생태계의 변화와 농업 생산량 감소, 질병 매개 동물 서식지의 변화 등과 같은 자연적 변화가 더 크게 다가오지만, 한편으로는 전 세계 인구의 절반 이상이 거주하는 도시는 고유의 특성 때문에 기후변화에 의한 건강영향 피해에 취약한 공간이기도 하다. 특히 우리나라와 같이 수도권 및 도시의 인구 밀집도가 매우 높은 국가에서는 도시를 중심으로 기후변화 및 기후건강 문제의 이해와 관리가 중요하게 다뤄져야 한다.

도시는 인공 구조물, 교통, 산업활동이 집중되는 곳이므로 이에 따른 새로운 차원의 공공보건 문제를 발생시킬 수 있다. 여러 문제 중 첫 번째는 도시의 열섬현상과 이로 인한 폭염 피해의 가중 문제이다. 도심 지역의 기온이 주변 외곽지역 또는 농어촌 지역보다 현저히 높은 현상을 도시열섬현상(urban heat island effect)라고 한다. 이는 콘크리트, 아스팔트 등의 인공 지표면이 다른 지역보다 더 많이 분포하는 도시의 특성 때문에 나타난다. 인공 지표면은 태양

열을 더 많이 흡수하고 천천히 방출하는 한편, 녹지공간 및 수환경 공간이 부족해 냉각 효과는 떨어진다. 또한 대규모 생활지역, 자동차, 공장 및 산업 시설, 냉난방시설 등에서 많은 양의 인공 열이 발생하는 것도 원인이다. 열섬현상이 발생하는 지역은 주간의 기온 상승 효과를 크게 만들고, 야간의 냉각 효과를 감소시켜 노인, 유아, 저소득층, 야외 근로자, 만성 질환자, 장애인 등의 취약 인구의 온열질환 발생 및 이로 인한 피해를 증가시킨다. 한편 도시열섬현상은 냉방에 필요한 에너지의 소모량을 더 크게 만든다. 냉방 에너지에 필요한 전력 수요 충족을 위해 주로 사용되는 화석연료의 이산화탄소와 같은 온실가스 배출이 증가하며, 궁극적으로 지구온난화 현상을 가속시키게 된다.

두 번째 문제는 교통정체와 대기오염의 상승효과이다. 앞서 살펴본 기후변화로 인한 대기질 악화는 호흡기 질환 발생과 같은 건강피해를 줄 수 있다. 도시는 교통량이 집중되는 공간이며, 자동차에서 배출되는 대기오염물질은 대기질 악화의 직접적인 원인이 된다. 고층빌딩이 밀집된 도시의 내부 구조는 공기의 흐름을 정체시켜 자동차에서 배출된 질소산화물, 미세먼지 등의 오염물질을 가두는 효과를 일으킨다. 이와 동시에 기온 상승에 따른 질소산화물의 광화학반응 촉진으로 지표면 오존 농도도 높아진다. 즉, 폭염과 공기질 악화가 동시에 발생하여 심혈관계 및 호흡기계 질환 부담이 가중되는 상승효과가 나타날 수 있다.

세 번째로는 극한 기상현상의 도시 특화형 재난 발생 및 높은 인구밀도에 따른 피해 가중 문제를 들 수 있다. 홍수 발생을 예로 들면, 대부분이 인공 지표면인 도시의 특성에 의해 빗물이 땅으로 흡수되지 못한다. 정상적인 상황에서는 배수 시스템에 의해 강우량이 처리되어야 하지만, 단시간에 많은 비가 내릴 경우 처리용량을 초과하여 도로 및 저지대 주택가의 빠른 침수가 발생할 수 있다. 2022년에 발생한 서울특별시 강남 지역 집중호우로 인한 큰 침수 피해는 도시 기반 시설이 취약할 경우 집중호우로 인한 피해가 얼마나 커질 수 있는지를 보여 준 대표적인 사례이다. 도시 홍수는 또한 전력, 통신, 상수도, 교통, 의료 등 핵심 기반 시설이 긴밀히 연결된 도시의 특성상 연쇄적 마비 현상과 피해를 불러올 수 있다.

요약

1. 산업화 이후 인간 활동으로 배출된 온실가스는 지구온난화를 일으켜 폭염, 홍수, 가뭄 같은 극한 기상현상의 빈도와 강도를 높인다. 기후변화로 인한 환경재난은 기온변화, 풍우의 변화, 해수면 상승으로 크게 나눠볼 수 있으나, 실제로는 가뭄 후 산불과 같이 서로 연결된 복합재난의 형태로 나타날 수 있다.

2. 국제사회는 기후변화협약(UNFCCC), 교토의정서, 파리협정 등을 통해 기후변화로 인한 영향과 피해를 줄이기 위한 노력을 공동으로 제안, 실천해 나가고 있다. 우리나라 역시 파리협정에 자발적 감축목표 40%를 설정하여 제출하고, 완화와 적응 정책을 펴나가고 있다.

3. 기후변화는 물리적 환경요인의 변화를 통해 폭염으로 인한 열 관련 질환과 극심한 한파로 인한 한랭질환 등 직접적인 건강문제를 일으킨다. 간접적인 건강문제로는 집중호우나 홍수로 인한 감염병과 피해자들의 정신건강 문제, 대기오염 악화로 인한 호흡기 질환 증가 등이 있다.

4. 전 세계 인구의 절반 이상이 거주하는 도시는 인공 지표면과 녹지 부족으로 인해 도시열섬현상이 가중되어 노인, 저소득층 등 취약 인구의 온열질환 피해가 특히 심각하게 나타날 수 있다.

연습문제

1. 다음 중 '환경재난'의 정의로 가장 적절한 것은?

   ① 자연적으로 발생하는 모든 재해를 의미한다.
   ② 인간의 활동과 무관하게 발생하는 천재지변을 말한다.
   ③ 환경의 급격한 변화로 사람들의 생명·재산에 피해를 주는 현상이다.
   ④ 단순히 일시적인 기온 상승 현상을 의미한다.

2. 기후변화에 대응하기 위한 국제적 노력을 시간 순서대로 옳게 나열한 것은?

   ① 기후변화협약 – 교토의정서 – 파리협정
   ② 교토의정서 – 기후변화협약 – 파리협정
   ③ 파리협정 – 기후변화협약 – 교토의정서
   ④ 교토의정서 – 파리협정 – 기후변화협약

3. 다음 중 기후변화로 인한 직접적 건강영향에 해당하지 <u>않는</u> 것은?

   ① 폭염으로 인한 열사병 발생
   ② 한파로 인한 한랭질환
   ③ 자외선 증가로 인한 건강문제
   ④ 집중호우 및 홍수 발생에 따른 수인성 감염병 발생

4. 도시열섬현상이 나타나는 주요 원인으로 옳지 <u>않은</u> 것은?

   ① 콘크리트 및 아스팔트 지표면의 증가
   ② 녹지 및 수환경 공간의 부족
   ③ 고층건물 밀집으로 인한 공기 정체
   ④ 도시의 풍속 증가로 인한 냉각 효과 강화

정답 | 1.③ 2.① 3.④ 4.④

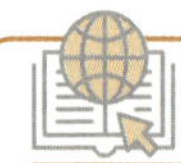

더 생각해 보기

1. 기후변화로 인한 폭염과 대기오염의 상승효과는 도시 지역에서 건강 불평등을 심화시키는 주요 요인 중 하나로 제시되었다. 본인이 한 도시의 환경보건정책 담당자라 가정하고, 이와 같이 복합재난의 특성을 지닌 기후변화와 관련하여, 사회적 취약계층의 건강피해를 최소화하기 위한 도시 차원에서의 정책 방향과 전략을 제안해 보자.

2. 몇십 년 후, 한반도의 평균기온이 현재보다 2.5℃ 상승하고, 여름철 폭염일수가 연간 30일을 넘는 상황이 되었다고 가정하자. 이로 인해 매개체 감염병과 열 관련 질환이 급증하고 있다. 환경보건학 연구자 입장에서 국내에 적용할 수 있는 '완화'와 '적응' 전략을 제안해 보자.

참고문헌

권호장·김록호·김호·명수정·명형남·손연아·신동천·정해관·채수미·하미나·홍윤철.《기후변화와 건강》. 한울출판사. 2024.03.28.

오미나·송금주·안대식·안윤진. 〈2014-2025절기 「한랭질환 응급실감시체계」 운영 결과〉. *PHWR* 18(43). 2025. pp. 1671~1687.

오유미·양윤희·이예란.《제5차 국민건강증진종합계획(2021~2030) 2022년 대표지표 분석보고서》. 한국건강증진개발원. 2022.11. 정책-04-2022-018-10.

지속가능발전국가위원회.《제4차 지속가능발전 기본계획 2021~2040》. 발간번호 11-1480000-001181-01. 2021.

질병관리청. 〈온열질환 응급조차와 폭염대비 건강수칙〉. 2023.

질병관리청 기후보건·건강위해대비과. 카드뉴스 〈한파가 예보된다면 한랭질환을 조심하세요!〉. 2024.

질병관리청. 보도자료 〈2025년 온열질환 응급실감시체계 운영 결과 발표〉. 2025. 10.16.

환경부.「기후위기 대응을 위한 탄소중립·녹색성장기본법」. 2021.

환경부. 〈제3차 국가 기후변화 적응대책('21~'25)〉. 2021.

The American Academy of Allergy, Asthma & Immunology(AAAAI). "Climate change and outdoor allergies." 2024. Available at: www.aaaai.org/tools-for-the-public/conditions-library/allergies/climate.

C40 Cities Climate Leadership Group. Toward a Healthier World. 2019.

Centers for Disease Control and Prevention(CDC). "Climate change and vector-borne diseases." 2022. Available at: www.cdc.gov/climateandhealth/effects/vectorborne.htm.

Cohen, J., Agel, L., Barlow, M., Garfinkel, CI., and White, I.. "Linking Arctic variability and change with extreme winter weather in the United States." *Science* 373(6559). 2021. pp. 1116~1121.

European Centre for Disease Prevention and Control(EU CDC). "Aedes albopictus-current known distribution." March 2023. Available at: www.ecdc.europa.eu/en/publications-data/aedes-albopictus-current-known-distribution-march-2023.

Intergovernmental Panel on Climate Change(IPCC). "Climate Change and Land: an IPCC special report on climate change, desertification, land degradation, sustainable land management, food security, and greenhouse gas fluxes in terrestrial ecosystems." 2019.

Intergovernmental Panel on Climate Change(IPCC). "Summary for Policymakers. In: Climate Change 2023: Synthesis Report. Contribution of Working Groups I, II and III to the Sixth Assessment Report of the Intergovernmental Panel on Climate Change." 2023.

IPCC. "Sixth Assessment Report?" *Synthesis Report*. 2023.

Obradovich, N., Migliorini, R., Paulus, M. P., and Rahwan, I.. "Empirical evidence of mental health risks posed by climate change." *Proceedings of the National Academy of Sciences* 115(43). 2018. pp. 10953~10958.

Paoletti, E., Feng, Z., De Marco, A., Hoshika, Y., Harmens, H., Agathokleous, E., Domingos, M., Mills, G., Sicard, P., Zhang, L., and Carrari, E.. "Challenges, gaps and opportunities in investigating the interactions of ozone pollution and plant ecosystems." *Science of The Total Environment* 709:136188. 2020.

Santamouris M. Recent progress on urban overheating and heat island research.

Integrated assessment of the energy, environmental, vulnerability and health impact. "Synergies with the global climate change." *Energy and Buildings* 207:109482. 2020.

UNFCCC. "The Paris Agreement." 2015.

United Nations. "Transforming Our World: The 2030 Agenda for Sustainable Development." 2015.

US Environmental Protection Agency(EPA). "Ground-level Ozone Basics." 2025. Available at: www.epa.gov/ground-level-ozone-pollution/ground-level-ozone-basics.

US EPA. "What Are Heat Islands?". 2025. Available at: www.epa.gov/heatislands/what-are-heat-islands.

US EPA. "Climate Change and Human Health: Who's Most at Risk?". 2025. Available at: www.epa.gov/climateimpacts/climate-change-and-human-health-whos-most-risk.

World Health Organization(WHO). "Climate change and health." 2023.

World Health Organization. "Health Benefits Far Outweigh the Costs of Meeting Climate Change Goals." 2018.

World Health Organization(WHO). Ultraviolet (UV) radiation. "WHO Fact Sheet" No. 305. 2016. Available at: www.who.int/news-room/questions-and-answers/item/radiation-ultraviolet-(uv).

제 20 장

신종감염병의 이해와 대응

신종감염병은 개개인의 건강분만 아니라 인류 전체의 사회·경제·안보 전반에 막대한 영향을 미치는 중대한 공중보건 위기를 야기한다. 이 장에서는 우리 사회가 직면한 중요한 도전과제인 새로운 병원체로 인한 신종감염병 및 퇴치된 것으로 여겨진 기존 감염병의 재출현과 글로벌화로 인한 급속한 확산 그리고 국가적·국제적 대응전략에 대해 살펴본다.

1. 신종감염병의 정의와 특성을 설명할 수 있다.
2. 주요 신종감염병의 역사적 발생 사례와 사회경제적 영향을 설명할 수 있다.
3. 신종감염병의 출현요인과 원헬스(One Health)적 접근의 필요성을 설명할 수 있다.
4. 국가 및 국제적 차원의 신종감염병 대비와 대응 체계를 설명할 수 있다.

신종감염병 | 재출현감염병 | 인수공통감염병 | 공중보건위기
원헬스(One Health) | 감염병 위기경보 | 감염병 감시체계

위생수준의 향상, 영양개선, 항생제와 백신의 발명으로 감염병은 역사적으로 크게 감소해 왔고, 1980년에는 세계보건기구(WHO)가 천연두 박멸을 선언할 정도로 인류는 더 많은 감염병이 퇴치되고 박멸될 것으로 기대하였다. 실제로는 20세기 후반인 1960년대 이후 콜레라가 다시 전 세계적으로 유행하기 시작하여 30년이 넘는 기간 동안 제7차 대유행으로 이어졌고, 1976년 자이르에서 에볼라출혈열이 발생하였으며, 이후 현재까지 여러 가지 새로운 감염병이 출현하고 있다. 특히 2009년 신종인플루엔자, 2019년 코로나바이러스감염증-19(COVID-19)는 신종감염병(emerging infectious diseases, EIDs)이 인류의 건강뿐 아니라 경제, 교육, 사회 전반에 미치는 파급력을 전례 없이 체감하게 한 사건이었다. 신종감염병은 전 세계 공중보건에 대한 중대한 도전으로 효과적인 대응을 위해서는 신종감염병에 대한 포괄적인 이해가 필요하다.

1. 신종감염병의 정의와 역사

1.1. 신종감염병의 정의와 특성

신종감염병은 기존에 확인되지 않았던 새로운 감염병뿐 아니라 기존에 유행했던 감염병이 다시 재출현하는 경우(re-emerging infectious diseases)를 포함하는 넓은 의미로 사용되고 있다. 신종감염병은 기존에 인구집단에서 확인되지 않았거나, 감염병의 빠른 확산으로 발생이 급격히 증가하여 공중보건에 위협이 되는 감염병으로 정의되며, 재출현감염병은 과거에 유행이 발생하였다가 감소한 후 다시 증가하여 공중보건에 위협이 되는 기존의 감염병을 의미한다. 신종감염병은 다음과 같은 4가지 종류로 구분할 수 있다.

신종감염병의 정의에서 강조되는 것처럼 그것이 공중보건에 위협이 된다는 것이 중요하다. 신종감염병이 공중보건에 위협이 되는 이유는 다음과 같은 몇 가지 특성에 기인한다.

1 | 새로운 병원체

기존에 인체에서 확인되지 않았던 병원체이거나, 기존 병원체가 변이한 것이므로 기존 면역이나 치료법이 무력화된다. 백신이나 효과적인 치료제가 준비되지 않은 경우 확산이 빠르고 피해가 커진다. 또한 새로운 병원체에 대한 정보가 부족하므로 감염 경로, 임상 양상 등에 대한 역학적 정보가 부족하여 예측과 통제가 어렵다.

2 | 전 세계적인 빠른 확산

국제 여행과 교역 증가로 인해 감염병이 단기간에 국경을 넘어 전 세계로 확산이 가능하다.

3 | 사회경제적 영향

신종감염병은 단순한 보건문제가 아니라 사회경제적 위기를 초래할 수 있다. 신종감염병으로 인해 단기간에 많은 환자가 발생하면 국가 의료 시스템의 수용력을 넘어서는 위기가 발생할 수 있다. 또한 경제활동을 위축시키고 사회적 불안을 야기하는 등 다양한 사회경제적 영향을 미친다.

1.2. 세계 주요 신종감염병의 역사

〈표 20.1〉은 1976년 이후 새로 출현한 감염병을 연도별로 정리한 표이다. 1976년 크립토스포리디움증과 1977년 에볼라출혈열과 신증후군출혈열을 일으키는 병원체를 발견하였고, 1981년 후천성면역결핍증, 1989년의 C형간염 바이러스, 2003년 중증급성호흡기증후군(SARS), 2009년 팬데믹 인플루엔자 A형(H1N1) 등의 감염병이 전 세계에서 유행하였다. 2012년에 사우디아라비아에서 발견된 중동호흡기증후군(Middle East Respiratory Syndrome, MERS)은 중동 지역에서 토착화되어 발생하고 있는데, 2015년 5월 20일에 한국에 첫 환자가 유입된 후 병원을 중심으로 186명의 환자가 발생하고 38명이 사망하여 국가 공중보건위기 상황이 전개된 바 있다. 2014년 서아프리카에서는 에볼라출혈열이 유행하여 2016년까지 2만 8,610명의 환자가 발생하고 1만 1,308명이 사망하였다. 1947년 우간다 지카 숲에서 처음 발견된 지카바이러스감염증은 2007년부터 남아시아 지역으로 전파된 뒤, 태평양을 건너 미주로 전파되어 큰 유행을 초래하였다. 2019년에는 중국 우한 지역에서 시작된 코로나바이러스감염증-19는 2020년 이후 세계 각국으로 확산되었다. 1970년 아프리카 콩고에서 처음 발견된 원숭이두창이 세계 각국으로 확산함에 따라, 세계보건기구는 2022년 7월 국제공중보건위기 상황을 선언하였다.

신종감염병은 공중보건에 위협이 될 뿐만 아니라 큰 사회경제적 피해를 야기한다. 〈표 20.2〉에서 보는 바와 같이 2015년 우리나라에서 유행한 MERS로 발생한 총 환자 수는 186명이고 그중 사망자는 38명이었으나, 여행자 수는 약 210만 명 감소했고 이로 인한 관광 손실은 약 26억 달러로 추정되었다. 2009년 팬데믹 인플루엔자 A형(H1N1)으로 12개월 동안 전 세계 호흡기 관련 사망은 약 20만 1,200명, 심혈관 질환 사망은 약 8만 3,300명으로 추정되었다.

표 20.1. 1976년 이후 새로 발견되거나 유행한 신종감염병의 병원체

연도	감염병	병원체	최초 발생 혹은 발견 국가
1976	크립토스포리디움증	*Cryptosporidium*	미국
1977	레지오넬라병	*Legionella* species	미국
1977	에볼라출혈열	Ebola virus	자이르
1977	신증후군출혈열	Hantaan Virus	한국
1980	D형간염	Hepatitis D virus	이탈리아
1981	후천성면역결핍증	Human Immunodeficiency Virus	미국
1986	광우병(소해면상뇌증)	Prion	영국
1989	C형간염	Hepatitis C virus	미국
1992	신종 콜레라	Vibrio cholerae O139	인도
1993	한타바이러스폐증후군	Sin Nombre virus	미국
1994	사말 말모빌리바이러스감염증	Equine morbillivirus	호주
1997	조류인플루엔자 A형(H5N1)	Influenza A H5N1 virus	홍콩
1999	니파바이염	Nipah virus	말레이시아
2003	중증급성호흡기증후군(SARS)	SARS Urbani Coronavirus	중국
2009	팬데믹 인플루엔자 A형(H1N1)	Influenza A H1N1 virus	멕시코
2009	중증열성혈소판감소증후군	SFTS virus	중국
2012	중동호흡기증후군(MERS)	MERS-coronavirus	사우디아라비아
2013	조류인플루엔자 A형(H7N9)	Influenza A H7N9	중국
2014	서아프리카 에볼라출혈열	Ebola virus	서아프리카
2007-2016	지카바이러스감염증	Zika virus	아시아, 라틴아메리카
2019	코로나바이러스감염증-19	SARS-CoV-2 Coronavirus	중국

세계은행(World Bank)은 코로나바이러스감염증-19 팬데믹의 영향으로 2020년 전 세계 GDP가 3.1% 감소했다고 발표하였다.

표 20.2. 2000년 이후 주요 신종감염병으로 인한 보건학적, 사회경제적 영향

신종감염병	병원체	연도	전파경로	영향
SARS	SARS -CoV	2002~ 2004	밀접접촉·비말/ 에어로졸·병원 내	30개국 환자 8,000여 명, 사망자 774명 전 세계 경제손실 약 400억 달러
2009 팬데믹 인플 루엔자 A형	A/H1 N1pdm09	2009~ 2010	비말/접촉, 학교· 가정·직장	전 세계 사망 201,200 유럽 GDP 0.5~2% 감소
MERS (대한민국)	MERS -CoV	2015	병원 내 전파 중심	관광·서비스업 약 26억 달러 손실 환자 186명, 사망자 38명
COVID-19	SARS -CoV-2	2019~	비말/공기, 무증 상 전파	2023년 3월까지 688만 명 사망 2020년 전 세계 GDP 3.1% 감소

2. 신종감염병의 출현에 기여하는 요인

신종감염병의 60%는 인수공통감염병이며 72%는 야생동물에서 기인한다. 이처럼 동물에게 있던 병원체가 사람으로 전이되는 현상을 '병원체 종간 전이(spillover)'라고 하는데, 야생동물(자연숙주)에서 중간 숙주를 거쳐 병원체가 진화 또는 증식하여 인간에 대한 감염력을 가지게 되는 경우가 많다. 예를 들어 MERS는 박쥐가 자연 숙주이며 낙타가 중간 숙주이다. 항생제 내성 또한 신종감염병에서 중요하게 다루는 것으로, 다양한 영역에서 사용되는 광범위한 항생제와 의료기술의 발달 등이 항생제 내성균의 출현과 확산에 영향을 준다. 이러한 신종감염병의 출현과정을 이해하려면 다양한 숙주 요인, 병원체 요인, 환경요인 간의 복잡한 상호작용에 대한 생태학적 이해가 필요하다.

〈표 20.3〉에 제시된 바와 같이 신종감염병의 출현에 기여하는 요인은 다양하며, 이러한 요인이 복합적으로 작용하여 신종감염병이 발생하고 확산하게 된다. 그중 환경변화가 신종감염병 출현에 기여하는 기전은 다음과 같다. 산림 벌채와 재조림, 도시화 등 토지 이용의 변화는 야생동물과 인간의 접촉을

표 20.3. 신종감염병의 출현에 기여하는 요인

범주	구체적 예시
사회적 상황(societal events)	경제적 빈곤, 전쟁 또는 내전, 인구 증가 및 이주, 도시 황폐화
보건의료기술(health care)	새로운 의료기기, 장기·조직 이식, 면역억제 약물 사용, 항생제의 광범위한 사용
식품 생산(food production)	식품 공급의 세계화, 식품 가공·포장·조리 방식의 변화
인간 행태(human behavior)	성적 행동, 약물 사용, 여행, 식습관, 야외활동, 보육시설 이용
환경변화 (environmental changes)	산림 파괴/재조림, 수생 생태계 변화, 홍수/가뭄, 기근, 지구온난화
공중보건 인프라 (public health infrastructure)	예방 프로그램 축소 또는 감소, 감염병 감시체계의 미비, 숙련된 인력(역학조사관, 실험실 전문가, 매개체 및 설치류 관리 전문가)의 부족
미생물의 적응과 변화 (microbial adaptation and change)	독력(virulence) 및 독소 생산의 변화, 약제 내성의 발현, 만성질환에서 미생물의 공동인자로서의 역할

증가시켜 병원체 종간 전이의 가능성을 높인다. 또한 지구온난화로 인한 기후 변화와 극한 기상 빈도의 증가는 모기·진드기와 같은 감염병 매개체의 분포를 변화시키고 번식의 속도를 빠르게 할 수 있다. 지구온난화로 인해 영구 동토가 녹으면서 과거에 얼어붙었던 바이러스와 세균이 다시 활성화되어 퍼질 가능성도 제기되고 있다.

<h2>3. 신종감염병과 원헬스</h2>

원헬스(One Health)는 사람, 동물, 환경이 서로 밀접하게 연결되어 있다는 관점으로, 다양한 분야의 통합적이고 다학제적인 접근을 통해 감염병의 예방 및 통제, 생태계 보호, 인류와 동물의 건강증진을 목표로 하는 접근방식을 말한다(그림 20.1). 신종감염병을 조기에 발견하고 팬데믹으로 번지는 것을 예방하

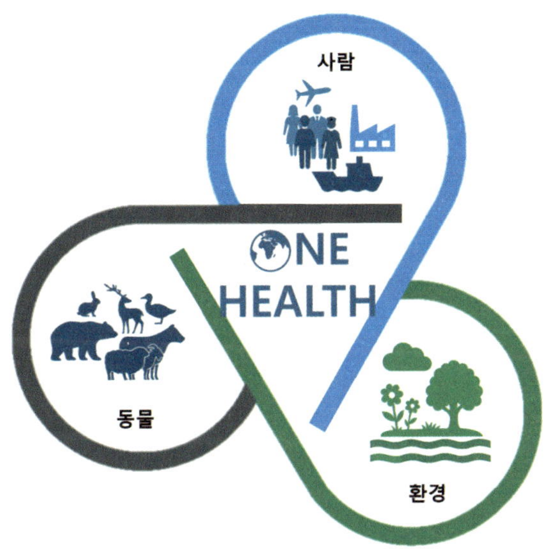

그림 20.1. 원헬스를 구성하는 세 가지 축인 사람, 동물, 환경

려면 인간-동물-생태계의 경계에서 감시체계를 강화하고 조기에 개입하는 것이 중요하다. 그러려면 원헬스적 관점에서 다양한 학문 분야, 정부 부처, 국가 간의 협력과 통합적 접근이 필요하다. 인수공통감염병, 식품안전, 항생제 내성 등의 관리에 있어 원헬스적 접근방식으로는 사람, 동물, 환경을 아우르는 통합감시와 공동위험평가가 있으며 이를 위한 표준화된 실험실과 네트워크, 거버넌스와 합동훈련 등을 실시할 수 있다. 아직 원헬스적 접근이 분야 간 정보공유 및 제한적인 연구 차원에서만 머물고 있으나, 향후 정부와 학계, 국제사회의 지속적인 협력을 통해 원헬스적 접근을 확대하고 강화해 나가야 한다.

3.1. 인수공통감염병과 원헬스

인수공통감염병은 하나의 생태계 내에서 동물과 인간 간 서로 전파되는 병원체에 의하여 발생하는 감염병으로 다른 어떤 분야보다 원헬스 접근법이 필요한 부분이다. 인수공통감염병의 예방과 관리에 원헬스 접근이 중요하다는 것은 비교적 오래전부터 논의가 이루어져 왔으며, 세계보건기구(WHO), 유엔식량기구(FAO), 세계동물보건기구(World Organisation for Animal Health, WOAH), 유엔환경계획(UNEP) 등 관련 국제기구에서도 원헬스는 인수공통감염병 대응을 위한 필수 전략으로 강조해 왔다. 특히 세계가 중증호흡기증후군(2002~2003), 신종플루(2009~2010), 중동호흡기증후군(2012~현재), 코로나19(2019~현재)와 같은 신종감염병의 대유행을 겪으면서 이들이 모두 인수공통감염병에서 출현했다는 점 그리고 2024년 현재 유행하는 조류인플루엔자와 같이 또 다른 인수공통감염병이 사람 팬데믹의 시작이 될 것이라는 점에서, 이제 원헬스 접근은 누구나 강조하는 중요한 개념이 되었다. 동물과 환경에서의 질병 발생을 조기에 감지하고, 선제적으로 대응하기 위해서도 원헬스 개념은 반드시 필요하다. 인수공통감염병에 대해서도 사람만을 대상으로 한 감시체계나 역학조사만으로는 이들을 예방하고 관리하는 것은 어렵다. 반면 동물과 환경에서의 유행 관리는 사람에게 있어서 인수공통감염병 예방에 매우 중요하다.

원헬스 감시체계(One Health Surveillance System)는 사람, 동물, 환경 분야의 질병 및 건강 자료를 공동으로 모니터링하고 분석하여 인수공통감염병 및 기타 건강위협을 탐지, 예방 및 통제하는 통합적 접근방식으로 정의할 수 있다. 원헬스 감시체계의 특징은 사람, 동물, 환경의 건강 관련 자료를 결합하는 다부분 협업체계, 조기경보와 신속한 대응을 위한 실시간 질병 모니터링, 병원-농장-검사실-연구기관을 연결하는 자료의 공유와 통합 그리고 예방 중심의 접근방식을 들 수 있다.

2023년 원헬스 고위전문가 패널(One Health High-Level Expert Panel, OHHLEP)에서 원헬스 감시체계 개발에 대한 논의 결과를 발표하였는데, 원헬스 감시체계 구축을 6단계로 설명하고 있다. 즉 감시체계 참여자와 정책입안자가 원헬스 정의 및 원헬스 감시범위에 동의하는 것으로부터 시작하여 단계별로 진행해야 한다는 것으로 이는 단시간 내에 쉽게 이루어지지 않는다는 것을 보여 주고 있다. 첫 번째 단계는 감시체계의 범위를 개발하는 것, 두 번째 단계는 감시에 필요한 자료를 정의하는 것, 세 번째 단계는 감시체계를 설계하는 것, 네 번째 단계는 감시체계의 거버넌스를 개발하는 것, 다섯 번째 단계는 통합된 운영 프로토콜을 개발하는 것, 여섯 번째 단계는 공동의 감시체계 로드맵을 개발하는 것이다.

우리나라의 경우 주요 인수공통감염병에 대해 사람과 동물의 공동역학조사 지침을 만들어 공동 대응할 수 있는 방안을 제시하고 있고, 특히 원헬스 전략을 제3차 감염병기본계획(2023~2027)의 주요한 접근방법으로 포함시켜 원헬스 접근이 강화된 관리 정책을 꾸준히 펼치고 있다.

이러한 원헬스적 접근의 강조에도 불구하고 행정적·경제적·학문적 한계로 인해 활성화가 더디게 진행되는 상황이다. 따라서 국가 및 국제적 협력을 바탕으로 장기적인 원헬스 감시 시스템 구축, 다학제적 연구 지원, 원헬스 역학조사의 활성화와 같은 정책적 개선이 지속되어야 한다.

3.2. 항생제 내성과 원헬스

항생제 내성은 신종감염병에서 중요하게 다루는 영역이다. 사람에게 중요하게 사용되는 항생제가 가축 등 동물에서도 사용되고, 항생제 오·남용으로 발생하는 항생제 내성균은 사람, 동물, 환경 간에 다양한 경로를 통해 발생·전파 가능하므로 다양한 영역의 포괄적 관리가 필요하다. WHO 등의 국제기구들도 사람, 동식물, 환경의 건강이 불가분의 관계라는 '원헬스' 기치 아래 항생제 내성 해결을 위해 함께 노력하고 있다.

항생제 내성은 모든 사람에게 영향을 미치고, 보건-축산-수의학-농업 등 다양한 산업이 관련되어 있으므로 사회 전체가 참여해야 한다. 또한, 비인체 분야에서도 항생제 적정 사용을 유도하고 농축수산 분야에서 항생제 사용을 제한하는 방안도 모색해야 하며, 비인체 분야의 항생제 사용량을 확인하고 추적관리할 수 있는 시스템을 구축해야 한다. 아울러 내성균의 발생이나 전파를 파악할 수 있는 통합된 감시체계의 운영도 필요하다.

항생제 내성은 다양한 원인에 의해 점차 증가하고 있다. 하지만 관련된 모든 구성원들이 적극적, 자발적으로 참여하거나 협조하지 않고서는 이를 막을 수 없으므로 사태의 심각성을 인식하여 항생제 오·남용을 줄이고 내성균의 확산을 막는 데 노력해야 한다.

4. **신종감염병의 대비와 대응**

코로나바이러스감염병-19를 비롯한 근래 발생하고 있는 신종감염병은 특정 지역 혹은 한 국가에서 발생한 감염병이 다른 나라, 전 세계로 빠르게 확산되는 양상을 보이는 경우가 많다. 따라서 신종감염병은 '전 지구적 위기'를 야기할 수 있으므로 보건과 안보의 관점에서 지역과 국가, 세계 차원에서의 대비와 대응이 필요하다. 1990년대 말 세계보건기구는, ① 각 국가들은 감염병 감시체계를 구축하고, ② 감염병 대응 공중보건체계를 강화하고, 감염병 대응 전문가를 양성하며, ③ 전 세계적인 감염병 네트워크를 구축하여 정보를 공유하고, ④ 감염병 예방과 관리를 위한 기초연구를 강화할 것을 제안하였다.

우리나라는 2000년부터 감염병 조기 발견을 위한 감시, 예방과 관리를 위한 대비, 대응 체계 강화를 위한 감염병 관리체계 개선 등을 시행하고 있으며, 교육과 훈련 프로그램을 시행하여 현장 대응 인력 수준을 높이고 있다. 2013년에 제1차 감염병 예방관리 기본계획을 수립하였고, 2018년에는 제2차 예방관리 기본계획을 수립하였다. 2023년에는 제2차 예방관리 기본계획에 대한 평가를 바탕으로 제3차 예방관리 기본계획을 수립하였는데, 감염병으로부터 모두가 안전한 사회라는 비전과 2개 목표, 4개 추진전략, 16개 핵심과제를 담고 있다(표 20.4).

구분	내용
비전	감염병으로부터 모두가 안전한 사회
목표	– 코로나–19를 넘어 Disease X까지 대비 – 민·관 및 국제협력으로 감염병 예방관리 고도화
추진전략 및 핵심과제	**1. 감염병 위기 대비 및 대응 고도화** 1–1. 감염병 위기 대비 태세 확립 1–2. 감염병 위기 대응 역량 강화 1–3. 생물안보 및 고위험병원체 관리 철저 **2. 선제적·포괄적 감염병 예방 및 관리** 2–1. 원헬스(One Health) 기반 감염병 관리체계 구축 2–2. 상시 감염병 예방 관리 2–3. 만성 감염병 퇴치 추진 2–4. 감염병 고위험군 보호·관리 강화 **3. 감염병 관리를 위한 연구 및 기술혁신** 3–1. 근거 중심 방역체계 강화 3–2. 감시·조사 체계 다각화 3–3. 감염병 진단기술 고도화 3–4. 백신 및 치료제 개발 연구 주도 **4. 감염병 대응 인프라 견고화** 4–1. 다부처·지자체 및 민관 협력 확대 4–2. 지역사회 참여, 역량 및 소통 강화 4–3. 감염병 위기 대비·대응 인프라 구축 4–4. 감염병 대응 글로벌 협력체계 구축 4–5. 감염병 관리 R&D 기반 공고화

4.1. 감염병에 의한 공중보건위기

재난을 자연재난과 사회재난으로 구분할 때, 감염병 유행은 사회재난에 속한다. 보건의료 분야에서 사용하는 공중보건위기(public health emergency)라는 용어는 재해와 재난으로 보건의료의 필요와 수요가 급증하여 일상적인 보건의료 체계로는 감당할 수 없는 상황을 일컫는 것으로, 즉각적인 대처가 요구되는 의학적이고 사회적이며 심리적인 문제도 동반되는 위기상황을 의미한다.

감염병은 인류의 역사에서 지속적으로 발생하여 큰 인명 피해를 초래하였고, 전쟁에서 감염병 유행은 승패를 결정하는 중요한 요인으로, 나라의 존망을 좌우하는 요인이 되기도 하였다. 21세기에도 감염병에 의한 재난과 위기는 빈번하게 여러 국가와 사회의 기능을 마비시킬 만큼 중대한 위기를 초래한다. 이와 같은 역사적 배경과 지속적인 위협 때문에 감염병 발생과 유행, 확산은 재난과 공중보건위기의 한 영역으로 자리매김하고 있다.

감염병은 전파되어 확산하여 환자와 감염자, 접촉자와 비감염자 모두에게 불안과 공포감을 유발한다. 보통 감염병의 유행 초기에는 감염자가 소수 발생하다가 일정한 시점이 지나면 비선형적으로 급격하게 증가하는데, 이러한 감염병의 확산에는 병원체 외에도 많은 요인이 복잡하게 얽혀 서로 영향을 준다.

신종감염병의 확산을 막기 위해서는 지역사회 혹은 인구집단에서 감염병 감시와 유행 역학조사 결과를 바탕으로 변동과 확산 양상을 파악하고, 감염병별로 감염자와 환자를 진단하고 치료할 수 있는 의료체계를 정비하며, 감염자와 환자를 관리할 수 있는 방역체계를 마련하여 감염병 유행에 의한 공중보건위기 상황에 대비하고 대응하여야 한다(그림 20.2).

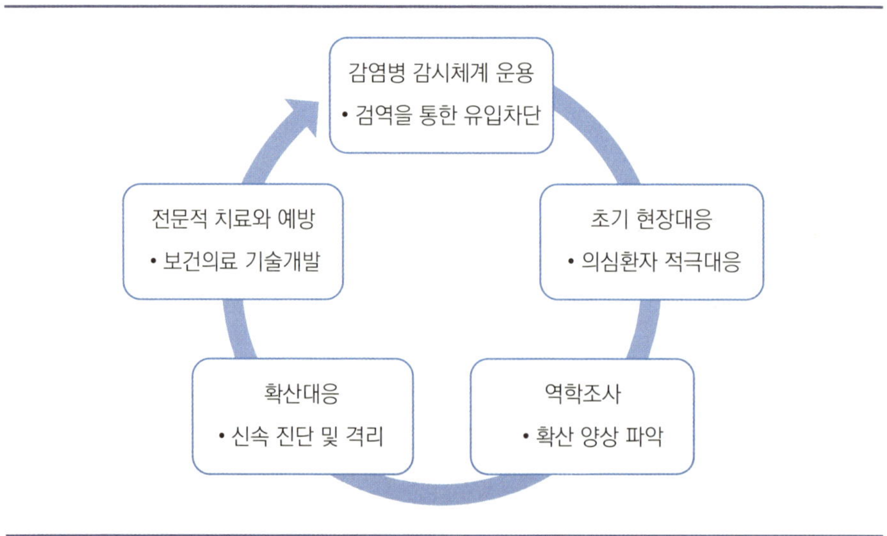

그림 20.2. 신종감염병에 의한 공중보건위기 대응의 틀

우리나라는 '감염병 위기관리 표준 매뉴얼'을 마련하여 대규모 감염병으로 인한 국민의 건강과 보건에 심각한 위해가 가해지는 사태에 대해 범정부적 위기관리 체계 및 기관별 활동 방향을 규정하고 있는데, 위기경보의 기준과 주요 대응활동은 〈표 20.5〉와 같다.

감염병에 의한 재난은 다른 재난에 비하여 오래 지속되어 같은 단계 안에서 세분화된 대응이 필요한 때도 있다. 2020~2023년 코로나바이러스감염증-19 유행 시 심각 단계가 장기화됨에 따라 다섯 번째 단계인 위기 단계로 세분화하여 대응하였다.

표 20.5. 한국의 감염병 위기 수준과 주요 활동

수준	감염병 위기경보의 기준	주요 활동
관심 (blue)	• 해외에서의 신종감염병의 발생 및 유행 • 국내 원인불명·재출현 감염병의 발생	• 필요시 감염병별 대책반 운영 • 위기징후 모니터링 및 감시 강화 • 대응역량 정비 • 필요시 현장 방역 조치 및 방역 인프라 가동
주의 (yellow)	• 해외 신종감염병의 국내 유입 • 국내 원인불명·재출현 감염병의 제한적 전파	• 중앙사고수습본부와 중앙방역대책본부 설치·운영 • 유관기관 협조체계 가동 • 현장 방역 조치 및 방역 인프라 가동 • 모니터링 및 감시 강화
경계 (orange)	• 국내 유입된 해외 신종감염병의 제한적 전파 • 국내 원인불명·재출현 감염병의 지역사회 전파	• 중앙사고수습본부와 중앙방역대책본부 운영 지속 • 중앙사고수습본부 설치와 운영 • 범정부 지원본부 운영 검토 • 필요시 총리 주재 범정부회의 개최 • 유관기관 협조체계 강화 • 방역 및 감시 강화 등
심각 (red)	• 국내 유입된 해외 신종감염병의 지역사회 전파 또는 전국적 확산 • 국내 원인불명·재출현 감염병의 전국적 확산	• 범정부적 총력 대응 • 필요시 중앙재난안전대책본부 운영

4.3. 감염병 공중보건위기 상황에서 정부의 대응 조직과 활동

우리나라는 감염병 위기 수준 단계별로 여러 부처가 역할을 부여받는다. 관심 단계에는 질병관리청이 감염병의 예방과 관리에 대한 일상적인 업무를 한다. 질병관리청은 주의에서 심각 단계까지 중앙방역대책본부의 역할을 수행한다. 주의 단계 중 감염병이 지역사회에서 전파가 이루어지는 경우부터 경계 수준까지는 국무총리가 범정부회의를 주재하여 부처별 역할을 부여하여 대응한다. 심각 단계에서는 국무총리가 중앙재난안전대책본부장의 역할을 하고, 보건복지부는 중앙사고수습본부, 행정안전부가 범정부지원본부를 가동한다.

중앙방역대책본부는 각종 자료와 정보를 수집하여 현황을 파악하고 진단하며 대응 조치 시행을 위한 근거자료를 마련한다. 또한 구체적인 활동을 기획하고 조정하는 위기대응 지휘본부를 설치하여 운영한다.

광역 또는 기초자치단체도 재난과 공중보건위기를 야기하는 감염병의 종류, 발생 규모와 범위, 심각성, 감염원과 전파경로의 특징에 따라 위기대응 지휘본부를 설치하여 운영할 수 있으므로, 감염병의 발생 규모가 크고 범위가 넓은 경우에는 중앙과 지방정부 모두 설치하여 운영한다.

〈표 20.6〉은 감염병 공중보건 위기 상황에서 수행되어야 할 활동을 영역별, 기관별로 정리한 것이다.

표 20.6. 감염병 공중보건 위기 상황에서 정부의 대응 활동

영역	활동	관련 기관과 단체
대비와 대응의 기획과 관리	관련 영역의 활동 파악과 대비/대응 활동의 기획과 평가	재난과 위기 대비/대응 본부
자료와 정보 수집과 과학적 근거 확보 (감시와 역학조사, 연구/개발)	검역과 감시를 통한 환자 조기 발견	검역소, 의료기관, 학교 등 집단 거주시설, 국민건강보험심사평가원, 국민건강보험공단
	환자와 접촉자에 대한 사례조사와 역학조사	질병관리청, 시·도 감염병관리당국, 시·군·구 보건소
	수집된 감시와 역학조사 자료의 통합관리	위기대응반의 역학/정보팀
	국내외 역학과 임상, 진단과 치료, 예방과 관리 자료 확보와 통합을 통한 근거 마련	위기대응반의 역학/정보팀, 역학/감염/임상 전문가
	확보한 감시와 역학 자료와 정보를 통합/분석/해석/예측을 통한 근거 마련	위기대응반의 역학/정보팀, 역학/수리/통계 전문가
환자 치료와 관리	환자와 검체 이송	119 구조대를 포함한 응급환자이송업체, 검체 이송을 위한 의료기관 혹은 방역기관, 사망자 장례업체, 소독/폐기물 처리업체
	진단을 위한 검사	의료기관 검사실, 사설검사기관, 보건소검사실, 보건환경연구원, 국립보건연구원
	치료기관의 적정한 시설과 장비, 소모품	국가지정병원, 지역거점병원, 일반 의료기관, 병원협회, 의사협회, 장비/소모품 제공업체, 소독/폐기물 처리업체
	교육과 훈련을 통한 치료기관 의료요원의 역량 강화	국가지정병원, 지역거점병원, 일반 의료기관, 병원협회, 의사협회, 관련 학술단체
접촉자 관리	환자와 밀접하게 접촉한 사람의 파악	질병관리청, 시·도 방역당국, 시·군·구 보건소
	접촉한 사람들에 대한 추적관리	질병관리청, 시·도 방역당국, 시·군·구 보건소, 추적관리를 위한 숙소 제공업체, 개인보호구 제공업체
	교육과 훈련을 통한 방역기관의 관리요원의 역량 강화	질병관리청, 시·도 방역당국, 시·군·구 보건소
소통과 홍보	일반 국민들의 질병에 대한 질병과 대비/대응 요령 관련 지식과 인식 등 상황 파악	위기대응반의 역학/정보팀, 커뮤니케이션 전문가, 역학자, 심리학자
	언론과 디지털 미디어를 통한 홍보와 소통	위기대응반의 역학/정보팀, 언론계, 포털 사이트를 포함한 디지털 미디어 운영자

요약

1. 신종감염병은 단순한 의학적 문제에 그치지 않고 사회경제적 위기를 초래한다. COVID-19 대유행으로 2020년 전 세계 GDP는 3.1% 감소하였다. 따라서 감염병 대응은 보건학적 차원을 넘어 국가안보와 직결된다.

2. 신종감염병의 출현에는 다양한 요인이 복합적으로 작용한다. 특히 신종감염병의 60%가 인수공통감염병이며, 대부분 야생동물에서 기인한다는 점에서 사람, 동물, 환경의 상호작용을 이해하는 것이 중요하다.

3. 원헬스의 관점에서 사람, 동물, 환경을 아우르는 통합 감시와 협력이 신종감염병의 조기 발견과 확산 차단에 핵심적이다. 국제사회와 각국 정부는 감시체계 강화, 연구·개발, 백신과 치료제 준비, 인력 양성, 국제협력을 통해 대응체계를 고도화해야 한다.

4. 우리나라는 2023년 제3차 감염병 예방관리 기본계획을 수립하였으며, 감염병으로부터 모두가 안전한 사회라는 비전을 제시하였다. '감염병 위기관리 표준 매뉴얼'에는 대규모 감염병으로 인한 국민의 건강과 보건에 심각한 위해가 가해지는 사태에 대해 범정부적 위기관리체계 및 기관별 활동방향을 규정하고 있다.

1. 신종감염병의 정의에 해당하지 <u>않는</u> 것은 무엇인가?

① 새로 발견된 병원체에 의한 감염병

② 기존 병원체가 변이하여 발생한 감염병

③ 과거에 감소하였다가 다시 증가한 감염병

④ 이미 근절되어 더 이상 발생하지 않는 감염병

2. 다음 중 신종감염병 출현에 기여하는 요인으로 옳지 <u>않은</u> 것은?

① 국제여행 증가

② 항생제 남용

③ 감염병 감시체계 강화

④ 산림 파괴

3. 다음 중 신종감염병이 공중보건에 위협이 되는 이유로 옳지 <u>않은</u> 것은?

① 새로운 병원체 출현으로 기존 면역이 무력화된다.

② 전 세계적 빠른 확산이 가능하다.

③ 국가 의료체계의 수용력을 넘어설 수 있다.

④ 대부분 예방접종으로 완전히 차단할 수 있다.

4. 원헬스 감시체계의 주요 특징으로 가장 옳지 <u>않은</u> 것은?

① 사람·동물·환경 건강 자료의 통합

② 사람 대상 감시 강화

③ 병원·농장·연구기관 간 정보 공유

④ 조기경보 및 신속 대응

정답 | 1. ④ 2. ③ 3. ④ 4. ②

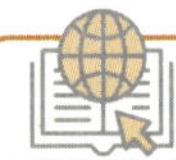

더 생각해 보기

1. COVID-19 팬데믹 경험을 토대로, 향후 'Disease X' 발생에 대비하기 위해 우리 사회가 보완해야 할 점은 무엇일까?

2. 신종감염병 대응에서 공중보건과 경제적 손실 사이의 균형을 어떻게 잡을 수 있을까?

참고문헌

대한예방의학회.《예방의학과 공중보건학 I: 총론과 역학》제5판. 계축문화사. 2025. 376~382쪽.

한국역학회·질병관리청.《역학조사관 교육 표준교재 II: 역학역량강화과정》. 질병관리청. 2025. 318~361쪽.

한국역학회·질병관리청.《역학조사관 교육 표준교재 I: 역학입문과정》. 질병관리청. 2025. 528~551쪽.

CDC. "Addressing Emerging Infectious Disease Threats: A Prevention Strategy for the United States Executive Summary." *MMWR* 43(RR-5). 1994. pp. 1~18.

Dawood, F. S., Iuliano, A. D., Reed, C., et al. "Global mortality in first 12 months of 2009 H1N1." *Lancet Infect Dis*. 12(9). 2012. pp. 687~695. doi:10.1016/S1473-3099(12)70121-4.

Joo, H., Maskery, B. A., Berro, A. D., et al. "Economic impact of the 2015 MERS outbreak on Korea's tourism industries." *Health Security* 17(2). 2019. pp. 100~108. doi:10.1089/hs.2018.0115.

Keogh-Brown, M. R.. et al.. "The macroeconomic impact of pandemic influenza: estimates from models of the United Kingdom, France, Belgium and The Netherlands, Eur." J. *Health Econ* 11(6). 2010. pp. 543~554.

McCloskey, B., Dar, O., Zumla, A., and Heymann, D. L.. "Emerging infectious diseases and pandemic potential: status quo and reducing risk of global spread." *Lancet Infect Dis* 14(10). 2024. pp.1001~1010. doi:10.1016/S1473-3099(14)70846-1.

The Lancet. "One Health: a call for ecological equity." *Lancet* 401(10372). 2023. p. 169.

World Health Organization. "Joint Tripartite(FAO, OIE, WHO) and UNEP Statement." 2024.